国家卫生健康委员会"十四五"规划教材

全 国 高 等 学 校 教 材

供八年制及"5+3"一体化临床医学等专业用

U0276299

核医学

Nuclear Medicine

第4版

主　　编　安　锐　黄　钢　田　梅

副 主 编　李亚明　石洪成　田　蓉

数 字 主 编　田　梅　安　锐　黄　钢

数字副主编　李亚明　石洪成　田　蓉

人民卫生出版社
·北京·

图书在版编目（CIP）数据

核医学 / 安锐，黄钢，田梅主编 . —4 版 . —北京：人民卫生出版社，2024.3

全国高等学校八年制及"5+3"一体化临床医学专业第四轮规划教材

ISBN 978-7-117-35626-8

Ⅰ. ①核… Ⅱ. ①安…②黄…③田… Ⅲ. ①核医学 – 高等学校 – 教材 Ⅳ. ①R81

中国国家版本馆 CIP 数据核字（2023）第 222804 号

| 人卫智网 | www.ipmph.com | 医学教育、学术、考试、健康，购书智慧智能综合服务平台 |
| 人卫官网 | www.pmph.com | 人卫官方资讯发布平台 |

核医学
Heyixue
第 4 版

主　　编：安锐 黄钢 田梅
出版发行：人民卫生出版社（中继线 010-59780011）
地　　址：北京市朝阳区潘家园南里 19 号
邮　　编：100021
E - mail：pmph @ pmph.com
购书热线：010-59787592　010-59787584　010-65264830
印　　刷：人卫印务（北京）有限公司
经　　销：新华书店
开　　本：850×1168　1/16　　印张：25
字　　数：740 千字
版　　次：2005 年 8 月第 1 版　　2024 年 3 月第 4 版
印　　次：2024 年 4 月第 1 次印刷
标准书号：ISBN 978-7-117-35626-8
定　　价：118.00 元

打击盗版举报电话：010-59787491　E-mail：WQ @ pmph.com
质量问题联系电话：010-59787234　E-mail：zhiliang @ pmph.com
数字融合服务电话：4001118166　E-mail：zengzhi @ pmph.com

编　　委

（以姓氏笔画为序）

马庆杰（吉林大学中日联谊医院）

石洪成（复旦大学附属中山医院）

田　梅（浙江大学医学院附属第二医院）

田　蓉（四川大学华西医院）

朱小华（华中科技大学同济医学院附属同济医院）

刘建军（上海交通大学医学院附属仁济医院）

安　锐（华中科技大学同济医学院附属协和医院）

李亚明（中国医科大学附属第一医院）

杨　志（北京大学肿瘤医院）

杨敏福（首都医科大学附属北京朝阳医院）

吴湖炳（南方医科大学南方医院）

何　勇（武汉大学中南医院）

汪　静（空军军医大学第一附属医院）

张祥松（中山大学附属第一医院）

武志芳（山西医科大学第一医院）

孟召伟（天津医科大学总医院）

赵　军（同济大学附属东方医院）

赵长久（哈尔滨医科大学附属第一医院）

赵晋华（上海交通大学医学院附属第一人民医院）

胡　硕（中南大学湘雅医院）

袁耿彪（重庆医科大学附属第二医院）

徐　浩（暨南大学附属第一医院）

高再荣（华中科技大学同济医学院附属协和医院）

黄　钢（上海交通大学医学院附属仁济医院）

韩星敏（郑州大学第一附属医院）

缪蔚冰（福建医科大学附属第一医院）

霍　力（北京协和医院）

编写秘书

兰晓莉（华中科技大学同济医学院附属协和医院）

数字编委

（数字编委详见二维码）

数字编委名单

3

融合教材阅读使用说明

　　融合教材即通过二维码等现代化信息技术,将纸书内容与数字资源融为一体的新形态教材。本套教材以融合教材形式出版,每本教材均配有特色的数字内容,读者在阅读纸书的同时,通过扫描书中的二维码,即可免费获取线上数字资源和相应的平台服务。

本教材包含以下数字资源类型

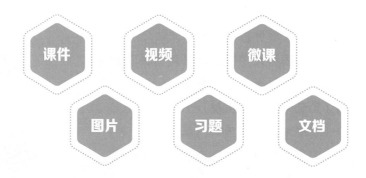

获取数字资源步骤

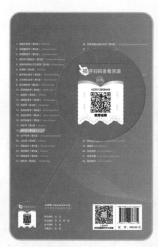
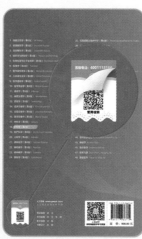
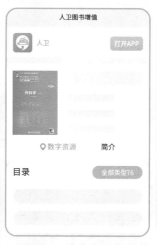

①扫描封底红标二维码,获取图书"使用说明"。

②揭开红标,扫描绿标激活码,注册/登录人卫账号获取数字资源。

③扫描书内二维码或封底绿标激活码随时查看数字资源。

④登录 zengzhi.ipmph.com 或下载应用体验更多功能和服务。

APP 及平台使用客服热线　　400-111-8166

读者信息反馈方式

　　欢迎登录"人卫e教"平台官网"medu.pmph.com",在首页注册登录(也可使用已有人卫平台账号直接登录),即可通过输入书名、书号或主编姓名等关键字,查询我社已出版教材,并可对该教材进行读者反馈、图书纠错、撰写书评以及分享资源等。

全国高等学校八年制及"5+3"一体化临床医学专业
第四轮规划教材　修订说明

为贯彻落实党的二十大精神,培养服务健康中国战略的复合型、创新型卓越拔尖医学人才,人卫社在传承 20 余年长学制临床医学专业规划教材基础上,启动新一轮规划教材的再版修订。

21 世纪伊始,人卫社在教育部、卫生部的领导和支持下,在吴阶平、裘法祖、吴孟超、陈灏珠、刘德培等院士和知名专家亲切关怀下,在全国高等医药教材建设研究会统筹规划与指导下,组织编写了全国首套适用于临床医学专业七年制的规划教材,探索长学制规划教材编写"新""深""精"的创新模式。

2004 年,为深入贯彻《教育部 国务院学位委员会关于增加八年制医学教育(医学博士学位)试办学校的通知》(教高函〔2004〕9 号)文件精神,人卫社率先启动编写八年制教材,并借鉴七年制教材编写经验,力争达到"更新""更深""更精"。第一轮教材共计 32 种,2005 年出版;第二轮教材增加到 37 种,2010 年出版;第三轮教材更新调整为 38 种,2015 年出版。第三轮教材有 28 种被评为"十二五"普通高等教育本科国家级规划教材,《眼科学》(第 3 版)荣获首届全国教材建设奖全国优秀教材二等奖。

2020 年 9 月,国务院办公厅印发《关于加快医学教育创新发展的指导意见》(国办发〔2020〕34 号),提出要继续深化医教协同,进一步推进新医科建设、推动新时代医学教育创新发展,人卫社启动了第四轮长学制规划教材的修订。为了适应新时代,仍以八年制临床医学专业学生为主体,同时兼顾"5+3"一体化教学改革与发展的需要。

第四轮长学制规划教材秉承"精品育精英"的编写目标,主要特点如下:

1. 教材建设工作始终坚持以习近平新时代中国特色社会主义思想为指导,落实立德树人根本任务,并将《习近平新时代中国特色社会主义思想进课程教材指南》落实到教材中,统筹设计,系统安排,促进课程教材思政,体现党和国家意志,进一步提升课程教材铸魂育人价值。

2. 在国家卫生健康委员会、教育部的领导和支持下,由全国高等医药教材建设研究学组规划,全国高等学校八年制及"5+3"一体化临床医学专业第四届教材评审委员会审定,院士专家把关,全国医学院校知名教授编写,人民卫生出版社高质量出版。

3. 根据教育部临床长学制培养目标、国家卫生健康委员会行业要求、社会用人需求,在全国进行科学调研的基础上,借鉴国内外医学人才培养模式和教材建设经验,充分研究论证本专业人才素质要求、学科体系构成、课程体系设计和教材体系规划后,科学进行的,坚持"精品战略,质量第一",在注重"三基""五性"的基础上,强调"三高""三严",为八年制培养目标,即培养高素质、高水平、富有临床实践和科学创新能力的医学博士服务。

4. 教材编写修订工作从九个方面对内容作了更新:国家对高等教育提出的新要求;科技发展的趋势;医学发展趋势和健康的需求;医学精英教育的需求;思维模式的转变;以人为本的精神;继承发展的要求;统筹兼顾的要求;标准规范的要求。

5. 教材编写修订工作适应教学改革需要,完善学科体系建设,本轮新增《法医学》《口腔医学》《中医学》《康复医学》《卫生法》《全科医学概论》《麻醉学》《急诊医学》《医患沟通》《重症医学》。

6. 教材编写修订工作继续加强"立体化""数字化"建设。编写各学科配套教材"学习指导及习题集""实验指导/实习指导"。通过二维码实现纸数融合,提供有教学课件、习题、课程思政、中英文微课,以及视频案例精析(临床案例、手术案例、科研案例)、操作视频/动画、AR模型、高清彩图、扩展阅读等资源。

全国高等学校八年制及"5+3"一体化临床医学专业第四轮规划教材,均为国家卫生健康委员会"十四五"规划教材,以全国高等学校临床医学专业八年制及"5+3"一体化师生为主要目标读者,并可作为研究生、住院医师等相关人员的参考用书。

全套教材共48种,将于2023年12月陆续出版发行,数字内容也将同步上线。希望得到读者批评反馈。

全国高等学校八年制及"5+3"一体化临床医学专业第四轮规划教材 序言

"青出于蓝而胜于蓝",新一轮青绿色的八年制临床医学教材出版了。手捧佳作,爱不释手,欣喜之余,感慨千百位科学家兼教育家大量心血和智慧倾注于此,万千名医学生将汲取丰富营养而茁壮成长,亿万个家庭解除病痛而健康受益,这不仅是知识的传授,更是精神的传承、使命的延续。

经过二十余年使用,三次修订改版,八年制临床医学教材得到了师生们的普遍认可,在广大读者中有口皆碑。这套教材将医学科学向纵深发展且多学科交叉渗透融于一体,同时切合了"环境-社会-心理-工程-生物"新的医学模式,秉持"更新、更深、更精"的编写追求,开展立体化建设、数字化建设以及体现中国特色的思政建设,服务于新时代我国复合型高层次医学人才的培养。

在本轮修订期间,我们党团结带领全国各族人民,进行了一场惊心动魄的抗疫大战,创造了人类同疾病斗争史上又一个英勇壮举!让我不由得想起毛主席《送瘟神二首》序言:"读六月三十日人民日报,余江县消灭了血吸虫,浮想联翩,夜不能寐,微风拂煦,旭日临窗,遥望南天,欣然命笔。"人民利益高于一切,把人民群众生命安全和身体健康挂在心头。我们要把伟大抗疫精神、祖国优秀文化传统融会于我们的教材里。

第四轮修订,我们编写队伍努力做到以下九个方面:

1. 符合国家对高等教育的新要求。全面贯彻党的教育方针,落实立德树人根本任务,培养德智体美劳全面发展的社会主义建设者和接班人。加强教材建设,推进思想政治教育一体化建设。

2. 符合医学发展趋势和健康需求。依照《"健康中国2030"规划纲要》,把健康中国建设落实到医学教育中,促进深入开展健康中国行动和爱国卫生运动,倡导文明健康生活方式。

3. 符合思维模式转变。二十一世纪是宏观文明与微观文明并进的世纪,而且是生命科学的世纪。系统生物学为生命科学的发展提供原始驱动力,学科交叉渗透综合为发展趋势。

4. 符合医药科技发展趋势。生物医学呈现系统整合/转型态势,酝酿新突破。基础与临床结合,转化医学成为热点。环境与健康关系的研究不断深入。中医药学守正创新成为国际社会共同的关注。

5. 符合医学精英教育的需求。恪守"精英出精品,精品育精英"的编写理念,保证"三高""三基""五性"的修订原则。强调人文和自然科学素养、科研素养、临床医学实践能力、自我发展能力和发展潜力以及正确的职业价值观。

6. 符合与时俱进的需求。新增十门学科教材。编写团队保持权威性、代表性和广泛性。编写内容上落实国家政策、紧随学科发展,拥抱科技进步、发挥融合优势,体现我国临床长学制办学经验和成果。

7. 符合以人为本的精神。以八年制临床医学学生为中心，努力做到优化文字：逻辑清晰，详略有方，重点突出，文字正确；优化图片：图文吻合，直观生动；优化表格：知识归纳，易懂易记；优化数字内容：网络拓展，多媒体表现。

8. 符合统筹兼顾的需求。注意不同专业、不同层次教材的区别与联系，加强学科间交叉内容协调。加强人文科学和社会科学教育内容。处理好主干教材与配套教材、数字资源的关系。

9. 符合标准规范的要求。教材编写符合《普通高等学校教材管理办法》等相关文件要求，教材内容符合国家标准，尽最大限度减少知识性错误，减少语法、标点符号等错误。

最后，衷心感谢全国一大批优秀的教学、科研和临床一线的教授们，你们继承和发扬了老一辈医学教育家优秀传统，以严谨治学的科学态度和无私奉献的敬业精神，积极参与第四轮教材的修订和建设工作。希望全国广大医药院校师生在使用过程中能够多提宝贵意见，反馈使用信息，以便这套教材能够与时俱进，历久弥新。

愿读者由此书山拾级，会当智海扬帆！

是为序。

中国工程院院士
中国医学科学院原院长　　刘德培
北京协和医学院原院长

二〇二三年三月

主编简介

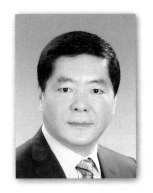

安 锐

男,1959 年 7 月出生于黑龙江省哈尔滨市。华中科技大学同济医学院附属协和医院二级教授、主任医师、博士生导师,享受国务院政府特殊津贴专家,分子影像湖北省重点实验室副主任。曾任华中科技大学同济医学院副院长、附属协和医院副院长。主要学术任职:中国医师协会核医学医师分会会长、中国医学影像技术研究会副会长、中德医学协会副理事长等,担任《中华核医学与分子影像杂志》副总编、《中国临床医学影像杂志》副主编。曾任湖北省医学会核医学分会主任委员(第六、七届),中华医学会核医学分会副主任委员(第八、九、十届)等。

从事核医学临床、教学、科研、管理等工作 40 年。主要研究方向:核素报告基因显像监测转基因 BMSC 治疗脑梗死、肿瘤干细胞治疗的可视化研究及多靶点 RIT、以外泌体为载体的多模态显像研究及切伦科夫光动力治疗等。先后承担国家自然科学基金项目 6 项和省部级科研项目 6 项,在国内外专业学术期刊上发表学术论文 100 余篇,获得湖北省科技进步奖一等奖 2 项、三等奖 2 项,教育部科技进步奖二等奖 1 项,中华医学科技奖二等奖 1 项等。参加 20 余部教材和大型专业参考书的编写工作,其中包括担任人民卫生出版社八年制教材《核医学》(第 3 版)主编和五年制本科临床医学专业教材《核医学》(第 9 版)主编。

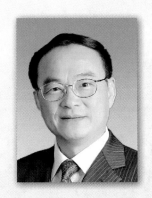

黄 钢

男,1961 年 7 月生于辽宁省大连市。上海健康医学院首任校长,上海市分子影像学重点实验室主任,上海交通大学医学院博士生导师、二级教授,附属仁济医院核医学学科带头人;兼任亚洲大洋洲核医学与生物学联盟主席,教育部医学技术类专业教学指导委员会副主任委员、教育部临床医学专业认证工作委员会副主任委员、中国医师协会核医学医师分会候任会长、上海市医师协会副会长、上海市住院医师规范化培训专家委员会副主任委员、中华医学会核医学分会第九届主任委员、《中华核医学与分子影像杂志》第十届主编等。

从事医学教育 40 年,先后在 *Chemical Reviews*、*Science* 等发表 SCI 收录论文三百余篇,多次入选 Elsevier 中国高被引学者及全球顶尖前 10 万科学家,授权国内外专利 20 余项;主编 *Nuclear Medicine in Oncology* 及《核医学与分子影像》等中英文教材与专著 30 余本,作为首席专家及项目负责人承担科技部重大研发计划、"973" 项目、国家自然科学基金重点项目与重大仪器专项、国家新药创制项目等科研课题 50 余项,先后获国家科技进步奖二等奖、华夏医学科技奖一等奖、国家级教学成果特等奖与二等奖等十余项奖励。

主编简介

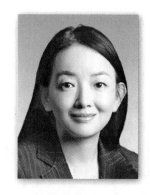

田 梅

女,1972年7月生于山西省太原市,浙江大学医学院附属第二医院核医学科教授、浙江大学核医学创新研究中心主任、复旦大学人类表型组研究院执行院长。世界分子影像学会主席、世界分子影像学会Fellow、中国认知科学学会副理事长。我国医学影像领域首位教育部"长江学者"特聘教授,国家杰出青年科学基金获得者、科技部"创新人才推进计划"重点领域创新团队负责人。

从事核医学临床、教学和科研工作25年,培养核医学博士生23名,硕士生20名。在核医学分子影像的新方法构建、新型分子影像探针研发、核医学影像设备研制及分子影像理论创新等方面做出了重要贡献。作为国际牵头人制定了3部PET分子影像诊断国际专家共识,是首位担任全球性学术组织——世界分子影像学会主席的中国科学家。长期应邀担任美国、欧洲、日本核医学与分子影像学会官方学术期刊JNM、EJNMMI、ANM副主编,中国科协与美国科学促进会合作创办的学术期刊Research副主编、世界分子影像学会官方学术期刊MIB亚洲地区负责人、英国Lancet杂志编辑顾问。作为第一完成人获教育部科技进步奖一等奖、中国产学研合作创新成果奖一等奖。曾获中国青年科技奖、中国青年女科学家奖、全国三八红旗手、中国青年五四奖章等。

副主编简介

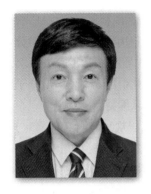

李亚明

男，1960年10月出生于辽宁省沈阳市。中国医科大学学位委员会和学术委员会委员及影像医学与核医学学科带头人，二级教授，博士生导师，享受国务院政府特殊津贴专家。现任东亚核医学联合会主席，中国核学会核医学分会理事长，中华医学会核医学分会前任主任委员，《中华核医学与分子影像杂志》总编辑，辽宁省普通高等学校医学技术类专业教学指导委员会主任委员。

从事教学工作至今40年，主编教育部普通高等教育"十一五"和"十二五"国家级规划教材，担任国家卫生健康委员会住院医师规范化培训规划教材、全国高等学校医学影像学专业第五轮规划教材主编；主持多部国家级、省级教学课题，荣获多项教学成果，被授予辽宁省普通高等学校本科教学名师和优秀教师。

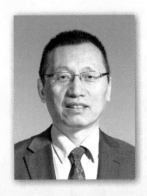

石洪成

男，1964年5月出生于辽宁省抚顺市。博士，主任医师，教授，博士生导师。复旦大学附属中山医院核医学科主任，复旦大学核医学研究所所长。美国核医学研究院荣誉Fellow。任中华医学会核医学分会候任主任委员、上海市医学会核医学专科分会主任委员等。

从事教学工作30余年，以第一（通信）作者发表论文240（其中SCI收录130）余篇，在国际上首先建立了超长轴向视野PET肿瘤显像专家共识，在国际顶级学术会议上做特邀学术报告10余次。主编《PET/CT影像循证解析与操作规范》和《SPECT/诊断CT操作规范与临床应用》等多部专著，担任多部《核医学》教材副主编。荣获上海市政府质量奖金奖（个人）、美国核医学与分子影像学会主席卓越贡献奖等奖项，上海市"十佳医生"等荣誉称号。

副主编简介

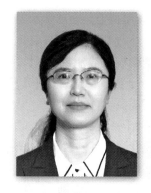

田　蓉

　　女,1969年10月出生于四川省芦山县。四川大学华西医院核医学科主任,教授,博士研究生导师,四川省学术和技术带头人。目前担任中国核学会核医学分会副理事长、中国医师协会核医学医师分会常务委员、四川省核医学专家委员会主任委员、四川省医师协会核医学医师分会候任会长,以及《中华核医学与分子影像杂志》《中国临床医学影像杂志》《中国医学影像技术》编委。

　　从事教学工作至今25年。作为副主编参与编写国家级规划教材2部,参与编写国家级教材7部、专著9部。以课题负责人获国家自然科学基金面上项目资助3项、科技部重点专项子课题1项、省级科研项目2项、国际合作研究项目1项。发表学术论文90余篇。

前　言

　　临床医学八年制及"5+3"一体化作为长学制医学教育模式，以培养科学基础宽厚、专业技能扎实、创新能力强、发展潜力大的临床医学高层次专门人才为目标。正是以此目标为导向，全国高等医药教材建设研究会和人民卫生出版社于 2005 年启动了临床医学八年制教材的编写工作，并于 2010 年和 2015 年分别进行了第二轮和第三轮修订。随着医学科学理论和临床诊疗技术的迅速发展，为了更好地适应长学制临床医学专业教学改革的需要，2022 年再次启动了全国高等学校长学制临床医学专业第四轮规划教材的修订工作。本轮教材的修订，以"精品战略、质量第一"为宗旨，以高等医学院校临床医学长学制学生为主要教学对象，在坚持"三基"（基础理论、基本知识、基本技能）、"五性"（思想性、科学性、先进性、启发性、适用性）、"三特定"（特定对象、特定目标、特定限制）原则的基础上，又增加了"三高"（高标准、高起点、高要求）和"三严"（严肃的态度、严谨的要求、严密的方法）的编写原则，力求科学、系统、完整、先进的统一，以满足新时期高层次医学人才培养的需要。

　　本教材作为八年制及"5+3"一体化系列规划教材之一，自 2005 年第 1 版问世以来，广受医学院师生、临床医师及核医学同仁的欢迎与高度评价，在书稿形式、内容编排、质量把控、编辑印刷等方面被誉为同类教材的精品。本版修订力求保持前三版的优势与经典特色，同时顺应核医学与分子影像的快速发展，突出临床诊疗实践与循证依据，强化核医学诊断和治疗新技术的临床应用价值，紧扣临床需求，实时更新内容，适应于长学制及"5+3"一体化临床医学专业医学生与住院医师规范化培训的目标。全书内容共分 24 章，在多个部分做了与时俱进的修订，删除了部分已淘汰或很少使用的方法，并试图在以下五方面做出探索：①根据医学发展的需要，将分子影像与个体化诊疗、分子影像与转化医学的相关章节进行整合，重新编排为分子核医学概论，强化分子核医学在显像、治疗以及诊疗一体化方面的作用。②编写内容力求图文并茂，图表直观，图表约占全书内容的 20%，体现核医学影像的特点，提高可读性。③编写风格彰显核医学在功能、代谢、受体等分子影像以及核素靶向治疗中的独特优势，与其他影像技术的互补互融，力求推动学科间相互了解、彼此借鉴、互助合作与有效提升，培养学生综合掌握影像医学知识、客观理解各种影像的特点，合理使用不同的影像方法。④核素显像临床应用、核素治疗等与目前临床公布的指南或规范接轨，使学生能够更加合理地使用这些方法来解决临床问题。⑤每个章节之后增加了英文小结，还配有一些章节的英文微课、视频案例等数字化内容。这些探索的目的就是希望突出核医学的学科特色，强调以临床为导向的科学研究，培养学生获取知识、发现问题、解决问题的能力，同时为提升学生思维能力提供有力支撑。

　　本教材的编写委员会由来自全国 24 所最知名大学的 27 位博士研究生导师组成，他们都是长期担任一线教学工作的教学名师及骨干教师，参编的院校均开展了八年制及"5+3"一体化临床医学的教学工作，编委具有丰富的核医学临床、教学与科研工作的经验，能够较好地针对临床医学长学制教学的特点和要求，把握编写的内容与深度，并参考和借鉴国内外近年来出版的多种核医学专著与教材，吸取国内外先进技术和最新成果，博采众长，深入浅出。但由于编写人员均是第一线的专家和学科带头人，工作繁忙，编写时间有限，在编写过程中难免存在诸多不足，恳请各医学院校的教师、同学、临床医师和读者给予斧正，在此先致谢意。

安锐　黄钢　田梅

2024 年 1 月

目 录

绪　　论

核医学（nuclear medicine）是研究核技术在医学中的应用及其理论的学科，主要是应用放射性核素及其核射线进行疾病的诊断、治疗以及开展医学研究。

核医学是医学与多学科相互交叉融合而形成的现代医学的重要组成部分，其在发展过程中所取得的每一次突破，都与核物理学、电子学、化学、药学、生物学、计算机科学，以及基础医学和临床医学的新发现和技术进步密不可分，因此它是一门涉及多学科领域的综合学科。

核医学不仅可以通过核素和射线进行疾病的精准诊断和治疗，是重要的临床医学学科之一，也在生物体生理和病理的基础研究中起重要作用，因此学习核医学需要掌握更广泛的基础和临床知识。

一、核医学的学科内容

核医学依据其应用和研究的范围侧重点不同，可分为实验核医学和临床核医学两部分（图 0-1）。

实验核医学是利用放射性核素或核射线进行生物医学、基础医学的理论和实验研究，探讨正常生理生化过程及病理过程，为临床核医学提供新理论、新技术和新制剂。实验核医学的主要内容和技术包括放射性药物及标记技术、放射性核素示踪技术、体外放射分析技术、放射自显影与磷屏成像技术、活化分析技术、小动物成像技术、临床前分子影像研究等。实验核医学以放射性示踪技术为基础，对核科学、医学、分子生物学、药学等有关学科出现的最新成就具有很好的吸纳融合能力，涵盖了物质转化研究、代谢功能研究、形态学研究、离体和在体研究，不仅广泛应用于生物医学、基础医学、药学等研究领域，同样也适用于农学、环境科学等领域。

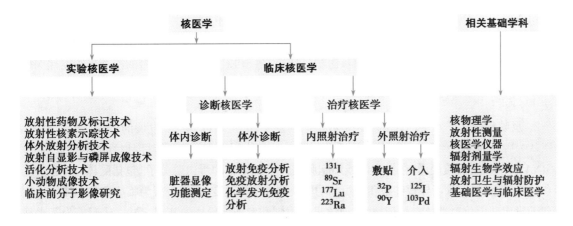

图 0-1　核医学的学科内容构成

临床核医学是利用核医学的各种原理、技术和方法，研究在疾病发生、发展过程中机体的病理生理、生物化学和功能结构的变化，提供病情判断、疗效观察及预后评估等信息，达到诊断和治疗疾病的目的。临床核医学是临床医学的重要组成部分，根据其应用目的的不同，又分为诊断核医学和治疗核医学两大部分；根据放射性药物是否参与体内代谢过程，又进一步分为体内诊断与体外诊断、内照射治疗和外照射治疗。体内诊断包括脏器显像、功能测定等；体外诊断主要是对体内微量生物活性物质含量测定的放射免疫分子、免疫放射分析等;内照射治疗是将放射性药物引入体内参与代谢过程,最后选择性浓聚于靶组织,进行小剂量、低剂量率持续性照射;外照射治疗则是利用封闭放射源进行近距离照射,或是病变组织表面敷贴治疗。随着核医学诊疗技术的不断丰富、完善和普及,临床核医学又逐步形成了各系统核医学,如肿瘤、内分泌、心血管、神经、泌尿、消化、呼吸、造血等系统核医学,其中心血管核医学又称为核心脏病学,在欧美发达国家普及程度非常广。

实验核医学与临床核医学之间的区别只是应用和研究的范围侧重点不同,两者之间并没有明确的界限,其研究内容和应用领域往往是序贯进行、融会贯通的,这对核技术的临床转化十分重要。例如,放射性核素示踪技术是实验核医学和临床核医学共同的方法学基础,核医学的大多数诊疗技术都是建立在核素示踪技术的基础之上;体外放射分析技术既可用于基础生理学和病理生理学研究,也可用于临床疾病的诊断;小动物 PET/CT 及小动物 SPECT/CT 的应用,不仅为现代生物分子靶向治疗的基础研究及新药研发提供了十分有效的工具,也为核医学分子影像的临床前研究提供了重要的手段。

此外,核物理学、放射性测量、核医学仪器、辐射剂量学、辐射生物效应、放射卫生与辐射防护、基础医学与临床医学等,都是核医学重要的相关基础学科。他们本身并不属于核医学的范畴,却是学习和掌握核医学必须了解的相关知识,也是开展核医学工作的必备条件,因此常常也将其纳入核医学的教学内容中。

二、核医学的主要特点

核医学区别于其他医学学科的最主要特征就在这个"核"字上,这个核就是放射性核素及核射线。放射性核素示踪技术是核医学的方法学基础,而核射线的辐射生物效应既是疾病放射治疗(包括放射性核素治疗)、辐射育种、辐射灭菌的理论基础,也是导致辐射损伤的直接原因。

1. 超高的灵敏度　几乎所有的核医学诊断方法都是建立在放射性药物的示踪作用和对核射线探测的基础之上。放射性测量仪器对于核射线具有非常灵敏的检测能力,在获得高比活度放射性药物的条件下,可以精确地探测出极微量的物质。1959 年,美国 S. Berson 和 R. Yalow 正是利用放射性测量仪器的高度灵敏性和抗原抗体反应的高度特异性,首次采用放射性核素 ^{125}I 标记免疫方法,建立了定量测定胰岛素的放射免疫分析(radioimmunoassay,RIA)法,开创了体外定量测定血液微量生物活性物质技术的新时代,对医学的发展起到了很大的推动作用。受体是一种存在于活体组织内、能与神经递质或相应配体特异性结合的蛋白质,是神经细胞间信息传递的主要载体,受体异常与许多疾病之间存在密切的联系。但是受体的含量很低(仅约 10^{-12}mol/g),常规影像学方法(CT 和 MRI 等)无法显示体内微量受体的存在及其变化,而核医学显像仪器(SPECT、PET)对信号的探测灵敏度比 MR 和 CT 高 4~6 个数量级,是目前唯一能在活体无创性显示受体的分布、密度及其与递质亲和力的影像学方法。

2. 反映疾病分子水平的改变　大多数疾病的发生,都是渐进、累积、发展的过程。以肿瘤为例,一般认为肿瘤的发生始于细胞等位基因丢失导致的染色体不稳定,或者是基因修复缺陷导致的突变,经 RNA 转录和蛋白质翻译,在细胞内或细胞膜表面表达异常的蛋白质分子(包括受体),引起生化过程和细胞代谢异常,进而导致细胞和组织的功能失调和结构改变,最终表现为临床症状和体征。核医学分子影像利用放射性核素标记技术,通过早期识别和发现特异性的基因、受体、代谢等分子水平变化,在组织器官发生功能和形态学改变之前,便可实现疾病的精准诊治。在治疗干预或疾病复发时,也首先表现为细胞分子水平的改变。例如,伊马替尼(格列卫)是胃肠道间质瘤的靶向治疗药物,口服给药后 24h 便可看到肿瘤细胞的葡萄糖代谢出现显著的改变;肿瘤手术或放射治疗后,葡萄糖或氨基酸代谢显像也能有效鉴别坏死组织与肿瘤的复发或残留。

3. 高度的靶向性　与 CT 以组织密度和 MRI 以氢原子在外加的强磁场内受到射频脉冲的激发而产生磁共振现象为成像基础不同的是,核医学显像是建立在放射性药物与特定的细胞或分子结构特异性结合的基础之上,因此具有非常明确的细胞靶向性或分子靶向性。核医学显像需要对不同脏器或同一脏器不同显像目的,选择某些器官、组织或病变特异性摄取的显像剂,反映不同的病理和病理生理特征,因而所获取的影像具有较高的特异性,如肿瘤显像、炎症显像、神经受体显像、异位组织显像等。利用这种分子靶向性,可以将治疗用放射性核素递送至病变组织,通过射线的辐射生物效应对靶细胞产生杀伤作用,而将辐射对正常组织的损伤降到尽可能低的水平,从而实现精准的核医学分子靶向治疗。分子核医学的诊疗一体化,便是利用同一种配体和不同的核素,实现对同一靶点的精准诊断和图像引导的靶向治疗,达到"所见即所治,所治即所见"的目的。

4. 安全无创　放射性核素显像都是采用静脉注射、口服或吸入显像剂,然后进行体外显像,属于无创性检查。由于射线探测方法的灵敏度很高,所需显像剂的化学量甚微,过敏和其他毒副作用极少见。例如,X线增强摄影时必须使用对比剂,但有些对比剂会出现过敏反应,或肝肾功能损伤到一定程度将被列为禁忌证,而核医学检查不受此限。对于核医学和X线及CT检查,国家规定了严格的使用剂量,已有大量临床研究和实验证明了它的安全性。对于核医学及放射性工作从业人员和公众,国家也制定了严格的剂量限值,以保护受照本人及后代的健康不受影响。已有多项调查结果显示,核医学与放射诊断、介入放射、肿瘤放射治疗等不同工种的放射工作人员,其年人均有效剂量水平均不超过国家法规标准中规定的放射工作人员剂量限值的5%。因此,核医学无论对患者还是从业人员,都是安全无创的。

5. 较低的组织结构分辨率　核医学影像的主要不足是图像分辨率较低,这是方法学本身所致。为了尽可能避免辐射对患者的影响,显像剂的使用剂量受到一定的限制,并且发出的射线只有极少一部分被用于显像,在单位面积上的光子通量比CT小10^3~10^4倍,成像的信息量不是很充足,加之闪烁晶体固有分辨率的限制和射线散射的影响,使其对细微结构的精确显示不及CT、MRI和超声检查。随着PET/CT、SPECT/CT、PET/MRI等为代表的多模式显像技术的出现,较好地弥补了核医学显像的不足,实现了功能/分子影像与解剖结构影像的实时融合,充分发挥不同影像方法的叠加增益效果。

6. 具有放射性　首先,放射性核素在衰变过程中发射出各种射线,核医学显像便是建立在对射线探测的基础之上。其次,α粒子、β粒子和γ射线都属于电离辐射,辐射能量传递给有机体可引起辐射生物效应。辐射生物效应的产生与辐射剂量的大小有直接的关系。人们在自然环境中每时每刻都受到天然本底辐射,但机体并未发生明显改变,然而当机体受到一次性大剂量照射或者较大剂量的累积照射时,会在生物大分子、细胞、组织,乃至器官和生物整体等各个层次上,引起结构与功能变化。这种辐射生物效应是疾病放射治疗(包括放射性核素、伽马刀、钴-60、直线加速器、质子及重离子加速器等)的理论基础,然而对于公众和从事放射性工作的人员来说,却是一种潜在的有害效应,应当采取各种必要措施加以避免。此外,核医学属于开放型放射性工作场所,其防护和环保的要求较X线诊断和肿瘤放射治疗更为复杂。

三、核医学的发展回顾

1896年,贝克勒尔(Becquerel)发现铀矿石的天然放射现象,从此拉开了核物理学研究的序幕。此后的40多年,各国科学家在核物理基础研究方面取得了一系列重大发现,同时也将放射性核素初步应用于临床诊疗和生物学研究,为核医学学科的形成奠定了坚实的基础。20世纪后半叶,是核医学学科建立和普及的时期,也是以γ照相机和SPECT为代表的单光子显像的时代。进入21世纪,随着PET/CT、PET/MRI等多模态显像设备和各种特异性分子探针的临床应用,核医学进入了正电子显像与分子核医学的时代,临床地位显著提高。

1. 核射线的发现与基础核物理发展　1895年德国物理学家伦琴(Röntgen)发现了X射线,为放射学的形成奠定了基础,并于1901年获首届诺贝尔物理学奖。X射线的发现立即引起人们极大的关注,在随后几个月的时间里,数百名科学家对这种未知射线进行研究,其中就有一位法国物理学家贝克勒尔,他发现铀矿石也能发出射线,但这种射线不同于X射线。随后旅居巴黎的波兰化学家Marie Curie(即居里夫人)与其丈夫Pierre Curie,发现了钍(Th)的化合物也能自动地发出与铀矿石相似的射线,因而认为这是一种自然现象,并将其称作 radioactivity(放射性)。他们在对铀矿石的化学萃取分析中发现,提炼后的残渣具有比纯铀更强的放射性,并于 1898 年先后发现了两种新的元素,分别命名为 polonium(钋)和 radium(镭)。由于对放射性的发现,贝克勒尔与居里夫妇共同获得 1903 年诺贝尔物理学奖。此后,居里夫人将其一生都奉献给了镭的研究和应用,并于 1911 年再次获得诺贝尔化学奖,成为第一个两次获得诺贝尔奖的科学家。

1899 年,英国物理学家 E. Rutherford 发现铀发射出来的射线在强磁场的作用下被分为方向和弯曲程度均不同的两股射线;1900 年,法国物理学家 P. U. Villard 发现了一种新的、在磁场中并不发生偏转并且穿透力更强的射线。1902 年,Rutherford 将这三种射线分别命名为 α 射线、β 射线和 γ 射线。此外,Rutherford 还首次提出核衰变、半衰期、衰变常数、衰变方程式等概念。由于其发现了 α 射线、β 射线,并提出放射性衰变的理论而被授予 1908 年诺贝尔化学奖。然而他被誉为“原子物理学之父”,其贡献并非仅限于此:1911 年利用 α 射线轰击各种原子,观测 α 射线发生的偏折,提出了原子结构的星云模型,这一成就为原子结构的研究奠定了基础;1919 年用快速 α 粒子撞击氮原子核使其分裂并放出氧原子核,成为第一个改变元素的人,在此过程中发现并命名了质子。

1931 年美国物理学家 E. O. Lawrence 设计制造了第一个回旋加速器(1939 年获得诺贝尔物理学奖),并在 1939 年建立了第一座专门生产医用同位素的回旋加速器。1934 年,居里夫人的女儿、法国物理学家 Irène Joliot-Curie 和她的丈夫化学家 Frédéric Joliot-Curie 用 Po(钋)产生的 α 粒子照射 Al(铝)获得放射性 ^{30}P,第一次用人工核反应方法生产出放射性核素(1935 年获得诺贝尔化学奖)。1934 年,意大利物理学家 E. Fermi 用中子照射约 60 种稳定元素,找到 14 种新的放射性核素(1938 年获得诺贝尔物理学奖);移居美国后,于 1942 年在芝加哥大学建立了第一座核反应堆,成为第一位能够控制核分裂的科学家。

自此,经过数十年的努力,明晰了放射性衰变中发出的三种射线的性质;建立了放射性衰变的理论体系和人工放射性核素制备的方法;回旋加速器和核反应堆建成,可以提供源源不断的各种放射性核素。这些成就为核医学的创立奠定了坚实的物理基础。

2. 放射性核素的初步临床应用 与 X 射线发现后马上用于临床诊断不同,核射线在早期主要用于治疗。1901 年,Pierre Curie 制作了具有封闭外壳的镭针;Becquerel 发现,将镭针放置在马甲口袋数小时后引起皮肤炎症;同年,法国皮肤科医师 H. A. Danlos 和皮肤病理学家 E. Bloch 将放射性镭用于结核皮肤病变的接触治疗,这是放射性物质的第一次医学应用。1903 年,A. G. Bell 建议将含有镭的放射源放置在肿瘤内或附近进行治疗。1909 年,Pasteau 和 Degrais 医生首次利用导管将镭针置入尿道进行前列腺癌的近距离植入治疗。1913 年,F. Proescher 发表了第一项关于静脉注射镭治疗各种疾病的研究。1936 年,J. H. Lawrence 首次利用人工放射性核素 ^{32}P 治疗白血病。1939 年,J. G. Hamilton 等发表第一篇利用 ^{131}I 诊断患者的报告。1941 年,S. Hertz 首次使用放射性碘(^{130}I 和 ^{131}I 的混合液)治疗甲状腺功能亢进症;1946 年 S. M. Seidlin 等首次使用 ^{131}I 治疗甲状腺癌。

3. 放射性核素示踪技术的建立 1923 年,匈牙利化学家 G. de Hevesy 首先用天然放射性铅(^{212}Pb)研究铅盐在豆科植物内的分布和转移,创立了同位素示踪技术,此后又用 ^{32}P 进行老鼠体内磷的代谢研究(1943 年获得诺贝尔化学奖),被称为“核医学之父”。如果说伦琴发现 X 射线开辟了透视体内解剖结构的途径,从解剖结构基础上对疾病做出诊断,那么 Hevesy 所创立的放射性示踪原理则提供了独一无二的、显示体内生化过程的利器,从生化过程角度对疾病进行诊断,大大推进了人类对生命现象和疾病本质的认识,为宏观医学向微观医学发展做出了极为重要的贡献,也为核医学学科的形成奠定了关键的方法学基础。1925 年,美国内科医师 H. L. Blumgart 首先应用放射性同位素 ^{214}Bi(铋)研究循环时间,这是第一次在人体应用放射性示踪技术。接下来的 5 年,他进行了许多临床研究(如肺循环时间、肺血流量测定等),发表了 20 篇论文,打开了放射性同位素用于人类疾病诊断、生理变化测定的大门,这就是真正核医学的到来。为此,美国核医学会(Society of Nuclear Medicine,SNM)于 1969 年称其为“核医学第一位先驱”。此外,S. Berson 和 R. Yalow 建立的放射免疫分析法,也是放射性核素示踪技术与免疫技术完美结合的产物。

4. 核医学显像仪器的发展及其临床应用 在核物理的发展过程中始终伴随着对射线的探测。早期使用的射线探测设备都是以气体分子为载体的电离探测器,其中以盖革-米勒计数器(Geiger-Müller counter)最具代表性。这种电离探测器尽管灵敏度高、脉冲幅度大,但是对于γ射线的探测效率很低,也不能进行快速计数。1949 年,B. Cassen 采用无机晶体和光电倍增管,大幅度地提高了对γ射线的探测效率,并在 1951 年设计了第一个用于甲状腺扫描的直线扫描机,开创了核素显像的先河。在此后的十余年,是放射性核素临床应用蓬勃发展的时期,许多经典的核医学显像方法(如肝、脾、胰、肾、脑、肺和血池扫描)就是这个时期建立并沿用至今。

1957 年,H. Anger 成功研制第一台γ照相机,可以一次成像同时获取全视野内的γ射线,通过连续动态采集,把脏器显像与功能测定结合起来观察,并且其各项性能指标也较扫描机有了大幅度的提高,因此大大提高了显像的诊断效率,这在核医学显像技术上是一个质的飞跃。加上以 ^{99m}Tc 标记化合物为代表的各种短半衰期显像剂的出现,20 世纪 60~70 年代临床核医学进入迅速发展的时期,人体各主要脏器几乎都能进行放射性核素显像和功能测定。

20 世纪 60 年代计算机技术的引入,让核医学显像技术跨上了一个新的台阶,不仅改善了影像的品质,更有助于实现定量分析。早在 1963 年 David Kuhl 就提出了断层扫描的设想,研制成功了放射性核素横向断层扫描仪(transversal sectional scanner),并获得了第一张胸部切面影像。该设备已具备了现代 X 线 CT 的概念,但他的关注热点是利用体内放射源来重建人体器官的图像,由于当时扫描机的性能有限,采取的是简单反投影的图像重建算法,图像对比度差,研究进展缓慢。1972 年英国 EMI 公司的工程师 Hounsfield 发明的计算机体层成像(computed tomography,CT)取得了巨大成功,加速了放射性核素断层扫描仪的研发进度,1974 年和 1975 年正电子发射断层扫描(positron emission tomography,PET)和单光子发射计算机体层显像仪(single photon emission computed tomography,SPECT)相继问世。PET 和 SPECT 是继γ照相机之后核医学显像仪器的又一重大发展,进一步促进了核医学的临床应用。

5. 核医学学科的形成 随着放射性核素在生物医学研究和临床诊疗中应用范围的扩大和不断深入,核医学作为一个独立学科的条件日渐成熟。然而,当时人们将放射性同位素在医学的应用称作同位素医学(Isotope Medicine)或原子医学(Atomic Medicine),一直到 1953 年 Robert Newell 首先提出"Nuclear Medicine"这个名称。1953 年,在美国成立了蒙大拿州核医学会(Montana Society of Nuclear Medicine);1954 年,美国核医学会成立,同年召开了第一次全国大会,共有 109 人参加,交流了 11 篇论文。1969 年,Nuclear Medicine 被正式列入"术语学手册";1971 年,美国医学会(American Medical Association)正式将核医学列入专科之一,并成立了美国核医学委员会(American Board of Nuclear Medicine,ABNM,)。此后,Nuclear Medicine 作为学科名称逐步为各国所采纳。

6. 我国核医学的发展概况 我国核医学的起步源于当时的国家战略。1956 年在军委卫生部的领导下,生物医学同位素应用训练班在西安第四军医大学举办,标志着我国核医学的诞生。1958 年在京津沪穗先后举办的四期放射性同位素临床应用训练班,成为核医学进入临床应用的起点。20 世纪 50 年代末到 60 年代初,国内许多医学院校相继成立了原子医学教研室并开展教学工作,各附属医院也纷纷成立了同位素室,开展医用同位素的临床应用工作。20 世纪 60 年代国产同位素生产和核探测器研制也取得重要成绩,基本上能满足国内需要;20 世纪 70 年代国内核医学应用单位逐步扩大。1977 年我国将核医学作为医药院校本科生必修课,核医学教材被列为卫生部第一批 28 种统编教材之一;此后卫生部和教育部先后组织编写了多套本科生、临床医学七年制/八年制及研究生规划教材。1980 年成立的中华医学会核医学分会和 1981 年创办的《中华核医学杂志》(2012 年更名为《中华核医学与分子影像杂志》),对于中国核医学的学术交流、人才培养、学科建设以及诊疗质量的提高,都起到非常重要的促进作用。

经过数十年的发展,尤其是进入 21 世纪后,随着国力增强,我国核医学也步入发展的快车道,各种先进显像仪器的引进和国产影像设备的成功研发,装备条件与发达国家达到同一水平,临床应用方面与世界发达国家的差距也在逐渐缩小,但是普及程度还存在一定的差距。根据中华医学会核医学分会最新统计结果,截至 2019 年底,我国现有开展核医学项目的单位有 1 148 家,显像设备 1 330 台,年检查 337.8 万人次,接受核素治疗 52.8 万人次。

四、核医学现状与热点

进入 21 世纪,以多模态一体化显像设备(SPECT/CT、PET/CT、PET/MRI)和多种特异性分子探针临床应用为标志,核医学踏上了一个新的台阶,不仅在分子影像的研究和应用中起到引领作用,在临床诊疗中的价值和地位也显著提升。与此同时,核素靶向治疗及诊疗一体化、影像组学与人工智能,也已成为当前核医学发展的热点领域。

1. **分子核医学的发展**　20 世纪 90 年代,生物大分子核酸与蛋白质研究取得了突破性进展,将生命科学带进了分子医学时代。进入 21 世纪后,由结构基因组学向功能基因组学、表观基因组学的后基因组学方向发展。分子医学的发展为分子影像技术以及影像组学的建立奠定了坚实的基础。

疾病的发生发展是一个不断演进的过程,常规的检查手段包括检验、CT、MRI 和超声,可以比较容易地观察到功能失调和结构改变,但是对于更早期的基因改变及其所导致的细胞和分子水平的表达异常和功能变化,唯有分子影像可实现活体分子的可视化。分子影像(molecular imaging)是对人体或其他活体在分子和细胞水平的生物学过程进行可视化、特征化和量化检测的科学,包括核医学、MRI、超声和光学分子影像。虽然光学分子影像同样具有极高的灵敏度和分子靶向性,但是由于其光子的穿透力差,只能用于表浅器官组织病变,除少部分用于直视下的手术导航,大部分仍处于动物实验研究阶段;磁共振分子影像由于灵敏度不够,也只是停留在动物实验阶段;超声还缺乏有效、被公认的造影剂可以用于分子水平的无创显像。唯有核医学的分子影像已广泛应用于临床,这是因为核医学分子影像方法具有极高的灵敏度和分子探针特异的靶向性。

分子核医学的概念始于 20 世纪 90 年代,由美国核医学专家 Henry Wagner 教授提出,旨在推动核医学超越以显示组织器官结构为基础的模式,向反映机体病理生理变化和生物化学过程的方向发展。1995 年美国核医学杂志(JNM)出版了以“分子核医学”为主题的增刊;2012 年《中华核医学杂志》更名为《中华核医学与分子影像杂志》。分子核医学是利用核素标记技术研究机体内正常或病变状态下,特定分子的生物化学变化过程,并从分子水平认识疾病、诊断和治疗疾病的一门新兴交叉学科。分子核医学的理论基础是分子层面的特异性识别与靶向结合,如抗原与抗体、配体与受体、底物与酶、反义探针与癌基因等。通过核素标记技术识别体内特定分子,不仅能够在体外显示病变组织的生化代谢、受体功能、基因表达等分子特性(分子影像),还可利用具备特异性识别的分子载体将治疗性核素递送至病变组织,对病变组织细胞产生杀伤作用,进而治疗或缓解疾病(分子治疗)。随着多模态一体化显像设备的普及和各种特异性分子探针的研发与临床转化,分子核医学为疾病的精准诊疗提供了重要手段。

2. **多模态一体化显像设备**　SPECT 和 PET 作为一种功能影像设备,是从细胞或分子水平提供有关器官、组织和病变的血流、功能、代谢等方面的信息,可以在疾病的早期尚未发生形态结构改变时对疾病做出早期诊断,但是其对器官组织结构的分辨率明显不如 CT 和 MRI。1998 年和 2000 年,SPECT/CT 和 PET/CT 先后正式问世,这种将功能影像与形态学影像完美结合在一起的同机融合设备,有效地弥补了 SPECT 和 PET 的不足,对核医学的临床应用产生了巨大的影响。以 PET 为例,1974 年首台商业 PET 诞生,1992 年全身 PET 用于临床,1995 年中国首次引进安装,但是并没有引起国内核医学足够的兴趣。直到 2000 年,在北美放射学年会上展出的 PET/CT,迅速引起全球同行的关注,2002—2003 年国内二十余家单位争先引进了第一批 PET/CT,并迅速在临床取得了巨大成功。2010年问世的 PET/MRI,更是将这种多模态一体化显像设备推向高峰,以至于国内主管部门在短时间内大幅度增加配置数量。据中华医学会核医学分会最新统计,截至 2019 年 12 月底,全国共有正电子显像设备(包括 PET/CT 和 PET/MRI)427 台,较 2017 年增加 39.1%,预计 2023 年将超过 800 台。

在 PET 探测技术和重建算法方面,近年来也取得明显进步。在探测技术方面,快晶体 L(Y)SO 在 PET 探测器上得到了广泛应用,同时由于工艺的进步,使得探测器固有分辨率和计数率特性相比前代产品都有大幅度提升;特别是 SiPM(硅光电倍增管)技术在数字化 PET 探测器上的应用,使得 TOF(飞行时间)分辨率突破了 200ps,PET 系统等效灵敏度成倍增加。在重建算法方面,主流算法经历了从解析算法、迭代算法和正则化迭代的多次技术演进,特别是近年来随着人工智能技术的发展,当前最新的基于深度学习的迭代算法配合运动伪影校正算法,使图像分辨率、对比度、信噪比和定量准确性等方面都比传统算法大幅提高。这些技术上的进步给 PET 在临床应用带来了明显的变化:图像质量和定量准确性的提升使得诊断更加精准;采集时间的缩短提高了患者舒适性和流通量;低剂量放射性药物的运用,进一步扩大了 PET 的适用范围。

近十余年来,国产品牌核医学影像设备的研发也取得了突破性的进展。目前有 4~5 家国产品牌企业在进行 PET/CT 和 PET/MRI 产品的研发,并有多款设备获批应用于临床,仪器主要性能指标达到国际先进水平。尤其是国产的全球首款 Total-body PET/CT,实现了极低剂量扫描和快速全身动态成像,被《物理世界》评为 2018 年世界十大科技突破,这是中国经济快速发展和科技水平迅速提高的体现。

3. 新型分子探针　多模态一体化显像设备对于细胞或分子水平信息的显示,是基于放射性核素标记的特异性分子探针。细胞和组织的结构单一,但是它的分子信息却是丰富多彩的。核医学的分子探针可以涵盖机体几乎所有的组织和器官,从不同的角度反映细胞各种分子信息的变化,不断创新的分子探针为分子核医学提供了无限的可能,是核医学发展的灵魂和源泉。

近年来,临床应用最为成功的是靶向前列腺特异性膜抗原的 ^{68}Ga-PSMA PET 显像和靶向肿瘤间质成纤维细胞活化蛋白的 ^{68}Ga-FAPI PET 显像,前者的相关研究分别获得 2015 年和 2017 年美国核医学与分子影像学会年会(SNMMI)的年度图片,后者分别获 2019 年和 2022 年 SNMMI 的年度图片。在神经退行性疾病方面,靶向阿尔茨海默病(AD)脑神经病理性标志物 β 淀粉样蛋白(β-amyloid protein,Aβ)和 Tau 蛋白的研究与临床应用取得的成功,为 ATN 标准诊断和评估 AD 提供了直接的影像学依据,相关研究也分别获得 2016 年和 2020 年 SNMMI 的年度图片。此外,神经内分泌肿瘤的 ^{68}Ga-DOTATATE PET/CT 显像已得到临床高度认可,免疫检查点及免疫疗效监测的肿瘤 PD-L1 成像、活化 T 细胞成像、CAR-T 细胞治疗成像等,也显示出非常好的应用前景。

4. 治疗核医学与诊疗一体化　放射性核素治疗的历史还要早于核医学学科的诞生,100 多年前建立的敷贴治疗和粒子植入治疗,70 多年前开始的内照射治疗,至今仍然是放射性核素治疗的主要方式。进入 21 世纪后,治疗核医学又有了新的突破,一个是以精准图像引导的靶向治疗及诊疗一体化,另一个是 α 核素治疗的再度兴起。

核医学中的诊疗一体化是针对同一个靶点,使用同种或两种高度相似的放射性药物进行疾病诊断和治疗的技术。^{131}I 用于甲状腺功能亢进症的诊断和治疗就是应用最早、最为经典的诊疗一体化方法。碘可被甲状腺细胞的钠碘同向转运体主动摄取浓聚在甲状腺细胞内,^{131}I 发射的 γ 射线可以显示甲状腺的形态、大小和功能,而其发出的 β 射线,则对甲状腺细胞起到杀伤作用,由此破坏异常增生和分泌亢进的甲状腺。利用同一分子载体标记不同的放射性核素亦可达到诊疗一体化的目的,因为不同核素标记的同一分子载体具有相同或极为相似的药代动力学和病灶摄取特性,所以利用诊断性核素标记可以反映该分子载体在体内的生物学分布和病灶特异性浓聚,而利用治疗性核素标记实施分子靶向治疗。常用的配对核素策略包括靶向前列腺特异性膜抗原的 ^{68}Ga-PSMA/^{177}Lu-PSMA 和靶向生长抑素受体的 ^{68}Ga-DOTATE/^{177}Lu-DOTATE 等。除此之外,放射性核素标记抗体或小分子药物介导的诊疗一体化也应用于临床并受到越来越多的关注。

与 β 核素相比,α 核素具有更高的射线能量和传能线密度,可以在更短的距离内产生更强的电离辐射,引起 DNA 双链不可修复的断裂,因此随着分子靶向技术的成熟,其在肿瘤靶向治疗中受到国内外学者的高度重视,取得了相当程度的研究进展,若干项目进入临床研究阶段。^{223}RaCl(氯化镭)是全球首个被 FDA 批准上市的用于治疗去势抵抗性前列腺癌骨转移的 α 核素药物。其他适合偶联标记的 α 核素包括 ^{211}At(砹)、^{213}Bi(铋)、^{225}Ac(锕)等。

5. 影像组学与人工智能　核医学图像多以灰阶或不同色阶表现,人眼只能检测、评估和提取图像中的少部分信息用于疾病的评估,而影像所展示的代谢和分子水平的丰富信息显然难以用人眼辨识。影像数据是可挖掘的,对影像数据的深入解读和分析可以发现新的生物标志物及疾病演变、进展和治疗反应的模式。影像组学是一种新兴的定量图像分析领域,其通过高通量分析从医学图像中提取定量特征,并将大规模提取的图像信息与临床和生物学终点联系起来,进而实现通过影像特征对疾病诊断、基因分型、预后判断等的预测。

人工智能(artificial intelligence)是指利用计算机和先进技术来模拟人类的智能行为。医学影像中人工智能的兴起与医学图像数据的剧增和复杂有关,而图形处理和计算方法的重大进步,促进了具有不同目的的人工智能方法的产生,即机器学习和深度学习方法。人工智能为影像组学模型的构建提供了强有力的技术支持。当前基于 PET/CT 多模态成像的影像组学及人工智能研究是热点研究领域之一,在优化疾病的检测、分类及分期,预测肿瘤组织学亚型、治疗反应、预后、复发和转移方面均展现了临床应用潜力。同时整合多学科信息,将影像组学与临床特征、基因组学、蛋白质组学、免疫组学等相结合也将会成为未来研究的热点。

综上所述,核医学作为一个迅速发展中的综合性医学学科,它不仅为人类探索生命现象的本质提供了十分有效的工具,同时也是临床疾病诊断和治疗的重要手段。核医学有其自身的理论、方法和应用范围,学好核医学需要了解和掌握更多跨学科的知识,包括核物理学、放射化学、计算机科学及基础医学等。核医学有其独特的优势和价值,也存在不足和短板,要对其诊疗方法做出合理选择,对结果和疗效做出科学判断,就需要对其他影像学和治疗方法有充分的了解,以期扬长避短、取长补短、优势互补,同时还需要掌握更多的临床知识,拥有更宽阔的视野,努力成为一名优秀的复合型人才和知识全面的临床医师。

Summary

Nuclear medicine is a discipline that studies the application and theory of nuclear technology in medicine. It mainly uses radionuclides and their nuclear rays to diagnose and treat diseases and carry out medical research. Nuclear medicine can be divided into experimental nuclear medicine and clinical nuclear medicine according to its application and research scope. The main characteristics of nuclear medicine include ultra-high sensitivity, reflecting changes at the molecular level of diseases, highly targeted, safe and non-invasive. With the successfully development and application of multimodality imaging instruments, such as PET/CT, SPECT/CT and PET/MRI, it makes up for the shortcomings of nuclear medicine imaging, realizes real-time fusion of functional/molecular images and anatomical images, and provides more information for precise diagnosis.

思考题

1. 核医学的定义是什么?
2. 核医学的学科内容包括哪些?
3. 请简述核医学的主要特点。

（安　锐）

第一章
核医学物理基础

核医学与其他医学学科最大的区别就在这个"核"字上,它是核技术在医学上的应用,是利用放射性核素或核射线进行疾病诊治及医学研究的学科,因此核物理学是核医学重要的相关基础学科,学习和掌握核医学必须首先熟悉核物理学的一些相关知识。

地球上所有的物质都是由 100 多种元素组成,而原子是构成元素的基本单位。不稳定的原子在衰变过程中发射出各种射线,它们与物质的相互作用是我们了解辐射生物效应、进行屏蔽防护以及开展放射性检测、核素显像和治疗的基础。

第一节　原子的基本概念

- 原子由原子核和核外电子组成,原子核由质子和中子组成。
- 原子形式包括核素、同位素和同质异能素。

原子(atom)是化学反应中不可再分的基本微粒,但在物理状态中是可以分割的。不同元素的原子具有不同的性质,但是原子的基本结构大致相同,即原子由处于原子中心、带正电荷的原子核(nucleus)和若干围绕在原子核周围、带负电荷的核外电子(electrons)组成(图 1-1)。原子核的半径不到原子半径的万分之一,但占有原子质量的 99.9%以上。

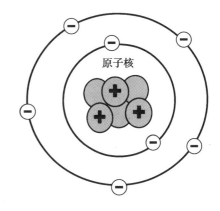

图 1-1　原子结构模式图

一、原子结构

(一)原子核

原子核由质子(proton)和中子(neutron)组成,它们统称为核子(nucleon)。通常采用 $_Z^A X_N$ 表示原子的核结构,其中 X 代表元素符号,Z 代表元素的原子序数,即质子数,N 代表中子数,A 代表原子的质量数(mass number),它是质子数 Z 与中子数 N 的总和。因为元素符号本身就确定了质子数,而中子数等于质量数减去质子数,故原子结构亦可简便地只标记元素符号和质量数 $^A X$,如 ^{131}I、^{18}F。原子核的核子之间存在着很强的短程引力,称为核力(nuclear force)。核力使原子核中的核子结合在一起,同时带正电荷的质子之间又存在静电斥力。原子核的稳定性由核子之间的核力和质子之间的静电排斥力的相对大小决定,与核内质子数以及质子与中子的比例有关。

(二)核外电子

根据经典的玻尔原子模型理论,核外电子环绕着原子核在一定的轨道上不断高速地旋转着,这些确定的轨道组成一系列壳层,用字母 K、L、M、N、O、P、Q……来表示,一般来说,各壳层里能容纳的最大电子数目可以用 $2n^2$ 来表示,其中 $n=1$ 代表 K 层,$n=2$ 代表 L 层,依此类推。不同壳层上的电子所具有的能量不同,K 层电子离核最近,与原子核的相互吸引力最强,其电子带有的位能最低;L 层次之,越外层受到原子核的吸引力越小,但其位能越高。

核外电子都首先占据着能量低的轨道位置,即称为基态(ground state)。当原子在加热或受射线照射时,内层电子就可能获得能量而跳跃到能量较高的外层轨道上,这样的状态称为激发态(excited state)。处于激发态的原子是不稳定的,当外层电子跃迁到内层时,整个原子即从激发态回到基态,同时放出多余的能量。

质子带一个正电荷,中子呈电中性,核外电子带负电荷,原子核的正电荷数目与核外电子数相等,所以原子本身呈电中性。

(三)原子的质量单位和能量单位

1. 原子质量单位　常用的质量单位是千克(kg)或克(g),但是质子、中子和电子的质量都十分微小,如一个氢原子质量只有 $1.677\ 3 \times 10^{-24}$g,一个铀原子质量也不过 3.915×10^{-22}g,用 g 作单位不方便,因此采用原子质量单位(atomic mass unit),用 u 来表示,它的定义是规定自然界中最丰富的同位素 $^{12}_{6}$C 原子质量的 1/12 为原子质量单位,约为 $1.660\ 540 \times 10^{-27}$kg。

2. 原子能量单位　在核物理中,基本的原子能量单位(atomic energy unit)是电子伏特(eV),即一个电子在电势差为 1V 的电场中加速可获得的能量,表示为 1eV($1eV=10^{-3}keV=10^{-6}MeV$)。

质量和能量的关系由爱因斯坦质能联系方程 $E=mc^2$ 计算,其中 E 表示能量,m 表示质量,c 表示光在真空中的传播速度。根据这个公式,1u=931.478MeV。

二、核素、同位素和同质异能素

原子在化学反应中不可分割,因此我们把具有相同核电荷数(核内质子数)的同一类原子称为元素(element),又称化学元素。但是原子在物理状态中是可以分割的,常见的原子形式包括核素、同位素和同质异能素。

1. 核素　原子核的质子数、中子数和原子核所处的能量状态均相同的原子属于同一种核素(nuclide)。例如,^{1}H、^{12}C、^{198}Au 表示不同的核素。

2. 同位素　凡原子核具有相同的质子数而中子数不同的元素互为同位素(isotope)。如 ^{125}I、^{131}I、^{132}I 均有 53 个质子,但中子数不同,在元素周期表中处于同一位置,是同一元素——碘元素。一种元素往往有几种甚至几十种同位素,所有同位素的化学和生物学性质几乎都一样,但物理性质有所不同。

3. 同质异能素　核内中子数和质子数都相同但能量状态不同的核素彼此称为同质异能素(isomer)。原子核与核外电子一样,也可以处于不同的能量状态,最低能量状态为基态,激发态是继发于某些核反应、核裂变及放射性衰变后形成的,原子核可暂时处于较高能量的状态。对于激发态的核素,在原子质量数的后面加一小写的"m"来表示,如 ^{99m}Tc 是 ^{99}Tc 的激发态,^{99m}Tc 与 ^{99}Tc 互为同质异能素。

第二节　放射性衰变

- 放射性衰变主要有三种方式,即 α 衰变、β 衰变和 γ 衰变,其中 β 衰变又可以细分为 β⁻ 衰变、β⁺ 衰变和电子俘获。
- 放射性核素的衰变是按指数规律衰减的,其半衰期有物理半衰期、生物半衰期和有效半衰期。
- 放射性活度的国际制单位是贝可,旧制单位是居里。为了表示各种物质中的放射性核素含量,还采用比活度及放射性浓度。

目前已知的核素有 2 000 多种,根据其原子核是否稳定分为两大类。

一类是原子核稳定存在,不会自发地出现核内成分或能级的变化,或发生概率非常小,此类核素称为稳定核素(stable nuclide)。原子核只有当中子和质子的数目保持一定的比例时,才能稳定结合。对于原子量较小的核素,$Z/N \approx 1$ 时原子核是稳定的。当质子数较多(一般为 $Z>20$ 时),质子数多了,斥力增大,必须有更多的中子使核力增强,才足以克服斥力,保持核稳定。当质子数过多($Z>82$ 时),即便是增加中子数,也无法克服斥力保持核稳定了。

另一类为原子核不稳定,能够自发转变成别的原子核或者发生核能态变化,并在此过程中发出各种射线,这类核素称为放射性核素(radioactive nuclide)。放射性核素的原子核自发地放出射线,同时转变成另一种原子核的过程称为放射性衰变(radioactive decay),常简称核衰变(decay)。原子核中质子数过多或过少,或者中子数过少或过多,是导致原子核不稳定的主要原因,用人工的方法改变质子和中子的比例,可以使稳定核素变成不稳定的放射性核素。

一、放射性衰变类型

放射性衰变实质上就是放射性核素趋于稳定的变化过程,衰变前不稳定的核素常常被称为母核,衰变后生成的新的核素称为子核。有的子核也是不稳定的,将继续衰变,直至转变成稳定核素,即 A → B → C。核衰变时伴随着能量的释放,称为衰变能,其中大部分由衰变过程中发射的粒子携带,少部分由反冲核所获得。

核衰变主要有三种方式,即 α 衰变、β 衰变和 γ 衰变,其中 β 衰变又可以细分为 β⁻ 衰变、β⁺ 衰变和电子俘获。

(一) α 衰变

不稳定原子核自发地放射出 α 粒子(alpha particle)而变成另一个核素的过程称为 α 衰变(alpha decay)。α 粒子是由两个质子和两个中子组成,实际上就是氦原子核 $_2^4He$。α 衰变可用下式表示:

$$_Z^AX \rightarrow _{Z-2}^{A-4}Y + _2^4H + Q$$

式中,X 表示衰变前的核素,即母核;Y 表示衰变后的核素,即子核;Q 为衰变能(以 MeV 为单位),它在数值上等于 α 粒子的动能与子核反冲动能之和。母核放出 α 粒子后,原子序数减少2,质量数减少4。衰变前后的核子数、电荷数和能量数都遵循守恒定律。例如:

$$_{88}^{226}Ra \rightarrow _{86}^{222}Rn + _2^4H + 4.937MeV$$

α 粒子的质量大且带 2 个单位正电荷,穿透力弱、射程短,在空气中射程只有几厘米,很容易被物质吸收,一张纸就能阻挡 α 粒子的通过,因而不能用于核医学显像。但正因为 α 射线射程短,能量单一并且容易传递给物质,对局部组织的电离作用强,有目的地引入体内后,可以对核素附近的生物组织产生破坏而不损害远处组织,所以它在体内恶性组织的放射性核素内照射治疗方面具有临床应用前景。

(二) β 衰变

原子核自发地发射出 β 粒子或俘获一个轨道电子而发生的核转变称为 β 衰变(beta decay)。β 衰变后的核素原子序数可增加或减少,但其质量数不变。

1. β⁻ 衰变　放射性核素的原子核发射出 β⁻ 粒子的衰变方式称为 β⁻ 衰变。β⁻ 衰变多发生在质量较轻、中子过多的原子核,放出一个 β⁻ 粒子(负电子)和反中微子(antineutrino, $\bar{\nu}$)后,核内一个中子转变为质子,因而子核比母核原子序数增加1,中子数减少1,原子质量不变。可用下式表示:

$$_Z^AX \rightarrow _{Z+1}^AY + \beta^- + \bar{\nu} + Q$$

例如,³²P 衰变可表示为:

$$_{15}^{32}P \rightarrow _{16}^{32}S + \beta^- + \bar{\nu} + 1.71MeV$$

反中微子($\bar{\nu}$)是一种静止质量几乎为零的中性粒子,在 β⁻ 衰变中总是有反中微子伴随放射出来,与中微子(neutrino,ν)不同之处为自旋方向相反。

β^-射线的本质是高速运动的负电子流。衰变能量Q随机分配给β^-粒子和反中微子,因而β^-粒子的能量分布从零到最大形成连续的能谱。一种β^-衰变核素发射β^-粒子的平均能量约等于其最大能量的1/3。β^-粒子穿透力弱,不能用于核素显像。核素治疗常用的放射性核素多是β^-衰变核素,如^{131}I、^{32}P、^{89}Sr等核素。

2. β^+衰变　放射性核素的原子核发射出β^+粒子的衰变称为β^+衰变。β^+粒子的本质是带正电荷的电子,因而又称为正电子衰变。β^+衰变时发射一个正电子(positron)和一个中微子,原子核中一个质子转变为中子,母核和子核的质量数无变化,原子序数减少1位。β^+衰变可用下式表示:

$$_{Z}^{A}X \rightarrow _{Z-1}^{A}Y + \beta^+ + \nu + Q$$

例如,^{18}F衰变可表示为:

$$_{9}^{18}F \rightarrow _{8}^{18}O + \beta^+ + \nu + 1.655\text{MeV}$$

发生正电子衰变的核素,都是人工放射性核素。β^+粒子是不稳定的,只能存在短暂时间。正电子射程仅为1~2mm,在与物质相互作用并完全耗尽其动能前,与物质中的自由电子结合,正负两个电子的静止质量转化为两个方向相反、能量各为0.511MeV的γ光子而自身消失,这一过程称为湮没辐射(annihilation radiation)。正电子发射断层扫描(positron emission tomography,PET)的显像原理就是通过探测湮没辐射事件中产生的两个方向相反、能量皆为511keV的γ光子对,并借助符合电路对这一事件进行空间定位,从而显示正电子核素及其标记化合物在体内的代谢分布。

3. 电子俘获　原子核俘获一个核外轨道电子而使核内一个质子转变成一个中子,同时放出一个中微子的过程称为电子俘获(electron capture,EC)衰变(图1-2)。因K层最靠近原子核,故K层电子被俘获的概率最大。

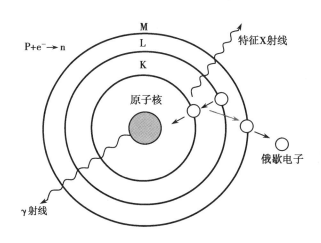

图1-2　电子俘获示意图

电子俘获发生在缺中子的原子核,与正电子衰变时核结构的改变相似,子核的原子序数比母核减少一个单位,在元素周期表上向左移一个位置,质量数不变。其衰变过程可用下式表示:

$$_{Z}^{A}X + e^- \rightarrow _{Z-1}^{A}Y + \nu + Q$$

例如,^{125}I衰变可以表示为:

$$_{53}^{125}I + e^- \rightarrow _{52}^{125}Te + \nu + 35.5\text{keV}$$

电子俘获衰变时,核结构的改变可能伴随其他射线的发射。例如,由于原子核外的内层轨道电子被俘入核内,外层电子向内层补充,两层轨道之间的能量差转换成特征X射线(characteristic X-ray)发射出去;或者将能量传递给一个更外层轨道的电子,使之脱离轨道而释出,成为自由电子,这种电子称为俄歇电子(Auger electron)。

因此,电子俘获衰变核素所发射的特征X射线、γ射线可用于核素显像(如 ^{111}In、^{123}I、^{67}Ga、^{201}Tl 等),俄歇电子可用于核素治疗(如 ^{125}I 等),电子俘获衰变的核素 ^{125}I 广泛用于体外放射分析中。

(三)γ衰变和内转换

1. γ衰变 激发态的原子核以放出γ射线(光子)的形式释放能量而跃迁到较低能量级的过程称γ衰变(γ decay)。有些放射性核素在发生α衰变、β衰变或核反应之后,原子核处于激发态,当其向基态或低能态跃迁时以γ光子的形式放出多余的能量。γ射线的本质是中性的光子流,电离能力很小,穿透能力强。在γ衰变的过程中核的原子序数和质量数均不改变,仅能级改变,所以又称为同质异能跃迁(isomeric transition,IT),用下式表示:

$$^{Am}_{Z}X \rightarrow {}^{A}_{Z}X + \gamma + Q$$

例如,^{99m}Tc 衰变可表示为:

$$^{99m}_{43}Te \rightarrow {}^{99}_{43}Te + \gamma + 141keV$$

在多数情况下,原子核衰变后处在激发态的时间不到1μs,甚至无法测出其时间间隔,可认为这两种衰变是同时进行的,如 ^{131}I 衰变可认为同时放出β射线和γ射线。有的原子核衰变后产生的激发态子核半衰期相对较长,采取适当方法分离后可以单独使用。例如,核素 ^{99}Mo 衰变时放出β射线,产生的子体放射性核素 ^{99m}Tc 的半衰期为6.02h,在跃迁到基态 ^{99}Tc 时发射能量为141keV 的纯γ射线,最适合单光子发射计算机体层显像仪(single photon emission computed tomography,SPECT)显像,因而被广泛用来标记各种显像剂。

2. 内转换 核素的原子核由激发态向基态或由高能态向低能态跃迁时,也可以将多余的能量直接传给核外壳层电子,使壳层电子获得足够的能量后发射出去成为自由电子,这一过程称为内转换(internal conversion),因内转换放射出的电子称为内转换电子(internal conversion electron)。在发生内转换之后,由于轨道上(主要是K层或L层)出现了空位,外层电子在跃迁过程中还会发射特征X射线或俄歇电子。

二、放射性衰变定律

(一)衰变定律(decay law)

放射性核素的衰变是一种自发的过程,核衰变的速度、方式以及发出射线的种类、能量取决于放射性核素本身固有的核物理特征,不受周围环境如温度、pH、压强等因素的影响,也不是瞬间同时完成的。就放射性核素的单一个体而言,发生核衰变的时间完全是随机的,但是对大量放射性样品的整体来说,核衰变速度由核子组成的不稳定程度和不稳定核数目的多少决定。衰变常数(decay constant)是指单个原子核在单位时间内发生衰变的概率,以λ表示;对整个放射源来说,λ则表示发生衰变的原子核数占当时总原子核数的百分数。

放射性核素单位时间内衰变的原子核数(即衰变率 $\frac{dN}{dt}$)与现有的总原子核数 N 的关系如下:

$$\frac{dN}{dt} = -\lambda N$$

将上式积分得到如下公式:

$$N = N_0 e^{-\lambda t}$$

式中,N 和 N_0 分别是经过时间 t 衰变后剩下的原子核数和 t=0 时的原子核数。从上式可以看出放射性核素是按指数规律衰减的。

如果说呈指数递减的衰变定律反映了放射性原子核衰变的"共性",那么衰变常数 λ,则反映了每种放射性核素的"个性"。迄今尚未发现任何两种放射性核素具有相同的衰变常数值,因此 λ 值也就成为表征放射性核素衰变速率的一个特征参数。

（二）半衰期（half life）

在核医学中常用的半衰期有物理半衰期、生物半衰期和有效半衰期。

1. 物理半衰期　在实际应用中，放射性核素的衰变速率常以物理半衰期（physical half life，$T_{1/2}$）表示，$T_{1/2}$ 系指放射性核素原子核数量因衰变减少到原来的一半所需的时间。λ 与 $T_{1/2}$ 之间的关系为：

$$\lambda = \frac{0.693}{T_{1/2}} \ \text{或} \ T_{1/2} = 0.693/\lambda$$

各种放射性核素的半衰期长短不一，半衰期长的核素衰变得慢，可长达 10^{10} 年，半衰期短的核素衰变得快，可短至 10^{-10}s。一般把半衰期短于 10h 的核素称为短半衰期核素。短半衰期核素是临床诊断中应用最为广泛的放射性核素，如 ^{99m}Tc、^{18}F 等。

物理半衰期是每一种放射性核素所特有的，可通过测定半衰期确定核素种类，甚至推断放射性核素混合物中的核素种类。

衰变常数和半衰期都是描述放射性核素衰变速率的特征量，衰变常数大或者半衰期短的放射性核素衰变得快，而衰变常数小或半衰期长的放射性核素衰变得慢。

2. 生物半衰期和有效半衰期　在核医学中，进入人体内的放射性核素除自身衰变外，还可以通过机体代谢排出体外。进入生物体内的放射性核素或其化合物，由于生物代谢，从体内排出减少到原来的一半所需的时间，称为生物半衰期（biological half life，T_b）；由于物理衰变与生物代谢的共同作用而使体内放射性核素减少一半所需要的时间，称有效半衰期（effective half life，T_e）。三者关系如下：

$$\frac{1}{T_e} = \frac{1}{T_{1/2}} + \frac{1}{T_b}$$

$$T_e = \frac{T_{1/2} \times T_b}{T_{1/2} + T_b}$$

（三）放射系和放射平衡

许多放射性核素并非一次衰变就达到稳定，有些放射性核素衰变后形成的子核仍为放射性核素，子核又以其自身的规律继续衰变，直至衰变成稳定核素，即所谓连续衰变。一系列递次连续衰变的放射性核素及其最终产物（稳定核素）就构成了放射性衰变系列，简称放射系（radioactive series）。自然界天然存在的铀系、锕系、钍系三种放射系，分别以 ^{238}U、^{235}U、^{232}Th 为母核，经过若干次衰变，最终变成稳定性铅。如 ^{238}U（$T_{1/2}$=4.47×10^{9}y）→ ^{234}Th+$_2^4$He+Q，经 14 次系列衰变后，最终变成稳定性的 ^{206}Pb。天然系列衰变是环境中天然本底辐射的来源之一。

当母核半衰期很长，而子核的衰变远比母核快，经过一定时间衰变后，子体核素与母体核素的原子核数以一定的比例达到平衡，两者的衰变率基本相等，称为长期平衡（secular equilibrium）。例如，锡 - 铟核素发生器等属于这一类，^{113}Sn（$T_{1/2}$=115d）→ ^{113m}In（$T_{1/2}$=1.66h）→ ^{113}In。

当母核的半衰期比子核长但相差不大时，经过一定时间衰变后，母核数逐渐减少，子核数先是逐步增加到最大值，以后随母核减少而减少，子体原子核数与母体原子核数在比例上保持不变，故称暂时平衡（transient equilibrium）。若时间再长，经一定时间后，子核与母核以相同的速率衰变。故这种情况也可以是长期平衡与暂时平衡共存，极有利于核医学应用。钼 - 锝（^{99}Mo-^{99m}Tc）发生器就属于长期平衡与暂时平衡共存这一类，^{99}Mo（$T_{1/2}$=66.02h）→ ^{99m}Tc（$T_{1/2}$=6.02h）→ ^{99}Tc（$T_{1/2}$=2.12×10^{5}y）→ ^{99}Ru。

（四）放射性活度

放射性活度（radioactivity，A）是指单位时间内发生衰变的原子核数，即

$$A = \mathrm{d}N/\mathrm{d}t$$

在实际工作中直接测量放射性核素的数目既不方便也没有必要,根据衰变公式可以推导出:

$$A = A_0 e^{-\lambda t}$$

根据上式,只要知道某一时刻(A_0)的放射性活度,就可以通过该公式计算出任一时刻的放射性活度(A)。

放射性活度的国际制单位是贝可(Becquerel,Bq),定义为每秒一次核衰变。即

$$1Bq = 1s^{-1}$$

放射性活度的旧制单位是居里(Curie,Ci),1居里表示每秒 3.7×10^{10} 次核衰变。居里与贝可的换算关系是

$$1Ci = 3.7 \times 10^{10}Bq$$
$$1Bq \approx 2.7 \times 10^{-11}Ci$$

对核医学通常使用的放射性活度,居里的单位较大,为方便使用,通常采用较小的单位,如毫居里(mCi)、微居里(μCi)等;贝可相对太小,通常用 kBq(10^3Bq)、MBq(10^6Bq)、GBq(10^9Bq)等。

$$1mCi = 37MBq$$
$$1\mu Ci = 37kBq$$

为了表示各种物质中的放射性核素含量,通常还采用比活度及放射性浓度。

比活度(specific activity)定义为单位质量或单位摩尔物质中含有的放射性活度,单位是 Bq/g、MBq/g、MBq/mol 等。

放射性浓度(radioactive concentration)定义为单位体积溶液中所含的放射性活度,单位是 Bq/ml、mCi/ml 等。临床核医学使用放射性浓度较多。

第三节　射线与物质的相互作用

- 带电粒子与物质的相互作用方式分为电离作用、激发作用、散射作用、韧致辐射、切伦科夫辐射及吸收作用。
- 光子与物质相互作用产生三个效应:光电效应、康普顿效应和电子对效应。

射线的运动空间充满各种介质,射线与之发生相互作用,其能量不断被物质吸收。这里所说的"射线"泛指核衰变、核反应和核裂变所放出的粒子,也包括由加速器产生或来自宇宙射线的多种粒子,而"物质"也是宏观意义上的物质,包括固体、液体和气体,可以是单质也可以是化合物。本节主要介绍在核医学实践中使用的 α、β 等带电粒子和 γ 射线、X 射线等光子与物质的相互作用,这种相互作用亦称射线的物理效应,是了解辐射生物效应、屏蔽防护以及放射性检测、核素显像和治疗的基础。

一、带电粒子与物质的作用

1. 电离作用(ionization)　α、β 等带电粒子(charged particles)通过物质时,与介质原子的轨道电子产生静电作用,使其获得能量从原子中逸出,成为带负电荷的自由电子,而原子则变成带正电荷的离子,形成正负离子对,这一过程称为电离作用(图 1-3)。入射粒子的电荷量越大、速度越慢,电离作用越强。所以,α 粒子的电离本领比 β 粒子大得多。若脱离出来的自由电子能量足够大,也使其他原子电离,则称为间接电离方式或次级电离。

带电粒子电离作用的强弱常用传能线密度(linear energy transfer,LET)度量,表示射线在其单位长度路径上消耗的平均能量,单位是 keV/μm。在单位路径中形成的离子对数为电离密度(ionization density),是反映电离能力的另一项指标。

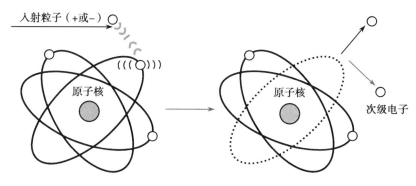

图 1-3 电离作用示意图

2. 激发作用（excitation） 带电粒子通过物质时，如果原子的核外电子所获得的能量还不足以使其脱离原子，而只能从内层轨道跳到外层轨道，这时原子从稳定状态变成激发状态，这种作用称为激发作用。被激发的原子极不稳定，很快由激发态退回到稳定的基态，同时以特征 X 射线或俄歇电子的形式释放出多余的能量。

电离作用和激发作用是放射性核素治疗与放射性探测的基础，是射线引起物理、化学变化和生物效应的机制之一。

3. 散射作用（scattering） 带电粒子通过物质时运动方向发生改变的现象称为散射，其中运动方向改变而能量不变者称为弹性散射。α 粒子由于质量大，运动轨迹基本上是直线，散射一般不明显，而 β 粒子的散射较为明显，运动轨迹是折线。带电粒子在物质中通过时可能发生多次散射，因而可对射线探测和防护带来一定影响。

4. 韧致辐射（bremsstrahlung） 高速带电粒子通过物质时，在原子核电场作用下，改变运动方向，急剧减小速度，粒子的一部分或全部动能转化为光子形式发射出来，这种现象称为韧致辐射，其实质就是连续 X 射线的发生机制。

韧致辐射的发生率除了与带电粒子的能量有关外，还与吸收物质原子序数的平方成正比，与带电粒子质量的平方成反比。因此，对 β 射线进行屏蔽防护时，为了避免穿透能力更强的韧致辐射的产生，需要用原子序数低的材料制成，如铝、塑料、有机玻璃等。α 射线由于自身质量数大、运行速度慢，极少产生韧致辐射。

5. 切伦科夫辐射（Cherenkov radiation） 高速带电粒子在介质中穿行，当粒子速度大于光在这种介质中的速度时，发出的一种以短波长为主的电磁辐射，表现为蓝色辉光的特征，称为切伦科夫辐射。切伦科夫辐射的总强度与入射带电粒子的速度以及粒子数量成正比。

用该原理制成的切伦科夫计数器具有计数率高、分辨时间短、能避免低速粒子干扰、准确测定粒子运动速度等优点。根据这一原理制成的切伦科夫荧光断层成像（Cerenkov luminescence tomography imaging）装置与 γ 显像仪器联合使用，可以实现使用一种放射性核素进行多模态成像的目的。

6. 吸收作用（absorption） 带电粒子使物质的原子发生电离和激发的过程中，射线的能量全部耗尽，射线不再存在，称作吸收。α 粒子失去全部动能后，俘获两个自由电子而成为中性的氦原子。β^- 粒子最终成为自由电子停留在物质中；β^+ 粒子则通过湮没辐射而消失。

射线从入射到完全消失所行经的直线距离称为射线的射程（range），而射线在与物质相互作用时实际运行的轨迹称为路径（path）。由于散射的缘故，射程要短于路径。带电粒子的能量损失与粒子的动能和吸收物质的性质有关，所以射程能比较直观地反映带电粒子贯穿本领的大小。

二、光子与物质的相互作用

γ 射线和 X 射线及韧致辐射等均属于电磁辐射，都是中性光子流，它们与物质相互作用的机制与电磁辐射的起源无关，只与其能量有关。由于光子既不带电又无静止质量，因此它们与物质的相互作用与带电粒子与物质的相互作用有显著的不同。光子趋于在一次碰撞中失掉大部或全部能量;不能直接使物质电离或激发,而是通过产生的次级电子使物质电离或激发;穿过物质时其强度按指数规律衰减,没有射程的概念,而是用"半值厚度"(将射线吸收一半所需的介质厚度)来度量其穿透本领。

光子与物质相互作用的方式主要有三种:光电效应、康普顿效应和电子对效应。

1. 光电效应(photoelectric effect)　当入射光子与物质原子中的轨道电子作用时,光子把全部能量移交给某个轨道电子,使其脱离轨道发射出去成为自由电子,而γ光子本身消失,这个过程称为光电效应(图1-4)。光电效应中发射出来的自由电子称为光电子。γ光子的能量一部分消耗于光电子脱离原子束缚(即克服核外电子的结合能),其余部分就作为光电子的动能。

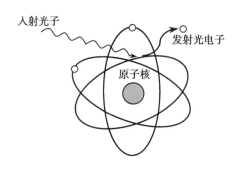

图1-4　光电效应示意图

与一般的电离过程不同,光电效应最容易发生在受核束缚最强的壳层电子,即K层电子,其次是M层电子。放出光电子的原子,由于电子壳层有空位产生,原子处于不稳定状态,此空位立即被外层电子填充,随即发射出特征X射线或俄歇电子。当光子的能量小于0.8MeV时,在高原子序数的材料中产生光电效应的可能性最大,即很容易屏蔽电磁辐射。

2. 康普顿效应(Compton effect)　当入射光子和原子中的一个电子发生碰撞时,入射光子只将部分能量交给轨道电子并使其脱离轨道而释放,而入射光子本身则成为能量较低的散射光子并与自己初始运动方向成 θ 角而运动,这种现象称为康普顿效应,又称为康普顿散射(图1-5),所产生的电子称为康普顿电子。

康普顿效应总是发生在束缚最松的外层电子上,其发生的概率与光子的能量和介质的密度有关。当光子能量在0.8~4MeV时,对任何物质来说康普顿效应的发生概率都占主导地位。

对于软组织而言,光子能量为200keV~2MeV时主要是康普顿效应。在使用PET进行正电子显像时,由于其511keV的光子在组织中散射,可导致组织和病灶定位错误,影像模糊,因此需要对康普顿效应进行校正。

3. 电子对生成(electron pair production)　当入射光子的能量大于两个电子的静止质量(1.02MeV)时,在原子核静电场作用下,入射光子的能量可全部被吸收而产生一对电子(正电子和负电子),光子本身消失,这一过程称为电子对生成或电子对效应(图1-6)。超过1.02MeV的多余能量将转化为正、负电子的动能。当光子能量为5~10MeV时,软组织中的主要效应为电子对效应。一般常用的γ射线和X线能量较低,几乎不发生电子对生成。

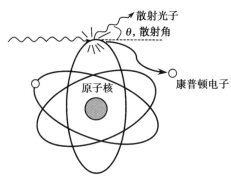

图1-5　康普顿效应示意图

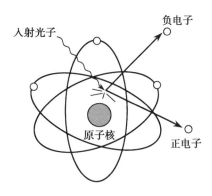

图1-6　电子对生成示意图

光子与物质的这三种作用形式与光子的入射能量和物质的原子序数有关,能量低的光子和高原子序数的物质作用过程中,以光电效应为主;中等能量的 γ 射线以康普顿效应为主;电子对效应主要发生在高能光子和高原子序数的物质的相互作用中。核医学常规显像诊断用的 γ 射线一般能量较低,不发生电子对效应。

当光子通过物质时,因为发生光电效应、康普顿效应或电子对效应,引起射线的吸收或减弱。γ射线与物质相互作用产生光电子、康普顿电子、电子对等次级电子,这些次级电子也如 β 射线等带电粒子一样能引起物质的次级电离和激发。

Summary

Radionuclides serve the basis of isotope tracing principle in nuclear medicine. During the radioactive decay, particulate radiation or photons with continuous or discrete energy are emitted. Photons and particles interact with matter, causing-substantial biological effects. The emitted photos with optimal energy range can be used for diagnostic imaging, while particulate radiations such as beta and alpha particles can be used for therapy. This chapter aims to provide a comprehensive review of the atomic physics in nuclear medicine.

思考题

1. 什么是同位素、同质异能素、核素?
2. 放射性衰变的类型有哪几类,每一种类型请列举一种临床常用的核素。
3. 什么是放射性活度、比活度、放射性浓度?

（胡　硕）

第二章

核医学仪器

核医学仪器是用于探测和记录放射性核素放出射线的种类、能量、活度、随时间变化的规律和空间分布等一大类仪器设备的统称,是开展核医学工作的必备要素,也是核医学发展的重要标志。根据使用目的不同,核医学常用仪器可分为脏器显像仪器、功能测定仪器、体外样本测量仪器以及辐射防护仪器等。

核医学显像仪器经历了从扫描机到 γ 照相机、SPECT、PET、PET/CT、SPECT/CT 及 PET/MRI 的发展历程。1948 年 R. Hofstadter 开发了用于 γ 闪烁测量的碘化钠晶体;1951 年美国加利福尼亚大学 B. Cassen 成功研制第一台闪烁扫描机,并获得了第一幅人的甲状腺扫描图,奠定了影像核医学的基础。1957 年 Hal Anger 研制出第一台 γ 照相机,实现了核医学显像检查的一次成像,使核医学由静态显像进入动态显像,从而反映组织器官的功能,是核医学显像技术的一次飞跃性发展。1975 年 M. Phelps、M. Ter-Pogossian 和 E. Hoffman 成功研制出第一台 PET,1976 年 J. Keyes 和 R. Jaszezak 分别成功研制第一台通用型 SPECT 和第一台头部专用型 SPECT,实现了核医学断层显像。最近 20 年,随着以 SPECT/CT、PET/CT 和 PET/MRI 为代表的集功能分子影像和解剖影像为一体的融合影像设备的推广普及,尤其是伴随着特异性分子探针和正电子成像技术的迅猛发展,极大地提高了核医学在临床诊疗中的作用和地位。

第一节　核射线探测器的基本原理和构成

- 核射线探测器主要由射线探测器和电子学线路组成。
- 核射线探测原理主要基于射线与物质相互作用产生的三种效应:电离作用、荧光现象和感光作用。
- 核射线探测器根据探测原理主要分为闪烁探测器、电离探测器、半导体探测器和感光材料探测器。

一、核射线探测的基本原理

核射线探测器主要由射线探测器和电子学线路组成。射线探测器实质上是一种能量转换装置,可将射线能量转换为可以记录的电脉冲信号;电子学线路是记录和分析这些电脉冲信号的电子学仪器。射线探测的工作原理是基于射线与物质相互作用产生的各种效应,主要有以下三种。

1. 电离作用　射线能引起物质电离,产生相应的电信号,电信号的强度与射线的种类、能量及射线的量存在一定关系,记录并分析这些电信号即可得知射线的种类及放射性活度。例如,电离室(ionization chamber)、盖革 - 米勒计数器(Geiger-Müller counter)等。

2. 荧光现象　射线能激发闪烁物质,当被激发的闪烁分子退回到基态时发出荧光,荧光的亮度和数量分别与射线的能量和数量成正比。荧光光子经过光电倍增管转换为电信号并被放大,由后续的电子学单元分析、记录下来,如闪烁计数器等。

带电粒子可以直接引起物质的电离、激发,而 γ 射线则是通过与物质相互作用的光电效应、康普顿效应或电子对生成产生次级电子,再由次级电子引起物质产生电离或激发作用。

3. 感光作用　射线可使感光材料中的卤化银形成潜影,在进行显影处理时,将潜影中的感光银离子还原为黑色的金属银颗粒,感光材料形成黑色颗粒的多少与射线的强弱成正比。根据感光材料产生黑影的有无、浓淡程度(灰度)和所在位置,对放射性进行定性、定量和定位的观察,如放射自显影等。

二、核射线探测器的构成

核射线探测器是由射线探测器和电子学线路组成(图 2-1)。

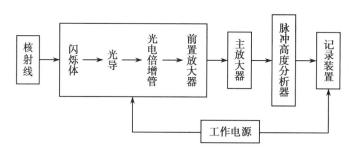

图 2-1　核射线探测器的基本构成

(一)核射线探测器的种类

核射线探测器根据探测原理主要分为闪烁探测器(scintillation detector)、电离探测器(ionization detector)、半导体探测器和感光材料探测器。闪烁探测器主要用于核医学显像仪器、功能测定仪器及体外 β、γ 射线测量仪器等;电离探测器主要用于测定放射源活度和辐射防护仪器;半导体探测器近年来发展迅速,是全数字探测技术的基础。

1. 闪烁探测器　闪烁探测器是利用射线能使物质激发而设计的一类探测器,主要由闪烁体、光导、光电倍增管等组成,是核医学仪器中应用最广泛的探测器。

(1)闪烁体(scintillator):射线能使物质激发,其中有一类物质在退激时释放的光子是可见光,称为闪烁体,这些可见光光子又被称为闪烁光子,因此对闪烁光子进行探测的仪器称作闪烁探测器。闪烁体可以是固态(主要是晶体),也可以是液态,所以闪烁探测器又分为固体闪烁探测器和液体闪烁探测器,其中晶体闪烁探测器(crystal scintillation detector)是核医学仪器最常用的固体闪烁探测器。液体闪烁探测器主要用于测量低能 β 射线、低能 γ 射线及切伦科夫效应等。

晶体闪烁探测器的材料选择有多种,单光子探测多选用碘化钠晶体(NaI)。碘化钠晶体透明度高、对射线吸收性能好、探测效率高,对核医学单光子显像最常用的核素 ^{99m}Tc 的 γ 射线的探测效率可达到 70%~90%。正电子探测则选用物理密度更大、对 511keV 光子拦截效率更高的晶体材料,如锗酸铋(bismuth germanium oxide,BGO)晶体、硅酸镥(lutetium oxyorthosilicate,LSO)晶体及正硅酸钇镥(lutetium yttrium oxyorthosilicate,LYSO)晶体等。

(2)光电倍增管(photomultiplier tube,PMT):是一种能量转换装置,可将闪烁体发射的微弱光信号转换成电脉冲信号(图 2-2)。闪烁体发射的荧光光子经光学窗进入光电倍增管,在光阴极上打出光电子,被离光阴极不远处的第一倍增极吸引和加速,高速光电子撞在倍增极上会产生多个二次电子,二次电子又被加有更高电压的第二倍增极吸引和加速。经过 9~12 个倍增极的连续倍增,二次电子簇流最后被阳极收集起来形成电流脉冲。从阳极上得到的电子簇流与进入光电倍增管的闪烁光强度成正比,因而也与入射闪烁晶体的 γ 光子的能量成正比,所以闪烁探测器是一种能量灵敏探测器。外界磁场能影响在倍增极之间飞行的二次电子的运动轨迹,从而使倍增因子发生变化,因此在光电倍增管外面通常包裹着高磁导材料制造的磁屏蔽层,以降低外界磁场的影响。

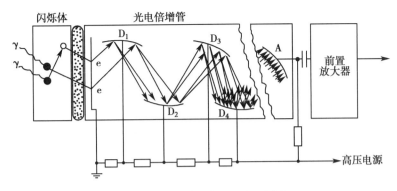

图 2-2　闪烁探测器原理示意图

随着科学技术的飞速发展,光电倍增管也出现了全新设计,通过将低功耗数字电路集成到硅光电倍增管芯片,这种硅光电倍增管可以将探测到的光子直接转换成可通过芯片计数的超高速数字脉冲。硅光电倍增管可以实现更快、更准确的光子计数,以及更好的时间分辨率,对于改善核医学影像仪器的性能具有重要意义。

（3）光导（light guide）:主要有硅油和有机玻璃两种,填充于晶体闪烁探测器与光电倍增管之间,减少空气对荧光光子的反射和折射,提高荧光光子进入光电倍增管的效率。

2. 电离探测器　电离探测器是利用射线能使气体分子电离的原理设计的探测器,常采用玻璃、塑料或石墨等材料构成一个充满惰性气体的密闭的圆柱形管。电离探测器主要有电离室、盖革 - 米勒计数器及正比计数器等类型。主要用于活度计、辐射剂量检测仪器等。

3. 半导体探测器　半导体探测器也是利用射线的电离作用而制成的探测器,只是射线作用的介质并非气体而是半导体材料。目前应用较为广泛的半导体探测器为碲锌镉（cadmium zinc telluride,CZT）探测器。与传统的碘化钠闪烁探测器相比,CZT 探测器具有体积小、结构简单、能量分辨率和探测效率高,在常温下可以直接将 γ 射线转化成电信号等优点,已经用于 SPECT、乳腺专用 γ 照相机、小动物 PET、小动物 SPECT 等核医学仪器。

4. 感光材料探测器　利用射线可使感光材料感光的原理探测射线,根据感光材料产生黑影的灰度及位置判断射线的量及部位,主要用于实验核医学的放射自显影。

（二）核探测器的基本电子学线路

核探测器输出的电脉冲信号必须经过一系列电子学单元线路处理才能被记录和显示。最基本的电子学线路有放大器、脉冲高度分析器、计数定量、记录、显示及供电线路等。

1. 放大器　放大器包括前置放大器（preamplifier）和主放大器（main amplifier）两部分。由探测器输出的电脉冲信号很弱小,而且形状也多不规整,需要放大整形后才能被有效记录和显示。放大器就是对电脉冲进行放大、整形、倒相的电子学线路。

2. 脉冲高度分析器　脉冲高度分析器的基本电路是甄别器（discriminator）,其作用是将幅度超过一定阈值的输入脉冲转化为标准的数字脉冲输出,而把幅度小于阈值的脉冲"甄别"掉,这个阈值就称为甄别阈（discriminator threshold）,甄别阈的电位是连续可调的。仪器的暗电流及本底计数也可产生脉冲信号,但其高度明显低于射线所产生的脉冲信号,因此设置适当的阈值可减少本底对测量的影响。

第二节　γ 照相机、SPECT 及 SPECT/CT

- γ 照相机主要由准直器、闪烁晶体、光电倍增管等组成,可进行平面显像和动态显像。
- SPECT 在 γ 照相机基础上,增加了断层显像功能。

• SPECT/CT 实现了功能代谢影像与 CT 解剖形态学影像的同机融合。

核医学显像仪器是从体外探测显像剂在体内的分布及其动态变化过程,从而观察机体组织器官的功能状况和病理生理变化的一种特殊的探测装置。根据其所探测射线的类型不同,分为单光子显像仪器和正电子显像仪器。

单光子显像仪器是对放射性核素发射的 γ 射线进行定性、定量和定位探测的分析显示仪器,主要包括 γ 照相机、SPECT 及 SPECT/CT,其中 γ 照相机的基本结构和成像原理是基础,SPECT 是在 γ 照相机的基础上增加了探头旋转运动装置和断层采集及图像重建软件,实现了从二维平面显像到三维断层显像的跨越,提高了深部病灶的对比度和定位准确性。SPECT/CT 则是 SPECT 和 CT 两种成熟技术相结合形成的一种新型核医学显像仪器,把 SPECT 功能代谢显像与 CT 解剖形态学影像完美地融合到一起,将核医学显像技术在临床上的应用提高到了一个新的阶段。

一、γ 照相机和 SPECT 的基本结构

(一) γ 照相机的基本结构

γ 照相机主要由准直器(collimator)、晶体、光电倍增管(PMT)、位置电路及能量电路、模 - 数转换器等组成(图 2-3),其中准直器、晶体、光电倍增管等构成可以单独运动的部分,称为探头。

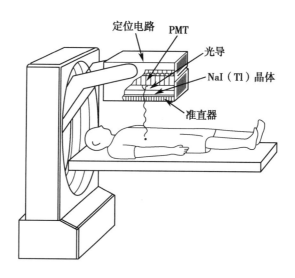

图 2-3　γ 照相机的主要部件

1. 准直器　准直器位于探头的最前面,介于晶体与患者之间,主要由铅或钨合金等重金属制成,其中贯穿有数目不等、类型不同的孔。准直器的作用是只允许特定方向的 γ 光子与晶体发生作用,屏蔽限制散射光子,以保证 γ 照相机的分辨率和信号定位的准确性。准直器的性能在很大程度上决定了探头的性能。

(1)准直器的类型:按几何形状分为针孔型、平行孔型、扩散型和会聚型四类;按适用的 γ 射线能量分为低能准直器、中能准直器和高能准直器三类;按灵敏度和分辨率分为高灵敏型、高分辨型和通用型(兼顾灵敏度和分辨率)三类。

(2)准直器的主要性能参数:准直器的孔数、孔径、孔长(或称孔深)及孔间壁厚度等几何参数决定了准直器的空间分辨率、灵敏度和适用能量范围等性能。

1)准直器的空间分辨率:空间分辨率表示对两个邻近点源加以分辨的能力,通常以准直器一个孔的线源响应曲线的半高宽(full width at half maximum,FWHM),作为分辨率的指标。准直器孔径越

小,分辨率越好;准直器越厚,分辨率也越高。

2)准直器的灵敏度:灵敏度的定义为配置该准直器的γ照相机探头测量单位活度(如 1MBq)的放射性核素的计数率(计数 /s)。准直孔越大,灵敏度越高;准直器越厚,灵敏度越低;孔间壁越厚,灵敏度越低。

3)适用能量范围:主要与孔间壁厚度有关,厚度在 0.3mm 左右者适用于低能(<150keV)γ 射线探测,在 1.5mm 左右者适用于中能(150~350keV)γ 射线探测,在 2.0mm 左右者适用于高能(>350keV)γ 射线探测。

2. 晶体 晶体位于准直器与光电倍增管之间,其作用是将通过准直器的γ射线转化为闪烁光。NaI(Tl)晶体是目前应用最为广泛的γ照相机晶体,其光子产额接近 100%,最大发射波长在 415nm,可与光电倍增管的光阴极很好地匹配。

晶体厚度对射线的探测效率及图像的分辨率有明显影响。增加晶体厚度可增加射线被吸收的概率,提高探测灵敏度,但是也增加了多次康普顿效应的概率,降低图像的分辨率。可见探测效率与图像的分辨率成反比,在选择闪烁晶体厚度时,要兼顾探测效率与图像分辨率。

3. 光电倍增管 γ照相机和 SPECT 探头配置的 PMT 数量与晶体的大小和形状有关。数十个 PMT 均匀地排列在晶体的后面,紧贴着晶体,形成 PMT 阵列。当射线进入晶体,与晶体相互作用产生的荧光信号,被该部位一个或多个光电倍增管吸收,转变成电压信号输出。由这些输出信号的综合和加权,最终形成显像图。在显像图中的定位取决于每一个光电倍增管接收到的信号的多少和强弱。光电倍增管的数量与定位的准确性密切相关,数量多则定位的准确性就高,图像的空间分辨率也高,图像质量就能得到很大的提高。组成 PMT 阵列的各个光电倍增管保持性能参数的一致性非常重要,直接影响到成像设备的系统均匀性。

4. 位置电路及能量电路 位置电路和能量电路是γ照相机成像的核心组件,其主要作用是将 PMT 输出的信号转换为确定晶体闪烁光产生位置的 X、Y 信号及确定入射γ射线的能量信号(Z 信号)。一个γ光子在晶体中同时产生多个闪烁光子,可以被多个光电倍增管接收,各个光电倍增管接收的闪烁光子的数目随其离闪烁中心(γ光子处)的距离增加而减少,输出的脉冲幅度也较小。排列有序的光电倍增管阳极端输出众多幅度不等的电脉冲信号输入到 X-Y 位置电路,经过权重处理就可以得到这一闪烁事件的位置信号。

能量电路的输出信号(Z 信号)幅度是所有 PMT 探测到的光强度之和,反映整个晶体接受γ射线能量后所产生的闪烁光,与射线能量成正比。Z 信号通过脉冲高度分析器进行能量鉴别,以确定其是否为有效闪烁事件。在临床工作中,可根据所应用的放射性核素发射的射线能量调节脉冲高度分析器,设置窗位和窗宽,选择性地记录特定的脉冲信号,排除本底及其他干扰脉冲信号。

5. 模 – 数转换器 模 - 数转换器(ADC)是将γ照相机输出的模拟信号转化为数字信号的装置,转化后的数字信号才能进行电子计算机处理。常用的 ADC 为 8 位和 16 位,即将一个模拟信号转换为 8 位或 16 位 2 进制数。ADC 位数影响图像空间分辨率,一幅相同大小的图像,转换位数越多,图像就越精细。一台γ照相机的 ADC 位数取决于硬件设计。

(二) SPECT 的基本结构

SPECT 的基本结构与γ照相机相似,主要区别在于增加了探头旋转运动机架、断层采集及图像重建软件,检查床板由低衰减材料制成。随着材料学和电子技术的发展和进步,SPECT 的系统均匀性、线性、稳定性等均高于γ照相机。

探头是 SPECT 的核心部件,根据临床需要设计探头数目,通常为 1~3 个,最常用 2 个探头(图 2-4)。探头围绕受检对象或部位呈 360° 或 180° 旋转,从多角度、多方位采集一系列平面投影像,经计算机图像处理系统重建出横断面、冠状面和矢状面影像,获得放射性药物在体内的断层分布。在探头的采集过程中,机架或检查床平稳运动,还可以获得显像剂在全身的平面分布图。

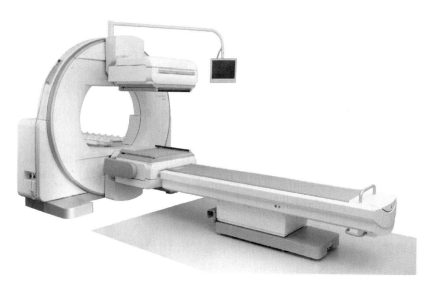

图 2-4   双探头 SPECT

（三）γ 照相机及 SPECT 的特殊类型

1. 乳腺专用 γ 照相机   乳腺专用 γ 照相机的探头是由两个互成 180° 的平板探测器组成,包括闪烁晶体探测器和近几年发展起来的 CZT 半导体探测器(图 2-5),由于设计和性能的改进,提高了设备的分辨率。临床应用结果显示,乳腺专用 γ 照相机对乳腺癌的检出灵敏度与钼靶 X 线机相近,可弥补 X 线成像对高密度乳腺组织内肿瘤检出的不足,特异性高于钼靶 X 线机。

2. 心脏专用 SPECT   心脏专用 SPECT 的探头是采用半环状(180°)排列的 CZT 半导体探测器(图 2-6),进行心肌断层显像时,探头无须旋转,提高了检查速度,可进行动态断层采集及动态门控断层采集,避免了运动伪影,提高了仪器的性能。

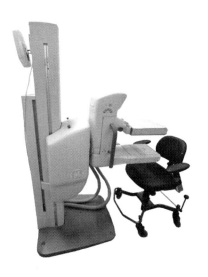

图 2-5   乳腺专用 γ 照相机

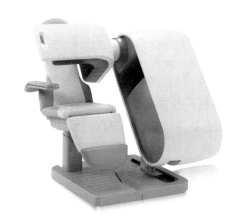

图 2-6   心脏专用 SPECT

二、单光子成像的原理

（一）γ 照相机成像原理

体内放射性核素衰变过程中发出的 γ 光子可以朝向任何方向,其中只有很少的一部分能够通过准直器到达晶体。γ光子根据其能量不同,在晶体中产生数目不等的荧光光子,被一组光电倍增管接收并转化为电脉冲信号,电脉冲信号通过位置电路(数字化机型中,则是定位算法)、能量电路分别获得γ光子的位置和能量信息。输出的模拟信号通过模-数转换器转化为数字信号,经过计算机处理后,将计数分布变为亮度或颜色的分布显示在计算机屏幕上,形成图像。

(二) SPECT 的成像原理

SPECT 成像的基本原理基于γ照相机的平面成像,SPECT 成像时探头围绕受检部位旋转采集若干帧平面投影图像,通过断层图像重建技术处理,获得受检部位的横断面、冠状面、矢状面或任意方向的断层图像。

1. 投影图像采集 SPECT 探头绕受检部位旋转一定角度(180°~360°),在预定时间内每隔一定角度(3°~6°)采集一帧图像,该帧图像是受检部位的三维放射性分布在 SPECT 图像平面上的投影。

2. 断层图像重建 采集得到的投影图像,经过计算机图像重建软件处理,把多个方向获得的投影按一定方法重新构建,形成断层图像。常见的图像重建方法主要有解析法和迭代法,其中解析法常用的为滤波反投影法(filtered back projection,FBP);迭代法最常用的为序子集最大期望值法(ordered subset expectation maximization,OSEM)。

三、SPECT 的数据采集与图像重建

(一) SPECT 的数据采集

SPECT 的数据采集方式除了保留γ照相机已有的静态采集、动态采集、门控采集和全身采集之外,还增加了断层采集和门控断层采集。相对于γ照相机的二维采集,断层采集条件的选择有其特殊的要求。

1. 矩阵 采集矩阵是指将视野分成若干正方单元,以 X 和 Y 方向的分割数表示,如 64×64、128×128、256×256 等。矩阵越大,像素单元越小,影像越清晰越细致,分辨率也就越高。但是断层显像时需要进行多角度采集,在显像剂使用剂量一定的情况下,每个角度的采集时间都不宜过长,一味加大矩阵将导致每个像素单元在单位时间内所获得的计数值减少(如 64×64 的矩阵如果增至 128×128,每一像素的计数将下降至 1/4)。在总计数有限的情况下,如果矩阵过大以至于每个像素内的计数太少,造成计数统计误差增大,信噪比降低,影像的分辨率反而会因此下降。SPECT 断层显像一般常规选择 64×64 矩阵。

2. 断层采集方式 传统的断层采集方式有两种:步进采集和连续采集。一般认为这两种采集方式的结果没有明显区别,但多习惯于采取步进采集,即:以被检查脏器的中心为旋转中心,探头旋转 360°(双探头同步旋转 180°),每步进 5.6°或 6°采集一帧,共采集 64 帧或 60 帧,每帧 25~30s。适当增加投影数(如步进 3°)和采集时间,可以提高影像质量。

3. 旋转半径 探头沿椭圆形轨迹或按体表轮廓轨迹旋转采集,可以缩小探头表面与体表之间的距离,有效提高分辨率。

(二) SPECT 的图像重建

采集得到的投影图像,经过计算机图像重建软件处理,把多个方向获得的投影按一定方法重新构建,形成断层图像。FBP 的优点是计算过程简单,重建速度快,在 CT 图像的重建中发挥了巨大的作用。但 FBP 抗噪声能力差,使得细小病变难以精准显示,这些缺点限制了其在核医学的广泛应用。OSEM 以统计规律为基础,具有较好的抗噪声能力,更适用于信息量相对不足的核医学显像。此外,迭代法可以根据具体成像条件在重建过程中引入与空间几何或测量值有关的约束条件,如可进行探测效率的归一化、空间分辨率的不均匀性、散射、衰减等校正,在低计数等情况下发挥空间分辨率高的优势,提高图像质量和定量精度。目前 SPECT 和 PET 图像重建主要采用 OSEM。

四、SPECT 图像的衰减校正

SPECT 与 CT 的成像原理明显不同。CT 用于成像的基本信息是人体不同组织器官对 X 线衰减的差异性，而在 SPECT 中，显像剂在人体内部，希望所获得的影像是体内未经衰减的放射性分布情况。然而，γ 射线在体内的传播过程中存在明显的组织衰减（attenuation），这使得探测系统很难确定体内放射性强度的绝对值大小，成为影响图像质量的主要因素之一。例如，^{201}Tl 心肌灌注显像心肌中，^{201}Tl 发射的 γ 射线仅有 25% 能穿过组织器官到达前胸壁。人体躯干外围组织很厚，导致断层图像越靠近中心部位，γ 射线衰减越多，计数损失也就越多，肥胖患者尤其明显。SPECT 断层重建算法忽略了人体组织对 γ 射线的衰减作用，使图像定量不准，出现伪影。因此，在图像重建之前必须设法消除由于射线在到达探测器之前的衰减所引起的误差，这就需要进行衰减校正（attenuation correction，AC）。

衰减校正必须首先求出衰减系数不同的组织在体内的分布情况（即衰减图）。获取衰减图的方法有两种，一种是在探头的对侧设置外部放射源，利用放射源发射出的 γ 射线由患者体外穿透人体，在 SPECT 探头上成像。在同一台 SPECT 上同时获得透射（transmission）图像和发射（emission）图像，从透射图像求得被显像部位的三维衰减系数分布图，对发射体层图像进行衰减校正。另一种方法则是利用 SPECT/CT 显像仪器自带的 CT 获得组织衰减系数分布图。

五、SPECT/CT 与图像融合

SPECT/CT 就是将两个成熟的医学影像技术 SPECT 和 CT 有机地融合在一起，形成的一种新的核医学显像仪器（图 2-7）。SPECT/CT 实现了功能代谢图像与解剖结构图像的同机融合，一次显像既可获得 SPECT 功能代谢图像，又能获得 CT 解剖结构图像及 SPECT/CT 融合图像，实现了两种影像技术的同机融合，优势互补，可为临床提供更多的诊断信息。同时还可利用 X 线 CT 扫描数据对 SPECT 图像进行衰减校正。

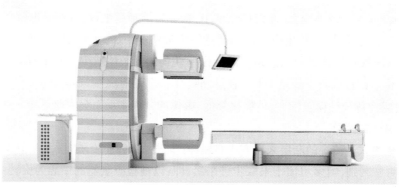

图 2-7　SPECT/CT

SPECT/CT 中 SPECT 与 CT 的结合有两种设计方式，一种是在 SPECT 探头机架上安装一个 X 线球管，对侧安装探测器，也就是 SPECT 和 CT 位于同一机架；另一种是在 SPECT 机架后再并排安装一个高档螺旋 CT，SPECT 与 CT 位于不同的机架。

心脏专用 SPECT/CT 是采用 CZT 半导体探测器的心脏专用 SPECT 与 64 排或 64 排以上螺旋 CT 整合的 SPECT/CT（图 2-8），提高了仪器的整体性能，可将 SPECT 心肌血流灌注显像信息与高端螺旋 CT 解剖形态信息，特别是冠状动脉是否狭窄及狭窄程度信息相融合，可从冠状动脉和心肌血流灌注两个层面对心脏进行评价，为临床提供更全面的诊断信息。

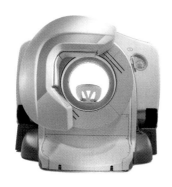

图 2-8　心脏专用 SPECT/CT

第三节 PET、PET/CT 及 PET/MRI

- 借助于符合探测与电子准直技术,PET 的探测效率和空间分辨率相比 SPECT 得到较大提高。
- PET/CT、PET/MRI 实现了 PET 功能分子影像与 CT 或 MRI 解剖结构影像的同机融合。

PET 是对放射性核素发射的正电子 β⁺ 在湮没辐射中释放的一对能量相等、方向相反的 γ 光子进行定性、定量和定位探测的分析显示仪器,主要包括 PET、PET/CT 和 PET/MRI。由于探测对象不同,PET 的基本结构、成像原理、图像采集方式等,都与单光子显像仪器有很大的不同。PET/CT 是将 PET 和 CT 两个成熟的影像技术相结合,实现了 PET 和 CT 图像的同机融合。同时 X 线 CT 扫描数据可用于 PET 图像的衰减校正,提高了 PET 检查速度。PET/MRI 则是 PET 与 MRI 一体化组合而成的高端功能与分子影像诊断设备,有许多 PET/CT 所不具备的优势。

一、PET 的基本结构

PET 扫描仪是由机架(gantry)、扫描床、电子柜、操作工作站、分析工作站及打印设备等组成(图 2-9)。

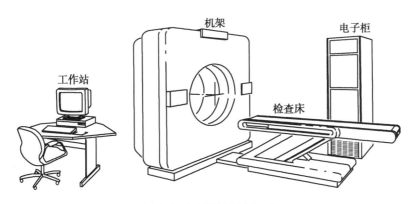

图 2-9 PET 的基本构成

（一）机架

机架是 PET 扫描仪的最大部件,由探测器、棒源、隔板、事件探测系统、符合线路等组成(图 2-10),主要功能为数据采集。

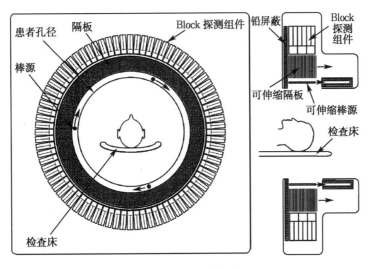

图 2-10 PET 的机架

1. 探测器　PET 探测器同样由晶体、光电转化器和后续电子学线路组成。PET 探测器是使用密度更高的晶体材料，并且切割成体积很小的方块。经典的探测器组块由 64 个微晶体块（8×8）和 4 个光电倍增管组成，多个探测器组块紧密排列成环状，若干个探测器环再排列成一个圆筒。探测器环数越多，轴向视野越大，一次采集获得的断层面也就越多。

（1）晶体：正电子湮没辐射时产生的光子对能量为 511keV，远高于单光子显像的 γ 射线（如 ^{99m}Tc 和 ^{131}I 的 γ 射线能量分别为 140keV 和 364keV），因此 PET 的闪烁晶体使用阻止本领强的高原子序数或高密度的晶体材料制成，以提高光子的产额。目前用于 PET 探测器的闪烁晶体主要有锗酸铋（BGO）、正硅酸钇镥（LYSO）、硅酸镥（LSO），其中 LYSO、LSO 这类晶体余辉时间明显减少，具有更好的时间分辨率，可以实现飞行时间（time of flight，TOF）技术。而 BGO 等晶体余辉时间太长，不能实现 TOF 技术，即将被淘汰。

（2）光电转化器：γ 射线与晶体作用产生的荧光需要采用光电转化器才能转变为电信号。目前常见的光电转换器有 PMT、硅光电倍增管（silicon photomultiplier，SiPM）和数字光子计数（digital photon counting，DPC）三类。

1）PMT：传统的 PET 探测器采用把单个闪烁晶体耦合在 PMT 上的办法，它是 1951 年由 Wrenn 和 Sweet 首先提出的，其在 PET 探测器的发展进程中扮演着极其重要的作用。但是由于它体积大，易受干扰，目前已经逐渐被淘汰。

2）SiPM：采用了半导体集成电路芯片技术。这种半数字化芯片产品，体积明显减小，可以做到高度的集成化，同时可以实现 PET 中关键的 TOF 技术。但是，模拟信号到数字信号的模 - 数（A/D）转换依然需要后续专用集成电路（application specific integrated circuit，ASIC）来解决。SiPM 和 PMT 一样，单纯地进行信号的接收放大，其采集到的电信号通过后续的电路去估算大致的光子计数，并转化成数字信号，处理过程依然受到模拟电路的影响。

3）DPC：DPC 通过为每个 A/D 转换单元（微米级）设计一套完整的互补金属氧化物半导体（complementary metal-oxide-semiconductor，CMOS）电路，使其在放大之前即可完成光信号能量判断，并转换为数字信号。0101 的数字信号可以直接通过光纤传递给后端采集和处理工作站，不再需要 ASIC 和任何模拟电路，实现了零模拟噪声，也不会对噪声进行放大。

2. 棒源（pin source）　是将锗 -68（^{68}Ge）均匀地封装在中空的小棒内，根据设备不同可有 1~3 个活度不同的棒源；也有采用半衰期较长的铯 -137（^{137}Cs）棒源。棒源的作用是对 PET 进行质量控制，并通过透射扫描进行图像衰减校正。

3. 隔板（septa）　隔板包括两个部分，一部分是探测器环两边的厚铅板，作用是屏蔽探测器外的射线；另一部分为厚度 1mm 的环状钨板，位于探测器环与环之间，将轴向视野分隔成若干环，钨隔板的作用是屏蔽其他环视野入射的光子对，与准直器的作用相似；当进行 3D 采集时，将钨隔板撤出显像视野，取消这种屏蔽作用。目前，仅保留 3D 采集模式的 PET 已经无需环状隔板。

4. 其他　事件探测系统（event detection system）的作用是采集探测器传来的电子信号，并将有效的 γ 光子事件传给符合线路。符合线路（coincidence circuitry）的作用为确定从事件探测系统传来的 γ 光子哪些来源于同一湮没事件，并确定其湮没事件的位置。激光定位器用于患者扫描定位。

（二）扫描床

扫描床是承载检查对象，进行 PET 显像的部件。扫描床可根据检查需要移动，将检查部位送到扫描野。

（三）电子柜

电子柜主要由 CPU、输入输出系统及内外存储系统等组成，主要作用是进行图像重建，并对数据进行处理及储存。

（四）操作工作站及分析工作站

工作站主要由电子计算机和软件系统组成，它的作用主要是控制扫描仪进行图像采集、重建、图像显示和图像储存等。

（五）打印设备

主要由打印机、激光照相机等图像输出系统组成，主要作用为输出图片或文字等资料。

二、PET 的成像原理与计数类型

（一）PET 的成像原理

1. 湮没符合探测 正电子核素标记的显像剂引入机体后定位于靶器官，在衰变过程中发射的正电子在组织中运行很短距离，即与周围物质中的自由电子相互作用产生湮没辐射，发射出方向相反、能量相等（511keV）的一对 γ 光子。PET 探测是采用一系列成对的、排列成环状的探测器来探测湮没辐射产生的光子对，经计算机图像重建而获得机体正电子核素的断层分布图（图 2-11）。

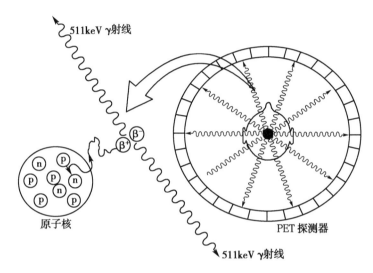

图 2-11　湮没辐射与符合探测

当探头中对称位置的两个探测器接收到 γ 光子后，各产生一个电脉冲信号输入到符合线路进行符合甄别，只有在一个极小的时间间隔（通常 ≤15ns）内探测到的两个光子，才被认为是来自同一湮没事件而被符合电路记录，这种探测方式称为符合探测（coincidence detection），而这种利用湮没辐射的特点和两个相对探测器输出脉冲的符合来确定闪烁事件位置的方法称电子准直（electronic collimation）。

正电子符合探测与单光子探测的最大区别在于，单光子探测时需要重金属制成的准直器对 γ 射线进行精确定位，而符合探测采用符合电子准直方式，无须使用准直器，利用了一部分被准直器挡住的 γ 光子，改进了点响应函数的灵敏度和均匀性，避免了准直器对灵敏度、分辨率和均匀性造成的不利影响，大幅度提高了探测效率。

2. 飞行时间技术 正电子湮没发生时所处的位置不同，一对光子到达两端探测器的时间是不同的，如果我们能够知道这个时间差，就可以更加精确地计算出来信号发出的位置，这非常有利于提高探测的效率和精度。测量出光子到达两端探测器的时间差，然后计算出信号的实际发生位置（或范围），这就是 PET 的飞行时间（TOF）技术。

TOF 技术已经在 PET 设备上普遍采用，它可以大大提高定位精度和信噪比，使 PET 的图像质量得到显著提升，同时还可以缩短检查时间或降低药物注射剂量。

（二）PET 采集的计数类型

1. 单个计数 单个计数是指每一个探测器采集到的计数。一个探测器采集到的计数需要通过符合线路才能成为符合计数，一般单个计数中只有 1%~10% 可成为符合计数。

2. 真符合计数 真符合计数是指两个探测器同时采集到的、来自同一个湮没辐射事件两个 γ 光子均没有与周围物质发生作用而改变方向的符合计数。真符合计数是 PET 采集的有效计数。

3. 随机符合计数 符合线路在设计上预留了一定的分辨时间,在限定的时间范围内,两个探测器采集到的任何无关的两个光子也会被记录下来。这种不是由同一个湮没辐射事件产生的两个 γ 光子出现的符合计数称随机符合计数。

4. 散射符合计数 γ 光子在飞行过程中还会产生康普顿效应,γ 光子与物质的一个电子相互作用,改变了电子动能的同时也改变了 γ 光子的运动方向。如果这个光子与它相对应的另一个光子同时进入两个探测器,虽然也能产生符合计数,但所提供位置信息是错误的,称为散射符合计数。

随机符合计数和散射符合计数都会造成定位错误,都属于图像噪声,必须加以校正,否则会降低分辨率和对比度,影响图像质量。

三、PET 的图像采集与重建

(一) PET 图像采集

PET 图像的采集过程包括空白扫描、透射扫描和发射扫描,其中发射扫描的数据采集方式又分为 2D 采集、3D 采集、4D 采集、静态采集、动态采集、门控采集、局部采集、体部采集及全身采集等。

1. 空白扫描(blank scan) 空白扫描(空扫)是当扫描视野内只有空气介质时,用扫描仪内配备的外源性棒源来进行的一种信号采集方式。空扫是每天必做的一个质控项目,由计算机自动控制进行。空扫的目的有两个,一个是监测探测器性能随时间发生的漂移,另一个则是与透射扫描一起计算衰减系数。

2. 透射扫描(transmission scan) 透射扫描是利用棒源围绕身体旋转,采集射线从体外透射人体后所剩余的光子。透射扫描和空白扫描的结果相结合可以计算得到组织的衰减系数,以对发射扫描数据进行衰减校正。对 PET/CT 来说,透射扫描和衰减校正由 CT 数据来完成。

3. 发射扫描(emission scan) 发射扫描是指 PET 对正电子显像剂注入机体后产生湮没辐射所发出的 γ 光子对进行采集,以确定显像剂位置及数量的过程。发射扫描有几种不同的数据采集方式。

(1)2D 到 4D 采集:2D 采集是在环与环之间有隔板存在的条件下进行的采集方式。2D 采集时,隔板将来自其他环的光子屏蔽掉,只能探测到同环之间的光子对信号。3D 采集是在撤除隔板的条件下进行的一种快速立体采集方式,探头能探测到来自不同环之间的光子对信号,使探测范围扩大为整个轴向视野。3D 采集探测到的光子对信号高于 2D 采集的 8~12 倍,使系统的灵敏度高于 2D 采集(图 2-12)。4D 采集则是在 3D 采集基础上,增加了时间的区分 / 分割,可以实现动态采集。尽管 3D 采集的散射符合计数及随机符合计数明显增多,信噪比低,但随着计算机软硬件技术的发展,散射校正和随机符合校正更加完善,因此目前临床 PET 主要采用 3D 采集。

(2)静态采集和动态采集:静态采集是显像剂在体内的代谢分布达到稳定后才开始的断层采集方式,采集时间比较长,可以获得重建图像所需的足够计数,是临床最常用的显像方式。动态采集是指对身体某一局部在一定时间内按设定好的时间间隔进行连续不断的断层采集,以显示正电子显像剂在某一局部的动态分布过程,主要用于绝对定量及曲线分析。随着全身(total body)PET/CT 的出现,可以实现对显像剂在全身主要脏器的动态分布进行同步分析。

(3)门控采集:门控采集是利用脏器运动的周期性特点,将采集与运动周期同步,为消除器官运动所产生的运动伪影而采用的一种采集方式,包括心脏门控采集和呼吸门控采集。

(4)局部采集、体部采集和全身采集:根据检查目的和实际需要进行局部采集、体部采集和全身采集。局部采集多用于某些脏器如脑、心脏等或身体某些部位的显像检查。体部采集的范围是从颅底到大腿中上部。全身采集的范围通常是从颅顶到大腿中上部,部分怀疑累及下肢的肿瘤扫描范围为颅顶到足底。一般 PET 的轴向视野为 15~30cm,一次采集无法实现体部和全身采集。体部和全身采集是数量不同的连续分段的局部静态采集(一个局部静态采集就称为一个"床位")的组合,经过图像后处理软件计算机将多个相邻的局部静态采集拼接起来,获得体部和全身图像。目前最新的 PET 机型的轴向视野可达 200cm 左右,只需要一个床位就可以完成全身成像,大大缩短了图像采集时间,减少了因为呼吸运动、肢体运动等导致的图像伪影,尤其适合婴幼儿及很难长时间保持体位不动的患者。

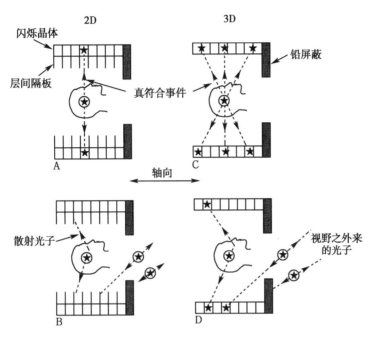

图 2-12　PET 的 2D 采集和 3D 采集

(二) PET 图像重建

和 SPECT 一样,PET 采集得到的投影图像,需要经过计算机图像重建软件处理,把多个方向获得的投影按一定方法重新构建,形成断层图像。在 PET 图像重建方法中,虽然有 FBP 和 OSEM 可选,但 OSEM 已经基本取代了 FBP。FBP 与迭代法的优缺点见 SPECT 图像重建。重建方法的发展使得重建图像质量进一步提高,向着分辨率更高、噪声更低、定量更准确的目标发展。

(三) 数据校正

由于 PET 使用短半衰期核素,采用电子符合准直的探测方式,并且出于对影像进行绝对定量或半定量分析的要求,必须通过对采集到的各种数据和影响因素进行更为复杂的校正,以达到提高影像质量和消除图像伪影的目的。这些校正包括放射性核素衰变校正、探测器归一化、衰减校正、散射校正、随机符合校正、死时间校正以及脏器运动校正等。

(四) PET 的定量分析

PET 显像不仅可以通过视觉评估病灶或组织器官摄取显像剂的情况,更重要的是能定量分析显像剂在体内的代谢分布和变化过程,为解释 PET 图像提供多种参数,这是 PET 显像的优势之一。

定量分析包括绝对定量分析以及半定量分析。绝对定量分析可以通过药代动力学模型(pharmacokinetic modeling)完成,需进行动态扫描和多次动脉采血,耗时长、操作困难,限制了它在临床的常规应用。近年来,随着 PET 探测器的不断改进,已经有商品化的全身 PET,可以实现全身动态采集,有望简化药代动力学模型的实施过程,但目前主要用于药物研发。

半定量分析通常采用标准摄取值(standard uptake value, SUV),其计算公式如下:

$$SUV = \frac{局部感兴趣区放射性活度(MBq/g)}{注入放射性活度(MBq)/体重(g)}$$

SUV 通常以最大 SUV（maximal SUV，SUV_{max}）或平均 SUV（mean SUV，SUV_{mean}）来表示。SUV_{max} 反映了感兴趣区（region of interest，ROI）内摄取最高的单个体素的 SUV，测量简单，重复性好，临床最常用，但对统计噪声敏感。SUV_{mean} 优点在于包含了多个体素的信息，从而减少了统计噪声的影响，但可靠性和重复性差，受个体勾画 ROI 的影响明显。为了降低图像噪声并使 SUV 有较高的重复性，引入了峰值 SUV（peak SUV，SUV_{peak}）。SUV_{peak} 测量的是病灶摄取显像剂最高 ROI 内的摄取平均值，缺点是难以评估小病灶。

SUV 作为 PET 显像的半定量参数，在疾病的诊断、肿瘤的分期、疗效评价及预后预测上有重要价值。但其准确性受诸多因素的影响，如年龄、患者的生理状态（血糖、体重等）、扫描时间、图像重建方法、衰减校正方法、PET 扫描仪的固有属性（如分辨率）和内脏运动等。

四、PET/CT

PET/CT 实现一站式功能代谢和解剖结构成像，并实现二者的精确融合，比单独的 PET 和 CT 提供更多的信息，可为临床提供更充分、客观有力的诊断依据。另外，CT 图像用于 PET 图像的衰减校正，提升 PET 定量的准确性。由于 PET/CT 较单独的 PET 具有明显的优势，单独的 PET 已经被淘汰。

（一）PET/CT 的结构

PET/CT 是由 PET 和多排螺旋 CT 组合而成，在同一个机架内前后排列有 X 线球管、CT 探测器及 PET 探测器，共用同一个扫描床、数据采集和图像处理工作站（图 2-13）。

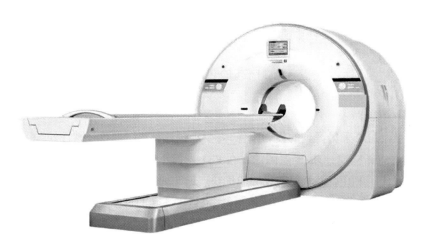

图 2-13　PET/CT

PET 是 PET/CT 最重要的核心部分，PET 的设备性能决定了 PET/CT 的整体性能。PET/CT 可搭配不同排数的螺旋 CT，目前常见的机型主要是搭配 64 排，也有 128 排的高性能螺旋 CT，使扫描速度更快。低剂量扫描技术的应用，在保证 CT 图像质量的前提下使受检者的辐射吸收剂量降低。

（二）PET/CT 的图像采集

PET/CT 虽然实现了 PET 与 CT 的同机融合，但 PET 与 CT 扫描并不是同时进行的，而是先后顺序进行，一般包括以下步骤：

1. 定位扫描　确定 CT 和 PET 的扫描范围，常规情况下二者一致。

2. CT 扫描　低剂量（低毫安/秒设置，一般为 30~40mAs）CT 扫描，用于衰减校正和解剖定位。根据需要增加局部标准剂量 CT，优化空间分辨率，提供更多诊断信息。

3. PET 图像采集　即前文所讲的发射扫描。用于衰减校正的透射扫描已被 CT 代替。

PET 和 CT 的成像速度和采集持续时间有着明显的差异。在常规 PET/CT 显像中，PET 部分的采集通常每个床位需要 1~3min，甚至更长时间。PET/CT 搭配的高性能多排螺旋 CT 获取 CT 图像的速

NOTES

度很快。受检者在进行 CT 和 PET 扫描期间的体位需保持不变,但呼吸运动和内脏运动可导致 PET 图像模糊,定位不准,甚至出现伪影。近年来多种呼吸运动校正方法得到应用,有效减少了呼吸运动对图像质量的影响。

(三) PET/CT 的性能评价

PET/CT 包括 PET 和 CT,首先应分别对 PET 和 CT 进行性能评价,再对 PET/CT 整体进行性能评价。目前,国际上 PET 的性能评价多采用美国国家电气制造商协会(national electrical manufacturers association,NEMA)标准。PET 性能参数测试主要包括空间分辨率、灵敏度、探测器效率、噪声等效计数率、时间和能量分辨率等。PET 的性能评价需要使用标准模型进行测试。CT 性能测试主要包括定位精度、层厚偏差、CT 值、噪声、均匀性、高对比分辨率、低对比分辨率、CT 剂量指数、诊断床定位精度。

PET/CT 整机的性能测试主要是采用 PET 图像与 CT 图像进行融合精度评价。

五、PET/MRI

PET/MRI 一体机是将 PET 和 MRI 有机组合在同一个机架内,在保留了 PET 和 MRI 设备的独立功能的同时,实现了功能分子影像和精细解剖结构同步采集,并完成精确配准和图像融合。与 PET/CT 比较,PET/MRI 具有软组织分辨率更高、真正同步采集、更低的人体辐射等优势。PET/MRI 作为一种崭新的多模态分子影像设备已经成功应用于临床。

(一) PET/MRI 的硬件结构

PET 和 MRI 结合于同一机架比 PET 和 CT 结合在技术上更具挑战性,因为 MRI 的磁场影响 PET 的 PMT 性能,而 PET 的电子设备对 MRI 的磁场也产生影响。因此,早年出现的 PET/MRI 为分体式 PET/MRI。随着雪崩光电二极管(APD)及 SiPM 的出现,PET/MRI 设备已发展成为一体机(图 2-14)。一体化 PET/MRI 是在 MRI 大孔径磁体和紧凑型 PET 探测器的基础上,PET 与 MRI 的同机和同中心复合。

影响一体化 PET/MRI 性能的硬件技术主要为光电转换器、线圈性能及连续床位移动技术等。SiPM 对磁场敏感度低,且工作电压低、光电转化率高,其温度稳定性、能量分辨率及时间分辨率均高于 APD,可实现高度集成化,进一步提高了 PET 的整体性能。MRI 采用一体化相控阵表面线圈,配合连续床位移动技术,无须更换线圈及重新摆位,一次采集可同时获得全身高分辨率图像及 T_1WI、T_2WI、PWI 和 DWI 等多序列图像,扫描速度明显提高。

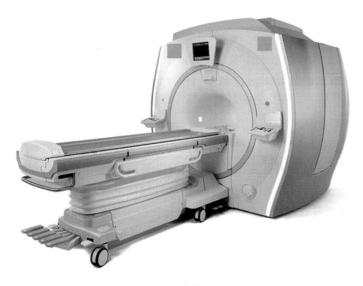

图 2-14 一体化 PET/MRI

（二）PET/MRI 的图像采集

与 PET/CT 先后序贯成像不同,在 PET/MRI 显像过程中,PET 和 MRI 图像同步进行采集。PET 成像通常需要较长时间的采集,在 PET 采集过程中,还同时进行多个 MRI 序列的采集。因此,如何实现各个 MRI 序列与 PET 相应数据的精准融合是决定 PET/MRI 临床图像质量的关键因素之一。

（三）PET/MRI 图像的衰减校正

PET 图像需要利用 MRI 图像进行一系列校正,如衰减校正（attenuation correction）、散射校正（scatter correction）、配准（alignment）等。

PET/MRI 中 PET 图像衰减校正方法有图像分割法、图谱配准法和基于发射数据重建法。目前主流的一体化 PET/MRI 衰减校正算法是基于 MRI 图像的分割方法,该方法利用快速三维 Dixon VIBE 序列和 Dixon 水脂分离算法,将 MRI 图像分割成衰减系数不同的 4 个区域（空气、脂肪、肺和软组织）。但该方法无法从 MRI 图像中得到骨组织的信号,而骨组织对 PET 信号衰减最为严重,因此该方法导致 PET 图像的 SUV 普遍偏低。最新的体部 5 组织分割技术可以实现包含骨骼信息的 MRI 衰减校正,从而进一步提升体部 PET 成像的精度,使得在骨转移及骨周围病变的发现与精准诊断上有了质的提升,同时使 PET/MRI 的 SUV 与 PET/CT 具有相似的精准度,临床诊断上也有了更高的可参考性与可重复性。另一种最新衰减校正方法是基于传统的超短回波时间（ultrashort echo time,UTE）序列,利用零回波时间（zero echo time,ZTE）扫描技术进行衰减校正。ZTE 采集极短的 MRI T_2 信号,能够获得骨骼解剖结构（骨皮质）,实现气腔、骨组织和软组织的分割,明显提高了 MRI 衰减校正的精准度。

PET/MRI 具有低辐射、同步扫描及多参数成像的优势,随着影像设备硬件和软件技术的不断提升,正电子核素显像剂的不断丰富,其在临床诊疗及基础研究等方面必然会发挥越来越重要的作用。

第四节   脏器功能测定仪器

• 脏器功能测定仪器可以利用探头从体表监测脏器中的放射性随着时间发生变化的动态过程,进而判断脏器的功能。

• 甲状腺功能测定仪主要用于测定甲状腺吸碘率,评价甲状腺吸碘功能。

• 肾功能测定仪主要监测双肾血流灌注、分泌及排泄状况,对肾脏功能及上尿路的通畅情况进行评价。

• 手持式 γ 射线探测器主要用于术中探测前哨淋巴结。

脏器功能测定仪器是用于测量人体内有关器官中放射性核素发出的 γ 射线,从而评价脏器功能的非显像仪器,由一个或多个探头、电子学线路、计算机和记录显示装置组成。与核医学显像设备不同,功能测定仪不研究放射性药物的空间分布,而只反映特定脏器中药物的放射性活度随时间变化的情况,以连续测量计数率为设计目标。

脏器功能测定仪器通常将配备 NaI（Tl）晶体的闪烁探测器,与准直器一同装在固定的或可移动的支架上作为探头,探头的数目根据测量目的不同可以是一个（如甲状腺功能测定仪）或多个（如肾功能测定仪）。电子学线路部分主要有放大器、单道脉冲幅度分析器、定时计数器和记录装置等。现在使用的功能测定仪都配备有计算机系统,可以更好地进行信号采集和数据处理。

目前常用的脏器功能测定仪器主要有甲状腺功能测定仪和肾功能测定仪。

一、甲状腺功能测定仪

甲状腺功能测定仪简称为甲功仪（图 2-15）,只有一个探头,主要由准直器、闪烁晶体、光电倍增管、前置放大器及定标器构成，多配有电子计算机。甲功仪的准直器为张口型，以限制探头视野，屏蔽邻近组织的放射性干扰，并配有甲状腺探测的专用标尺。主要用于测定甲状腺吸碘率，评价甲状腺吸碘功能。

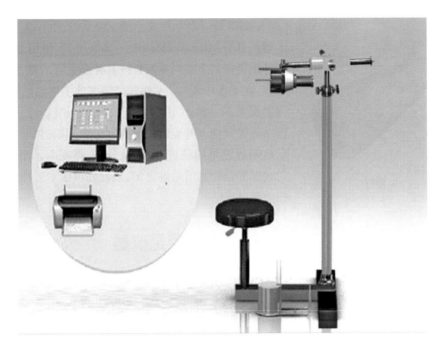

图 2-15　甲状腺功能测定仪

二、肾功能测定仪

肾功能测定仪也称肾图仪(图 2-16)，一般有两个探头，分别固定在可以多个方向移动的支架上，设有双路测量系统。肾图仪的探头由配有铅屏蔽壳和准直器的γ闪烁探测器连接计数率仪或记录器及电子计算机组成。肾图仪的准直器有圆形，也有长方张口改进型，特点是内侧壁和下壁增厚，其视野可包括肾脏，还能屏蔽对侧肾脏及膀胱放射性的干扰。

工作时肾图仪的两个探头分别对准左右肾脏，静脉注射通过肾脏快速排泄的放射性药物，两个探头分别探测并描记左右肾脏放射性随时间变化的时间 - 放射性曲线，即为肾图，分析肾图曲线可以分别获得双肾血流灌注、分泌及排泄状况，对肾脏功能及上尿路的通畅情况进行评价。另外，也有肾

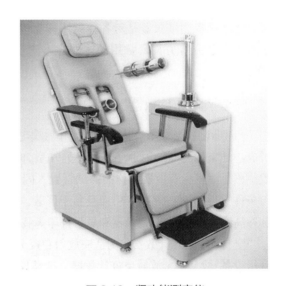

图 2-16　肾功能测定仪

图仪配有第三个探头，在测定肾脏功能时用于对准膀胱，描记膀胱内放射性随时间的变化，可以评价双侧肾脏的尿液生成及排泄情况，为临床提供更多的诊断信息。

用肾图仪进行肾功能测定时，探头是根据肾脏的体表投影进行对位，受操作者主观判断的影响很大，尤其是当患者肾脏位置出现异常时(如肾脏下垂、肾发育异常、邻近脏器病变的挤压等)，往往会出现错误的结果。随着γ照相机和 SPECT 的普及，现在临床开展的肾功能测定基本上都是建立在肾动

态显像的基础之上,利用计算机的感兴趣区技术分别勾画出双肾及本底区域,并获得肾图曲线及相关定量参数。

三、γ探针

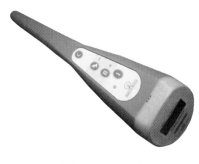

图 2-17   γ探针

γ探针是一个手持式小型γ探测器,由探头和信号处理显示器两部分组成,具有体积小、灵敏度高、使用方便等特点,可以采用合适的方法对γ探针或其外套进行消毒,并可以带入手术室,在手术中使用。γ探针是随着前哨淋巴结研究的进展而发展起来的一种小型便携式γ探测器(图 2-17)。通常是将淋巴结显像剂注入肿瘤内或肿瘤旁组织间隙,先采用动态显像显示前哨淋巴结的位置、大小及分布,再在手术中采用手持式γ射线探测器探测前哨淋巴结,以便外科手术医师有的放矢地清扫前哨淋巴结。

第五节   体外样本测量仪器

- 体外样本测量仪器可以测定各种离体样品,主要用于体外放射分析及示踪实验研究等。
- γ闪烁计数器主要用于测量样品的放射性计数,在此基础上发展起来的全自动γ闪烁计数器是体外放射分析及示踪研究最常用的测量仪器。
- 液体闪烁计数器主要用于能量低,射程短,易被空气和其他物质吸收的α射线、低能β射线的测量。
- 活度计可用于测量放射性药物或试剂所含放射性活度。

体外样本测量仪器是对各种离体样品进行相对或绝对定量的仪器,主要用于体外放射分析及示踪实验研究等方面。常用的体外样本测量仪器主要包括γ闪烁计数器、液体闪烁计数器、活度计等。

一、γ闪烁计数器

γ闪烁计数器是由γ射线探测器和后续电子学线路组成,探测器由闪烁晶体、光导及光电倍增管组成。通常探测器的闪烁晶体设计为井型,也称为井型闪烁计数器,主要用于测量样品的放射性计数。测量时将含有放射性样品的试管置入闪烁晶体的"井中",待测样品被闪烁晶体包围,探测的几何条件接近 4π,探测效率高,而且易于屏蔽,本底计数低。后续电子学线路包括放大器、单道或多道脉冲高度分析器、定时记录器和显示打印等装置。

全自动γ闪烁计数器是为适应放射免疫分析的需要而在井型闪烁计数器基础上发展起来的新型分析设备,故又称γ放射免疫计数器。这类仪器一般采用侧井晶体(NaI 晶体侧面开口)作为探测元件,并配置计算机,具有数据运算和处理功能,可以实现自动测量、自动换样、自动记录和分析测量数据、自动打印测量和分析结果(图 2-18)。

二、液体闪烁计数器

液体闪烁计数器(liquid scintillation counter)采用的闪烁体是液态,也就是将闪烁体溶解在适当的溶液中,配制成闪烁液,将放射性样品置于闪烁液中进行测量。液体闪烁测量基本可达到 4π 立体角的几何测量条件,主要用于能量低,射程短,易被空气和其他物质吸收的α射线、低能β射线的测量(如 ^3H、^{14}C 等)。

　　液体闪烁计数器探测的原理是放射性核素发射的射线能量,首先被溶剂分子吸收,使溶剂分子激发。溶剂将激发能量传递给闪烁体,使闪烁体分子激发,激发态的闪烁体分子回复到基态时发射出荧光光子,光子透过闪烁液及闪烁瓶壁,输入光电倍增管完成能量转换。经过后续电子学线路放大、分析后,加以记录和显示。配有电子计算机的液体闪烁计数器可以自动进行样品测量及数据记录处理(图 2-19)。

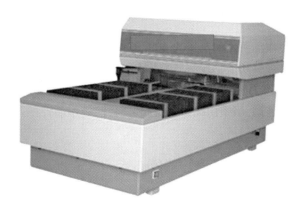

图 2-18　γ 闪烁计数器

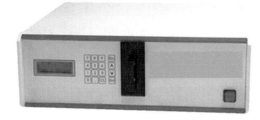

图 2-19　液体闪烁计数器

三、活度计

　　活度计(radioactivity calibrator)是用于测量放射性药物或试剂所含放射性活度的一种专用放射性计量仪器(图 2-20)。医用核素活度计由井型测量室和电子电路构成。电子电路包括电流测量电路、控制电路、探测器电源、显示和操作单元等。待测样品的射线能量在井型测量室中转换成电流,电流的强度与样品的活度成正比。各种核素的电流 - 活度比例系数已存入仪器中,当操作者选定待测核素的名称后,仪器用相应的比例系数将电流换算为活度显示出来。

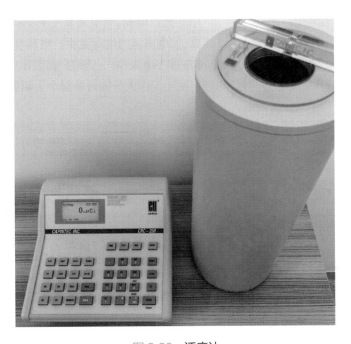

图 2-20　活度计

第六节　辐射防护仪器

- 场所辐射剂量监测仪用于监测放射性工作场所的辐射剂量。
- 表面污染检测仪可用于检测放射性工作场所的台面、地板、墙壁及工作人员体表、衣服、鞋等表面的放射性污染。
- 个人剂量监测仪可以测量个人接受外照射剂量,其探测器部分体积较小,易携带。

一、场所辐射剂量监测仪

场所辐射剂量监测仪是专门用于监测放射性工作场所照射剂量的装置,具有剂量率和累积剂量测量、超剂量声光报警、阈值记忆和多点扫描数据管理等功能。探测器安装在回旋加速器室、核素治疗病房或其他辐射剂量较高场所,通过电子计算机系统控制,可连接多路剂量监测,进行多点辐射剂量监控。回旋加速器室内的辐射剂量监测仪与门锁连动,当室内辐射剂量超标时,门锁不能打开,可防止人员进入。

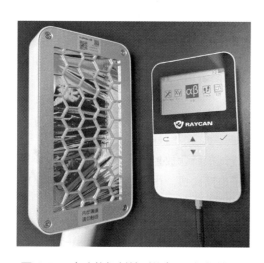

图 2-21　多功能辐射检测仪(X、γ 辐射检测,α、β 表面污染检测)

二、表面污染监测仪

表面污染检测仪是用于监测放射性工作场所的台面、地板、墙壁等部位,以及工作人员体表、衣服、鞋等表面的放射性污染的仪器(图 2-21)。可以分别测量 α、β、γ 放射性污染情况,多为便携式,也有固定式。测量结果以剂量率(mR/h、mGy/h)或每秒计数表示。

三、个人剂量监测仪

(一)便携式剂量仪

便携式剂量仪(pocket dosimeter)由从事放射性操作的工作人员随身携带,用于监测个人受到的辐射剂量。便携式剂量仪(图 2-22)采用电离室探测技术,使用时充以电荷,当电离室受到射线照射时,引起空气电离,使电离室内电荷减少。电离室内电荷减少的量与射线的照射量成正比。一般可探测到 100~200mR/h(0.1~0.2cGy),探测能量范围为 50keV~2MeV。其主要特点是可逐日读出每日所受照射的累积剂量,便于工作人员随时掌握个人辐射剂量。

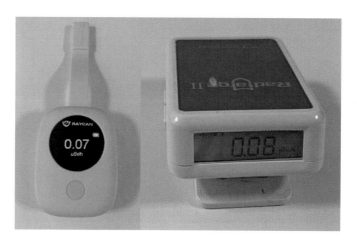

图 2-22　个人剂量监测仪

（二）热释光剂量仪

热释光剂量仪是利用热致发光的、具有晶体结构的固体材料测量核辐射的装置。具有晶体结构的某些固体，常含有多种晶格缺陷，如一些原子或离子缺位或加入某些杂质等，它们能吸引异性电荷形成"陷阱"。射线照射这些固体材料后形成的电子（负电荷）和空穴（正电荷），被陷阱能级俘获而处于亚稳态。检测时加热固体，电子或空穴可获得足够能量从陷阱能级中逸出，与固体其他部分的异性电荷复合返回基态能级。在复合过程中的能量差即以光子形式释放出来。释放出的光子量或发光强度在一定范围内与射线照射的剂量成正比。释放出的光子使光电倍增管产生光电流，经放大器放大，通过记录器记录。

热释光剂量仪主要用于个人累积剂量的监测方法，具有体积小，重量轻，灵敏度高，量程范围宽，测量精度高，能量响应好，可测 β、γ、X、n 等多种射线，受环境的影响小，并可多次重复使用等优点。通常制成盒式、笔式、卡片式、徽章式等（图 2-23），以方便放射工作人员佩戴。该剂量仪需要特殊的装置读出累积个人剂量，主要是由疾控中心定期发放和回收。

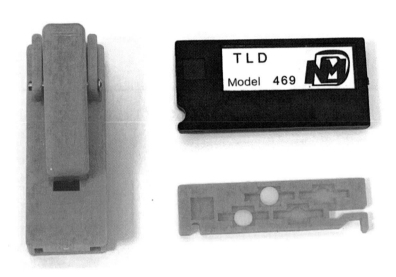

图 2-23　热释光剂量仪

Summary

Nuclear medicine instrumentation mainly includes single photon emission computed tomography (SPECT) and position emission tomography (PET). Both of them include radiation detectors and subsequent electronic circuits to convert radiation to electronic signals, and acquisitions over certain angles are needed for image reconstruction to obtain 3-dimensional activity distribution. SPECT detects single photons emission while PET detects annihilation photos emitted ~180° apart. SPECT and PET are now commonly integrated CT for combined functional and anatomical information, while CT can be further used for attenuation correction. Commercial PET/MR is also available in some clinic, showing advantages in specific applications. With the development of CZT semiconductor detectors, dedicated cardiac SPECT imagers with enhanced sensitivity, and dedicated breast gamma imaging devices also show good application prospects. Additionally, non-imaging systems for examining the function of organs, gamma probes for detecting sentinel lymph node metastases during surgery, in vitro sample measuring instruments, devices for radiation protection, e.g., area monitors, survey meters, and pocket dosimeters are introduced in this chapter.

思考题

1. 射线与物质的相互作用有哪些？
2. γ 照相机的成像原理是什么？
3. SPECT 的成像原理是什么？
4. PET 符合探测的原理是什么？
5. SPECT/CT 和 PET/CT 较普通的 SPECT 和 PET 的优势是什么？

（田　蓉）

第三章

放射性药物

放射性药物(radiopharmaceutical)是核医学发展的基石,因为放射性药物的特殊性,其与普通药物存在本质的区别。应熟悉和了解放射性药物的基本概念与特点、临床常用放射性核素以及放射性核素的来源、放射性药物的质量控制等,以便在临床应用过程中安全、有效地使用放射性药物。

第一节　放射性药物的基本概念与特点

- 放射性药物是一类含有放射性核素的特殊药物,具有放射性、化学量很少、剂量不恒定性、脱标及辐射自分解等特点,分为诊断性和治疗性放射性药物。
- 放射性药物应具有理想的生物学性能和核物理性质、简便的制备过程、良好的稳定性、适宜的化学量等特性。

一、基本概念

1. 放射性药物　放射性药物是指含有放射性核素、用于疾病诊断和治疗以及开展医学研究的一类特殊药物。放射性药物主要包括两类,一类是简单的放射性核素无机化合物(如 $Na^{99m}TcO_4$、$^{201}TlCl$、$Na^{131}I$、$^{13}NH_3 \cdot H_2O$ 等),另一类是由放射性核素和被标记物质两部分组成,非放射性被标记的部分可以是化合物、生化制剂(多肽、激素等)、生物制品(单克隆抗体等)、血液成分(红细胞、白细胞等)和纳米载体等。广义地讲,用于研究人体生理、病理和药物在体内代谢过程,或利用核射线进行疾病治疗的放射性核素及其标记的化合物,都属于放射性药物的范畴,其中用于显像的放射性药物习惯上又称为显像剂(imaging agent),而把用于放射性核素示踪研究的放射性药物称作示踪剂(tracer)。

从临床应用的角度,放射性药物可分为诊断性放射性药物和治疗性放射性药物两大类。前者通过体内功能测定或显像的方式进行疾病诊断,后者利用射线在靶器官或组织的电离辐射效应中进行疾病治疗。

2. 放射性药品　人们习惯上将通过国家药品监管部门批准上市的放射性药物称为放射性药品,而将医疗机构自行制备用于临床诊疗的放射性药物称为放射性制剂。体外放射分析试剂盒中的核素标记品则归类于试剂。

二、基本特点

1. 放射性　放射性药物中的放射性核素发出的粒子或射线是医学诊断和治疗的应用基础,与普通药物的药理作用基础明显不同。核素属性,如放射性活度/放射性浓度、比活度、半衰期、放射性核纯度(所指定的放射性核素的放射性活度占药物中总放射性活度的百分比)和放射化学纯度(某一特定化学形式的放射性核素所具有的放射性活度占该核素总放射性活度的百分比),以及射线的种类和能量等,都与药效、放射性测量仪器的配套选择、辐射安全防护等直接相关。在放射性药物的制备、存储、运输、应用以及废弃物处理等过程中,均需严格遵守辐射防护的要求。

2. 化学量很少　放射性药物的药物学和生物效应主要来源于放射性核素,其应用时的化学量远低于普通药物。由于放射性药物多是一次性使用,或间隔一段时间再用,单次使用时的低化学量一般不会显示出药理作用,也不会出现量效关系,所以几乎不存在过敏反应或因体内蓄积而引起化学危害的问题。

3. 剂量不恒定性　放射性药物的计量单位与普通药物不同,并非药物的化学量而是放射性活度。由于放射性药物中的放射性核素会自发衰变为另一种核素或核能态,其活度剂量随时间增加不断减少,而大多数临床常用放射性药物的核素半衰期比较短,因此放射性药物从生产、制备、质量控制到临床使用,都需要记录时间及活度,并且在使用前进行放射性活度测定或衰变校正。

4. 脱标及辐射自分解　放射性药物中,标记的放射性核素可能会脱离放射性药物,从而造成放射性药物的放射化学纯度和比活度改变,该过程称为脱标。放射性药物在核素衰变发出的粒子或射线的作用下会造成自身结构或生物活性的改变,从而导致放射性药物在体内的生物学行为发生改变,这种现象称为辐射自分解。比活度越高,辐射自分解越明显。

5. 药物特性　放射性药物的生理、生化特性取决于被标记物的固有特性。被标记物起到"引导"的作用,可被相应的靶器官选择性摄取和聚集,而放射性核素的作用则是发出的射线,产生示踪或治疗作用。因此,当出现放射性药物脱标和辐射自分解时,必然会直接影响其诊疗效果,或在实验研究中得出不准确的结论。

三、诊断用放射性药物的特点

1. 理想的生物学性能

(1)靶向性:放射性药物的靶向性包括器官靶向性和分子靶向性。放射性药物必须具有良好的靶向性,能够选择性地在靶器官聚集,并且在血液中快速清除(血池显像和脑池显像除外),这样可以获得较高的靶/非靶器官放射性比值,从而提高影像的对比度和诊断的灵敏度。对于以检查脏器功能为主要目的放射性药物,一般要求从靶器官清除速度快,有利于提高脏器功能测定器的灵敏度。但在利用心血池显像测定功能时,则要求显像剂从血池中的清除速度越慢越好。在以显示脏器或病变形态为主要目的时,从靶器官清除较慢为好,以保持较长的有效显像时间窗,使影像更清晰。

(2)生物半衰期:是指放射性药物引入体内后,由于核素衰变和各种生物过程的共同参与,致使放射性药物在体内减少一半所需要的时间。除血池显像剂等少数显像剂外,一般要求放射性药物在体内非靶组织及血液中的滞留时间越短越好,以减少受检者的辐射吸收剂量。当靶器官不是肝胆和肾脏时,要求放射性药物应尽快排出体外,使肝胆和泌尿系统不显像或显像不明显,以减少对靶器官(或组织)影像的干扰。

2. 理想的核物理性质

(1)射线种类:诊断用的放射性核素应发射γ射线或正电子($β^+$),少发射或不发射生物效应强的β射线、内转换电子、俄歇电子以及α射线,减少对机体不必要的辐射损伤。

(2)射线的能量:γ射线具有较强的穿透能力,使体外探测得以进行,但是如果能量太低,射线易被机体吸收而使探测效率降低;若是能量太高,则会因探测器的准直效果差而影响仪器的空间分辨率,同时会增加对操作人员及周围环境的辐射,因此对于SPECT来说,能量范围以100~300keV为宜。PET虽然探测$β^+$粒子湮没辐射产生的一对γ光子能量为511keV,但是因使用特殊的正电子探测器和符合探测技术,无须使用准直器,可获得更清晰的图像。体外放射分析多采用低能γ射线,如^{125}I(35.5keV),可以减少不必要的外照射辐射生物效应。

(3)物理半衰期:用于诊断的放射性核素,其物理半衰期($T_{1/2}$)应在满足诊断检查所需时间的前提下尽可能地较短,以便在诊断完成后放射性核素迅速衰减,将辐射损伤减少到最低限度。一般$T_{1/2}$以数十分钟至数天之间为宜,过长的物理半衰期会增加患者内照射的时间,使其接受较大的辐射剂量,还会带来放射性废物处理上的困难及患者活动所造成的环境污染问题。对于体外放射分析使用的核素,希望物理半衰期较长(数十天以上),以保证所制得的试剂盒具有较长时间的有效期。

常见的诊断用核素种类、主要物理性能见表 3-1。

表 3-1 常见的诊断用核素种类、主要物理性能

核素	物理半衰期（$T_{1/2}$）	衰变方式 /%	主要 γ 射线能量 /keV 及丰度 /%	β_{max}（*β_{ave}）/MeV
		用于 SPECT 诊断		
^{99m}Tc	6.02h	IT	140（89.1）	—
^{67}Ga	78.27h	EC	93（39.2），185（21.2），300（16.8）	—
^{111}In	67.31h	EC	171（90.7），245（94.1）	—
^{123}I	13.27h	EC	159（83.3）	—
^{201}Tl	72.91h	EC	167（10.0）	—
^{133}Xe	5.24d	β^-	81（38.0）	0.346（0.100）
		用于 PET 诊断		
^{11}C	20.39min	β^+（99.8） EC（0.2）	511（199.5）	0.960（0.386）
^{13}N	9.96min	β^+（99.8） EC（0.2）	511（199.6）	1.198（0.492）
^{15}O	122.24min	β^+（99.9） EC（0.1）	511（199.8）	1.732（0.735）
^{18}F	109.8min	β^+（97） EC（3）	511（193.5）	0.633（0.250）
^{64}Cu	12.7h	β^+（17） EC（44） β^-（39）	511（34.8）	0.653（0.278）
^{66}Ga	9.49h	β^+（56） EC（44）	511（112），1 039（36.0），2 752（23.3）	4.153（1.740）
^{68}Ga	67.71min	β^+（89） EC（11）	511（178.3）	1.899（0.829）
^{89}Zr	78.4h	EC（76.6） β^+（22.3）	511（44.8） 908.9（99）	0.897（0.396）
^{94m}Tc	52.0min	β^+（70） EC（30）	511（140.4），871（94.2）	2.438（1.072）
^{124}I	4.18d	β^+（23） EC（77）	511（46），603（62.9），723（10.3）	2.138（0.820）

注：* $\beta_{ave}=1/3\beta_{max}$（$\beta_{ave}$ 为 β 射线平均能量，β_{max} 为 β 射线最大能量）。

3. 简便的制备过程 供体内使用的放射性核素一般具有较短的半衰期，加上辐射防护的要求，制备放射性药物必须简单、快速，理想的制备方法是"一步法"标记，即预先将标记过程中所需的除放射性核素以外的所有物质通过简单混合或使其产生反应而制成放射性药物的半成品药盒，标记时只需将放射性核素加入后，经过简单的化学反应即可获得足量的高纯度放射性药物。对于较复杂的正电子药物，现在一般都使用专门的"卡套式"合成仪，完成药物的自动化合成与核素标记。

4. 稳定性 与普通药物不同，放射性药物的稳定性包括化学稳定性、放射化学稳定性和体内稳定性等方面。

（1）化学稳定性：要求放射性药物具有确定的、较稳定的化学结构，使其在制备和储存过程中不

易发生分解、氧化、还原等化学变化,生成复杂的副产物而影响药物的使用性能和有效使用期。

（2）放射化学稳定性:要求放射性药物对自身辐射作用的耐受能力强,不发生或很少发生辐射自分解。还要求放射性核素与被标记的化合物结合牢固,不因时间、温度、介质等的影响而脱落。

（3）体内稳定性:要求放射性药物引入体内后,不会因为介质条件的改变或生物活性物质(如酶等)的作用而轻易发生分解、变性或标记核素脱落等。

5. 适宜的化学量　体内使用的放射性药物的用药量应遵循尽量不干扰体内正常生物代谢过程的原则,即在能够获得清晰的图像或足够的放射性计数率的前提下,应有适宜的比活度。

6. 其他　适宜的物理性状、pH、无菌、无热源、放射性核纯度和放射化学纯度等。

四、治疗用放射性药物的特点

治疗用放射性药物使用发射 β 射线、内转换电子、俄歇电子或 α 射线的核素,具有较强的辐射生物效应,使用剂量也远高于诊断用放射性药物,因此对于正常非靶组织和器官的保护显得非常重要。

1. 理想的生物学性能

（1）靶向性:治疗用放射性药物的靶向要求更高,药物在病变部位的聚集浓度高且滞留时间长,以保证病变组织具有持续的较高辐射吸收剂量,同时减少和避免对正常组织的不必要照射。 α 粒子具有更强的电离辐射生物效应,可能对正常组织造成局部过度损伤,因此作为治疗放射性药物使用时通常对其定位性能要求更高。

（2）排泄:未聚集在病变部位的放射性药物应尽快排出体外。由于肝脏和肾脏是体内药物代谢和排泄的主要器官,许多药物也容易沉积在骨髓,因此肝脏、肾脏和骨髓是治疗用放射性药物的主要剂量限制器官。

2. 理想的核物理性质　利用放射性药物治疗疾病主要依赖其射线在病变组织中产生的电离辐射生物效应,因此治疗用放射性药物选择的核素以电离辐射生物效应较强的 $β^-$ 粒子或 α 粒子为宜。

（1）$β^-$ 粒子:$β^-$ 粒子在组织中的电离密度大,在局部组织中所产生的生物效应强于 X 射线和 γ 射线;同时由于其在组织内射程较短,可保证不对病变组织附近的正常组织造成明显损伤。例如,临床常用的放射性核素 ^{131}I,$T_{1/2}$ 为 8.4d,在组织中的平均射程为 0.8mm,$β^-$ 射线最大能量为 810keV,同时还会释放能量为 364keV 的 γ 射线,借助于甲状腺对碘元素的特异性高摄取,也被广泛用于甲状腺疾病的临床治疗。钇[^{90}Y]树脂微球于 2022 年被国家药品监督管理局批准用于治疗结直肠癌肝转移灶;^{177}Lu-DOTATATE 于 2018 年被美国食品药品监督管理局（FDA）批准用于治疗胃肠胰腺神经内分泌肿瘤;^{177}Lu-PSMA-617 于 2022 年被 FDA 批准用于治疗前列腺特异性膜抗原（PSMA）阳性的、经治疗仍进展的去势抵抗性前列腺癌。

（2）α 粒子:α 粒子能量高,电离能力更强,可直接造成 DNA 双链损伤,但穿透力非常弱,有效照射范围相较 $β^-$ 粒子更小。$^{223}RaCl_2$ 已被成功开发用于临床前列腺癌骨转移灶的治疗。

3. 其他要求　治疗用放射性药物同样要求具有良好的稳定性、适宜的化学量、适宜的物理性状、pH、无菌、无热源、高放射性核纯度和放射化学纯度等。

常见的治疗用核素种类、主要物理性能见表 3-2。

表 3-2　常见的治疗用核素种类、主要物理性能

核素	物理半衰期（$T_{1/2}$）	$β_{max}$ /MeV	Eα /MeV	主要 γ 射线能量 /keV 及丰度 /%	组织中最大射程 /mm
^{32}P	14.3d	1.71	—	—	8
^{131}I	8.03d	0.61	—	365（81）	2.2
^{153}Sm	46.3h	0.8	—	103（28%）	3.4
^{89}Sr	50.5d	1.46			6.67

续表

核素	物理半衰期（$T_{1/2}$）	β_{max} /MeV	$E\alpha$ /MeV	主要 γ 射线能量 /keV 及丰度 /%	组织中最大射程 /mm
^{186}Re	3.8d	1.07	—	137（9%）	4.7
^{188}Re	16.9h	2.12	—	155（10%）	12
^{117m}Sn	13.6d	CE*	—	158.6（86%）	0.3
^{177}Lu	6.7d	0.497	—	113（6.4%）208（11%）	2
^{90}Y	2.67d	2.27	—	—	12
^{221}At	7.21h	—	5.87	—	<0.1
^{223}Ra	11.43d	—	5.71	269	<0.1
^{225}Ac	9.9d	—	5.94	—	<0.1
^{227}Th	18.72d	—	6.14	50	<0.1

注：* CE，内转换电子（internal conversion electron）。

第二节　放射性核素的来源

- 医用放射性核素的来源主要包括放射性核素发生器、回旋加速器和核反应堆。
- 常用的医用放射性核素具有不同的核素来源及核素性质。

一、放射性核素发生器

放射性核素发生器（radionuclide generator）是一种可从较长半衰期的放射性母体核素中分离出较短半衰期的子体放射性核素的装置，是医用放射性核素的主要来源之一。在发生器中，随着母体核素的衰变，子体核素不断增长、衰变直至达到放射性平衡，在此期间，使用合适的分离手段就可从母体核素中得到无载体的子体放射性核素。在母体核素不断衰变期间，上述分离过程可反复进行，因此发生器可在一段时间内重复使用，直到大部分母体核素完成衰变。这一现象如同母牛挤奶，因此放射性核素发生器常被人称为"母牛"。根据母子核素体系分离方法的不同，可分为色谱发生器、萃取发生器和升华发生器。

一般要求母体核素需要具有较长的半衰期，以确保发生器经过生产、运输过程后还能保证一段时间的有效使用期。目前，商品化的发生器已能提供多种医用放射性核素，如 ^{99}Mo-^{99m}Tc 发生器、^{68}Ge-^{68}Ga 发生器、^{188}W-^{188}Re 发生器等，其中 ^{99}Mo-^{99m}Tc 发生器应用最普遍。^{99}Mo-^{99m}Tc 发生器的母体 ^{99}Mo 半衰期为 66h，经 β⁻ 衰变后产生子体 ^{99m}Tc。^{99m}Tc 的半衰期为 6.02h，以同质异能跃迁的方式衰变，发射出 140keV 的 γ 射线。^{99}Mo-^{99m}Tc 发生器中，随着 ^{99}Mo 的衰变，^{99m}Tc 的放射性强度不断增长，达到平衡峰值的时间约为 24h。因此，可每隔 24h 用生理盐水洗脱，每次获得的 ^{99m}Tc 放射性强度约为前一次的 80%。^{99m}Tc 具有较为理想的物理半衰期，发射几乎单一的 γ 射线，在洗脱液中以 Na^{99m}TcO$_4$ 的形式存在，当用还原剂将其还原成低氧化态时，^{99m}Tc 具有活泼的化学性质，可以制备多种显像药物。

二、回旋加速器

生产医用放射性核素的加速器通常为回旋加速器（cyclotron），是通过电流和磁场使带电粒子(如质子、氘核及 α 粒子)加速，轰击靶核后引起核反应生产放射性核素，得到的产物一般为短半衰期的

NOTES

缺中子核素,大都以电子俘获或发射 β^+ 的形式进行衰变。这类核素适合于 γ 照相机、SPECT 和 PET 显像,图像清晰,辐射危害小,与 PET 显像配套使用的正电子放射性核素 ^{11}C、^{13}N、^{15}O、^{18}F 等均由加速器生产。表 3-3 为临床常用的加速器生产的放射性核素。

表 3-3   临床常用加速器生产的放射性核素

放射性核素	半衰期($T_{1/2}$)	核反应过程
^{11}C	20.5min	$^{14}N(p,\alpha)^{11}C$
^{13}N	10min	$^{16}O(p,\alpha)^{13}N$
^{15}O	2.1min	$^{14}N(d,n)^{15}O$ $^{15}N(p,n)^{15}O$
^{18}F	109.8min	$^{18}O(p,n)^{18}F$ $^{20}N(d,\alpha)^{18}F$
^{64}Cu	12.7h	$^{64}Ni(p,n)^{64}Cu$
^{67}Ga	3.26d	$^{65}Cu(\alpha,2n)^{67}Ga$
^{68}Ga	67.71min	$^{68}Zn(p,n)^{68}Ga$
^{89}Zr	78.41h	$^{89}Y(p,n)^{89}Zr$ $^{89}Y(d,2n)^{89}Zr$
^{111}In	2.80d	$^{109}Ag(\alpha,2n)^{111}In$ $^{111}Cd(p,n)^{111}In$
^{123}I	13.2d	$^{124}Te(p,2n)^{123}I$
^{124}I	4.18d	$^{124}Te(p,n)^{124}I$ $^{124}Te(d,2n)^{124}I$
^{201}Tl	73.2h	$^{203}Tl(p,3n)^{201}Pb \rightarrow {}^{201}Tl$

加速器生产的医用放射性核素主要有以下几个特点:

1. 发射 β^+ 或 γ 射线   加速器生产的放射性核素大都是缺中子核素,往往通过 β^+ 衰变发射正电子,或伴随电子俘获(EC)产生的 γ 射线。许多加速器生产的放射性核素发射单能 γ 射线,容易探测,辐射损伤也较小。

2. 半衰期较短   短半衰期核素应用时患者所受辐射剂量小,安全性高,患者在间隔一段时间后即可再次进行检查。但部分核素的半衰期仅有数分钟乃至数秒,因此这类放射性诊断药物的制备需要特殊的快速化学合成和分离装置,如 ^{11}C、^{13}N、^{15}O、^{18}F 等均用自动化合成模块(automated synthesis module)合成所需化合物。

3. 比活度高   比活度是指单位质量的某种放射性物质的放射性活度。带电粒子核反应生成的核素大部分与靶核素不是同位素,可通过化学分离得到高比活度或无载体的放射性核素,如 $^{18}O(p,n)$ ^{18}F。无载体的放射性核素在标记一些生物活性物质时,可减少非放射性同位素的竞争反应,提高标记率和比活度。

4. 用途广   加速器生产的正电子发射体 ^{11}C、^{13}N、^{15}O 等,由于它们的稳定同位素是机体的主要组成成分,因此在生命科学中有着广泛的用途。^{18}F 与 H 的原子半径相近,取代后引起的空间扰动较小,从而对标记物的生物学性质影响较小。

三、核反应堆

核反应堆(nuclear reactor)是一种可控制的重核裂变链式反应的装置,其生产放射性核素是利用反应堆提供的高通量中子流照射靶材料,吸收中子后的靶核发生改变,变为不稳定的(放射性)核素,即通过核反应获得放射性核素。反应堆生产的放射性核素大多是丰中子核素,它们主要通过(n,γ)、(n,p)、(n,α)、(2n,γ)、(n,nγ)、(n,f)等核反应得到,具有品种多、成本低的优势,也是目前医用放射性核素的主要来源之一。

1.(n,γ)反应 热中子容易引起(n,γ)反应,是反应堆生产放射性核素的主要途径。通过(n,γ)反应生产放射性核素有如下特点。

(1)周期表中元素除氢以外均能发生(n,γ)反应,其中,中、重核的反应截面较大,反应单一,放射性杂质少。通过该类反应产生的医用放射性核素有 ^{24}Na、^{42}K、^{47}Ca、^{85}Sr、^{99}Mo、^{113}Sn、^{125}I、^{131}I、^{153}Sm、^{186}Re、^{197}Hg 等。

(2)由于中子的穿透能力强,且引起(n,γ)反应的中子能量范围宽,因此对靶的形状、厚度要求较低,但对靶材料的纯度要求高,否则会影响产物的放射性核纯度。

(3)(n,γ)反应前后的核素互为同位素,化学分离较难,产品比活度不高。要提高产品的比活度,需用高通量的反应堆。

2.(n,p)和(n,α)反应 对于热中子反应堆,只有质量数低的少数核素才能进行这类反应,得到的放射性核素与靶材料是不同元素,可用化学分离法得到无载体的高比活度核素。通过该类反应生产的医用放射性核素有 ^{3}H、^{32}P、^{35}S、^{45}Ca、^{58}Co、^{64}Cu 等。

3. 其他 (2n,γ)反应与(n,γ)反应一样,通过核反应将中子引入到靶核中,不改变原子序数,即产物与靶核原子数相同,不能采用化学方法进行分离,所产生的核素比活度通常较低或中等,产率与中子注量率的平方成正比。通过该类反应生产的医用放射性核素有 ^{188}W、^{194}Os、^{199}Au 等。

(n,nγ)反应与简单的(n,γ)反应不同,一些核经过中子俘获后具有足够的能量,释放一个中子和光子,维持原子质量数不变。该反应获得的产物比活度较高但产率低。通过该类反应生产的医用放射性核素有 ^{117m}Sn 和 ^{195m}Pt。

表 3-4 为常用核反应堆生产的医用放射性核素。

表 3-4 常用核反应堆生产的医用放射性核素

放射性核素	半衰期($T_{1/2}$)	核反应
^{3}H	12.3 年	$^{6}Li(n,α)^{3}H$
^{14}C	5730 年	$^{14}N(n,p)^{14}C$
^{32}P	14.3d	$^{31}P(n,γ)^{32}P$
^{89}Sr	50.5d	$^{88}Sr(n,γ)^{89}Sr$
^{90}Mo	2.75d	$^{98}Mo(n,γ)^{99}Mo$ $^{235}U(n,f)^{99}Mo$
^{125}I	60.1d	$^{124}Xe(n,γ)^{125}Xe→^{125}I$
^{131}I	8.03d	$^{130}Te(n,γ)^{131}Te→^{131}I$
^{133}Xe	5.24d	$^{235}U(n,f)^{133}Xe$
^{153}Sm	46.3h	$^{152}Sm(n,γ)^{153}Sm$
^{186}Re	3.8d	$^{185}Re(n,γ)^{186}Re$

核反应堆生产放射性核素的优点:能同时辐照多种样品,生产量大,辐照时间短,操作简单等。缺点:多为丰中子核素,通常伴有 β⁻ 衰变,不利于制备诊断用放射性药物;核反应产物与靶核多属于同一元素,化学性质相同,较难获得高比活度的产品。

第三节　放射性药物的质量控制

- 放射性药物的质量控制主要包括物理鉴定、化学鉴定和生物学鉴定。

质量控制（quality control, QC）是指在产品生产和服务的各个环节中，采用质量测量、数据统计等方法进行实时监督检查，以确保产品或服务的质量符合既定的标准和要求。放射性药物必须进行严格的质量控制，才能引入人体进行诊断与治疗，以确保患者安全和诊治效果。

一、物理鉴定

1. 物理性状　多数的放射性药物是无色透明的，少数呈半透明状，如 ^{99m}Tc-SC。一般应按照生产厂家提供的说明书或广泛认可的规范作为药物外观性状的判断标准。放射性药物颗粒大小可通过光学显微镜或电镜检测，如肺灌注显像剂 ^{99m}Tc-MAA 颗粒直径应在 10~100μm，肝显像剂 ^{99m}Tc-SC 的胶体颗粒直径范围为 80~500nm。

2. 比活度　比活度（specific activity）是指单位质量的某种放射性物质的放射性活度，通常以 MBq/nmol 或 MBq/mg 表示。由于放射性药物在体内摄取机制不同，不同的放射性药物对比活度的要求不同。

3. 放射性核纯度　放射性核纯度（radionuclide purity），也称放射性纯度（radioactive purity），是指所指定的放射性核素的放射性活度占药物中总放射性活度的百分比。放射性核素的放射性纯度只与放射性杂质的量有关。如临床上用于人体显像的 ^{99m}Tc 的放射性纯度要求大于 99.9%，是指 ^{99m}Tc 淋洗液中其他放射性核素（如 ^{99}Mo）的放射性活度不超过 0.1%，而 ^{99m}Tc 淋洗液中含有铝等非放射性杂质的多少并不影响其放射性纯度。该指标主要用于监测其他放射性核素的沾染程度，一般来说，放射性核素的不纯主要发生在工厂生产过程和核素发生器的洗脱过程中。放射性核纯度的测定方法可根据杂质核素的性质，选用锗（锂）或高纯锗探测器的多道 γ 谱仪，或其他放射性核纯度测定方法。

二、化学鉴定

1. pH　pH 的测定应采用精密 pH 试纸或酸碱度计检测，检测的 pH 应该符合说明书的质控范围。

2. 放射化学纯度　放射化学纯度（radiochemical purity）简称放化纯度，指某一特定化学形式的放射性核素所具有的放射性活度占该核素总放射性活度的百分比。该指标是衡量放射性药物质量的最重要指标之一，是常规质控项目，医用放射性药物应具有 90% 以上的放化纯度才能保证它的效果。用于放化纯度测定的方法有纸层析法、聚酰胺薄层层析法、快速硅胶薄层层析法、离子交换色谱法、高效液相色谱法和纸或凝胶电泳法。目前临床常用的是薄层层析法（thin-layer chromatography, TLC）或纸层析法（paper chromatography）。

3. 化学纯度　化学纯度（chemical purity）是指特定化学结构化合物的含量，与放射性无关。化学杂质的存在可能对患者产生毒副作用，在放射性标记过程中还可能产生放射性杂质而影响放化纯度。临床上常用比色法来鉴定化学杂质。

三、生物学鉴定

1. 细菌　常采用薄膜过滤法灭菌，其他灭菌方法包括高压灭菌法、γ 射线辐射消毒法以及环氧乙烷消毒法等。

2. 热原　热原亦称内毒素，是黏多糖或微生物代谢产生的蛋白质。目前主要通过在制备药物过程中严格无菌操作来预防。可用家兔法和鲎试剂法查验，详见《中华人民共和国药典》。

3. 毒性　放射性药物的毒性包含被标记药物毒性和辐射安全性。被标记药物的一次性使用量很少，其化学毒性甚微。2021 年，国家药品监督管理局药品审评中心发布了《放射性体内诊断药物非临床研究技术指导原则》,对放射性药品毒理学研究方法做出了具体要求。辐射安全性的评价指标是医用内照射剂量(MIRD),其应用值要求符合国家有关法规的规定。

4. 体内生物分布　放射性药物体内生物学行为测定是获准临床使用前必须进行的工作。动物实验及放射自显影对放射性药物的生物活性检测有重要价值。

Summary

Radiopharmaceuticals are the essential elements in nuclear medicine to provide image contrast. We aim to introduce the basic concepts and applications of radiopharmaceuticals. The working principles of the radiopharmaceuticals are specific for pathophysiological and molecular biological changes of diseases, and they can be designed for diagnostic, therapeutic and theranostic applications. This chapter explains the definition and main characteristics of radiopharmaceuticals in details. Additionally, the sources, preparation methods and quality requirements and quality control of radiopharmaceuticals are introduced.

思考题

1. 为何并非所有的放射性药物均需追求更高的比活度?
2. 为什么体内放射性药物要求具有良好的靶向性能和体内快速排泄性能?

（杨　志）

第四章
放射性核素示踪技术与脏器显像

放射性核素示踪技术是医学领域中最重要和最基本的核技术,同时也是放射性核素在医学和生物学中应用的方法学基础。随着医学理论和技术的不断发展,以放射性核素示踪技术为基础,融合其他学科的最新成就,不断建立起各种崭新的核医学方法,为临床疾病的诊治和推动医学进步做出了重要的贡献。以 SPECT/CT、PET/CT、PET/MRI 等为代表的多模式显像技术,将反映功能、代谢、血流、生化、受体及基因表达等改变的核医学影像与反映解剖结构的影像进行同机融合,为临床提供更为精准、完整、全面的信息,成为核医学与分子影像的发展方向。

第一节　放射性核素示踪技术

- 放射性核素示踪技术是核医学中最重要和最基本的方法学基础。
- 放射性核素示踪技术具有灵敏度高、准确性好、符合生理条件、能定位研究的特点。

示踪(tracing),就是显示特定物质的行踪。在难以用直接检测的方法观察物质在生物体系中的动态变化时,通常需要引入示踪剂,通过对示踪剂的检测,间接反映被研究物质在指定过程中的行为或性质。示踪剂(tracer)是为观察、研究和测量某种物质在指定过程中的行为或性质而引入的一种标记物。作为示踪剂,首先必须容易被探测;其次,其性质或行为在该过程中与被示剂物应完全相同或差别极小;另外,其加入量极少,对原有体系不产生显著的影响。常用的示踪剂有放射性核素示踪剂、酶标示踪剂、荧光标记示踪剂、自旋标记示踪剂等。放射性核素示踪技术是目前最灵敏而有效的间接检测技术之一。

放射性核素示踪技术(radionuclide tracer technique)是以放射性核素或其标记化合物为示踪剂,利用仪器探测放射性核素在发生核衰变过程中发射出来的射线,直接或间接显示示踪剂的踪迹,用于研究特定物质在生物体系或外界环境中的客观存在及其变化规律的一类技术。放射性核素示踪技术是核医学领域中最重要和最基本的核技术,同时又是放射性核素在医学和生物学中应用的方法学基础。

一、示踪原理

放射性核素示踪技术的原理是基于放射性核素示踪剂与被研究物质的同一性和放射性核素的可测性这两个基本性质。

1. 标记物与非标记物的同一性　放射性核素标记化合物与相应的非标记物具有相同的或相似的化学结构和生物学性质,它们在生物体内发生的化学变化、生物学过程相同或者高度相似,因而放射性示踪剂能够反映被研究物质的行为。

同位素交换法制备示踪剂是最理想的方法。由于一种元素所有同位素的化学性质都相同,放射性核素标记的化合物未改变该化合物原有的结构,也不影响其原有的性质,两者之间具有同一性。按此方法制备的示踪剂与其非标记物的化学结构完全相同,在生物体内所发生的化学变化、免疫学反应和生物学过程也都是完全相同的。例如,在核医学中,用放射性碘 ^{131}I 来研究稳定性碘 ^{127}I 在体内的代谢过程,用 ^{3}H-TdR 研究胸腺嘧啶参与细胞增殖的功能等。

但实际上许多适合于实验研究和临床应用的放射性核素,在大多数拟标记的化合物分子结构中并不存在相应的稳定性同位素,无法应用同位素交换法进行标记,需要采用其他方法。当以某种放射性核素标记到一个化合物分子结构上时,这种放射性核素虽然并非该化合物所固有,但一般也不至明显改变该化合物的原有性质。如果这种带有放射性核素的化合物与未经标记的化合物在体内的代谢规律基本上一致,同样也可以认为两者具有同一性。一般临床核医学中更多采用此类放射性核素,如 ^{131}I、^{99m}Tc、^{111}In、^{18}F 等,常用的标记方法是化学合成法、金属络合法等。

2. 标记物的可测性　放射性核素标记物与相应的非标记物又不是完全相同的,主要区别就在于标记物上的放射性核素会自发地发生核衰变,并在此过程中发出射线,而这些射线能够被相应的放射性探测器或感光材料所检测到,因而可以借此对被标记的物质进行精确的定性、定量及定位测量和研究。

应当强调的是,标记物上的放射性核素只是起着发出射线指示行踪的作用,标记物在生物机体或者生物系统中的生物学行为完全取决于被标记物固有的性质。因此,不同的核素标记在相同的化合物上,其生物学行为不会发生改变,而相同的核素标记在不同的化合物上,表现出来的体内代谢过程和生物学行为则完全不同。例如,^{99m}Tc 是临床上最常使用的放射性核素,高锝酸盐离子(^{99m}TcO$_4^-$)本身主要被甲状腺、唾液腺以及其他消化腺摄取,可用于甲状腺功能测定和甲状腺显像;而 ^{99m}Tc-HMPAO 可透过血脑屏障到达脑组织,用于脑血流显像;^{99m}Tc-MIBI 则聚集于心肌组织和某些肿瘤组织,用于心肌灌注显像和肿瘤阳性显像。^{99m}Tc-DMSA 与 ^{113m}In-DMSA 同样被肾小管上皮细胞吸收和浓聚,均可用于肾皮质显像。因此,应根据研究目的、实验对象和实验方法不同,选择适当的放射性核素和标记化合物。

二、基本类型

以放射性核素示踪技术为核心,吸取并融合其他学科的最新研究成就,建立了许多具有实用价值的诊断技术和研究方法,为生命科学和临床医学的研究提供了非常重要的手段。根据被研究的对象不同,通常将其分为体内示踪技术和体外示踪技术两大类。

(一) 体内示踪技术

体内示踪技术(in vivo tracer technique)又称在体示踪技术,它是以完整的生物机体作为研究主体,用于研究被标记的化学分子在生物系统中的吸收、分布、代谢及排泄等体内过程的定性、定量及定位动态变化规律。具有代表性的体内示踪技术主要有以下几类:

1. 物质吸收、分布及排泄的示踪研究　物质的吸收、分布和排泄的示踪研究常用于药物的药理学、药效学和毒理学研究,在药物的筛选、给药途径和剂型选择等方面都具有重要的价值。各种物质(包括生理性物质和药物等)进入体内后,一般都要经过消化、吸收、分布、转化以及排泄等过程。各种药物、毒物、激素等,只要能得到其化学纯品,绝大多数都能用放射性核素标记该化合物,通过将该标记化合物引入体内,在不同的时间测定体液中的放射性浓度或脏器中的放射性分布,可以了解该化合物在体内的吸收、分布及排泄规律。

以分布实验为例。物质被吸收后,通过血液循环分布于各组织器官,大多数物质在体内分布有一定的选择性,这种选择性与其在体内的代谢特征有关,而药物在体内的分布情况又直接影响到它的药理学效应和毒副作用的大小。研究药物体内分布的实验方法有三类:脏器放射性测量、整体放射自显影和 SPECT 或 PET 显像。脏器放射性测量法不需复杂的实验条件,简便易行,实验周期短,但属于破坏性研究方法,容易受到操作过程中误差的影响。整体放射自显影定位精确,但是实验操作比较复杂,技术要求高,实验周期较长,并且一般只能以初生的小动物为实验对象,不适合大型动物和人体研究。SPECT 及 PET 显像不破坏实验对象原有结构的完整性,符合生物机体的生理条件,可以形象、直接、量化地反映示踪剂在机体的动态分布变化,尤其是小动物 SPECT/CT 和小动物 PET/CT 的应用,为分布实验提供了更为有效、可靠的研究手段,在新药开发研究、受体研究、肿瘤研究等方面将发挥更大的作用。

2. 放射性核素稀释法　放射性核素稀释法(radionuclide dilution method)是利用稀释原理对微量物质作定量测量或测定液体容量的一种核素示踪方法。根据化学物质在稀释前后质量相等的原理,利用已知比放射性(或放射性浓度)和重量(或容量)的放射性示踪剂,加到一个未知重量或容量的同质体系中,放射性示踪剂将被稀释,比放射性或放射性浓度下降,下降的程度与其被稀释的程度相关。

根据求知对象的不同,可分为直接稀释法和反稀释法,它们所依据的原理和计算公式基本相同。直接稀释法(direct dilution method)又称正稀释法,是用已知标记物测定未知非标记物;反稀释法(reverse dilution method)则是应用非放射性同类物质作为稀释载体,测定混合物中已知放射性物质的化学量。

放射性核素稀释法比一般化学分析方法简单,灵敏度高,可用于研究人体各种成分的重量或容量,如测定全身血容量(包括红细胞容量和血浆容量)、身体总水量、细胞外液量、可交换钠量和可交换钾量等。

3. 放射自显影技术　放射自显影技术(autoradiography,ARG)是根据放射性核素的示踪原理和射线能使感光材料感光的特性,借助光学摄影术来测定被研究样品中放射性示踪剂分布状态的一种核技术。将放射性核素标记的示踪剂导入生物体内,经过一段时间的分布和代谢之后,根据实验目的和方法的要求取材,将标本制成切片或涂片,经一定时间曝光、显影、定影处理后,可以显示出标本中示踪剂的准确位置和数量。根据观察范围和分辨率不同,可分为宏观放射自显影、光镜放射自显影和电镜放射自显影三类。宏观放射自显影(macroscopic autoradiography)的观察范围较大,要求的分辨率较低,能用肉眼、放大镜或低倍显微镜观察,主要从整体水平来观察放射性示踪剂在体内的分布状态,多用于小动物的整体标本,大动物的脏器或肢体标本,以及各种电泳谱、色谱和免疫沉淀板的示踪研究。光镜放射自显影(light microscopic autoradiography)的观察范围较小,分辨率较高,适用于组织切片、细胞涂片等标本的示踪研究,根据不同示踪剂在不同时间的分布,研究细胞水平的代谢过程。电镜放射自显影(electron microscopic autoradiography)的观察范围更小,分辨率更高,适用于细胞超微结构,甚至是提纯的大分子结构(DNA、RNA)上的精确定位和定量。放射自显影技术具有定位精确、灵敏度高、可定量分析等优点,广泛用于药理学、毒理学、细胞学、血液学、神经学、遗传学等学科领域。

磷屏成像(phosphor plate imaging)装置是近年出现的一种新的放射性自显影成像系统,由一个可重复使用的磷屏作为成像板和一个读出装置(包括激光扫描共聚焦装置、后续电子学线路、光电倍增管和计算机数据处理软件)组成。由于磷屏成像具有灵敏度高、成像快、操作简便、磷屏可反复使用、无需胶片和显影定影等照相处理步骤的优势,可用于多种放射性核素的宏观放射自显影。然而它的分辨率还有限,目前尚不能用于细胞和亚细胞水平的成像。

4. 放射性核素功能测定　放射性核素功能测定是将机体的脏器或组织的某一功能状态,通过动态观察后测出定量结果,为医学研究及临床诊断提供功能评价的一种放射性核素示踪技术。放射性示踪剂引入机体后,根据其理化及生物学性质,参与机体一定的代谢过程,并动态地分布于有关脏器和组织,通过射线探测器可观察其在有关脏器和组织中的特征性消长过程,这一过程常表现为一定的曲线形式。根据示踪剂与脏器相互作用的特点,选择适当的数学模型对曲线进行定性及定量分析,就可得到反映该脏器某一功能状态的结果并判断功能异常的性质和程度。例如,甲状腺吸 ^{131}I 率测定、肾功能测定、心功能测定、胃排空功能测定等。

5. 放射性核素显像　放射性核素显像是在放射性示踪技术的基础上,将放射性示踪剂引入体内,在体外采用 γ 照相机、SPECT 或 PET 等显像设备,探测放射性核素所发出的 γ 射线,获得脏器和组织功能或代谢影像的一种技术。在短时间内自动连续成像或在一定时间范围内多次间断成像,可以对脏器的功能和形态同时进行观察,不仅可以显示出脏器和组织的位置、大小和形态变化,而且可以进行动态显像和定量分析。放射性核素显像除对脏器或组织的形态进行鉴别外,还可根据图像上的放射性分布特点反映脏器的功能,这是核医学显像与其他显像方法的最主要区别之一。

鉴于在包括医学在内的生命科学领域,更关心的是某种化学分子在生物系统内的动态变化规律,因此,体内示踪技术都是建立在动力学分析的基础之上。

(二)体外示踪技术

体外示踪技术(in vitro tracer technique)又称离体示踪技术,以从整体分离出来的组织、细胞或体液等简单系统为研究对象,多用于某些特定物质如蛋白质、核酸等的转化规律研究,超微量物质的体外测定等。体外示踪技术的共同特点:都是在体外条件下进行,它减少乃至避免了众多的体内因素对实验结果的直接影响,同时也避免了受检者本人直接接触射线的可能,但它只能表示生物样品离开机体前瞬时间的机体状态,对结果的解释更需要结合临床或机体的整体代谢情况。

1. 物质代谢与转化的示踪研究　阐述各种代谢物质的前身物、中间代谢步骤和中间代谢产物、最终产物的相互关系及其转化条件,是正确认识生命现象的物质基础。放射性核素示踪技术不仅能够对前身物、中间代谢产物、最终产物做出定性分析,还可用于研究前身物转化为产物的速度、转化条件、转化机制以及各种因素对转化的影响。通过标记不同前身物(如氨基酸、核苷酸等)可以研究蛋白质、核酸等生物大分子的合成、结构和功能。例如,用 ^{3}H-TdR(胸腺嘧啶核苷)掺入 DNA 作为淋巴细胞转化的指标观察细胞免疫情况;用 ^{125}I-UdR(脱氧尿嘧啶核苷)掺入 RNA,可作为肿瘤细胞增殖速度的指标,用于抗肿瘤药物的研究。

物质代谢与转化的示踪研究可以在整体、离体或无细胞体系中进行。整体实验多以实验动物为研究对象,在正常生理条件下观察某物质在体内转化的全过程,可以获得较为可靠的结论,这固然是最为理想的方法,但是由于机体的内环境十分复杂,有各种交换方式和代谢旁路,多因素参与代谢过程,因而不易弄清物质转化的细节。另外,由于内源性物质对待测标记物的稀释作用,使参与代谢反应的示踪剂减少,导致测量结果误差较大,难以做出准确的判断。离体实验(包括无细胞反应体系)可以简化反应条件,人为控制反应对象和实验条件,有利于在分子水平阐明物质转化过程的具体步骤、转化条件及影响因素,有些代谢过程只能在离体条件下才能得出实验结果。但是同时也应当注意到,离体实验破坏了生物机体代谢反应的完整性,所得到的实验结果只能看作是一种可能性,应做系统分析或经整体实验加以验证,才能得出可靠的结论。

2. 活化分析　活化分析(activation analysis)是通过使用适当能量的射线或粒子照射待测样品,使待测样品中某些稳定的核素通过核反应变成放射性核素(活化),然后进行放射性测量和能谱分析,获得待测样品中稳定核素的种类与含量(分析)的超微量分析技术。根据照射源的不同,活化分析可以分为中子活化分析、带电粒子活化分析、光子活化分析三类,其中以中子活化分析应用最广。活化分析是各种痕量分析法中灵敏度最高的,并且精密度好,准确度高,抗干扰能力强,可以区别同一元素的各个同位素及其组成;可进行多元素同步测定,在同一份试样中可同时测定 30~40 种元素,最高可达 56 种元素,特别适合于生物医学样品中多种痕量元素的测定,以及合金元素的测定;化学分离工作相对比较简单,在进行法医学鉴定时可不破坏证物。活化分析最主要的问题是其所使用的活化源十分昂贵,需反应堆或加速器,不易普及,这极大地限制了它的应用。

3. 体外放射分析　是指在体外条件下,以放射性核素标记的抗原、抗体或受体的配体为示踪剂,以结合反应为基础,以放射性测量为定量方法,对微量物质进行定量分析的一类技术的总称,包括放射免疫分析、免疫放射分析、受体放射分析等(详见第五章"体外分析技术")。

三、方法学特点

1. 灵敏度高　放射性测量仪器对于核射线具有非常灵敏的检测能力,在获得高比活度标记物的条件下,可以精确地探测出极微量的物质。以 ^{32}P 为例,1Ci(1Ci=3.7×10^{10}Bq)的 ^{32}P 仅有 3.52μg,即 3.52×10^{-6}g,而放射性测量仪器可以精确地测出 10^{-9}Ci 或更弱的放射性,也就是对于 ^{32}P 来说,其灵敏

NOTES

度可达 10^{-15}g 数量级,远远高于化学分析法(10^{-12}水平)。核医学显像仪器(SPECT、PET)对信号的探测灵敏度也比 MRI 和 CT 高 4~6 个数量级。

2. 方法相对简便、准确性较好　由于测定对象是核射线,而示踪剂中放射性核素放出的射线不受其他物理和化学因素(如温度、pH 等)的影响,同时放射性测量受到反应体系中其他非放射性杂质的干扰小,省去了许多可能导致误差的分离、提纯等步骤,减少了待测物化学量的损失,这不仅简化了实验程序,而且提高了实验结果的可靠程度,可以获得较好的准确性。

3. 合乎生理条件　应用放射性示踪剂,可使用生理剂量乃至更微小的示踪剂量来研究物质在整体中的变化规律。由于这类方法灵敏度高,所需化学量极小,不致扰乱和破坏体内生理过程的平衡状态,可以在生物机体或培养细胞体系完整无损的自然条件下进行实验,因此反映的是被研究物质在生理剂量和原有生理状态下的代谢和变化,所得结果更接近于真实情况。

4. 定性、定量与定位研究相结合　放射性核素示踪技术不仅能准确地定量测定和进行动态变化的研究,而且可以进行定位观察。例如,放射自显影方法可确定放射性标记物在器官或组织标本中的定位和定量分布,并可与电子显微镜技术结合,进行亚细胞水平的定位分析;射线具有一定的穿透能力,可以从体外探测到显像剂在人体内的动态分布过程,获得相关脏器和组织的功能结构影像,而这对其他示踪技术来说是难以实现的。

第二节　放射性核素显像技术

- 放射性核素显像技术的基本原理是放射性核素示踪原理,是临床核医学最重要的方法之一。
- 放射性核素显像是建立在器官组织血流、代谢等功能变化的基础之上,是一种功能结构影像。

放射性核素显像(radionuclide imaging)技术是根据放射性核素示踪原理,利用放射性药物在体内代谢分布的特殊规律,在体外获得脏器和组织功能结构影像的一种核医学技术,通常将用于核素显像的放射性药物称为显像剂(imaging agent)。放射性核素显像技术是临床核医学最重要的方法之一,随着各种新型显像剂的研制成功和显像设备的更新迭代,它在临床诊疗中发挥着越来越重要的作用。

一、基本原理

放射性核素显像技术是基于放射性核素的示踪原理。将显像剂引入体内后,由于其化学和生物学特性,将按一定规律分布于某些器官、组织、病灶内,或参与某一过程或流经某一通道。在此过程中,显像剂中的放射性核素在衰变过程中发出射线,利用显像仪器可以在体外探测并描绘出显像剂的分布图像,借以了解脏器或组织的形态、位置、大小等变化,对疾病做出诊断。同时,在短时间内自动连续成像,或者在一定时间内多次显像,可以获得特定器官、组织的系列图像,通过计算机处理可计算出特定区域的时间 - 放射性曲线(time-activity curve,TAC)及相应的参数,对其进行定量分析,从而将定位和定性诊断与定量分析有机地结合起来。

二、显像剂被脏器或组织聚集的机制

与超声、CT、MRI 等显像方法不同,在进行不同器官或组织的核素显像时,需要使用不同的显像剂,并且同一器官的不同功能或不同的显像目的也需要使用不同的显像剂,这是因为不同的显像剂在特定的器官、组织或病变中选择性聚集的机制各不相同。显像剂被器官、组织摄取(聚集)的机制有很多种,概括起来主要有以下几种类型:

1. 细胞代谢　脏器和组织的正常代谢或合成功能需要某种元素或化合物,若将该元素的放射性同位素或放射性核素标记的特定化合物引入体内,可被特定的脏器和组织选择性摄取并参与细胞代

谢。例如,甲状腺具有选择性摄取碘元素用以合成甲状腺激素的功能,利用放射性 ^{131}I 作为示踪剂,根据甲状腺内 ^{131}I 分布的影像可判断甲状腺的位置、形态、大小,以及甲状腺结节的功能状态;胆固醇是合成肾上腺皮质激素的共同前身物,能被肾上腺皮质细胞摄取,其摄取的数量和速度与皮质功能有关,放射性核素标记的胆固醇(如 ^{131}I-6-IC)或胆固醇类似物可用于肾上腺皮质显像;^{18}F-氟代脱氧葡萄糖(^{18}F-fluorodeoxyglucose,^{18}F-FDG)与普通葡萄糖一样,可被心肌细胞、脑神经细胞和肿瘤细胞等组织作为能源物质摄取,但却不能被其利用而在细胞内聚集,可以用 PET 观察和分析心肌、脑灰质和肿瘤的葡萄糖代谢状况。

2. **细胞吞噬**　单核巨噬细胞具有吞噬异物的功能,放射性胶体颗粒(如 ^{99m}Tc-硫胶体)经静脉注入体内,将作为机体的异物被单核巨噬细胞系统的巨噬细胞所吞噬,常用于富含单核巨噬细胞的组织如肝、脾和骨髓的显像。放射性胶体在脏器内的分布主要随胶体颗粒的大小而异,通常小于 20nm 的颗粒在骨髓中的浓集较多;中等大小的颗粒主要被肝的库普弗细胞(Kupffer cell,KC)吞噬;大颗粒(500~1 000nm)主要浓集于脾。淋巴系统具有吞噬、输送和清除外来物质的功能,将放射性标记的微胶体或右旋糖酐(如 ^{99m}Tc-右旋糖酐)注入皮下或组织间隙后,可迅速随淋巴液经毛细淋巴管进入淋巴回流系统,通过显像可以了解相应区域淋巴管的通畅情况和引流淋巴结的分布情况。

3. **循环通路**　某些显像剂进入血管、蛛网膜下腔或消化道等生理通道时既不被吸收也不会渗出,仅借此解剖通道通过,经动态显像可获得显像剂流经该通道及有关脏器的影像。例如,经静脉弹丸式快速注入放射性药物后,它依序通过腔静脉、右心房、右心室、肺血管床、左心房、左心室、升主动脉、主动脉弓而达到降主动脉,用以判断心脏及大血管的畸形等先天性心血管疾病和某些获得性心脏疾病。如果以放射性核素标记的某些血液成分(如红细胞)为显像剂,静脉注射 ^{99m}Tc-红细胞后经过与血液的充分混合,可均匀分布于血管内,可以显示心、肝、胎盘等脏器的血池分布情况(血池显像)。静脉注射大于红细胞直径(>10μm)的颗粒型显像剂(如 ^{99m}Tc-MAA),将随血液循环流经肺毛细血管前动脉和毛细血管床,暂时性嵌顿于肺微血管内,可以观察肺的血流灌注情况。将放射性药物(如 ^{99m}Tc-DTPA)经腰椎穿刺注入蛛网膜下腔,显像剂将进入脑脊液循环,蛛网膜下腔间隙相继显影,可以测得脑脊液流动的速度、通畅情况以及脑脊液漏的部位。不被胃黏膜吸收的放射性显像剂(如 ^{99m}Tc-DTPA)标记的食物摄入胃内后,经胃的蠕动传送而有规律地将其从胃内排入肠道中,通过动态显像可以了解胃排空功能。

4. **选择性聚集**　病变组织对某些放射性药物有选择性聚集作用,静脉注入该药物后在一定时间内能浓集于病变组织使其显像。例如,^{99m}Tc-焦磷酸盐(^{99m}Tc-PYP)可与甲状腺素转运蛋白心脏淀粉样变(TTR-CA)患者沉积于心肌细胞外间隙的淀粉样物质中的大量钙离子相结合,用于 TTR-CA 与轻链型心脏淀粉样变(AL-CA)的鉴别诊断;利用某些亲肿瘤的放射性药物[如 ^{67}Ga、^{99m}Tc(V)-DMSA 等]与恶性肿瘤细胞有较高的亲和力,可进行恶性肿瘤的定位、定性诊断。

5. **选择性排泄**　肾脏和肝脏对某些放射性药物具有选择性摄取和排泄的功能,这样不仅可显示脏器的形态,还可观察其分泌、排泄的功能状态以及排泄通道的通畅情况。例如,静脉注入经肾小管上皮细胞分泌(^{99m}Tc-EC,^{99m}Tc-MAG$_3$)或肾小球滤过(^{99m}Tc-DTPA)的放射性药物后进行动态显像,可以显示肾脏的形态,分泌或滤过功能以及尿路通畅情况;^{99m}Tc-HIDA 及 ^{99m}Tc-PMT 等显像剂经肝多角细胞分泌至毛细胆管并随胆汁排泄到肠道,可显示肝、胆囊的功能以及胆道通畅情况。

6. **通透弥散**　进入体内的某些放射性药物借助简单的通透弥散作用可使脏器和组织显像。例如,静脉注入放射性 ^{133}Xe 生理盐水后,放射性惰性气体 ^{133}Xe 流经肺组织时从血液中弥散至肺泡内,可同时进行肺灌注显像和肺通气显影;某些不带电荷、脂溶性小分子放射性药物(如 ^{99m}Tc-HMPAO),能透过正常的血脑屏障弥散至脑细胞并长期滞留,其在脑组织中的聚集量与血流量成正比,据此可进行脑血流显像。

7. **离子交换和化学吸附**　骨组织由无机盐、有机物及水组成,构成无机盐的主要成分是羟基磷灰石[$Ca_{10}(PO_4)_6(OH)_2$]晶体,占成人骨干重的 2/3,有机物主要是骨胶原纤维和骨粘连蛋白等。

^{85}Sr 和 ^{18}F 分别是钙和氢氧根离子的类似物,可与骨羟基磷灰石上的 Ca^{2+} 和 OH^- 进行离子交换,因此使晶体含量丰富的骨骼显像。^{99m}Tc 标记的膦酸盐类化合物(如 ^{99m}Tc-MDP)主要吸附于骨的无机盐中,少量与有机物结合,可使骨骼清晰显像;未成熟的骨胶原对 ^{99m}Tc 标记的膦酸化合物的亲和力高于羟基磷灰石晶体,并且非晶形的磷酸钙的摄取显著高于成熟的羟基磷灰石晶体,因此成骨活性增强的区域显像剂摄取明显增加。

8. 特异性结合 某些放射性核素标记化合物具有与组织中特定的分子结构特异性结合的特点,可使组织显影,从而达到特异性的定位和定性诊断的目的。例如,利用放射性核素标记某些受体的配体作显像剂,引入机体后能与相应的受体特异性结合,可以了解受体的分布部位、数量(密度)和功能等,称为放射受体显像(radioreceptor imaging);利用放射性核素标记的抗体或抗体片段与体内相应抗原特异性结合,可使富含该抗原的病变组织显影,称为放射免疫显像(radioimmunoimaging,RII);利用放射性核素标记的反义寡核苷酸可与相应的 mRNA 或 DNA 链的基因片段互补结合,可进行反义显像和基因显像。

由此可见,放射性核素显像是建立在器官组织血流、代谢等功能变化的基础之上,反映的是组织细胞的病理生理变化,更侧重的是从功能的角度来观察脏器和组织的结构变化,因此属于功能结构影像。

三、显像类型

放射性核素显像从不同角度出发,可以分为不同的类型。

(一)根据影像获取的状态分为静态显像和动态显像

1. 静态显像 当显像剂在脏器或病变处的分布处于稳定状态时进行的显像,称为静态显像(static imaging)。这种显像允许采集足够的放射性计数用以成像,故所得影像清晰,可用于观察脏器和病变的位置、形态、大小和放射性分布。

2. 动态显像 在显像剂引入体内后,迅速以设定的显像速度动态采集脏器的多帧连续影像或系列影像,称为动态显像(dynamic imaging)。显像剂随血流流经和灌注脏器,或被脏器不断摄取和排泄,或在脏器内反复充盈和射出等过程,造成脏器内的放射性在数量或位置上随时间而变化。利用计算机感兴趣区技术可以提取每帧影像中同一个感兴趣区内的放射性计数,生成时间 - 放射性曲线(TAC),进而计算出动态过程的各种定量参数。通过各种参数定量分析脏器和组织的运动或功能情况,是核医学显像的一个突出特点。

为了进一步提高诊断效能,可将动态显像与静态显像联合进行,先进行动态显像获得局部灌注和血池影像,间隔一定的时间后再进行静态显像,称为多时相显像(multiphase imaging)。如静脉注射骨骼显像剂后先进行动态显像获得局部骨骼动脉灌注和病变部位血池影像,延迟 3h 后再进行显像得到反映骨盐代谢的静态影像,称为骨骼三时相显像。

(二)根据影像获取的部位分为局部显像和全身显像

1. 局部显像 仅限于身体某一部位或某一脏器的显像,称为局部显像(regional imaging)。这种方法一般使用较大的采集矩阵(如 256×256 或 512×512),得到的信息量大,图像清晰,分辨率较高。

2. 全身显像 利用放射性探测器沿体表做匀速移动,从头至足依序采集全身各部位的放射性,将它们重建为一幅完整的影像,称为全身显像(whole body imaging)。注射一次显像剂即可完成全身显像是放射性核素显像的突出优势之一,可在全身范围内寻找病灶,并且有利于机体不同部位或对称部位放射性分布的比较分析,常用于全身骨骼显像、全身骨髓显像、肿瘤或炎性显像等。

(三)根据影像获取的维数分为平面显像和断层显像

1. 平面显像 将放射性探测器置于体表的一定位置采集脏器或组织放射性影像的方法,称为平面显像(planar imaging),所得影像称平面影像。平面影像是二维影像,是脏器或组织在某一方位的投影,它由脏器或组织在该方位上所有放射性叠加所构成。叠加的结果可能掩盖脏器或组织内局部的放射性分布异常。为弥补这种不足,常采用前位、后位、侧位和斜位等多体位显像的方法,减少漏诊和误诊。

2. 断层显像　用可旋转的或环形的探测器,在体表连续或间断采集多体位平面影像数据,再由计算机重建成为各种断层影像的方法,称为断层显像(tomographic imaging)。断层影像是三维显像,在一定程度上避免了放射性的重叠,能比较准确地显示脏器内放射性分布的真实情况,有助于发现深部结构的放射性分布轻微异常,检出较小的病变,并可进行精确的定量分析,是研究脏器局部血流量和代谢率必不可少的方法。

（四）根据影像获取的时间分为早期显像和延迟显像

1. 早期显像　显像剂注入体内后 2h 以内所进行的显像,称为早期显像(early imaging),此时主要反映脏器血流灌注和早期功能状况,常规显像一般采用此类显像。

2. 延迟显像　显像剂注入体内 2h 以后,或在常规显像时间之后延迟数小时至数十小时所进行的再次显像,称为延迟显像(delay imaging)。一些病变组织由于细胞摄取功能较差或摄取缓慢,早期显像时由于血液及病变组织周围非靶组织的本底较高,导致病灶显示欠清晰。通过延迟显像可给予病灶足够的时间摄取显像剂,从而提高靶/非靶比值,改善图像质量,提高病灶检出率。例如,^{131}I- 间位碘代苄胍(metaiodobenzylguanidine,MIBG)肾上腺髓质显像除了在注射显像剂 24h 常规显像之外,往往还需要进行 48h、72h 甚至更长时间的延迟显像。有些则是因为病变与周围的正常组织均可摄取显像剂,但是两者对显像剂的清除速率不同,通过延迟显像可让病灶"水落石出"。例如,静脉注射 ^{99m}Tc-MIBI 后,15~30min 采集的早期影像可以同时显示甲状腺组织及功能亢进的甲状旁腺组织,2~3h 再进行延迟影像,甲状腺影像明显变淡,功能亢进的甲状旁腺病变组织则因显像剂清除更为缓慢而清晰显示。

（五）根据病变组织对显像剂的亲和力分为阳性显像和阴性显像

1. 阳性显像　显像剂主要被病变组织摄取,而正常组织一般不摄取或摄取很少,在影像上病灶组织的放射性比正常组织高而呈"热区"改变,称为阳性显像(positive imaging)或者热区显像(hot spot imaging),如亲肿瘤显像、放射受体显像、放射免疫显像等。通常阳性显像又分为特异性与非特异性两种类型,其灵敏性高于阴性显像。

2. 阴性显像　显像剂主要被有功能的正常组织摄取,而病变组织不摄取或摄取很少,在影像上表现为病变部位放射性分布较周围正常组织器官减少或缺损,称为阴性显像(negative imaging)或者冷区显像(cold spot imaging)。临床上的常规显像如心肌灌注显像、肝胶体显像等均属此类。

（六）根据显像剂摄取时机体的状态分为静息显像和负荷显像

1. 静息显像　受检者在安静状态下,没有受到生理性刺激或药物干预时,进行显像剂引入及图像采集而获得的显像,称为静息显像(rest imaging)。

2. 负荷显像　受检者在药物或生理性活动干预下所进行的显像,称为负荷显像(stress imaging)或介入显像(interventional imaging)。借助药物或生理性刺激等方法增加某个脏器的功能或负荷,通过观察脏器或组织对刺激的反应能力,可以判断脏器或组织的血流灌注储备功能,并增加正常组织与病变组织之间放射性分布的差别,有利于发现在静息状态下不易观察到的病变,从而提高显像诊断的灵敏度。临床检查时常用的负荷方法有运动负荷试验、药物负荷试验和生理性负荷试验。

（七）根据放射性核素的种类分为单光子显像和正电子显像

1. 单光子显像　使用探测单光子的显像仪器(如 γ 照相机、SPECT)对显像剂中放射性核素发射的单光子进行的显像,称为单光子显像(single photon imaging)。

2. 正电子显像　使用探测正电子的显像仪器(如 PET)对显像剂中放射性核素发射的正电子进行的显像,称为正电子显像(positron imaging)。需要指出的是,用于正电子显像的仪器探测的并非正电子本身,而是正电子产生湮没辐射时发出的一对能量相等(511keV)、方向相反的光子。

核医学显像方法很难用一种简单的方式进行分类,事实上同一种显像方法从不同的角度可以分成不同的类型。例如,口服 ^{131}I 后 24h 所进行的甲状腺显像,既是静态显像,也是局部显像、平面显像或静息显像。

四、图像分析要点

核医学显像是以脏器和组织的生理、生化和病理变化为基础,以图像方式显示放射性示踪剂在某一器官、组织或病变部位的分布、摄取、代谢和排出过程,可观察到细胞、分子甚至基因水平的变化,综合地反映器官、组织在功能、代谢以及形态上的改变。由于器官、组织功能的复杂性决定了核医学影像的多变性,因此对于核医学图像的分析,必须掌握科学的思维方法,运用生理、生化和解剖学知识,排除各种影响因素的干扰,并密切结合临床表现、实验室检查及其他影像学的结果,对所获得的图像进行正确分析,才能得出准确的结论,避免误诊。对于核医学图像进行分析应注意以下几个方面。

(一)图像质量的基本要求

高质量的图像是正确诊断的前提条件,图像分析时首先应当对已获得的核医学图像质量进行评价,判断是否符合诊断所需的图像质量要求。高质量图像应符合被检器官图像清晰、轮廓完整、对比度适当、病变部位显示清楚、解剖标志准确以及图像失真度小等要求。影响图像质量的因素有多种,如放射性示踪剂的放射化学纯度、图像采集时长、受检者的体位、采集过程中发生体位移动、采集参数、图像重建方法等。对不符合质量标准的图像要及时分析原因,必要时需要重新显像。

(二)正常图像的认识

认识和掌握正常图像的特点是识别异常、准确诊断的基本条件。核医学图像中所表现出的脏器和组织的位置、形态、大小及放射性分布,都与该脏器和组织的解剖结构与生理功能状态有密切关系。一般来说,实性器官的位置、形态、大小与该器官的体表投影非常接近,放射性分布基本均匀。例如,甲状腺显像时,正常甲状腺呈蝴蝶形,分为左、右两叶,其下 1/3 处由峡部相连,两叶显像剂分布均匀,峡部及两叶周边因组织较薄,显像剂分布较两叶的中间部分略为稀疏。另外,还应当把脏器形态和位置的正常变异与病理状态严格区分开来,避免假阳性。例如,大多数正常肝脏呈三角形,但有 30% 的肝脏呈其他形状,正常变异的类型可达 38 种;部分正常的甲状腺可见锥状叶。

对于断层图像,首先应正确掌握不同脏器断面影像的获取方位与层面。例如,对于大多数器官的断层是取横断面、矢状面、冠状面,而心脏断层时,由于心脏的长、短轴与人体躯干的长、短轴不一致,其差异又因人而异,故心脏断层显像时分别采用短轴、水平长轴和垂直长轴的断层方法。其次,还需对各断层面的影像分别进行形态、大小和放射性分布的分析。

(三)异常图像的分析要点

核医学方法所获得的图像最常见的有静态图像、动态图像和断层图像等类型,对于不同的图像类型应从不同的角度进行分析判断。

1. 静态图像分析要点 ①位置:注意被检器官与解剖标志和毗邻器官之间的关系,确定器官有无移位、异位或反位。②形态大小:受检器官的外形和大小是否正常,轮廓是否清晰,边界是否完整。如果器官失去正常形态时,在排除了正常变异后还应判明其是受检器官内部病变所致,还是器官外邻近组织的病变挤压所致。③放射性分布:一般是以受检器官的正常组织放射性分布为对照,判断病变组织的放射性分布是否增高或降低(稀疏)、缺损。④对称性:对于脑、骨骼等对称性器官的图像进行分析时,应注意两侧相对应的部位放射性分布是否一致。

2. 动态图像分析要点 除了上述要点之外,还应注意以下两点:①显像顺序:是否符合正常的血流方向和功能状态,如心血管的动态显像应按正常的血液流向,即按腔静脉、右心房、右心室、肺、左心房、左心室及主动脉等腔道依次显影。如果右心相时主动脉或左心室过早出现放射性充填,提示血液有由右至左的分流;当左心室显影后右心室影像重现,双肺持续出现放射性,则提示存在着血液由左至右的分流。②时相变化:主要用于判断受检器官的功能状态,影像的出现或消失时间超出正常规律时(影像出现时间延长、缩短或不显影等),提示被检器官功能异常。例如,肝胆动态显像时,如果肝胆显影时间延长,肠道显影明显延迟,提示肝胆系统有不完全梗阻;若肝脏持续显影,肠道一直不显影,则表明胆道系统完全性梗阻。

3. 断层图像分析要点　断层图像的分析判断较之平面图像要困难得多,必须在充分掌握正常断层图像的基础上进行判断。单一层面的放射性分布异常不能判断为病变,需要连续两个以上层面出现放射性分布异常,并且在两个以上断面的同一部位得到证实,才能判断为病灶。

五、核医学影像与其他影像的比较

放射性核素显像是常用的医学影像技术之一,由于它的显像原理是建立在器官、组织的血流、功能和代谢变化的基础之上,因此与 CT、MRI 和超声等主要建立于解剖结构改变基础上的影像学方法相比,有以下几个显著特点:

1. 灵敏性高,有助于早期诊断　放射性核素显像不仅显示器官、组织和病变的位置、形态、大小等解剖结构,更重要的是从细胞或分子水平提供有关器官、组织和病变的血流、功能、代谢等方面的信息,甚至是化学信息,可以在疾病的早期尚未发生形态结构改变时对疾病做出早期诊断。例如,大多数短暂性脑缺血发作(TIA)患者已出现持续性低血流灌注情况,但缺血区域并未形成明显的结构变化,此时行局部脑血流断层显像可显示病变部位显像剂分布明显减少,而 CT 和 MRI 常常不能显示异常;肿瘤组织在发生骨转移后,核素骨显像可见病变部位有明显的骨质代谢活跃病灶,而 X 线检查往往要在数月后病变部位发生明显的骨钙沉积或丢失时才能发现病理改变。因此,放射性核素显像有助于疾病的早期诊断,并广泛应用于器官、组织代谢和功能状态的研究。

2. 可定量分析　放射性核素显像具有多种动态显像方式,使器官、组织和病变的血流与功能等情况得以动态显示,根据系列影像的相关数据可计算出多种功能参数进行定量分析,不仅可与静态显像相配合提供疾病更为早期的表现,而且有利于疾病的疗效评价和随访。

3. 高特异性　放射性核素显像可根据显像目的要求,选择某些器官、组织或病变特异性摄取的显像剂,所获取的影像常具有较高的特异性,而这些器官、组织或病变单靠形态学检查常常难以确定,甚至是根本不可能显示的,如肿瘤显像、炎症显像、神经受体显像、异位组织显像等。

4. 对组织结构的分辨率不及其他影像学方法　核医学图像的主要缺陷是信息量小,图像分辨率低,这是方法学本身所致。为了尽可能避免辐射对患者的影响,显像剂的使用剂量(放射性活度)受到一定的限制,而且注入人体的放射性核素发出的射线只有极少一部分被用于显像,在单位面积上的光子通量比 CT 小 $10^3 \sim 10^4$ 倍,成像的信息量不是很充足,加之闪烁晶体固有分辨率的限制,使得影像的分辨率较其他影像方法差,对细微结构的精确显示不及 CT、MRI 和超声检查。

总之,核医学显像与 CT、MRI、超声同属医学影像技术,它们的显像原理、技术优势和应用范围各有不同。在临床上,应根据需要适当联合应用核医学显像和形态学显像,获得最为全面而必要的信息,以对疾病做出早期、准确的诊断,为及时而正确的治疗以及疗效评价提供帮助。以 PET/CT、SPECT/CT、PET/MRI 等为代表的多模式显像技术的出现,真正实现了功能 / 分子影像与解剖结构影像的实时融合,成为影像医学的发展方向。

Summary

Radionuclide tracer technique is primarily based on the principle of materials labelled with the radioactive tracers interact with the molecules in the body the same way as with the materials without isotope labelling. While the tracer is metabolized in the biological system or the external environment, the emitted radiation from the radionuclide decay can be detected and recorded. Depending on the research objects, radionuclide tracer technology can be divided into in vivo and in vitro tracing technology.

In vitro radionuclide tracer is non-invasive and safe method that could provide qualitative, quantitative and accurate positioning information for early diagnosis and treatment of diseases. On the other hand, multimodal imaging technology, i.e., PET/CT, SPECT/CT, and PET/MRI, integrates functional, metabolic and biochemical changes with anatomical structures. Which provides more complete and comprehensive information for clinic use and becomes the valuable direction of radiology.

思考题

1. 放射性核素示踪技术的基本原理是什么，并举例说明。
2. 放射性核素显像技术有哪些类型，并分别举例。

（黄　钢）

第五章
体外分析技术

体外分析技术（in vitro assay）是在体外条件下，以标记配体为示踪剂，以结合反应为基础，以测量标记物为手段，对待测样品中微量物质含量进行定量分析的一类分析方法的总称。根据标记物的不同，分为放射性标记免疫分析和非放射性标记免疫分析。

1959年，美国 Solomon Berson 和 Rosalyn Yalow 首次采用放射性核素 ^{125}I 标记免疫方法定量测定胰岛素，建立了放射免疫分析（radioimmunoassay，RIA），开创了定量测定血液中生物活性物质技术的新时代，对医学的发展起到了很大的推动作用，Rosalyn Yalow 也因此于 1977 年获得诺贝尔生理学或医学奖。在此基础上，其他类型的标记免疫分析技术，如免疫放射分析、酶免疫分析、化学发光免疫分析和时间分辨荧光免疫分析等技术相继发展，可以敏感、特异地检测体内多种超微量生物活性物质。在体外分析技术中，以放射免疫分析（RIA）最具代表性，故本章重点介绍其原理、方法、质量控制和临床应用的问题，简要介绍在 RIA 基础上发展的一些重要的其他标记免疫分析技术。

第一节　放射性标记免疫分析

- 放射性标记免疫分析主要包括放射免疫分析和免疫放射分析。
- 放射免疫分析属于竞争性体外放射分析技术，其最大的优势是应用范围广。
- 免疫放射分析属于非竞争性体外放射分析技术，相对于 RIA，反应速度更快，特异性和灵敏度更高，主要用于生物大分子物质的定量分析。

一、放射免疫分析

（一）基本原理

利用定量的放射性核素标记抗原（*Ag）和非标记抗原（待测抗原或标准抗原，Ag）同时与限量的特异性抗体（Ab）进行竞争性免疫结合反应，待反应平衡后分离出抗原抗体复合物（*Ag-Ab），通过测定复合物的放射性计算出待测 Ag 的量。这种竞争关系可用图 5-1 来表示。由于 *Ag 与 Ag 两者免疫活性完全相同，对 Ab 有同样的亲和力。当 *Ag、Ag、Ab 三者处于同一反应体系中，*Ag 和 Ab 为恒定量，且 Ag 和 *Ag 的抗原决定簇总量大于 Ab 的有效结合位点，故 *Ag-Ab 的形成随着 Ag 量的增加而减少，而未结合或游离的 *Ag 则随着 Ag 量的增加而增加。因此，当反应达到平衡后，测定 *Ag-Ab 或 *Ag 即可推算出待测 Ag 量。这种 *Ag-Ab（因变量）与 Ag（自变量）之间的竞争性抑制数量关系是 RIA 的定量基础，可以用标准竞争抑制曲线（简称标准曲线）来显示。

标准曲线（standard curve）：标准曲线的绘制需要标准品。标准品是呈一定浓度梯度且准确定量的一组未标记的抗原/免疫原（Ag），是待测样品的定量标准和标准曲线的绘制依据。绘制标准曲线时，采用一系列已知浓度梯度的标准品，分别在相同条件下与定量的 *Ag 和限量 Ab 共同反应，待反应平衡后，分离 Ag 的结合部分和游离部分，用放射性测量仪测定 *Ag-Ab（B）或游离 *Ag（F）的放射性，计算出结合率 $B\%$［$B\%=B/(B+F)\times100\%$］，或其他指标，如 $B/B_0\%$（B_0 表示不含非标记抗原管的最大结合放射性）、B/F、$F\%$ 等。然后以 $B\%$ 或 $B/B_0\%$ 等为纵坐标，标准 Ag 的浓度为横坐标，绘制出 $B\%$

或 $B/B_0\%$ 等随 Ag 量变化的曲线,即标准曲线(图 5-2)。依同样方法测得待测样品的 $B\%$ 或 $B/B_0\%$ 等,就可从标准曲线上查出样品中待测 Ag 的浓度。

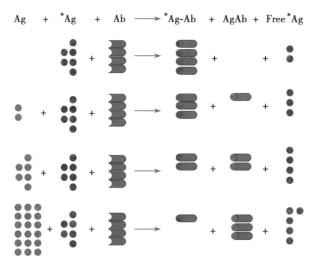

图 5-1　RIA 原理示意图

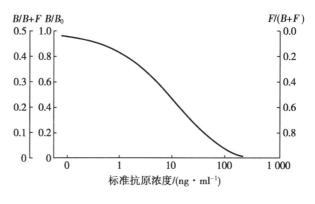

图 5-2　RIA 标准曲线

　　放射免疫分析法所获得的标准曲线,各变量之间的关系通过免疫动力学分析,可以获得一个一元二次方程。利用计算机强大的快速处理功能,通过一定的数学模型和统计学方法(如最小二乘回归法),将该方程用一定的函数式来表示。样本测量时,将测量数据代入函数式,通过计算机处理就可直接求出待测抗原的含量。计算机程序所用的数学模型经历了若干阶段的发展,目前有多种数学模型可供选用。专用的放射免疫分析仪已有商品提供的专用软件和函数拟合模型,测定时设定好标准管和待测样品管的顺序和数量,仪器自动进行放射性计数,直接求出待测样品的含量或浓度。

　　(二)基本试剂

　　RIA 试剂盒均包含三种基本试剂:抗体(Ab)、标记抗原(*Ag)和标准品(Ag)。试剂盒还另外提供分离试剂或材料、缓冲液及用于质量控制的样品等。

　　1. Ab　合格的 Ab 应具备高亲和力、高特异性、高滴度三个条件。亲和力越高,抗原抗体越容易结合,且结合后不容易分离。Ab 的高特异性可将待测样品中含有的、与待测物质结构相近的类似物严格区别开来,特异性越高,交叉反应率越小,越能保证分析结果的准确度。滴度是指 Ab 实际应用时的稀释倍数,滴度越高,杂质干扰就越少,通常滴度要求高于 1∶1 000 以上。Ab 的特异性决定方法的准确性,亲和力决定方法的灵敏度。

2. ***Ag** *Ag 要求：①高比活度和高放射化学纯度；②适宜的半衰期，以便完成运输、保存和整个分析过程；③不改变原有 Ag 的特性（特异性、亲和力、免疫活性等）。目前，RIA 中用于标记的核素主要有 ^{125}I、^{14}C、^{3}H，其中 ^{125}I 应用最广泛。^{125}I 发射的 γ 光子能量为 35.5keV，半衰期为 60.2d，操作简单，成本低。

3. **标准品 Ag** 标准品是进行 RIA 定量的基础，保证其质量非常关键，对标准品的要求是：①应与待测物属同一种物质，其化学结构及免疫活性相同；②高度纯化，不含有影响分析结果的其他物质；③定量要精确；④具有较好的溯源性。

（三）分离方法

分离的目的是将标记抗原参与免疫反应的结合部分（B）和未参与免疫反应的游离部分（F）进行有效分离，确保后续定量测定的准确性。分离需满足以下要求：①分离完全、快速；②不影响免疫反应的平衡，即要求在分离过程中不使抗原抗体复合物解离或形成新的复合物；③受环境因素（温度、pH 等）的影响小；④操作简便，分离剂来源丰富、价廉。分离流程的方法有两大类。

1. **液相分离流程** 分离流程在液相环境中进行，终止反应并进行分离后，收集 *Ag-Ab 或 *Ag，测量其放射性。常用的分离方法有双抗体沉淀法、聚乙二醇（PEG）沉淀法或 PEG 与双抗体联合法、葡萄球菌 A 蛋白（SPA）沉淀法、吸附分离法等。

2. **固相分离流程** 预先将 Ab 吸附在某种固相支持物上（如塑料、聚苯乙烯、凝胶颗粒、纤维素等），在支持物上进行抗原抗体反应，反应结束后洗去游离的 Ag 和 *Ag，再测定固相支持物上的放射性。在此基础上，还开发了磁性颗粒法等技术，将固态颗粒（如纤维素）与含铁化合物（如氧化铁）连接，再与抗体连接，最后利用磁场吸引将复合物颗粒与游离 Ag 分开。

（四）操作流程

RIA 的操作流程一般包括加样、温育、分离、测定放射性和数据处理等几个步骤。

1. **加样** 将相同剂量 Ab、相同剂量 *Ag、不同剂量标准 Ag（标准品）或样本加入一组试管中。注意所有的试管加样总体积要保持一致，所处的介质环境也要一致。加样过程中，不可缺少非特异性结合（non-specific binding，NSB）管，在 NSB 管内只加 *Ag，故测得的放射性反映了 *Ag 的非特异性吸附状况。所有试管测得的总结合物的放射性减去非特异性结合物的放射性，即为 *Ag-Ab 特异结合物的放射性。

2. **温育** 不同系统 RIA 反应达到平衡所需温育时间和温度是不同的。温度对不同系统内反应底物的亲和力（K_a）影响不一，从而影响着分析的灵敏度。一般情况下，温度升高将使反应达到平衡的时间缩短，反之亦然；温育选用的温度，应根据所需的灵敏度及临床情况来选定。

3. **分离** 选取最合适的分离方法，是实现结合和游离部分最佳分离的保证。

4. **测定放射性和数据处理** ^{125}I 标记抗原，直接用 NaI 闪烁计数器测量；^{3}H 或 ^{14}C 标记抗原，用液体闪烁计数器对 β 射线进行测量。计算机系统可对样品自动地进行测量、数据处理及打印检测结果。

二、免疫放射分析

免疫放射分析（immunoradiometric assay，IRMA）是 1968 年 Miles 和 Hales 等学者建立的另一种放射性标记免疫分析技术。利用过量的放射性核素标记抗体（*Ab）和非标记抗原（Ag，标准品或样本）结合，反应平衡后分离 *Ab-Ag 复合物，通过测量复合物的放射性来计算出待测抗原的量，该反应中所测得的 *Ab-Ag 复合物放射性与待测 Ag 的量呈正相关。

（一）IRMA 特点

从其基本原理出发，IRMA 具有以下特点：

1. IRMA 是一种非竞争性抗原抗体反应，加入反应系统中的标记抗体 *Ab 是过量的（RIA 法加入的 Ab 是限量的），Ag-*Ab 复合物的放射性，与加入系统中的非标记 Ag 的量呈正相关（RIA 法呈负相关)。

2. 待测抗原全量参与结合反应,低剂量区没有不确定因素,灵敏度高于 RIA。

3. 分离的主要目的是把游离 *Ab 与 Ag-*Ab 分开。由于 IRMA 系统中,*Ab 和 Ag-*Ab 都含 γ 球蛋白,利用 RIA 常用分离方法效率不高,需要针对同一种 Ag 的不同抗原决定簇制备特异性单克隆抗体作分离剂,避免交叉反应。

4. 采用固相分离方法。由于至少需要制备两种抗体(固相分离抗体和放射性核素标记的分析抗体),要求待测物的抗原决定簇≥两种(通常一个抗原决定簇至少由 5~6 个氨基酸组成),因此该方法不适用于小分子物质的定量分析。

因此,IRMA 反应速度比 RIA 快,特异性和灵敏度均比 RIA 好,但应用范围不及 RIA 广泛。

(二) IRMA 的测定方法

目前 IRMA 常用实验方法如下:

1. 双抗体夹心法(double antibody sandwich method)　先加待测物(Ag)与固相 Ab(分离 Ab)发生结合反应,再加放射性核素标记的另一种抗体(*Ab),形成双抗体夹心复合物,即固相 Ab- 待测 Ag-*Ab 复合物。待反应平衡后将留在上清液中未结合的 *Ab 移除,测定固相载体上复合物的放射性(图 5-3)。实际应用中,加样顺序、孵育时间、孵育温度、分离条件均应按照试剂盒的说明书进行。

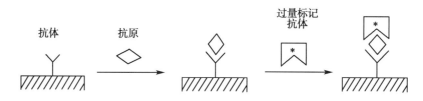

图 5-3　IRMA 原理示意图

2. 标记第三 Ab 法(labeled third antibody method)　即双抗体夹心法中的分析抗体不再标记,而是作为抗原去免疫兔(或羊)得到第三 Ab,后将 ^{125}I 标记在第三 Ab 上。加样顺序是在前两个 Ab 与 Ag 已经充分反应后,加入标记的第三 Ab,最后形成固相 Ab- 待测 Ag- 非标记分析 Ab- 标记的第三 Ab 的复合物。采用这样设计时只需标记这个第三 Ab,即可作为通用示踪剂。例如,分析 Ab 是鼠的 Ab 时,则只需用 ^{125}I 标记兔(或羊等)抗鼠的 IgG 作为示踪剂即可。

3. 双标记 Ab 法(double labeled antibody method)　该法要求待测 Ag 有 3 个以上 Ag 决定簇,在单克隆 Ab 制备上筛选出 3 个以上的特异性单克隆 Ab,其中一个涂饰在固相上,作为分离剂,其余两个分别进行 ^{125}I 标记,用作分析 Ab。这样的复合物比活度高,有利于提高灵敏度。

4. IRMA- 生物素 - 亲和素系统(biotin-avidin system IRMA,BAS-IRMA)　生物素可以标记 Ab,而且每一个 Ab 分子可以连接几十个生物素分子,生物素又能和放射性核素(如最常应用的 ^{125}I)标记的亲和素(抗生物素蛋白)的四个相同的亚基通过二硫键牢固结合,呈四价反应的放大效应,形成固相 Ab- 待测 Ag- 生物素标记 Ab-^{125}I 标记亲和素复合物,从而明显提高分析的灵敏度。

第二节　非放射性标记免疫分析

- 非放射性标记免疫分析与放射性标记免疫分析的基本原理相同,因所用示踪剂不同,其标记物的测定方法也不同。

- 非放射性标记免疫分析具有灵敏度更高、试剂盒有效期长、全自动化操作,以及无放射性废物处理要求等优势。

- 化学发光免疫分析(CLIA)的临床应用最为广泛。

在放射性标记免疫分析技术的基础上,采用非放射性物质标记技术,发展出了酶免疫分析(enzyme immunoassay,EIA)、化学发光免疫分析(chemiluminescence immunoassay,CLIA)和时间分辨荧光免疫分析(time resolved fluoroimmunoassay,TRFIA)等多种体外标记免疫分析技术。非放射性标记免疫分析与放射性标记免疫分析的基本原理相同,因所用示踪剂不同,其标记物的测定方法也不同。相对于放射性标记免疫分析,非放射性标记免疫分析具有更高的灵敏度,试剂盒有效期明显延长,除 EIA 之外,全部实现了从加样到结果分析全过程的自动化操作,并且无放射性废物处理的要求。在各种非放射性标记免疫分析方法中,以化学发光免疫分析的临床应用最为广泛,已成为主流免疫诊断技术。表 5-1 对常用的标记免疫分析技术进行了比较。

表 5-1 常用的标记免疫分析技术比较

发明时间	方法学名称	标记物/反应体系	优缺点	现状
1959 年	放射免疫分析/免疫放射分析	放射性同位素	灵敏度为 10^{-14}~10^{-10},可检测种类繁多,抗干扰能力强,但试剂有效期短,检测难以自动化	多用于科学研究,临床常规应用渐少
1966 年	酶免疫分析	辣根过氧化物酶和碱性磷酸酶等	灵敏度低,为 10^{-10}~10^{-9},检测难以自动化	自动化发光方法的兴起,临床常规应用渐少
1977 年	直接化学发光免疫分析	吖啶酯/过氧化氢	灵敏度高,为 10^{-15},价格便宜,但吖啶酯稳定性欠佳,发光时间极短,需要自动快速检测	广泛应用于临床,主流免疫诊断技术
1977 年	酶促化学发光免疫分析	辣根过氧化物酶-鲁米诺;碱性磷酸酶-AMPPD	灵敏度高,为 10^{-15},发光时间长,信号强且稳定,但本底较高且工作曲线随时间漂移,标记物分子量大,易改变被标记物免疫特性	广泛应用于临床,主流免疫诊断技术
1990 年	电化学发光免疫分析	三联吡啶钌,三丙胺	灵敏度高,为 10^{-18},发光时间长,试剂稳定,但测量方式复杂,试剂及设备成本高	广泛应用于临床,主流免疫诊断技术
1983 年	时间分辨荧光免疫分析	镧系元素,铕(Eu)	灵敏度高,为 10^{-18},特异性强、稳定性好,但仪器兼容性差,环境及样品中稀土元素可导致本底干扰	主要应用于科学研究,临床应用受限

一、酶免疫分析

EIA 是将抗原抗体反应的特异性和酶促反应的生物放大作用结合起来从而发展的一种免疫分析技术。其原理是酶标记 Ab 与样本中的待测 Ag 相结合形成酶标记抗原抗体复合物,再加入相应的显色底物,在酶促反应的作用下,底物显色,根据颜色的有无和深浅,可以判断样本中的待测 Ag 有无以及量的多少。目前临床上常用的示踪酶有辣根过氧化物酶、碱性磷酸酶和葡萄糖氧化酶等,各有其相应的底物。EIA 的基本原理与 IRMA 相同。

二、化学发光免疫分析

CLIA 是基于高灵敏度的化学发光反应和高特异性的免疫反应建立起来的免疫分析技术,是继 RIA、EIA 之后发展起来的一类免疫测定技术,也是目前临床应用最为广泛的标记免疫分析技术。其基本原理与其他标记免疫分析技术相同,区别仅在于标记物不同。根据发光物质应用方式的不同,化学发光免疫分析技术可分为以下三种基本类型。

（一）直接化学发光免疫分析

常用的发光剂为鲁米诺类和吖啶酯类。将发光剂直接标记 Ab 或者 Ag,与待测标本中相应的 Ag 或者 Ab 发生免疫反应,然后在氧化剂（H_2O_2）和 NaOH 形成的碱性环境中,发光剂在不需要酶的催化作用下直接分解、发光,光子的数量（发光强度）与待测 Ag 的量成正比。此方法的主要缺点是发光时间集中在加入过氧化物或碱的短时间内,必须严格掌握测量时间。

（二）酶促化学发光免疫分析

本方法是 EIA 和 CLIA 相结合的一种标记免疫分析方法。该方法采用辣根过氧化物酶或碱性磷酸酶来标记 Ab 或者 Ag,以发光剂（金刚烷）作为底物,经免疫反应后,酶催化和分解底物发光,其发光强度在一段时间内维持稳定,所以本法可靠性较高（图 5-4）。

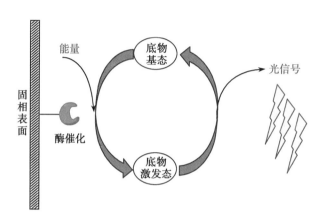

图 5-4　酶促化学发光免疫分析原理示意图

（三）电化学发光免疫分析

该方法是电化学发光和免疫分析测定相结合的产物。在电极表面由电化学引发的特异性化学发光反应,用电化学发光剂三联吡啶钌$[Ru(bpy)_3]^{2+}$标记 Ab,在 Ab、Ag 结合成复合物后,$[Ru(bpy)_3]^{2+}$在阳电极表面失去电子发生氧化反应生成$[Ru(bpy)_3]^{3+}$,后$[Ru(bpy)_3]^{3+}$在强还原剂的作用下转变为激发态的二价$[Ru(bpy)_3]^{2+*}$,$[Ru(bpy)_3]^{2+*}$在衰减时发射一个 620nm 的光子重新生成基态的$[Ru(bpy)_3]^{2+}$。这一过程在电极表面周而复始地进行,产生大量光子,使光信号得以加强。根据三联吡啶钌在电极上发出的光强度对待测的 Ag 或 Ab 进行定量。

电化学发光免疫分析（ECLIA）具有以下优点:标记物再循环利用,使发光时间更长、强度更高、易于测定;敏感度高,可达到 pg/ml 或 pmol 水平;测定线性范围宽（10^0~$>10^4$）;反应时间短,20min 以内可完成测定;试剂稳定性好,2~5℃可保存 1 年以上。

三、时间分辨荧光免疫分析

TRFIA 以镧系元素代替放射性核素标记 Ab 或 Ag,利用紫外光或激光使其激发而发射荧光,通过测定荧光量,定性或定量分析 Ag 或者 Ab。常用的镧系元素有铕（Eu）、铽（Tb）、钐（Sm）和镝（Dy）4 种。这些元素的螯合物可与 Ag、Ab 结合,且在紫外光的激发下,可产生持续一定时间、一定光峰的荧光,而其他非特异荧光寿命短,因而测量镧系元素的特征性荧光可以完全排除背景荧光的干扰（图 5-5）。TRFIA 法具有特异性强、稳定性好、适用范围宽、样品用量少、自动化程度高且速度快、样品荧光能重现等诸多优点,缺点是仪器主要靠进口、试剂品种少,虽然国产的仪器已研制成功,试剂盒可兼容,但有待进一步完善。

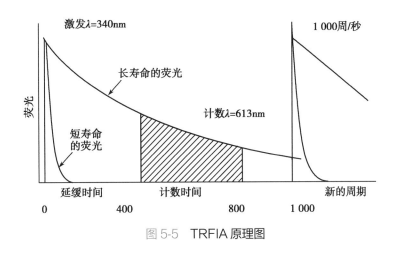

图 5-5　TRFIA 原理图

第三节　体外分析的质量控制

- 质量控制的目的是对整个分析过程中的任何环节造成的误差进行经常性的检查。
- 主要分为方法确认、室内质控和室间质评,其中前者是对方法学的验证,后两者则是日常操作过程中经常使用到的。

体外分析技术是一种超微量分析方法,在分析过程中,其测量结果易受仪器性能、试剂和样品质量、检测方法和操作人员水平等多因素的影响,从而导致分析误差的变化,如果误差超过了临床可接受的范围,将导致错误的临床决策。因此,对体外分析全流程进行质量控制非常重要。

质量控制(quality control,QC)的目的是对整个分析系统进行经常性的监测和验证,以保证分析误差控制在法规可接受的范围内。体外实验的质量控制包括方法确认、室内质控和室间质评。方法确认是实验室内的专业技术人员通过重复性试验、回收试验、干扰试验、方法比较试验,评价检测系统的精密度、准确度、灵敏度、特异性等与厂家声明数据是否相符;室内质控是通过检测质控品来监测分析系统的性能,对存在的问题提出警告,判断是否接受或拒绝检测结果。室间质评是由地区性或全国性机构通过发放一定数量的样本给各实验室进行检测,再收集各实验室的结果进行比较,得出共性或个性的信息,并反馈给各参加室间质评活动的实验室,以促进实验室工作进一步改进。

一、方法确认

1. 精密度(precision)　精密度或称重复性,指同一样品在多次重复测定中所得结果的一致程度,可用以下参数表示:①变异系数(CV),表示一个测定值的可重复性,一般要求同一批次内的样品 CV<5%,不同批次之间的样品 CV<5%~10%。②反应误差关系(RER),是评价 RIA 整批误差的综合指标,RER= 平行管计数误差的均值 / 全部反应管计数的均值。RER<0.04。③精密度图。常用的精密度图是以 CV 为纵坐标,相应的剂量为横坐标的反应曲线。实验证明,应将 CV≤10% 的部分作为可测范围。

2. 准确度(accuracy)　准确度指测定值与已知真实值的符合度。一般用回收率表示:回收率 = 测定值 / 真实值 ×100%。一般要求回收率达到 90%~110%。

3. 灵敏度(sensitivity)　反映测量方法能够从特定生物样品中检出靶物质的能力,用从生物样品中能够检出某物质的最小浓度表示。

4. 特异性(specificity)　免疫学方法的特异性主要取决于 Ab 的特异性。常用 Ab 的交叉反应率来表示,交叉反应率越小,Ab 的特异性越好。

5. 稳定性(stability)　在合理保存条件下(温度、湿度、光线等),试剂盒在有效期内保持其原有性能不变的能力。

6. 健全性(perfectly)　健全性又称可靠性,用以评价标准品与被测物质的免疫活性是否相同。

二、室内质控

室内质控(internal quality control,IQC)是用来监测检验方法的分析性能,对存在的问题提出警告,一般通过检测质控品来实现。根据统计量来判断检测结果是否可接受。常用的评价指标是不精密度,结合室间质评的结果还能得到分析方法的正确度。

放射性标记免疫分析特有的室内质控指标包括零标准管结合率(B_0%)、非特异性结合率(NSB%)、最低浓度管和最高浓度管结合率之差、标准曲线直线回归的参数及标准曲线的结合率在25%、50%和75%时对应的抗原浓度值(ED25、ED50、ED75)等。

1. 零标准管结合率(B_0%)　在体外放射分析中指最大结合率,即当标准抗原为零时,标记抗原和抗体的最大结合率,一般要求在30%~50%。该指标主要反映特异性抗体的质量是否稳定。

2. 非特异性结合率(NSB%)　是指不加特异性抗体时,标记抗原和非特异性物质的结合率,一般要求<5%~10%。NSB%增高,测定结果的假阳性率增高。

3. 最低浓度管和最高浓度管结合率之差　要求>30%。

4. 标准曲线直线回归的参数　截距a,斜率b和相关系数r是标准曲线的主要质控指标,要求a、b值稳定,r>0.99。标准曲线可用部分的斜率越大,灵敏度越高,但可测量的范围相对变小。

5. ED25、ED50、ED75　ED25、ED50、ED75是标准曲线的结合率在25%、50%、75%的横坐标上相对的抗原浓度值,反映标准曲线的稳定性,有助于批间结果的比较。

6. 质控品　根据国际临床化学和实验室医学联盟(international federation of clinical chemistry and laboratory medicine,IFCC)的定义,质控品(quality control material)是指专门用于质量控制目的的标本或溶液,不能用于校准,分为定值和不定值两种。理想的质控品应该具有以下特征:①人血清基质;②无传染性;③添加剂和抑菌剂的量尽可能少;④瓶间差异小;⑤冻干品复溶后的稳定性好;⑥有效期在1年以上。

7. 质控图　通常情况下,实验室技术人员将质控品与患者样本同时检测,将所测得的质控品结果按一定的规则逐日绘制在一起,即形成质控图(quality control chart)。定量分析项目的室内质控选用Levey-Jennings质控图。按检验结果要求的高低和检验项目质控的难易程度,可选择高、中、低三个浓度质控品进行质控。所有质控品,可以是已知值的,也可以是未知值的质控品。对未知质控品,通常以20次的测定结果来计算均值($\bar{x}$)和标准差(SD),定出质控限(如$\bar{x}\pm2SD$为警告限,$\bar{x}\pm3SD$为失控限);对已知质控品,可直接引用(不推荐)厂家提供的$\bar{x}$和SD。无论已知还是未知质控品,在实际使用中都要进行修正,通常每月进行一次,即重新计算$\bar{x}$和SD,连续2~3个月后,所控项目即可实现常态化。图5-6就是按不同水平绘制的质控图。

三、室间质评

室间质评(external quality assessment,EQA)是利用实验室间的比对来评价实验室检测能力的活动。通常的做法是:由一个外部独立机构(如市、省或国家质控中心)按预先规定的条件,由多家实验室对相同的质控品进行检测,收集检测结果进行分析评价,再反馈信息给受评实验室,以此评价实验室操作的过程。实际上它是为实验室确保维持较好的检测水平、保证检验结果有较高的准确性而对其能力进行考核、监督和确认的一种验证活动。室间质评是为了及时发现误差,找出原因,并提出改进方法,以提高各实验室之间所得结果的可信性和可比性,为检验结果在同级医疗机构中互认提供基本保证。用于室间质评的指标主要是精密度和精密度图。

室间质评要在做好内部质量控制的基础上才能进行。

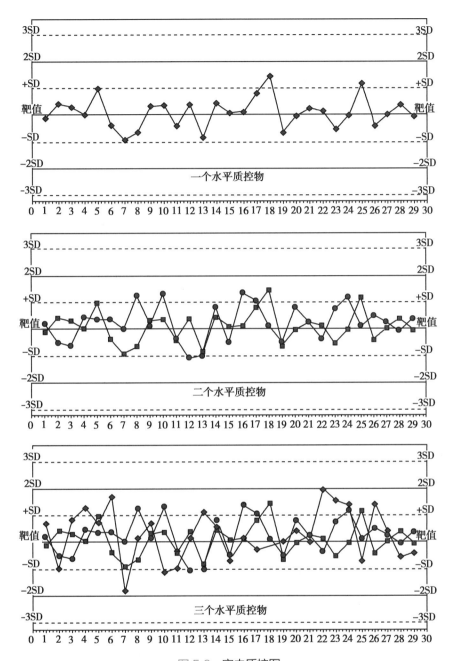

图 5-6 室内质控图

Summary

The vitro assay quantifies the concentration of bioactive substances in vitro using radiolabeled or non-radiolabeled immunoassays. Using various markers as tracers, it is based on the immunoreaction of antigen and antibody and can be characterized by high sensitivity, strong specificity for a wide spectrum of applications. Currently, the vitro assays are widely used in laboratory tests and in clinical diagnosis, including RIA, EIA, CLIA and TRFIA. Among them, RIA was established in the early 1960s and is the cornerstone of the development of labeled immunoassay technology.

思考题

1. 放射免疫分析与免疫放射分析的各自原理是什么？主要的区别有哪些？
2. 放射免疫分析的基本试剂有哪三种？分别有哪些基本要求？
3. 室间质评和室内质控的意义和区别是什么？

（袁耿彪）

第六章

分子核医学概论

扫码获取
数字内容

随着分子生物学的发展和进步,现代医学迈入了"分子医学时代"。

分子核医学(molecular nuclear medicine)属于分子医学领域的一个分支学科,是核医学与分子生物学、分子药理学等一系列基于分子水平研究的多学科交叉融合而产生的一个新兴学科,也是未来核医学的重要内容和发展方向。与传统核医学概念相比,分子核医学的内涵包括基于核素标记技术的分子影像、分子治疗以及诊疗一体化。

分子影像是分子生物学与现代影像技术结合产生的一门新的医学影像技术,可对人或其他活体在分子和细胞水平的生物学过程进行可视化、特征化和量化检测,包括核素成像、磁共振成像、超声或光学成像模式等。在分子影像研究领域中,应用放射性核素示踪技术建立起来的核医学分子影像是当今最成熟的分子影像,尤其是 PET/CT、PET/MRI、SPECT/CT 分子影像已经广泛应用于临床,在临床上发挥着重要作用。不仅如此,针对病变组织的生化代谢、受体功能、基因表达等分子特性,利用具备特异性识别的分子载体将治疗性核素递送至病变组织,还可对病变组织细胞产生杀伤作用,进而治疗或缓解疾病。许多分子靶向治疗已经显示出良好的应用前景,如受体或抗体等介导的核素靶向治疗等。核医学分子影像与分子治疗的发展同时促进了一体化诊疗模式的成熟,使得诊断和治疗之间的关系更加紧密。如今,分子核医学技术不仅是基础研究中具有诸多优势的重要技术手段,而且已经成为基础研究成果转化到临床应用的重要桥梁。

第一节 分子核医学的概念及内涵

- 分子核医学通过核素标记技术实现分子靶向的精准诊治。
- 分子核医学的核心理论基础是分子识别。

分子核医学的概念始于20世纪90年代,由美国核医学专家 Henry Wagner 教授提出,旨在推动核医学超越以解剖器官为基础的模式,向反映机体病理生理变化和生物化学过程的方向发展。分子核医学的形成开辟了利用关键致病机制实现特异性分子诊治的新篇章。

一、分子核医学的定义

分子核医学是利用核素标记技术研究机体内正常或病变状态下,特定分子的生物化学变化过程,并从分子水平认识、诊断和治疗疾病的一门新兴交叉学科。

分子核医学的基本原理是通过核素标记技术识别体内特定分子,利用正常或病变组织的基因表达、受体功能、代谢活性等特性,达到分子水平的诊断、治疗或诊疗一体化的目的。分子水平的生化功能改变是疾病发生的最早期信息,往往早于组织结构的改变。病变细胞的基因异常表达、受体密度变化以及代谢活性异常,都是由于某种生化过程的改变导致功能失调,继而产生解剖结构与形态的变化,并最终表现为临床症状和体征。因此,只有通过早期识别和发现特异性的分子水平变化,才能实现疾病的早期精准诊治。

分子核医学是典型的交叉学科,涉及的领域包括分子生物学、生物化学、药理学、免疫学等,主要内容包括基于核素标记的分子影像学、分子靶向治疗学以及诊疗一体化,是分子医学的重要研究内容和临床实践方法(图6-1、图6-2)。

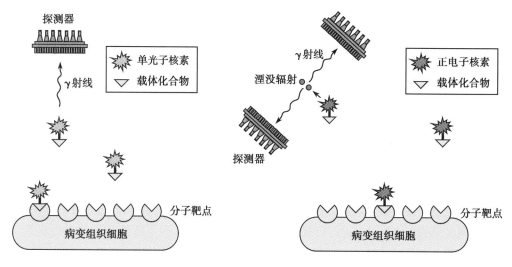

图 6-1　核医学分子影像示意图

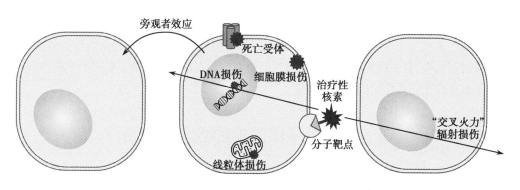

图 6-2　核医学分子治疗示意图

分子核医学技术的构建需要具备三个要素:①寻找和选择合适的分子靶点(molecular target);②设计与该靶点高特异度、高亲和力结合的分子载体;③根据不同靶点、载体和目的,制备放射性核素标记的分子探针或药物。细胞内常见的分子靶点包括 DNA、mRNA 序列、受体蛋白质、酶以及抗原等;相应的探针包括反义寡核苷酸、受体配体、底物、抗体以及多肽类物质等。通常大多数核素标记的药物(分子探针)能够自由穿过细胞膜定位于细胞内或参与细胞代谢,从而实现在细胞或分子水平的诊断和治疗。

二、分子核医学的理论基础

分子核医学以放射性标记药物与靶器官或靶组织的特异性分子结合为基础,即分子识别(molecular recognition)。这是核医学影像诊断和核素靶向治疗赖以生存与发展的基本条件,也是有别于其他影像诊断和治疗方法的关键。分子识别主要包括:抗体与抗原的结合、配体与受体的结合、反义探针与癌基因的结合、酶与底物的识别等。

随着核医学与分子生物学等新兴学科进一步深度交融发展,分子核医学不仅可以从糖、脂肪、核酸、蛋白质等代谢方面实现对细胞分裂、增殖及畸变过程的多角度、多环节显像应用,还可利用不同性质的小分子、多肽、抗体、纳米等载体对靶细胞信息转导、通路及相互作用等一系列过程进行精准治疗。

第二节　分子核医学的主要内容

- 分子核医学内容主要包括:分子影像、分子治疗和诊疗一体化。
- 分子核医学通过分子影像与分子治疗的结合优势实现诊疗一体化。

分子核医学主要包括以核素标记为基础的分子影像、分子治疗以及诊疗一体化。诊疗一体化药物的研发和应用,是新型放射性药物研究的重要方向,可对疾病诊治过程实现无创、动态、可视化监测与评估。

一、核医学分子影像

核医学范畴的分子影像是基于放射性核素示踪技术和分子识别原理,在活体状态下显示正常及病变组织细胞的代谢、受体、基因、免疫、凋亡等生化变化信息的一门科学(表 6-1)。目前基于核医学的分子影像主要研究和应用的领域包括代谢显像、受体显像和基因显像等。前两者是认识导致疾病的病因,而后者是发现形成疾病的结果。分子影像可以为观察细胞间和细胞内的生物学过程提供窗口,尤其是观察执行基因编码指令的蛋白质的生化过程。

(一)代谢显像

代谢显像(metabolic imaging)是核医学显像的一项重要内容,也是目前核医学分子影像中广泛用于临床诊断、分期和疗效评估的技术,其中 ^{18}F-FDG 显像是目前最成熟的代谢显像等。^{18}F-FDG 显像在临床上的主要用途:一是肿瘤的早期诊断与分期、转移与复发监测、疗效评价等(图 6-3);二是神经、精神疾病以及脑功能的研究(图 6-4);三是用于存活心肌细胞的检测,评估心肌病变的坏死或是可逆性缺血(如冬眠心肌),为判断冠心病患者是否应该选择血运重建治疗提供重要的依据,被认为是判断心肌细胞存活的"金标准"。除了目前最常用的葡萄糖代谢显像外,氨基酸、脂肪酸、核苷酸、乙酸盐、胆碱及氧代谢显像也是目前可用于临床的代谢显像方法,用以反映正常或病变组织的不同代谢行为,实现不同肿瘤的诊断和鉴别诊断。

(二)受体显像

受体是指能够与细胞膜或细胞内生物活性物质(如药物、神经递质、激素、抗体等)相互作用的生物大分子。受体显像(receptor imaging)是利用放射性核素标记的生物活性物质与靶组织中某些高亲和力的受体产生特异性结合,通过核医学显像仪器将受体的功能、密度与分布等信息实现影像可视化的技术。受体显像可以反映细胞与细胞之间、细胞与其他分子之间的识别,信息跨膜转导(或传递)、细胞的生理与病理改变等现象。由于体内受体的含量极少,如脑内的受体含量仅占全脑的 1/100 万,因此,核素受体显像是目前临床工作中唯一常规使用的反映人体受体的分布(定位)、数量(密度)和功能(亲和力)的无创性影像技术手段。

神经受体显像是诊断神经精神疾病的重要方法,如帕金森病(Parkinson's disease,PD)表现为多巴胺受体数目减少;乳腺癌、卵巢癌、前列腺癌则表现为雌激素或雄激素受体的增加。生长抑素受体显像可用于诊断神经内分泌肿瘤(图 6-5),而整合素受体靶向显像则是评价新生血管的有效方法。临床上已经将激素受体显像作为制订某些肿瘤治疗方案的重要依据,如 ^{18}F-17β- 雌二醇(FES)雌激素受体显像可用于乳腺癌的诊断和指导治疗决策的制定。

表6-1 核医学分子影像探针

用途分类	靶点	PET 分子影像探针	SPECT 分子影像探针
代谢显像	葡萄糖	^{18}F-FDG	^{99m}Tc-EC-DG
	氨基酸	^{11}C-MET, ^{11}C-TYR, ^{11}C-HTP, ^{18}F-DOPA, ^{18}F-FET, ^{18}F-FACBC, ^{18}F-FMT, ^{18}F-TYR	^{123}I-IMT, ^{99m}Tc-methionine, ^{99m}Tc-EC-AMT
	脂肪酸	^{11}C-AC, ^{18}F-FAC, ^{18}F-FPA, ^{18}F-FPIA, ^{11}C-CURB, ^{11}C-MFTC, ^{18}F-FCHC, ^{18}F-DOPP, ^{18}F-PF-9811, ^{18}F-FTHA	^{123}I-BMIPP, ^{123}I-DMIPP, ^{123}I-IHXA, ^{123}I-IHDA
	核苷酸	^{18}F-FLT, ^{11}C-TdR, ^{11}C-FMAU, ^{18}F-FMAU, ^{18}F-FdUrd, ^{18}F-FdCyd, ^{18}F-FUdR	^{125}I-UdR, ^{131}I-FIAU
	胆碱	^{11}C-CH, ^{18}F-FCH, ^{18}F-FEC, ^{18}F-FPC	^{99m}Tc-SDP-choline
受体显像	乙酰胆碱受体	^{11}C-scopolamine, ^{11}C-AF150, ^{11}C-GSK1034702, ^{11}C-LSN3172176, ^{11}C-(+)3-MPB, ^{11}C-(+)3-PPB, ^{18}F-A85380, ^{18}F-AZAN, ^{11}C-NS14492, ^{18}F-ASEM, ^{11}C-MP4A	^{131}I-CHIBA-1001, (R,R)^{123}I-QNB, ^{123}I-5-IA
	生长抑素受体	^{68}Ga-DOTA-TOC, ^{68}Ga-DOTA-NOC, ^{68}Ga-DOTA-TATE, ^{64}Cu-TETA-OC, ^{18}F-SiFAlin-TATE, ^{68}Ga-NODAGA-JR11, ^{68}Ga-DOTA-JR11, ^{68}Ga-NODAGA-LM3	^{111}In-DTPA-OC, ^{123}I-Tyr^3-OC, ^{99m}Tc-HYNIC-TOC, ^{99m}Tc-HYNIC-TATE, ^{111}In-DOTA-BASS
	大麻素受体	^{11}C-JHU75528, ^{18}F-MK9470, ^{11}C-MePPEP	^{123}I-AM 281
	多巴胺受体	^{11}C-raclopride, ^{11}C-FLB457, ^{18}F-fallypride, ^{11}C-MNPA	^{123}I-IBZM
	GABA 受体	^{18}F-flumazenil, ^{11}C-flumazenil	^{123}I-iomazenil
	谷氨酸受体	^{11}C-Me-NB1, ^{18}F-PF-NB1, ^{18}F-GE179, ^{11}C-CNS5162, ^{11}C-GMOM, ^{18}F-MTEB, ^{18}F-FPEB, ^{11}C-AZD9272, ^{11}C-ABP688	^{123}I-CNS 1261
	5-羟色胺受体	^{11}C-WAY100635, ^{11}C-MDL100907, ^{18}F-FPP	^{123}I-R91150, ^{123}I-p-MPPI, ^{123}I-SB207710

用途分类	靶点	PET 分子影像探针	SPECT 分子影像探针
放射免疫显像	表皮生长因子受体	^{89}Zr-Df-cetuximab，^{89}Zr-panitumumab，^{89}Zr-nimotuzumab，^{64}Cu-cetuximab，^{64}Cu-panitumumab，^{64}Cu-NOTA-panitumumab F(ab')2，^{68}Ga-Df-Bz-NCS-7D12	^{111}In-panitumumab，^{111}In-cetuximab F(ab')2，^{99m}Tc-Pm-Fab-His6，^{99m}Tc-D10
	人表皮生长因子受体 2	^{89}Zr-Df-trastuzumab，^{64}Cu-DOTA-trastuzumab，^{124}I-trastuzumab，^{68}Ga-ABY-025，^{68}Ga-DOTA-F(ab')2-trastuzumab，^{64}Cu-NOTA-pertuzumab F(ab')2	^{131}I-GMIB-Anti-HER2-VHH1，^{99m}Tc-(HE)3-G3，^{99m}Tc-ADAPT6，^{111}In-CHX-A″-DTPA-trastuzumab
	血管内皮生长因子	^{89}Zr-Df-bevacizumab，^{64}Cu-DOTA-scVEGF	^{111}In-Bevacizumab，^{123}I-VEGF165，^{99m}Tc-HYNIC-scVEGF
	前列腺特异性膜抗原	^{89}Zr-huJ591，^{89}Zr-Df-IAB2M	^{99m}Tc-J591Cdia
	癌胚抗原	^{68}Ga-IMP288，^{89}Zr-AMG 211，^{89}Zr-CEA-IL2	^{125}I-A5B7
	程序性死亡受体 1/ 配体 1	^{89}Zr-nivolumab，^{89}Zr-atezolizumab，^{18}F-BMS-986192	^{99m}Tc-JS001，^{99m}Tc-NM-01
	白细胞分化抗原 20	^{89}Zr-rituximab	^{111}In-ibritumomab tiuxetan
反义显像	DNA 或 mRNA	^{11}C，^{18}F 标记的靶基因（如 c-myc，Bcl-2，k-ras，mdr1，TGF-α，GFAP 等）反义寡核苷酸	^{99m}Tc，^{111}In，^{125}I 标记的靶基因（如 c-myc，Bcl-2，k-ras，mdr1，TGF-α，GFAP 等）反义寡核苷酸
报告基因显像	单纯疱疹病毒 1 型胸苷激酶	^{18}F-GCV+，^{18}F-PCV，^{131}I-FIAU，^{18}F-FEAU，^{18}F-FHBG，^{11}C-FMAU，^{18}F-FMAU	^{131}I-FIAU
	钠碘同向转运体	^{124}I，^{18}F-TFB	^{123}I，^{131}I，^{99m}TcO4$^-$
	多巴胺受体	见受体显像	见受体显像
凋亡显像	磷脂酰丝氨酸	^{18}F/^{64}Cu/^{68}Ga-annexin V	^{123}I/^{125}I/^{99m}Tc/^{111}In-annexin V
	细胞膜印迹	^{18}F-ML-10	^{123}I-ML-10
	半胱天冬酶	^{18}F-ICMT-11，^{18}F-CP18，^{11}C-WC-98，^{18}F-WC-IV-3	$^{123/125}$I-FITI

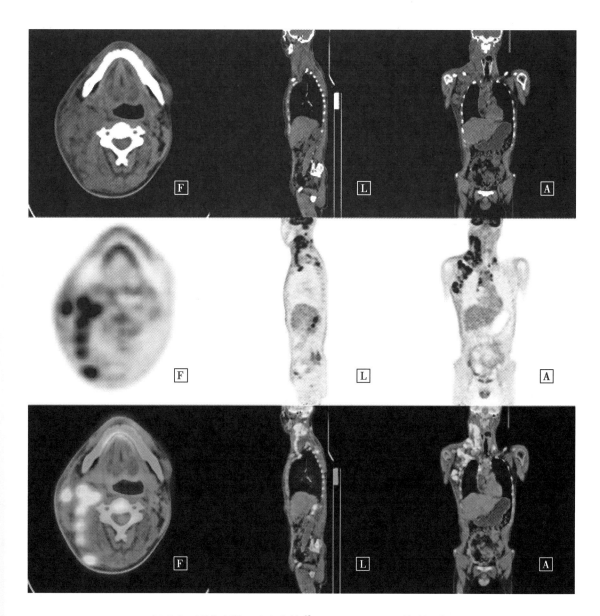

图 6-3　霍奇金淋巴瘤患者的 ^{18}F-FDG PET/CT 代谢显像

患者颈部、锁骨上、腋窝、纵隔淋巴结呈高代谢。

（三）放射免疫显像

放射免疫显像（radioimmunoimaging，RII）是将放射性核素标记某些特定的单克隆抗体或抗体片段，利用其与靶抗原的特异性结合进行显影的一种分子影像方法。近年来 RII 的研究取得了重要进展。

1. 亲和体　亲和体是利用蛋白质工程技术产生的一类具有高度亲和力的新型配体。其功能类似于抗体，分子量较小，仅有 7kDa 左右，但其结合位点与抗体相似，而且稳定性比抗体好，耐高温，可以大量生产，价格低。目前研究较多的有放射性核素 ^{18}F 标记针对人表皮生长因子受体 2（human epidermal growth factor receptor 2，HER2）的亲和体分子影像探针，用于 HER2 表达的肿瘤分子显像（图 6-6）。

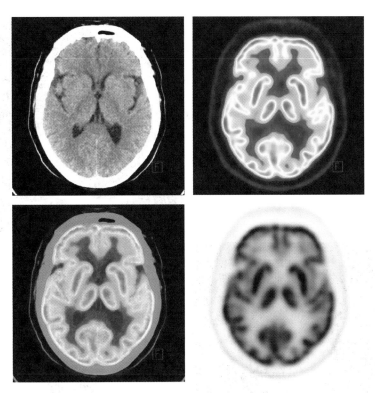

图 6-4　正常脑 ^{18}F-FDG PET/CT 代谢显像

横断面所示分别为脑 CT、PET、融合图像和未衰减校正的 PET 图像。

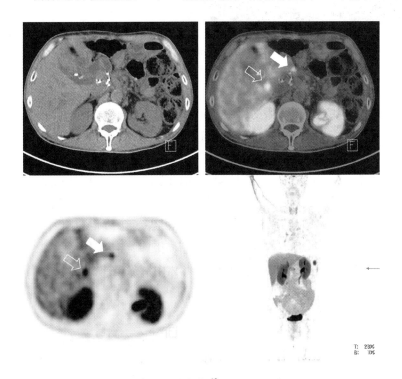

图 6-5　神经内分泌瘤术后复发伴转移患者的 ^{18}F-AlF-NOTA-Octreotide PET/CT 图像

横截面的 CT、PET 和融合图像,以及 MIP 图,示胰腺术区复发灶(实心箭头)及肝脏转移灶(空心箭头)放射性高摄取。

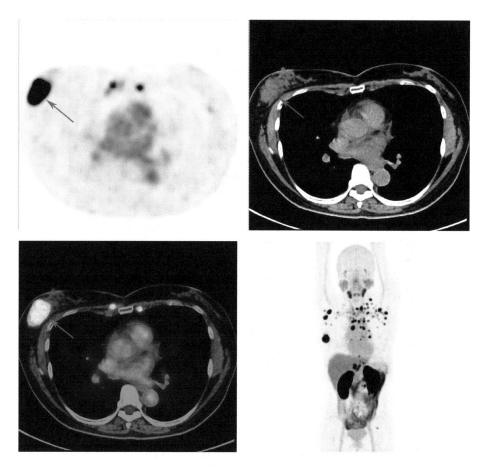

图 6-6   乳腺癌患者的 ^{18}F-HER2 亲和体 PET/CT 图像

图示患者右乳浸润性癌(箭头)伴淋巴结、肝、骨转移,HER2 表达阳性。

2. 基因工程抗体   基因工程抗体又称重组抗体,是指利用重组 DNA 及蛋白质工程技术对编码抗体的基因按不同需要进行加工改造和重新装配,经转染适当的受体细胞所表达的抗体分子。根据抗体结构,基因工程抗体包括抗原结合片段(fragment of antigen binding,Fab 片段)、单链抗体片段(single chain antibody fragment,ScFv)、双特异抗体(diabody)、微型抗体(miniantibody)、纳米抗体(nanobody)等。近年来,已有多种抗体片段被设计作为靶向片段用于放射免疫成像,如 ^{18}F 标记的抗 HER2 双特异抗体能够与乳腺肿瘤细胞产生的 HER2 结合用于肿瘤显像,^{18}F 标记的抗癌胚抗原(carcinoembryonic antigen,CEA)T84.66 微型双功能抗体用于肿瘤模型的显像。一般来说,这些抗体片段缺乏 Fc 区,并且分子量比天然抗体小许多,因此体内清除迅速,可获得更高的肿瘤/背景摄取比值。

(四)反义显像

反义显像(antisense imaging)是以放射性核素标记人工合成的反义寡核苷酸为显像剂的显像方法。根据核酸碱基互补的原理,核素标记的反义寡核苷酸可通过核酸分子杂交与相应的靶基因结合,应用显像仪器便可观察其与病变组织中过表达的目标 DNA 或 mRNA 发生特异性结合的过程。通过显示特异性癌基因过表达的癌组织或治疗后抑癌基因的表达水平,对特异的靶基因进行定位和定量,在基因水平上实现早期、定性诊断疾病或评价疗效的目的。这种以显示癌基因为基础的反义显像的出现标志着肿瘤显像进入了基因水平。

（五）报告基因显像

报告基因显像（reporter gene imaging）利用编码特定酶、转运体或受体的外源性报告基因与待测目的基因同时转染靶细胞，使报告基因和目的基因编码的蛋白质共表达，通过核素标记"报告探针"来检测报告基因的表达情况，间接评价目的基因状态的一种显像方法。

报告基因探针的聚集不仅可以直接反映报告基因产物的数量或活性水平，而且可以间接提供目的基因表达水平、驱动报告基因表达的内源性信号或转录因子水平的信息。这种显像方法通常用于活体评估体内移植细胞的特异性基因或蛋白质表达的部位、水平、迁徙，以及持续时间等信息。报告基因的重要特点是：如果报告基因在体内不被转录，报告探针就不会在靶细胞中聚集；相反，如果启动子导致报告基因转录，报告基因 mRNA 的翻译将引起报告基因编码的产物与核素标记的报告探针发生作用，就会在靶细胞内聚集，并被显像设备所检测。

放射性核素标记的报告基因显像系统，主要分为以下几种：

1. 酶/底物报告基因系统　报告基因表达产物为一种具有生物活性的酶，酶与其相应底物作用生成的代谢产物在报告基因表达的细胞内浓聚，借助底物上携带的放射性核素进行成像，主要包括：胞嘧啶脱氨酶/胞嘧啶系统、单纯疱疹病毒 1 型胸腺嘧啶激酶（herpes simplex virus 1-thymidine kinase，HSV1-tk）基因及其突变体 HSV1-sr39tk/ 核苷衍生物系统（图 6-7）。

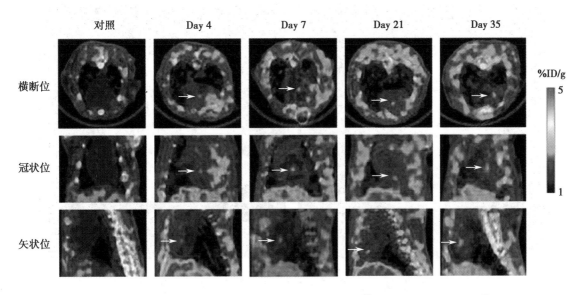

图 6-7　干细胞移植治疗心肌梗死模型后不同时间的 ^{18}F-FHBG PET/CT 图像
图示转染了 HSV1-tk 报道基因的干细胞在移植入大鼠心肌梗死周边区后可通过 PET 分子影像进行活体示踪。

2. 受体/配体报告基因系统　报告基因表达的蛋白质是一种细胞表面受体，利用受体与配体特异结合和内化作用原理，核素标记的特异性配体可进入表达报告基因产物的细胞形成放射性浓聚，通过显像反映报告基因表达部位和水平，主要包括生长抑素 2 型受体（somatostatin receptor 2，SSTR2）/生长抑素类似物系统、多巴胺 D_2 受体/螺环哌啶酮衍生物系统和雌激素受体/雌激素系统等。

3. 转运蛋白/底物报告基因系统　报告基因表达产物为一种转运蛋白，可将核素标记的底物递送至细胞内达到显像目的，常用的有钠碘同向转运体（Na/I symporter，NIS）基因及去甲肾上腺素转运子基因等。

4. 其他报告基因系统　包括抗原或抗体基因、酪氨酸酶基因及转螯合 GGC 肽融合基因等。

在众多报告基因系统中,较为成熟的是酶/底物报告基因系统中的 HSV1-tk,通常以 ^{123}I 或 ^{131}I 标记的氟-碘阿糖呋喃基尿嘧啶(FIAU)和 ^{18}F 标记的 9-[(4-氟)-3-羟基甲基丁基]鸟嘌呤(^{18}F-FHBG)为报告探针进行显像。

(六)凋亡显像

细胞凋亡(apoptosis)又称为程序性细胞死亡,是指细胞在一定的生理或病理条件下,遵循自身程序结束其生命的过程,是一切生物体细胞针对所处环境因素的特定改变产生的应答。凋亡显像(apoptosis imaging)是基于凋亡发生、发展中的细胞结构或功能改变,对凋亡过程进行影像可视化的技术,对于肿瘤治疗疗效的监测和某些疾病的诊断有重要价值。目前,许多核医学分子影像探针已经被用于凋亡显像,包括 ^{99m}Tc-annexin V、^{18}F-ML-10、^{18}F-ICMT-11、^{18}F-CP18 等,部分探针逐渐在临床研究中得到应用。例如,^{18}F-ML-10 是第一个应用于临床研究的小分子凋亡探针,以丙二酸为核心结构。一系列被称为"凋亡细胞膜印迹"的病理生理改变可共同促进 ^{18}F-ML-10 的摄取,包括细胞膜电位丧失、胞质酸化、脂质移行酶系统激活等。目前,凋亡显像主要用于肿瘤治疗效果监测(图 6-8)、心脏移植排斥反应监测、急性心肌梗死与心肌炎的评价等,尤其对肿瘤化疗疗效的监测具有重要的价值。

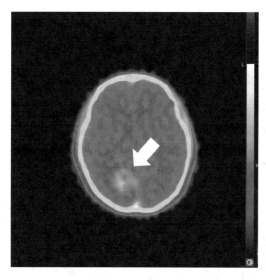
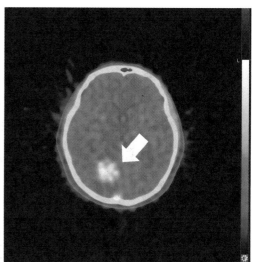

图 6-8　立体定向放射外科治疗前后肺癌脑转移灶 ^{18}F-ML-10 PET/CT 图像

图示立体定向放射外科治疗后(右)肺癌患者脑转移灶的 ^{18}F-ML-10 PET 信号较治疗前(左)增高,提示肿瘤凋亡水平上升。

二、核医学分子治疗

核医学分子治疗是基于分子识别原理,利用病变组织的生化代谢、受体功能、基因表达等分子特性,将治疗用放射性核素及其标记物递送至病变组织,通过射线对靶细胞产生的辐射生物效应,对病变组织细胞产生杀伤作用,进而治疗或缓解疾病的一门科学。

治疗常用的放射性核素主要包括:①发射 β 射线的核素,如 ^{131}I、^{32}P、^{89}Sr、^{90}Y 等;②α 粒子发射体,如 ^{211}At、^{212}Bi、^{223}Ra、^{225}Ac 等;③通过电子俘获或内转换发射俄歇电子或内转换电子的核素,如 ^{125}I、^{123}I 等。而常用的药物或载体可分为游离核素、小分子载体、多肽或抗体类载体、纳米或微球类载体等类型。目前,主要根据病变组织细胞的代谢、免疫、受体、基因等分子特性,选用合适的放射性核素与载体类型,使放射性药物特异性积聚以实现精准的核医学分子治疗(表 6-2)。

表6-2　放射性核素治疗药物

用途分类	靶点	放射性药物
代谢介导核素治疗	合成代谢	^{131}I、^{32}P、^{223}Ra
免疫介导核素治疗	白细胞分化抗原 20	^{90}Y-ibritumomab tiuxetan，^{131}I-rituximab，^{131}I-tositumomab，^{90}Y-DOTA-biotin/ScFvB9E9-streptavidin
	白细胞分化抗原 22	^{90}Y-epratuzumab，^{90}Y-hLL2
	白细胞分化抗原 33	^{131}I-M195，^{213}Bi-M195，^{225}Ac-M195，^{90}Y-M195，^{131}I-HuM195，^{213}Bi-HuM195，
	白细胞分化抗原 37	^{131}I-MB-1
	白细胞分化抗原 45	^{131}I-BC8
	白细胞分化抗原 66	^{188}Re-anti-CD66，^{90}Y-anti-CD66
	人白细胞抗原 -DR	^{131}I-Lym-1，^{67}Cu-2IT-BAT-Lym-1
	A33 抗原	^{131}I-huA33，^{125}I-huA33，^{131}I/ 125 I-A33
	癌胚抗原	^{131}I-F6 F(ab′)2，^{131}I-BsmAb-hMN14-734，^{90}Y-hMN14，^{90}Y-cT.84.66，^{131}I-MN14 F(ab′)$_2$，^{131}I-COL-1，^{131}I-35/B7-25/F6，^{131}I-KAb201，^{131}I-A5B7hDFM，^{131}I-MN14 F(ab′)$_2$，^{131}I-hMN14，^{131}I-NP4 (IMMU-4)，^{131}I-BsmAb-F6-734
	人表皮生长因子受体 2	^{177}Lu-trastuzumab，^{131}I-trastuzumab，^{111}In-trastuzumab，^{177}Lu-DTPA-pertuzumab，^{90}Y-octapa-trastuzumab，^{188}Re-HYNIC-trastuzumab
	上皮细胞黏附分子	^{90}Y-DOTA-Biotin
	表皮生长因子	^{125}I-425
	神经节苷脂	^{131}I-3F8
	人乳脂球蛋白	^{90}Y-HMFG-1
	黏蛋白 1	^{90}Y-m170
	前列腺特异性膜抗原	^{111}In-huJ591，^{177}Lu-huJ591，^{90}Y-huJ591
	肿瘤相关糖蛋白 72	^{90}Y-hCC49DCh2(IDEC-159)，^{90}Y-biotin/-CC49-(ScFv)4-strept，^{177}Lu-CC49，^{90}Y-CC49，^{131}I-cB72.3，^{131}I-COL-1
受体介导核素治疗	生长抑素受体	^{111}In-DTPAOC，^{90}Y-DOTATOC，^{90}Y-DOTALAN，^{90}Y-DOTATATE，^{177}Lu-DOTATATE，^{90}Y-octreotide，^{177}Lu-octreotide，^{225}Ac-DOTATOC，^{213}Bi-DOTATOC，^{213}Bi-DOTATATE
	肾上腺素受体	^{131}I-MIBG，^{125}I-MIBG，^{211}At-MABG，^{211}At-FIBG
	胃泌素释放肽受体	^{177}Lu-RM2，^{177}Lu-NeoBOMB1
	神经降压素受体	^{177}Lu-3BP-227
	P 物质受体	^{225}Ac-DOTAGA-[Thi8，Met(O$_2$)$_{11}$]-substance P
	趋化因子受体 4	^{177}Lu-pentixather，^{90}Y-pentixather
	胆囊收缩素受体	^{177}Lu-DOTA-PP-F11N
基因靶向核素治疗	核苷酸	^{125}I、^{123}I、^{131}I、^{111}In 标记的反义寡核苷酸（ASON）
	钠碘同向转运体	^{131}I，^{186}Re，^{188}Re
	去甲肾上腺素转运子	^{131}I-MIBG，^{125}I-MIBG，^{211}At-MABG，^{211}At-FIBG

（一）代谢介导的核素治疗

靶向合成代谢的核素治疗是核医学治疗的一项重要内容，也是最早在临床应用的核素治疗类型之一。1913 年 Frederick Proescher 发表了首篇静脉注射放射性镭治疗子宫癌等系列疾病的论文。1936 年 John H. Lawrence 首次应用 ^{32}P 进行了白血病的临床治疗。经过一个多世纪的研究探索，靶向合成代谢的核素治疗逐渐成熟，在内分泌、肿瘤、血液病等多个领域得到广泛的应用。

1. 碘 -131　放射性碘 -131（^{131}I）治疗是目前临床上最为成熟的一种核医学分子治疗方法，主要应用于甲状腺疾病，如 Graves 病、自主性高功能甲状腺结节、单纯性甲状腺肿以及分化型甲状腺癌等。碘可被甲状腺细胞通过钠碘同向转运体（NIS）从循环血液中逆电化学梯度摄取，故 ^{131}I 能够浓聚在过表达 NIS 的病变组织中。由于 ^{131}I 衰变产生的 β 射线在组织内射程较短（~1mm），辐射生物效应主要集中于病变组织，而对周围组织器官影响较小。在功能性甲状腺疾病中，其对 ^{131}I 的吸收剂量主要取决于 ^{131}I 活度、甲状腺大小及功能状态、^{131}I 在甲状腺内分布均匀性等因素，因此可以根据甲状腺重量、24h 摄 ^{131}I 率等指标精准计算 ^{131}I 注射活度，有助于减少患者受到的辐射剂量。在转移性分化型甲状腺癌的治疗中，一次给予较大剂量的 ^{131}I（3.7~11.1GBq），能够杀灭大部分甲状腺癌细胞，显著改善患者预后。

2. 镭 -223　镭 -223（^{223}Ra）是 FDA 批准的第一个 α 粒子发射体，其转化应用为其他 α 放射性药物的发展提供了宝贵经验。^{223}Ra 与钙属于同族元素，两者性质相似，因此具有一定的骨靶向性。通过参与成骨反应的病理生理过程，^{223}Ra 能够沉积聚集在骨增生活跃部位，如前列腺癌的骨转移灶中。^{223}Ra 释放的高能 α 射线能够造成周围细胞不可修复的双链 DNA 断裂，因此能够有效杀伤附近的癌细胞、成骨细胞和破骨细胞，减轻骨转移患者疼痛及减少病理性骨折等并发症的发生。此外，α 粒子在组织中的射程仅有 50~90μm，约为 10 个细胞直径的距离，故对周围正常组织伤害极小。

3. 磷 -32　磷 -32（^{32}P）是人体细胞代谢所需元素，摄取量与组织生长速度相关。^{32}P 衰变能够释放 β 射线，已被应用于临床多种疾病的治疗。进入体内的 ^{32}P 能够沉积到生长迅速的组织（如造血组织、淋巴结、脾等，特别是骨髓和骨）内，参与 DNA 和 RNA 的合成。在血细胞增生性疾病，如真性红细胞增多症、白血病和原发性血小板增多症中，造血组织对磷的需求量增高，因此能够大量富集 ^{32}P。而 ^{32}P 衰变辐射产生的 β 粒子能够产生电离辐射的生物效应破坏富集组织细胞中的 DNA 和 RNA，抑制血细胞的异常增生而达到治疗目的。

（二）免疫介导的核素治疗

放射免疫治疗（radioimmunotherapy，RIT）是一种利用放射性核素标记的单克隆抗体靶向病变组织细胞的治疗方法，目前主要集中应用于肿瘤治疗领域。利用抗原 - 抗体的特异性结合，抗体可成为递送治疗性核素的优良载体，在肿瘤等疾病组织内浓聚并长时间滞留，通过核素衰变释放的射线破坏或干扰病变细胞的结构或功能，抑制、杀伤或杀死病变细胞，能够发挥治疗作用。大量肿瘤分子靶点，如 CD20、CEA、HER2、PD-1/PD-L1 等，已有成熟的免疫治疗抗体，可进行相应放射免疫治疗的开发和完善。

1. 白细胞分化抗原 20　白细胞分化抗原 20（cluster of differentiation 20，CD20）是一种 B 细胞表面蛋白，最早出现于前 B 细胞阶段，并且表达量随着 B 细胞成熟进一步增高。CD20 可作为 B 淋巴细胞的分子标志物用于淋巴瘤分型，因此被用作放射免疫治疗的重要分子靶点。临床上已有多种搭载核素的单克隆抗体用于放射免疫治疗。例如，^{90}Y 标记的鼠源性抗 CD20 抗体替伊莫单抗（ibritumomab tiuxetan）在 2002 年就已被 FDA 批准用于非霍奇金淋巴瘤治疗。此外，根据相关研究报道，与未标记的抗体如利妥昔单抗相比，结合 ^{131}I 和 ^{90}Y 的 CD20 抗体可对复发的非霍奇金淋巴瘤产生更高的总有效率和完全有效率。

2. 癌胚抗原　癌胚抗原（carcinoembryonic antigen，CEA）是一种广谱的肿瘤标志物，可高表达于结直肠癌、胃癌、肺癌、胰腺癌等系列肿瘤，其本质是一种可溶性多糖蛋白复合物。CEA 作为早期表征分子之一,已经成为多种肿瘤放射免疫治疗的常用靶点。一系列核素标记的抗 CEA 单抗或单抗片段,如 ^{131}I-F6 F(ab')$_2$、^{131}I-NP-4、^{90}Y-MN-14、^{90}Y-cT.84.66 等,均对肿瘤有一定治疗作用。然而,药物剂量学检测提示,药物吸收剂量与肿瘤半径成反比,表明放射免疫治疗更适用于体积小的肿瘤病灶。

3. 人表皮生长因子受体 2　人表皮生长因子受体 2(HER2)是表皮生长因子受体家族的重要成员,可高表达于乳腺癌、卵巢癌、胃癌等多种肿瘤中,参与其增殖、侵袭、血管生成等发生发展的病理生理过程。HER2 靶向治疗单克隆抗体的研发,如曲妥珠单抗、帕妥珠单抗等,显著提高了 HER2 阳性肿瘤患者的生存率。与放射免疫显像类似,HER2 靶向单抗也是放射免疫治疗研发的重点,^{177}Lu、^{131}I、^{188}Re、^{90}Y 等放射性核素被用于曲妥珠单抗、帕妥珠单抗的标记。早期临床研究结果显示,核素标记的 HER2 单抗具有良好的抗原结合能力和特异性,未来可能成为 HER2 阳性肿瘤靶向治疗的新方向。

(三)受体介导的核素治疗

在疾病发生发展过程中,组织细胞的某些受体可出现明显的过表达。这些过表达的受体既是核医学分子影像的靶点,也是受体介导核素治疗的重要结构和功能基础。配体与相应的膜受体结合,除了能传递细胞信息、引起细胞发生生理生化改变等生物效应外,还可通过内化(internalization)过程与受体一起不断地进入细胞内。利用这一特点,受体有望作为向细胞内运载治疗药物的工具。由于受体的相应配体多为肽类,这一方法又被称为放射性核素肽受体介导治疗(peptide receptor radionuclide therapy,PRRT)。

1. 生长抑素受体　生长抑素受体(somatostatin receptor,SSTR)是目前核医学靶向治疗中研究最广泛的靶点之一,在多种神经内分泌肿瘤,如垂体腺瘤、胰岛细胞瘤及类癌中普遍高表达。使用生长抑素类似物,如奥曲肽(octreotide)、兰瑞肽(lanreotide)等作为分子载体标记治疗性核素,可用于神经内分泌肿瘤的治疗。早在 20 世纪 90 年代,有研究者通过 ^{111}In-DTPA-octreotide 靶向生长抑素受体,并利用 ^{111}In 释放的俄歇电子进行神经内分泌肿瘤治疗。然而,由于 ^{111}In 每次衰变释放的俄歇电子有限,治疗作用受到限制。随着 ^{90}Y、^{177}Lu 等释放 β 射线核素的应用,以及载体分子靶向性、核素标记稳定性等性质的优化,其治疗能力得到显著提升。近年来,生长抑素抑制剂也被开发用于搭载治疗性核素治疗神经内分泌肿瘤。临床前研究表明,生长抑素受体抑制剂在生长抑素受体阳性肿瘤中的摄取较激动剂高,同样具有广阔的临床应用前景。

2. 肾上腺素受体　肾上腺素能肿瘤是一类起源于交感神经胚细胞的肿瘤,主要包括嗜铬细胞瘤、成神经细胞瘤、交感神经母细胞瘤等。通过组合神经元阻滞剂胍乙啶和溴苄胺的胍基、苄基,能够合成与去甲肾上腺素化学结构类似的放射性药物 ^{131}I-MIBG。^{131}I-MIBG 能够被富含肾上腺素受体的肿瘤摄取,同时也能浓聚于类癌及甲状腺髓样癌组织内。通过 ^{131}I 释放的 β 射线,能够在所聚集的病变部位产生低剂量率、持续内照射作用,抑制和破坏肿瘤组织细胞的活性,达到治疗作用。近年来,有研究者使用其他核素和载体化合物用于肾上腺素能肿瘤的治疗,如 ^{125}I-MIBG、^{211}At-间砹苄胍(^{211}At-MABG)和 ^{211}At-氟苄胍(^{211}At-FIBG)。

(四)基因介导的核素治疗

基因治疗是指将特定遗传物质转入靶细胞达到预防或治疗疾病的方法,是当代临床医学与分子生物学交叉融合的研究领域。目前的基因工程技术尚不能使目的基因完全导入每个靶细胞中,并且疾病细胞往往由多个致病基因改变所致,使得仅抑制单个或部分基因的治疗效果不佳。将基因治疗与放射性核素内照射治疗相结合,可以通过"交叉火力"克服单纯反义治疗存在的缺陷,显著提高疗效。目前,基因介导的核素治疗主要包括放射性核素反义治疗和基因转染介导的核素治疗。

1. 放射性核素反义治疗　反义治疗是一种利用人工合成的单链反义核苷酸与致病基因或其 mRNA 互补结合,阻断该基因表达而达到治疗效果的方法。理论上,反义治疗能够阻断或抑制任何已知序列的基因,然而由于稳定性不足、传递和转运效率低等原因,其应用存在一定限制。利用单链反义核苷酸搭载治疗性核素,则能够在反义核苷酸抑制致病基因过表达的基础上,利用核素衰变发射的射线产生电离辐射生物效应杀伤癌细胞,发挥反义治疗和内照射治疗的双重作用。

2. 基因转染介导核素治疗　基因转染可使靶细胞增强或表达某种蛋白质(抗原、受体、酶等)的功能,其表达产物同样可成为放射性核素治疗的靶点。例如,将 NIS 基因转染至不摄取碘的肿瘤中使其表达 NIS 蛋白,即可利用 ^{131}I 进行核素治疗,为众多难治性肿瘤开辟了新的治疗途径。随着基因工程等技术的成熟,许多现有的核医学分子影像和分子治疗方法均能够成为基因转染介导的核素治疗的技术基础。

三、分子核医学的诊疗一体化

"诊疗一体化"这一概念是由 John Funkhouser 在 1998 年首次提出,定义为"根据疾病状态干预治疗手段的能力"。核医学中的"诊疗一体化"常被用于特征性描述使用同种或两种高度相似放射性药物进行疾病诊断和干预的技术。实际上,这一概念在核素治疗甲状腺疾病的发展过程中已应用数十年。近年来,分子核医学诊疗一体化技术体系也被逐渐应用在其他系列肿瘤中,如神经内分泌肿瘤、前列腺癌等。因此,分子核医学是用于实现诊疗一体化最成熟的技术体系之一,可借助多种策略整合疾病诊断和干预,在精准医疗中起到了重要的推动作用(表 6-3)。

表 6-3　诊疗一体核素标记药物

策略	分类 / 靶点	放射性药物
释放多种射线的核素	γ 射线 +β 射线	^{131}I, ^{153}Sm, ^{166}Ho, ^{177}Lu, ^{186}Re, ^{188}Re 及相应核素标记药物
	γ 射线 + α 射线	^{211}At, ^{213}Bi, ^{225}Ac 及相应核素标记药物
	γ 射线 + 俄歇电子	^{111}In 及相应的核素标记药物
配对核素策略	生长抑素受体	DOTATE(^{177}Lu+^{68}Ga/^{111}In), Satoreotide tetraxetan(^{177}Lu+^{68}Ga)
	前列腺特异性膜抗原	PSMA-617(^{177}Lu+^{68}Ga/^{18}F)
	成纤维细胞激活蛋白	FAPI(^{90}Y/^{231}Bi/^{212}Pb+^{68}Ga/^{18}F)
	趋化因子受体 4	Pentixather(^{177}Lu/^{90}Y+^{68}Ga)
	骨形成	^{223}Ra/^{89}Sr/^{153}Sm+Na^{18}F
核素标记抗体	A33 抗原	^{124}I-huA33
	癌胚抗原	^{89}Zr-AMG 211
	白细胞分化抗原 20	^{89}Zr-ibritumomab tiuxetan
	白细胞分化抗原 44	^{89}Zr-RG7356
	表皮生长因子受体	^{89}Zr-cetuximab, ^{89}Zr-panitumumab
	肾上腺素受体 A2	^{89}Zr-DS-8895a
	人表皮生长因子受体 2	^{64}Cu-trastuzumab, ^{68}Ga-HER2-Nanobody, ^{68}Ga-trastuzumab-Fab, ^{89}Zr-trastuzumab
	人表皮生长因子受体 3	^{64}Cu-patritumab, ^{89}Zr-GSK2849330, ^{89}Zr-lumretuzumab
	间皮素	^{89}Zr-MMOT0530A
	前列腺干细胞抗原	^{124}I-A11
	前列腺特异性膜抗原	^{89}Zr-J591

策略	分类/靶点	放射性药物
核素标记抗体	程序性死亡受体 1	[89]Zr-pembrolizumab
	程序性死亡配体 1	[89]Zr-atezolizumab
	转化生长因子 β	[89]Zr-fresolimumab
	血管内皮生长因子	[89]Zr-bevacizumab
核素标记小分子药物	小分子化疗药	^{11}C-Temozolomide, ^{18}F-5-Fluorouracil, ^{18}F-AraG, ^{18}F-Clofarabine, ^{18}F-Deoxycytidine, ^{18}F-Paclitaxel, ^{18}F-Xeloda
	间变性淋巴瘤激酶抑制剂	^{11}C-Lorlatinib, ^{18}F-Lorlatinib
	表皮生长因子受体酪氨酸激酶抑制剂	^{11}C-Erlotinib, ^{11}C-Gefitinib, ^{11}C-Osimertinib, ^{18}F-FEA-Erlotinib, ^{18}F-Gefitinib, ^{18}F-IRS
	其他酪氨酸激酶抑制剂	^{11}C-Axitinib, ^{11}C-CEP-32496, ^{11}C-Lapatinib, ^{11}C-Nintedanib, ^{11}C-Sorafenib, ^{18}F-Afatinib, ^{18}F-Dabrafenib
	多蛋白复合物抑制剂	[124]I-PU-H71
	白介素 2 受体	^{18}F-IL-2, ^{18}F-FB-IL2v
	磷脂酰肌醇激酶抑制剂	^{11}C-Pictilisib
	程序性死亡配体 1 靶向小分子	^{18}F-BMS-986192
	聚腺苷二磷酸核糖聚合酶抑制剂	^{18}F-Fluorthanatrace

（一）单核素介导的诊疗一体化

放射性核素释放的射线主要包括 α 粒子、β 粒子、俄歇电子及 γ（X）射线，释放不同类型射线的核素被用于成像或治疗等不同目的。部分核素可同时释放多种类型射线，因此具备诊疗一体化的特性（图 6-9）。

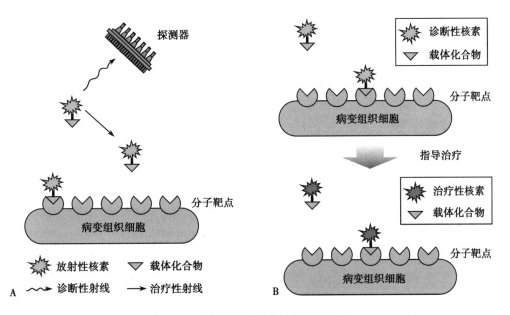

图 6-9　分子核医学诊疗一体化原理图

A. 单核素介导的诊疗一体化原理图；B. 配对核素介导的诊疗一体化原理图。

^{131}I 是最具代表性的诊疗一体化核素,其衰变发射出的 γ 射线可用于活体成像,同时释放的 β 射线可用于内照射治疗(图 6-10)。实际上,早在 1941 年 ^{131}I 首次被用于治疗甲状腺功能亢进症患者后,诊疗一体化这一概念便已初具雏形。如 ^{131}I 可作为分化型甲状腺癌(differentiated thyroid carcinoma, DTC)的术后重要治疗方法之一,在清除残余甲状腺、辅助治疗潜在微小病灶及远处转移病灶方面具有重要作用。给予去除或治疗剂量 ^{131}I 后进行的全身显像,常可发现诊断剂量 ^{131}I 全身显像未能显示的 DTC 病灶,这对制订患者随访和治疗的方案具有重要意义。

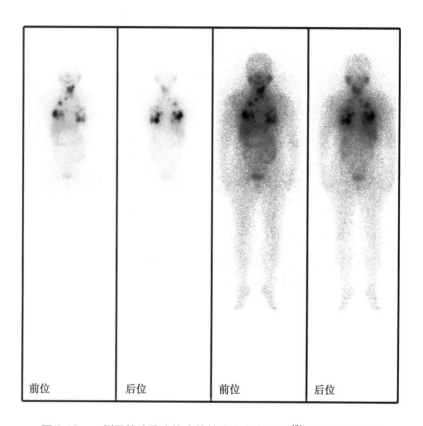

图 6-10   一例甲状腺乳头状癌伴转移患者术后的 ^{131}I SPECT 图像

患者口服 3.7GBq^{131}I 后第 5 天行全身 SPECT 显像,图示颈部残留甲状腺组织,上纵隔淋巴结及两肺多发转移灶。

除 ^{131}I 外,同时发射 γ 射线和 β 射线的还包括 ^{153}Sm、^{166}Ho、^{177}Lu、^{186}Re 等核素,而 ^{211}At、^{213}Bi、^{225}Ac 等放射性核素能够同时发射 γ 射线和 α 射线,^{111}In 等核素可同时释放 γ 射线和俄歇电子,一定程度上具备诊疗一体化的优势。需要注意的是,受限于射线的比例、能量等问题,许多核素无法在诊断和治疗方面同时达到最佳效果。因此,在临床工作中,常常利用配对方法实现诊疗一体化(如利用 ^{68}Ga-PSMA 和 ^{177}Lu-PSMA 进行前列腺癌诊治)。

(二)配对核素介导的诊疗一体化

利用同一分子载体标记不同的放射性核素亦可达到诊疗一体化的目的。由于放射性药物的在体动力学主要取决于分子载体的性质,不同核素标记的同一放射性药物往往具有相似的药物动力学和病灶摄取特性。因此,通过诊断性核素可以反映治疗性核素在体内的生物学分布,有利于精准指导治疗性核素标记药物的分子靶向治疗。常用的配对核素策略如靶向前列腺特异性膜抗原(prostate specific membrane antigen,PSMA)的 ^{68}Ga-PSMA/^{177}Lu-PSMA、靶向生长抑素受体的 ^{68}Ga-DOTATE/^{177}Lu-DOTATE 等。

以前列腺癌为例,临床上常利用靶向 PSMA 的抑制剂作为分子载体,如 PSMA-11、PSMA-

617、PSMA-1007 等，联合诊断性核素（如 ^{68}Ga-PSMA-617、^{18}F-PSMA-1007）和治疗性核素（如 ^{177}Lu-PSMA-617、^{177}Lu-J591）进行疾病诊治。研究表明，PSMA PET/CT 在转移性前列腺癌，尤其是在淋巴结转移、骨转移和生化复发的诊断中优于 CT、MRI 及骨扫描等常规检查（图 6-11）。在治疗方面，临床研究中 PSMA 靶向的放射性配体治疗药物可由 ^{177}Lu、^{225}Ac、^{131}I 和 ^{90}Y 标记，其中以 ^{177}Lu 应用最为广泛，能够在一定程度上抑制前列腺癌生长，尤其适用于高危前列腺癌患者。

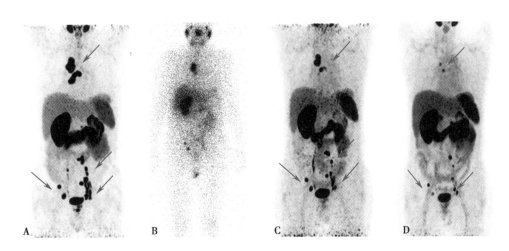

图 6-11　一例转移性前列腺癌患者的 ^{68}Ga-PSMA-11 PET 和 ^{177}Lu-PSMA-I&T SPECT 图像

治疗前 ^{68}Ga-PSMA-11 PET 显像（A）示右锁骨下区、纵隔、腹膜后和骨盆多发性淋巴结转移；给药后 ^{177}Lu-PSMA-I&T SPECT 全身显像（B）示转移灶显像剂浓聚，病灶摄取较好；第一周期（C）和第三周期（D）治疗后 ^{68}Ga-PSMA-11 PET/CT 显像示转移灶较前明显较少，部分病灶消失。

（三）核素标记抗体介导的诊疗一体化

单克隆抗体和抗体相关的治疗方法目前在肿瘤等诸多领域的治疗中发展迅速。由于具备高度特异性和亲和力，抗体能够靶向病变细胞或相关微环境表达的特定抗原进行疾病治疗。同时，抗体可进行放射性标记，并通过 PET 或 SPECT 提供核素标记抗体的全身分布信息，介导疾病诊疗一体化。

在选择用于标记抗体的核素时，应当保证核素的半衰期、抗体或抗体片段的生物半衰期与放射性药物在病灶浓聚的时间相匹配。抗体分子量大，在血液循环中代谢稳定且清除较慢，一次注射后往往在体内滞留数天并在病灶中缓慢浓聚。因此，^{89}Zr（$T_{1/2}$ 78.4h）、^{124}I（$T_{1/2}$ 100.3h）及 ^{131}I（$T_{1/2}$ 8.04d）等长半衰期核素在抗体标记中更为常用。相比完整的抗体，抗体片段有更快的血液代谢速度和病灶浓聚速度，因此，往往利用 ^{68}Ga（$T_{1/2}$ 68.3min）、^{18}F（$T_{1/2}$ 109.8min）等短半衰期核素进行标记。

（四）核素标记小分子药物介导的诊疗一体化

小分子药物在过去几十年的药物研究中始终占据重要地位，在如今临床常用的药物中也占绝大多数。将小分子药物通过核素标记，以微小剂量给药，即可为研究者和临床医师提供药物在体动力学和药效学数据，对小分子药物相关疗法中的患者管理有巨大作用。例如，以 ^{18}F 标记紫杉醇，其在体摄取可以反映肿瘤患者对紫杉醇的灵敏性、早期预测化疗疗效及优化患者选择。另外，核素标记的小分子影像可以显示药物在体分布，帮助建立相关器官毒性的相关性，优化给药策略和治疗指标。随着近年来对肿瘤生物学的认识逐渐加深，越来越多的小分子靶向治疗药物逐渐走向临床。在这些新药的应用过程中，核素标记的成像方法无疑为研究者提供了一种新的认知模式，在传统血浆或活检的药代动力学和生物标志物检测之上，提供患者、药物和肿瘤的特异性活体数据，大大推进药物在临床上效果的精准评估。

综上所述,本节介绍了多种分子核医学的诊疗一体化模式,主要包括单核素介导的诊疗一体化、配对核素介导的诊疗一体化、核素标记抗体及小分子药物介导的诊疗一体化。前两项主要通过放射性药物评估分子靶点,并通过相同载体携带的同一核素或不同核素实现分子治疗;后两项则是借助放射性示踪技术的独特优势分析评估现有治疗药物(抗体或小分子药物)的在体动力学和靶点分布,以指导后续载体(抗体或小分子药物)介导的靶向治疗。多种模式的诊疗一体化方法,能够更好地整合疾病诊断和干预,为精准医疗提供支撑。

第三节　分子核医学与医学发展

- 分子核医学在精准医疗药物研发与生物疗法监测等方面发挥了重要作用。
- 分子核医学可作为基础与临床研究的桥梁,促进转化医学发展。

分子核医学为多种疾病提供了基于关键分子靶点的诊疗策略,且其中多种诊治技术已成功在临床上得到应用和推广。除此之外,分子核医学也是推动医学发展的重要研究工具,在精准医疗和转化医学等领域的发展中起到重要支撑作用。

一、分子核医学与精准医疗

精准医疗(precision medicine)是根据患者的临床信息和人群队列信息,应用现代遗传技术、分子影像技术、生物信息技术,结合患者的生活环境和方式,实现精准的疾病分类及诊断,制订具有个性化的疾病预防和治疗方案。

精准医疗的主要内容包括建立高质量的人类基因组(human genome)和人类表型组学(human phenome)数据库。人类基因组计划完成后,通过对人类表型组的研究,特别是研究基因和环境相互作用,可用于疾病的预防;通过基因组、转录组、蛋白质组、代谢组等各种组学分析,可以发现疾病易感基因或药物敏感基因,找出相应分子靶点,从而开发新的精准诊断和治疗方法。精准医疗的发展方向是个体化的健康预警,临床疾病的精准预测、预防和诊疗。

分子核医学包括核医学分子治疗与核医学分子影像两大部分。核医学分子治疗是利用病变组织生化代谢、受体功能、基因表达等分子特性,借助载体或介入措施将治疗用放射性核素递送至病变组织,通过核素产生的辐射生物效应对病变组织细胞产生杀伤作用,从而达到缓解疾病或治愈的目的。其中免疫介导、受体介导和基因介导的核医学分子治疗手段是精准医疗的重要组成部分。而分子影像不仅能够提供细胞和分子水平的无创、活体、定性、定量、可视化信息,还可以提供多分子相互作用的生物化学变化过程的时空动态信息,从而有助于在细胞和分子水平上理解疾病的发生、发展和转归等机制。

分子核医学在精准医疗中发挥着重要的支撑和引领作用,本节主要介绍分子核医学在精准医疗药物研发与生物疗法疗效监测中的作用。

(一)核医学分子影像在精准医疗药物研发中的作用

核医学分子影像技术是在活体水平针对生物个体进行研究和评价,因此可以在个体水平对药物疗效进行完整的评估,并可直观地观察药物在活体体内的时空分布,了解药物的代谢分布。近十几年来,随着核医学分子影像技术的迅速发展,功能或代谢靶向显像得到越来越广泛的应用。非侵袭性的靶向分子影像能够通过监测分子水平活动提供一些特定的表型影像,在精准医疗中发挥着非侵袭性定义生物化学和生理的作用,其优势在于:①在药物研发初期:靶点占用率研究可以优化药物的剂量和给药时间;②能够进行全身药代动力学研究;③可以有效利用同一研究个体进行重复研究,并可作为自身对照。

1. 放射性示踪剂的研发　示踪原理和靶向分子是核医学分子影像的基础,基于这两个基础,在过去的 50 年里,已经研发出许多用于人体显像的放射性示踪剂。在前基因组和后基因组时代,开发放射性示踪剂的技术并无不同,但是在选择靶点的方法上发生了变化。在前基因组时代,大多数先导化合物的确定是根据尸检数据和传统的药效研究;而在后基因组时代的表型组学时代,是通过对基因组学、转录组学、蛋白质组学、代谢组学等多组学精密解析的基础上获得。

2. 放射性示踪剂的验证　由于核医学仪器探测的是放射性核素发射的 γ 射线,而不是放射性标记物的化学结构,如果该放射性示踪剂经验证,代表的就是母体化合物,且能够特异性和选择性地结合靶点,便能对该化合物进行活体实时动态追踪。尽管疾病是新陈代谢、蛋白质结合、流动性及渗透性等复杂的变化所致,但精准医疗的生物标志物必须是能够被体外显像探测到的"个体化"的靶向蛋白。

3. 核医学分子影像在药物研发和患者疗效评价中的应用　无论是新药进入临床前确定临床用药剂量,还是药物经批准后选择个体化剂量,最好的办法是使用放射性核素标记该药物或者能够与同一位点特异性结合的另一种放射性标记化合物进行占用研究,而 PET 或 SPECT 是确定靶点饱和度最好的技术手段,特别是对于作用靶点位于中枢神经系统的药物。另外,在确定药物剂量之前和之后均进行游离受体的测定。一般来说,定量确定靶蛋白饱和度的方法是在给予不同剂量药物后,选择一个可以平衡有效性与毒性的药物剂量。放射性药物也必须验证过其放射性活度反映的是该药物与单个靶蛋白之间的结合。因此,核医学成像技术是最适合于研究以单个蛋白为靶点的药物,同时也可以通过对游离靶密度的连续测定来确定靶区药物的半衰期。

随着基因组学和蛋白质组学的发展,有关疾病早期检测的重要靶点逐渐被发现。放射性标记的基因、mRNA、反义引物、蛋白质 - 蛋白质相互作用的探针,已经准备或正在进行细胞水平或动物水平的研究;而报告基因显像已经用于小规模的临床试验。这些利用放射性标记药物的方法主要表现在以下三个方面。

（1）监测全身疾病控制点:监测全身疾病控制点(如增殖、乏氧、细胞凋亡、血管生成、炎症和转移等)的放射性药物的开发在过去十年发展迅猛。尽管第一代放射性药物在药代动力学、药效学和灵敏性方面仍需进一步确认,但是早期的临床试验已经证明了这些药物的临床有效性。特别是金属放射性核素或是放射性卤素标记的示踪剂都要进行全面的验证,以确认放射性核素标记的结构类似物(如葡萄糖的氟化类似物 FDG,腺苷的氟化类似物 FLT 等)所示踪的生化过程是否理想,因为这些类似物在流动性、渗透性、代谢、排出、受体密度以及结合率常数等方面与其母体化合物可能不完全一致。

（2）利用放射性核素标记的显像剂监测作用于同一靶点的治疗性放射性药物:如果治疗性放射性药物具有理论上足够特异性的放射性活度,且仅竞争性地占有蛋白靶点的很小一部分,那么这个诊断性放射性药物不仅可以示踪药物的生物分布来判断该药物是否适合于治疗,而且可以用来监测放射治疗后的疗效。例如,生长抑素受体在神经内分泌肿瘤中的表达上调,而其导致的信号 / 本底比(T/B ratio)可被外部显像探测到。核素标记的生长抑素类似物环肽奥曲肽,如用于显像的 ^{111}In-DTPA、^{68}Ga-DOTA 和各种 ^{99m}Tc 螯合物,同样能够监测作用于该靶点的治疗性放射性药物疗效,如 ^{177}Lu-DTPA 和 ^{90}Y-DOTA 等。

（3）监测受药物影响的下游生化过程:监测受药物影响的下游生化过程,就是用放射性核素标记某种实验治疗药物作用下的关键蛋白表达产物。例如,伊马替尼(格列卫)在临床上用于 BCR-ABL 易位的慢性髓细胞性白血病患者和激活突变型的 c-kit 酪氨酸激酶的胃肠道间质瘤的治疗。^{11}C 标记的伊马替尼曾被用于最初生物学分布实验,但尚未应用于临床。而临床上一直是根据 ^{18}F-FDG 的摄取是否降低来判断伊马替尼治疗的成功与否。因此,^{18}F-FDG 作为下游显像在伊马替尼化疗开始后立即进行,可早期预测其疗效(图 6-12)。

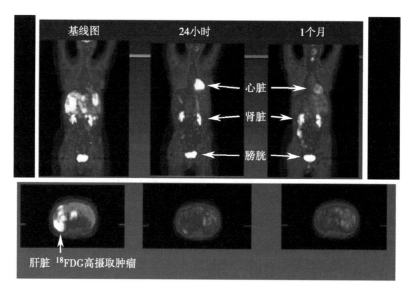

图 6-12　^{18}F-FDG PET 活体蛋白质组学研究

在基态(治疗前),伊马替尼治疗后 24h 和 1 个月同一患者连续的 PET 显像。上图为全身二维 PET 扫描图像,下图为肝脏层面的轴位 PET 扫描图像。

(二) 核医学分子影像在生物疗法疗效监测中的应用

1. 细胞治疗及其疗效监测　随着生物技术的迅速发展,细胞治疗开始应用于抗肿瘤治疗、缺血性疾病治疗和神经退行性疾病治疗等。细胞治疗方法是通过体外处理各种治疗细胞(如干细胞、祖细胞谱系、间充质细胞、淋巴细胞或树突状细胞)使其活化为对肿瘤有杀伤作用的免疫活性细胞,在体外培养扩增达到一定细胞数量后,注回患者体内发挥治疗作用;或者诱导其定向分化为多种组织和器官的功能性细胞,然后将细胞移植到缺血等病变组织,使其分化成具有特殊功能的细胞,达到治疗疾病的作用。最近许多临床试验应用这种经体外处理后的细胞或过继性移植细胞来治疗微小残留病灶和微小转移灶。对于小动物的研究,全身切片的免疫染色方法是评价过继性移植细胞的定位和靶向作用的最简单、可靠和传统的方法。而临床上,分子影像技术作为一种无创、可在同一个体反复多次应用的新方法,越来越多地被用于监测和评价过继性移植细胞的迁徙、归巢、分化、肿瘤靶向以及持久性,从而促进前体细胞或效应细胞的基础研究和临床应用。例如,抗原特异性 T 淋巴细胞的全身用药是过继性抗癌细胞疗法中研究最多和临床应用最多的方法之一。T 淋巴细胞的长期示踪和定位是抗癌免疫应答和从体内消除异常细胞及病原体的一个重要组成部分。分子影像可以通过长期和反复的显像监测这些过程,如 T 细胞迁移、归巢至肿瘤靶标,T 细胞生存期及随后的免疫激活和细胞溶解活性。嵌合抗原受体 T 细胞免疫治疗(chimeric antigen receptor T-cell immunotherapy, CAR-T)也已在日前被批准用于系统性治疗后复发或难治性大 B 细胞淋巴瘤,^{18}F-FDG PET/CT 是目前临床上用于 CAR-T 疗效监测的有效影像学手段之一,对 CAR-T 细胞的示踪研究也是当前的热门领域。

2. 基因治疗及其疗效监测　随着人类在分子水平上对疾病发病机制认识的提高,基因治疗已逐渐成为医学分子生物学研究的重要领域之一。世界最早的基因治疗是 1990 年于美国在一个由于腺苷酸脱氨酶(ADA)缺陷导致的先天性免疫缺陷综合征的患儿上进行的。基因治疗最初以治疗单基因遗传病为主,现在已广泛应用于肿瘤等疾病的治疗研究。

基因治疗是指通过在特定靶细胞中表达该细胞本来不表达的基因,或采用特定方式关闭、抑制异常表达基因,达到治疗疾病目的的治疗方法。基因治疗主要有三种方式:基因置换(gene replacement)、基因添加(gene augmentation)和基因干预(gene interference)。基因治疗基本上分为三步:①基因导入:是指把基因或含有基因的载体导入机体;②基因传递:是指基因从导入部位进入靶细胞核;③基因表达:是指细胞中治疗性基因产物的形成。

分子影像在基因治疗的监测方面具有重要作用。在重组治疗基因的同时,可插入一段报告基因,如 HSV1-tk 或其突变型的 HSV1-sr39tk。这种具有治疗作用和报告信息的融合基因导入靶组织后,可以通过核素标记的报告探针与报告基因特异性结合而使其显影,间接示踪治疗基因在靶组织的表达水平、持续时间,成功实现了对基因治疗过程的活体监测,并为基因治疗的研究和监测提供有效的手段。

二、分子核医学与转化医学

转化医学(translational medicine)是一门将医学生物学基础研究成果迅速有效地转化为可在临床实际应用的理论、技术、方法和药物的学科,旨在解决基础医学、前沿技术的快速发展与实际应用脱节的问题,建立基础研究与临床应用、实验室研究与临床医学之间的桥梁。转化医学自 2003 年由美国国立卫生研究院(National Institutes of Health,NIH)正式提出后,在欧美等西方国家迅速发展,而在中国也正成为医学领域的重要发展方向之一。

转化医学的中心环节是生物标志物的研究,能够通过特殊的成像手段与条件,反映机体组织、细胞及分子水平的代谢和功能状态变化。随着各种新型分子探针、新设备、新成像方法等的不断研发和应用,分子影像在转化医学中的重要价值备受关注。

(一) 转化医学的目的、发展历程与主要研究内容

1. 转化医学的目的　转化医学的主要目的是填补基础研究与临床应用之间的鸿沟,强调从实验室到病床的连接,即"从实验室到病床"(简称 B-to-B 或 B2B 模式)。转化医学研究打破了以往研究单一学科或有限合作的模式,强调多学科组成课题攻关小组,发挥各自优势,通力合作。转化是"双向"的,即从临床工作中发现和提出问题,由基础研究人员进行深入研究,再将基础科研成果快速转向临床应用,又从临床应用中提出新的问题回到实验室,为实验室研究提出新的研究思路。因此,转化医学倡导从实验室与临床研究的双向转化(图 6-13),基础与临床工作者密切合作,以提高人类医疗总体水平。

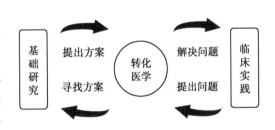

图 6-13　转化医学模式图

2. 转化医学的发展历程　针对基础医学与临床医学的严重脱节,2003 年美国 NIH 首次阐述了转化医学的概念。2006 年 NIH 设置临床与转化科学基金,负责资助医学研究机构进行临床与转化科学研究工作,成立之后该基金的资助机构数及资助金额不断攀升。而且,为了促进转化医学的发展,世界上一些核心期刊都开通了转化医学专栏,同时还出版了如 *Science Translational Medicine*、*Journal of Translational Medicine* 和 *Translational Research* 等多本国际性专业期刊。

转化医学在中国起步较晚,但发展迅速。据不完全统计,由大学、研究机构、医院建立的转化医学基地已达上百家,政府管理部门、公共卫生、医药企业、临床医学、基础研究等各方力量均有参与。国家的"863""973"计划等重大项目,都对临床和转化医学研究提供了资金和项目上的支持。

3. 转化医学的主要研究内容　转化医学是生物医学发展特别是基因组学、表型组学以及生物信息学发展的时代产物。转化医学的中心环节是生物标志物的研究,开发和利用各种组学方法以及分子生物学数据库,筛选各种生物标志物,用于疾病危险度的估计、疾病诊断与分型、治疗反应和预后的评估,以及治疗方法和新药物的开发。转化医学主要通过以下三个方面推动 21 世纪医学的发展。

(1) 分子标志物的鉴定和应用:基于各种组学方法筛选出早期诊断疾病、预测疾病(个体疾病灵敏性预测)、判断药物疗效和评估患者预后的生物标志物及药物靶标。靶标的确立,有助于有针对性地探索新的药物和治疗方法,提高药物筛选的成功率,并缩短药物研究从实验到临床应用阶段的时间,提高研究效率。这些标志物的开发应用,将对疾病预防、诊断及治疗发挥有效的指导作用。

（2）基于分子分型的个体化治疗：恶性肿瘤和心脑血管病及糖尿病等大多数慢性病是多因素疾病，其发病机制复杂、疾病异质性较大。因此，对这些疾病不能采用单一方法（如同一药物、相同的剂量）来进行疾病诊治。基于患者的遗传、分子生物学特征和疾病基本特征进行分子分型，以此为基础实施个体化的治疗是现代医学的目标。实施个体化医疗，可以合理选择治疗方法和药物，达到有效、经济和最小毒副作用的目的。分子医学（molecular medicine）和个体化医学（personalized medicine）都是转化医学研究的成果。

（3）疾病治疗反应和预后的评估与预测：由于遗传、营养、免疫等因素的差别，同一种疾病的患者，对同一种治疗方法或同一种药物的效果和预后可表现出较大的差异。在分子生物学研究的基础上，可以利用经评估有效的生物标志物（如患者的基因分型、生化各种表型指标等），进行患者药物敏感性和预后的预测，选择敏感的药物和适当的剂量，以提高疗效和改善预后。通过临床与实验室关联性研究找出规律，阐明疾病发生发展机制，以循证医学的原则实施医疗工作。

（二）分子核医学——转化医学的重要工具

转化研究是一个双向、开放、全方位的研究路径，也是一个往返循环、持续向上、永无止境的研究过程。这一过程中，若失去科学客观的评价，转化医学则难以实现，而实时定量、可视监测则是转化平台上关键的评价手段。核医学分子影像作为当今医学影像发展的前沿方向，以分子生物学为基础，借助现代医学影像技术，真正实现在活体、无创、动态、定量地从细胞及分子水平观测功能蛋白（如受体、酶等）和功能基因表达及产生的作用，为包括核医学分子治疗在内的靶向治疗方法提供指导。分子核医学作为生物医疗研究强有力的工具，在临床医疗史上具有里程碑的意义，将直接影响与变革现代和未来的医学模式，直接联系基础研究与临床应用，是当今转化医学实现的关键载体之一。

分子核医学是建立在多学科交叉合作的基础之上，涉及影像学、分子材料（包括纳米材料）、分子生物学（包括相关信号通道、受体、抗体、配体等）、生物信息学和基因研究等众多学科内容，通过影像学反映活体状态下微观分子的宏观分布及其变化，进一步指导分子治疗，达到在解剖组织学改变发生前早期诊断与治疗疾病的目的。它的优势是动态、客观、定量地描述启动疾病发生的分子作用、促进疾病发展的基因表达、反映疾病预后的蛋白变化、评估治疗效果的动态改变、设计研发新药的靶点定位与机制研究等。分子核医学的发展不仅会改变临床疾病的传统诊疗模式，也加深了对疾病本身的认识，促进基础研究和临床实践的双向转化。

转化医学与分子核医学都有着广阔的发展空间，两者的结合具有非常重大的意义，必定会带来新的机遇和挑战。转化医学问题涉及多个复杂的过程，需要多学科、多领域的合作与交流。在我国，受整个医疗环境的影响，转化医学的观念还有待深入发展，医学各学科之间及医学与其他学科之间的隔阂依然存在，相关复合型人才匮乏，需要继续增加对转化型研究领域的投入，加强转化型研究团队和人才队伍建设，促进多学科交叉融合，推动转化医学的迅速发展，使得分子核医学成为疾病诊断、治疗和研究的重要手段。

Summary

Molecular Nuclear Medicine is a new branch which integrates molecular biology, radionuclide-labelled imaging and therapy. Molecular nuclear imaging is a unique imaging approach for visualization, characterization, measurement and intervention of biological processes at the molecular and cellular levels in humans and other living systems. It provides information and intervention means at molecular level for clinical diagnosis, monitoring treatment and medical research. The changes on the molecular level are the earliest occurrence in the process of disease. The development of molecular imaging has transformed the diagnosis and recognition of disease from the traditional anatomic or pathological era to "molecular imaging" era. Meanwhile, based on the molecular recognition principle, it is feasible to intervene in related molecular processes. In the field of molecular imaging, radionuclide imaging represents the most mature modality. It includes metabolism imaging, receptor imaging, gene imaging, radioimmunoimaging, apoptosis imaging, etc. In the field of molecular therapy, radionuclide therapy has the advantage of highly specific and slight side effect, with the targeted therapy mediated by characteristics of metabolism, receptor, gene, reporter gene, immune, etc. Moreover, as technology progresses, the molecular therapeutic technology system based on nuclear medicine is being formed, contributing to the development of precision medicine and translational medicine.

 思考题

1. 请简述分子核医学的理论基础和主要内容。
2. 请简述诊疗一体化的概念及分子核医学在诊疗一体化进程中起到的作用。
3. 分子核医学在转化医学中扮演什么样的角色？

(田 梅)

NOTES

第七章
神 经 系 统

神经核医学（nuclear neurology）是利用放射性核素示踪技术对神经、精神疾病进行诊断以及开展神经生物学研究的一门分支学科，主要用于中枢神经系统，尤其是脑的功能显像，包括脑血流灌注显像、脑代谢显像、神经递质和受体显像、脑病理性标志物显像，以及脑脊液间隙显像等。

与其他影像方法相比，核医学显像最显著的优势是"功能显像"，这在脑显像方法中尤其突出，因为只有神经核医学才能反映脑内的生物化学过程，从分子水平展现脑内的生理和病理生理状态。近年来，随着各种新型脑功能与分子影像的放射性药物研发成功和以 PET/CT 和 PET/MR 为代表的新型多模式影像设备的应用，神经核医学也成为研究活跃、发展迅速的核医学专业方向之一。神经系统核医学显像除了能显示脑组织血流灌注之外，更能提供神经细胞代谢、受体分布和病理标志物（如 β 淀粉样蛋白、磷酸化 Tau 蛋白）等方面的信息，从分子水平来揭示神经精神疾病的发病机制、病理生理变化以及预后，并开展对大脑功能的深入研究，其临床应用更具特异诊断价值，也为脑科学神经分子影像研究平台的建立提供强有力的技术支持，已成为神经科学发展中不可缺少的重要部分。

第一节　脑血流灌注显像

• 脑血流灌注显像不仅可以直接评价脑血流灌注情况，而且能反映脑功能活动状态。
• 主要用于短暂性脑缺血发作和可逆性缺血性脑疾病的诊断、癫痫灶的定位诊断、痴呆的诊断与鉴别诊断、脑肿瘤复发与坏死的鉴别诊断以及脑功能研究。

一、原理与方法

脑组织的日常功能维持和代谢平衡，与脑的血液循环正常与否有重要的关系，脑血流量（cerebral blood flow，CBF）减少或中断，会导致脑神经细胞因缺氧而功能降低甚至是细胞坏死，从而造成严重的神经和精神障碍。CBF 不仅可以直接评价脑的血流灌注情况，而且能反映脑的功能活动和代谢状态。根据显像设备和显像剂的不同，脑血流灌注显像（cerebral blood flow perfusion imaging）的常用方法及原理如下。

（一）SPECT 脑血流灌注断层显像

常用显像剂包括 ^{99m}Tc- 双半胱乙酯（^{99m}Tc-ethylcysteinate dimer，^{99m}Tc-ECD）、^{99m}Tc- 六甲基丙烯胺肟（^{99m}Tc-hexamethylpropyleneamine oxime，^{99m}Tc-HMPAO）、^{123}I- 苯 丙 胺（^{123}I-N-isopropyl-P-iodoamphetamine，^{123}I-IMP），其中 ^{99m}Tc-ECD 或 ^{99m}Tc-HMPAO 的用量为 740~1 110MBq（20~30mCi），^{123}I-IMP 的用量为 111~222MBq（3~6mCi）。这类显像剂的特点是分子量小、不带电荷且脂溶性高，静脉注射后能通过血脑屏障进入脑细胞，随后在水解酶或脂解酶作用下转变为水溶性物质或经还原型谷胱甘肽作用分解成带电荷的次级产物，不能反扩散出脑细胞，从而滞留在脑组织内。进入脑细胞的显像剂与局部脑血流量成正比，局部脑组织放射性分布即反映了局部脑血流量。在体外用 SPECT 进行脑断层显像，经图像重建处理后可获得横断面、冠状面和矢状面的断层影像，显示大脑、小脑、基底核和脑干等各个部位局部血流量的影像。可以根据一定的生理数学模型，计算出各部位的局部脑血流量（regional cerebral blood flow，rCBF）。

（二）PET 脑血流灌注显像

PET 脑血流灌注显像主要有 ^{15}O-H_2O 静脉注射法，其基本原理是基于 ^{15}O-H_2O 的化学性质与水（H_2O）完全相同，组织内扩散性极高。^{15}O-H_2O 静脉注射后，从血管内快速弥散于组织内，到达组织的数量和动脉血流灌注量成正比，应用 PET 显像可以显示 ^{15}O-H_2O 到达脑组织的量及其动态变化。由于 ^{15}O-H_2O 不受血流以外因素的影响，普遍认为它是定量测定 rCBF 的重要方法，常作为评价其他定量测定 rCBF 方法的"金标准"。此外，由于 ^{15}O-H_2O 半衰期极短（122s），最适合短期内需要重复测量的研究项目，如脑作业功能研究。

^{13}N-$NH_3\cdot H_2O$（氨水）静脉注射法也可用于 PET 脑灌注显像。^{13}N- 氨水作为小分子、中性水溶液，注射后早期不参与组织代谢，注射后 2min 内血液放射性超过 90% 为 ^{13}N-NH_3。^{13}N-NH_3 随血流自由通过血脑屏障进入脑组织，在谷氨酰胺合成酶作用下生成 ^{13}N- 谷氨酰胺。当脑动脉狭窄、痉挛或闭塞时，局部脑组织缺血缺氧，造成脑细胞摄取 ^{13}N-NH_3 的功能受损。^{13}N- 氨水的 PET 显像显示脑组织病变区放射性分布稀疏或缺损，可作为脑缺血和脑梗死的诊断依据。

（三）脑血流灌注显像介入试验

由于脑内供血系统有一定的储备能力，当脑血流量轻度减少时，常规静息状态脑血流灌注显像往往不能发现异常。利用药物、物理、生理和各种治疗的因素进行干预，使脑血流灌注和功能发生改变时进行 SPECT 或 PET 脑血流灌注显像，可以了解脑血流的反应性变化，评价脑循环的储备功能。可用于正常和病理状态下脑功能的判断与研究。

介入试验主要有五大类：①药物介入试验，如乙酰唑胺试验、贝美格药物诱发试验、抗胆碱药物介入试验、二氧化碳（CO_2）吸入试验等；②人为干预介入试验，如过度换气诱发试验、剥夺睡眠诱发试验、直立负荷试验、睡眠诱发试验、瓦达（Wada）试验（大脑半球不对称试验）、Matas 试验（颈动脉阻塞试验）；③生理性刺激介入试验，包括肢体运动、听觉、视觉、躯体感觉刺激试验等；④认知作业介入试验，如记忆试验、计算试验、思索试验、听觉语言学习试验等；⑤物理性干预试验，如磁场干预试验、低能激光照射试验、中医针刺等。其中以药物（乙酰唑胺）介入试验最为常用。

二、图像采集处理与定量分析

（一）SPECT 脑血流灌注断层显像

1. 显像方法 静脉注射显像剂前 30~60min 口服过氯酸钾 400mg 以封闭甲状腺、脉络丛和鼻黏膜，减少这些组织对未标记 $^{99m}TcO_4^-$ 的摄取和分泌。受检者保持安静在无噪声、光线适宜、较暗的室内休息，佩戴眼罩并用耳塞塞住外耳道，视听封闭 5min 后静脉注射显像剂，并继续视听封闭 5min。静脉注射显像剂 30min 后进行断层显像，嘱咐患者平卧检查床上，头部枕于头托中，调节头托使 OM 线与地面垂直，固定体位，探头应尽可能接近头部。

2. 图像采集 正确选择采集条件对保证断层图像的质量有很大帮助。采集条件或参数包括准直器类型、矩阵大小、角度间隔数、总角度数、采集时间旋转半径等。SPECT 探头推荐配置低能高分辨型或通用型准直器，能峰 140keV，窗宽 20%，采集矩阵 128×128，Zoom 1.5，旋转 360°（双探头 180°），3°~6°/帧，每帧采集时间为 20~30s。

3. 图像处理 采用厂家推荐或进行必要修改后的影像处理程序进行图像处理。断层显像影像重建过程中，常用的为巴特沃思（Butterworth）滤波函数，它有两个参数：截止频率（cutoff 值）及陡度（order 值）因子，这两个参数控制高频噪声的消除量，特别是截止频率的影响较大。截止频率越低，边缘越模糊，影像越平滑；相反，截止频率越高，边缘越锐利，有时呈现出明显的花斑样改变，都会影响空间分辨，直接影响断层影像的质量。选择图像处理条件时可考虑以下几个方面：参考仪器说明书的推荐参数；兼顾消除噪声和尽量保持空间分辨率；显像剂用量较大、信噪比高时，截止频率可适当选高，反之亦然;小病变属高频范围,截止频率应高,以提高病变检出率。

4. 影像分析　常用的影像分析方法包括:①目测分析法:连续两个断面以上有一处或多处显像剂分布减低区或异常浓聚区,脑室及白质区域扩大或尾状核间距增宽,两侧丘脑、基底核及小脑较明显不对称等均视为异常。②半定量分析法:在断层影像某区域和对应部位的镜像部提取计数,计算ROI 比值。正常情况下左、右大脑半球相应部位放射性比值差异小于 10%。③统计参数图(statistical parameter mapping,SPM)分析:是一种像素水平的图像统计分析方法。④定量分析法:由于需要抽取动脉血样,在实际操作中多有不便,在此基础上试用了众多非采血方法或静脉血动脉化方法,但因影响因素较多,目前临床不能广泛应用,仅限于实验研究。

(二) PET 脑血流灌注显像

1. ^{15}O-H_2O 静脉注射法　受检者检查前在一侧肘静脉建立静脉通路用于注射显像剂,同时在桡动脉插入导管用于动脉采血。采用仰卧位平卧检查床上,头部枕于头托中,以定位线确定位置,固定体位至检查完毕。静脉注射 ^{15}O-H_2O 740~1 110MBq(20~30mCi)后进行 PET 动态采集 10min。一般在开始按照 5~10s 采集一帧,共采集 2min。然后以 1min 一帧共采集 8min,同时进行连续动脉采血、离心和测量放射性计数。图像处理可采用专用软件获得动脉血和局部脑组织的时间 - 放射性曲线(time-activity curve,TAC)数据。将 PET 从颈部动脉和脑皮质组织获得的 TAC 数据带入基于 Fick 物质守恒定律而衍生的计算公式就可以获得脑血流量。该方法需要连续抽动脉血,限制了其临床使用。在改良方法中,采用图像衍生动脉输入函数(imaged-derived arterial input function,IDAIF)替代抽取动脉血样可获得脑血流量。

2. ^{13}N- 氨水静脉注射法　受检者仰卧于检查床,头部枕于头托中,以定位线确定位置。静脉注射 ^{13}N- 氨水 740~925MBq(20~25mCi),可参照上述 ^{15}O-H_2O 静脉注射法进行 PET 动态采集和连续动脉采血、离心和测量放射性计数,获得动脉血和局部脑组织的 TAC 定量数据。

(三) 脑血流灌注显像介入试验

碳酸酐酶抑制剂乙酰唑胺(acetazolamide)试验是临床上常用的药物介入试验方法。由于乙酰唑胺能抑制脑内碳酸酐酶的活性,使脑组织中二氧化碳与水分子结合生成碳酸的过程受阻,导致脑内二氧化碳浓度增高,pH 急剧下降。正常情况下,pH 下降会反射性地引起脑血管扩张,rCBF 增加20%~30%,但病变部位血管的这种扩张反应很弱,应用乙酰唑胺后潜在缺血区和缺血区的 rCBF 增高不明显,在影像上出现相对放射性减低或缺损区。乙酰唑胺介入试验主要用于评价脑循环的储备功能,对缺血性脑血管疾病的早期诊断有一定的实用价值。检查需行两次显像,首先行常规 SPECT 和 /或 PET rCBF 灌注断层显像,随后进行乙酰唑胺介入试验,方法是静脉注射乙酰唑胺 1g,10min 后再行第二次显像。将两次显像所得的影像进行对比定性、半定量和定量分析。

三、适应证与禁忌证

(一) 适应证

1. 短暂性脑缺血发作和持续性可逆性缺血性脑疾病的诊断。

2. 脑梗死的诊断。

3. 致痫灶的定位诊断。

4. 痴呆的诊断与鉴别诊断。

5. 脑肿瘤手术和放疗后复发与坏死的鉴别诊断。

6. 脑功能研究。

7. 其他神经或精神疾病的辅助诊断。

(二) 禁忌证

无明确禁忌证。

四、正常影像分析与结果判断

1. 影像分析要点

（1）显像剂分布：脑皮质和灰质核团神经元功能活跃，血流供应丰富，其显像剂分布较浓，而白质和脑室区神经元少、功能低，显像剂分布较低。

（2）对称性：观察两侧半球各结构的对称性，注意两侧半球功能状态不尽一致的差异。

（3）脑回和脑沟：脑皮质厚度为2~4mm，向脑内的皱褶形成脑回和脑沟。脑回是单层皮质，断层影像上可见脑回显像剂分布薄而略淡，而脑沟间隙很小，脑沟皮质在此合拢成双层或三层，因此呈现出一个个的显像剂分布浓聚区。

2. 正常影像

正常SPECT脑血流灌注断层影像中，可见左右两侧大脑皮质、基底节、丘脑、小脑和脑干等灰质结构，表现为对称性显像剂分布浓聚区，白质和脑室部位显像剂分布明显低下，脑灰、白质对比度较好（图7-1）。影像上所见的放射性分布高低反映不同局部脑组织血流灌注的多少，间接反映神经细胞的活跃程度。

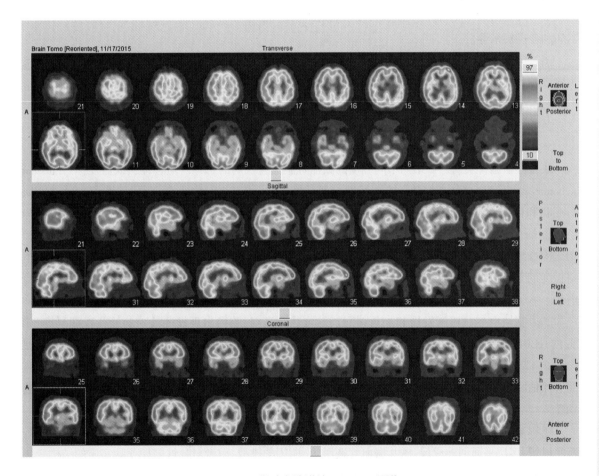

图 7-1　正常脑血流灌注 SPECT 图像

3. 异常影像

SPECT脑血流灌注断层影像的异常影像判断标准：断层影像上两个以上个方向断面有一处或多处异常显像剂分布减低、缺损或浓聚灶；脑室及白质区域扩大，尾状核间距增宽，两侧丘脑、尾状核及小脑较明显不对称等，均为异常。

异常影像的类型主要有：

（1）局限性显像剂分布减低或缺损：脑皮质和脑内灰质核团有单处或多处局限显像剂分布减低或缺损区。缺血性脑血管疾病、脑出血、脑脓肿、癫痫发作间期和偏头痛等缺血性、功能性和占位性脑病皆可出现。

（2）局限性显像剂分布浓聚或增高：脑皮质核团有单处或几处局限性显像剂分布浓聚或增高,多数呈点灶状、团块状,有的呈环形或新月形等。癫痫发作期致痫灶可表现为显像剂分布浓聚；血运丰富的肿瘤、偏头痛发作期也是此表现。短暂性脑缺血发作、脑梗死亚急性期和慢性期时的病灶周围可出现显像剂分布浓聚,这种现象称为"过度灌注"（luxury perfusion）。负荷试验时,如负荷生理性刺激、针刺等亦见相应脑皮质和灰质核团显像剂分布增高,表明该脑区对刺激的应答使 rCBF 灌注增加,脑细胞功能活动增高。

（3）交叉性小脑失联络征：一侧大脑皮质有局限性显像剂分布减低或缺损,同时对侧小脑显像剂分布亦见明显减低,这种现象称为交叉性小脑失联络征（crossed cerebellar diaschisis,CCD）,多见于慢性脑血管病,也可见于癫痫、脑肿瘤、脑外伤等,其机制尚在研究中。

（4）白质区扩大：脑梗死、脑出血和脑肿瘤等疾病有时可见白质区扩大,中线结构偏移,多不规则。此为局部病变造成周围组织缺血、水肿和受压所致。

（5）脑萎缩：表现为皮质变薄,显像剂分布呈弥漫性稀疏、减低,脑室和白质区相对扩大,脑内容量减少。伴有脑裂增宽,脑内灰质核团变小,核团间距离加宽。常见于脑萎缩、抑郁症晚期、阿尔茨海默病和各型痴呆等。

（6）异位显像剂浓聚：正常脑结构以外的异常显像剂的非生理性浓聚,主要分布于鼻腔、侧脑室头皮或颅骨内,往往系脑挫伤伴脑脊液漏、硬膜下血肿、蛛网膜下腔出血等疾病引起。

五、临床应用

（一）缺血性脑血管疾病的诊断

缺血性脑血管疾病是一系列不同程度的缺血性脑血管疾病的总称。短暂性脑缺血发作（transient ischemic attack,TIA）为缺血引起的短暂性神经功能缺失,可在 24h 内完全恢复,不遗留神经功能缺陷症状和体征。可逆性缺血性脑疾病（reversible ischemic neurologic deficit,RIND）为一种局限性神经功能缺失,持续时间超过 24h（与 TIA 的界限）,但一般在 3 周内可以恢复。TIA 患者脑部 CT 和 MRI 检查结果多为阴性,而近 50% TIA 患者 SPECT 脑显像显示慢性低灌注状态,病变部位表现为不同程度的显像剂分布降低或缺损区。应用乙酰唑胺介入试验有助于提高慢性低灌注状态病灶的检出率。

如果脑缺血症状逐渐发展和加重,超过 6h 可达到高峰,脑内出现梗死灶。脑梗死发病早期（如 2h 内）rCBF 显像即可检出,表现为显像剂分布稀疏缺损区（图 7-2）,其灵敏度高于 CT 和常规 MRI；梗死后 2~12h 宜首选 MRI；12h 以后,MRI、CT 和 rCBF 显像相近,但后者显示的范围大于 CT 和 MRI,有助于评估脑梗死后侧支循环建立的情况。如果考虑病变在小脑及脑干区,或者腔隙性脑梗死,则首选 MRI。

近年来,rCBF 显像在缺血性脑血管疾病的临床应用价值受到 MRI 的新技术（如弥散加权成像、灌注成像、多层平面回波成像、磁共振血管造影等）应用的挑战,后者对急性脑梗死脑实质的结构变化从常规的 18~24h 提前到 2h 即可发现缺血灶,对急性脑梗死或短暂性脑缺血发作,因发病急,治疗时间窗在 3~6h 内,SPECT 和 PET 难以实现急诊检查,客观上也使其应用受到一定限制。

（二）癫痫灶的定位诊断

手术治疗是药物难治性癫痫控制发作的有效方法,其关键因素之一是准确定位致痫灶。由于致痫灶在癫痫发作期可能出现脑血流和代谢增高,而癫痫发作间期可出现脑血流和代谢减低,可以利用这些病理生理变化来进行致痫灶的定位诊断。SPECT 脑灌注断层显像表现为癫痫发作期致痫区的显像剂分布明显聚集,而癫痫发作间期则呈稀疏区。有些病例也可出现同侧基底核和丘脑显像剂分布稀疏、双侧小脑或对侧小脑显像剂分布稀疏。

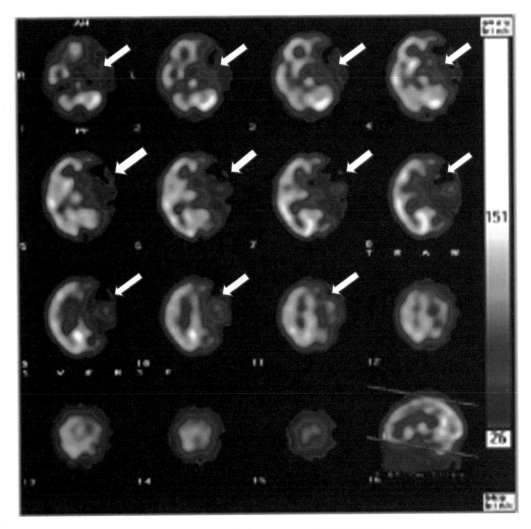

图 7-2　脑梗死患者 SPECT 脑血流灌注图像

发作期 SPECT 减影与磁共振融合成像术（subtraction ictal single photon emission computed tomography co-registered to MRI, SISCOM）是一种癫痫定位诊断的多模式神经影像方法，充分结合了 SPECT 功能显像和 MRI 解剖定位的优势，其处理过程主要包括：SPECT 癫痫发作期与癫痫发作间期影像配准、密度归一化、减影、SPECT 减影图像与 MRI 配准融合。患者出现脑电图异常或临床症状时即刻静脉注射显像剂，注射示踪剂后 1h 内采集图像得到癫痫发作期影像；通过回顾视频脑电图，在癫痫停止发作至少 24h 后静脉注射显像剂得到癫痫发作间期影像。SISCOM 技术对难治性癫痫患者术前评估具有一定的临床价值。

（三）阿尔茨海默病的诊断与鉴别诊断

阿尔茨海默病（Alzheimer's disease, AD）是最常见的神经退行性疾病，病理改变以大脑皮质弥漫性萎缩和神经细胞变性为主。AD 患者 rCBF 断层显像的典型表现是以双侧顶叶和颞叶为主的大脑皮质对称性显像剂分布明显稀疏，一般不累及基底核和小脑，病情较轻者在右半球颞顶区的显像剂分布稀疏，中等者波及两侧额叶及枕叶，较重者在双侧额及颞、枕区的显像剂分布更稀疏，呈"分水岭"征，中额区亦见下降。rCBF 减低的程度和范围与 AD 的病情严重程度相关，脑血流灌注显像诊断重度 AD 的灵敏度和特异度较高。其他类型的痴呆在 rCBF 断层显像图中的影像表现各有特点，如多发性脑梗死性痴呆表现为大脑皮质多发性散在分布的显像剂分布稀疏区，基底核和小脑常常受累；帕金森病、血管性痴呆主要是基底核部位显像剂分布稀疏；皮克（Pick）病主要表现是额叶显像剂分布稀疏。

（四）脑肿瘤手术及放疗后复发与坏死的鉴别诊断

rCBF 显像对脑肿瘤的诊断不能提供有决定性意义的信息,但对诊断脑瘤术后或放疗后的复发有一定的价值。恶性肿瘤的血供丰富,复发灶的 rCBF 常增高,影像表现为显像剂分布异常浓聚,而坏死区基本上没有血供呈显像剂分布稀疏或缺损区。结合亲肿瘤显像(如 ^{201}TlCl、^{99m}Tc-MIBI 脑 SPECT 显像),可以明显提高诊断与鉴别诊断的准确性。

（五）脑功能研究

脑血流量与脑的功能活动之间存在着密切关系,应用 SPECT 脑灌注显像结合各种生理负荷试验及认知作业介入试验,有助于研究脑局部功能活动与各种生理性刺激的应答关系。如通过视觉、听觉、语言等刺激,可分别观察到枕叶视觉中枢、颞叶听觉中枢以及额叶语言中枢或精神活动区显像剂分布增浓。

（六）其他

对于有症状的、而 CT 和 MRI 检查未见异常的轻度外伤性脑损伤患者,SPECT 脑显像显示脑内血流灌注紊乱,依据脑外伤的部位不同,可见额叶、顶叶以及丘脑等脑区域 rCBF 的减低,同时还可用于颅脑损伤治疗后的随访和预后评估。许多神经精神疾病也可采用 SPECT 脑灌注显像观察到 rCBF 的改变。如精神分裂症患者 CBF 的变化特点是从脑前部向后部呈阶梯形改变,以额叶损害最严重,rCBF 明显减低,基底核和颞叶亦常受损,左侧受损程度常较右侧重;抑郁症患者额叶和颞叶、边缘系统的 rCBF 减低;遗传性舞蹈症患者大脑皮质和基底核出现多处 rCBF 减低区;偏头痛发作时,CBF 发生增高或减低的变化;小儿缺氧缺血性脑病局部放射性降低或缺损;脑动静脉畸形处 rCBF 明显减低。

第二节　脑代谢显像

- 脑代谢显像的类型包括脑氧代谢显像、葡萄糖代谢显像、蛋白质代谢显像、胆碱代谢显像和乏氧显像等,^{18}F-FDG 脑葡萄糖代谢显像是临床常用的显像方法。
- ^{18}F-FDG 脑 PET 显像可以反映大脑生理和病理情况下葡萄糖代谢状态。
- 主要用于癫痫灶术前定位评价、脑肿瘤治疗后肿瘤复发与放射性坏死的鉴别诊断、神经退行性变诊断与病程评价、脑生理与认知功能的研究。

脑代谢显像(cerebral metabolic imaging)是指以放射性核素标记的脑代谢底物为显像剂,使用核医学显像设备显示大脑各部位脑代谢情况的脑断层影像技术。视显像剂不同,可分为脑氧代谢显像、葡萄糖代谢显像、蛋白质代谢显像、胆碱代谢显像和乏氧显像等类型,其中蛋白质代谢显像、胆碱代谢显像和乏氧显像多用于脑肿瘤的诊断和鉴别诊断,相关内容将在其他章节里介绍。鉴于目前 ^{18}F-FDG 是国内 PET 临床应用最广泛的显像剂,以下详细介绍 ^{18}F-FDG 脑 PET 显像的临床应用。

一、原理与方法

脑是人体新陈代谢最为旺盛的器官,其能量来源几乎完全依赖于葡萄糖的氧化。由于脑组织本身并不能储存能量,所以需要连续不断地供应氧和葡萄糖。脑的重量占体重的 2%,而其消耗的葡萄糖占全身的 20%。葡萄糖通过有氧代谢提供能量,只有当氧分压下降至 6.67kPa(50mmHg)时才通过无氧酵解供应能量。^{18}F-FDG 为葡萄糖的类似物,静脉注入人体后进入脑组织,在己糖激酶的作用下磷酸化生成 6-磷酸 -FDG,后者不能参与葡萄糖的进一步代谢而滞留于脑细胞内。通过 ^{18}F-FDG 脑 PET 显像,可以反映大脑生理和病理情况下葡萄糖代谢状态。应用动态采集及其软件,还可获得有关糖代谢的各种速率常数、脑组织葡萄糖代谢率等定量参数。另外,脑代谢 PET 显像可以借助各种生理性刺激或药物等介入试验完成神经活动状态的观察,以助临床诊断和治疗以及科学研究。

二、图像采集处理与分析

(一)图像采集和处理

受检者检查前禁食 4~6h。检查者保持安静,戴黑眼罩和耳塞,避免声光刺激。建立静脉通道,^{18}F-FDG 注射剂量 2.96~3.70MBq/kg(0.08~0.10mCi/kg),然后用生理盐水冲洗通道。常规显像宜在注射后 30~40min 进行。患者定位于检查床上,采集时间一般为 6~8min。影像处理采用厂家推荐或进行必要修改后的影像处理程序进行,数据经软件对数据重建获得 ^{18}F-FDG 在脑内分布的横断面、冠状面和矢状面图像。

如果进行脑局部葡萄糖代谢率定量测定时,需进行动态采集信息,并短时间内多次动脉采血。利用计算机勾画 ROI 技术和一定生理数学模型便可得到 PET 绝对定量分析功能参数,即大脑皮质各部位和神经核团的局部脑葡萄糖代谢率(local cerebral metabolic rate of glucose,LCMRGlu)或全脑葡萄糖代谢率(cerebral metabolic rate of glucose,CMRGlu)。

(二)图像分析

^{18}F-FDG 脑 PET 影像常规采用目测分析法,也可采用半定量或定量分析。由于正常脑 ^{18}F-FDG PET 影像左右两侧对称,因此可采用不对称性指数(asymmetry index,AI)来判别异常情况,其计算公式为:AI=[(左 – 右)/(左 + 右)] × 200%。还有采用两侧对称部位比值(以横断影像上的右/左侧镜像部位的 ROI 平均计数之比)和靶本底比值(target to background ratio,T/B)来评估,T/B 是以横断面影像上病灶部位的 ROI 平均计数,与相邻正常白质或其他部位脑灰质同等像素区域内平均计数之比。

SPM 分析是较常用的半定量分析方法,是针对像素水平的图像统计分析方法,以整个三维图像中的所有像素作为分析对象,获得每像素所包含的信息大小,然后对每个像素的数值大小进行统计检验,将统计上有意义的像素提取出来得到统计参数图。

定量测定法虽然结果准确,但比较复杂费时,尤其在注药后短时间内多次动脉采血,因此不适于临床常规应用。

三、适应证与禁忌证

(一)适应证

1. 致痫灶的定位诊断。
2. 脑肿瘤恶性程度分级诊断、复发与放射性坏死的鉴别诊断。
3. 痴呆的诊断、鉴别诊断与病程评价。
4. 锥体外系疾病(如帕金森病、亨廷顿病等)的诊断与病情评价。
5. 脑生理研究与认知功能的研究。
6. 其他疾病(如脑外伤、脑血管性病变、精神疾病、脑感染性病变、药物酒精成瘾及滥用)脑功能评价。

(二)禁忌证

无明确禁忌证。

四、正常影像分析与结果判断

^{18}F-FDG 正常脑 PET 影像显示大脑皮质显像剂分布明显高于白质区,大脑皮质、基底节、丘脑、脑干、小脑影像清晰,左右两侧基本对称(图 7-3)。

横断面和冠状面影像同时出现连续 2 帧以上局限性或弥漫性显像剂分布降低,左右侧明显不对称,则视为异常。显像剂分布较正常脑皮质降低者,为低代谢灶;较正常脑皮质增高者,为高代谢灶。可采用不对称性指数(AI)来判别。如果 AI 大于 10%,一般认为异常。

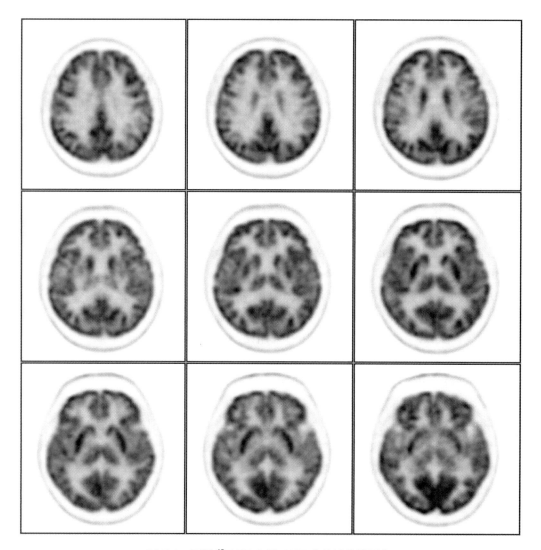

图 7-3   正常 ^{18}F-FDG 脑 PET 葡萄糖代谢影像

五、临床应用

（一）癫痫

癫痫患者 ^{18}F-FDG 脑 PET 显像的目的不是诊断或排除癫痫,而是对致痫灶探测和定位。致痫区在癫痫发作期,大脑神经元过度放电,消耗大量能量,导致局部脑组织血流和葡萄糖代谢增加,脑组织对 ^{18}F-FDG 摄取增高,PET 影像表现为高代谢灶。但由于癫痫的发作是随机的,发作期的 ^{18}F-FDG PET 脑显像很难准确捕捉到。因而传统意义上的发作期 ^{18}F-FDG 显像实际上包含了发作间期、发作期和发作后的代谢时相,典型的发作期 FDG 高代谢 PET 显像仅出现在少数癫痫持续状态或频繁发作以及癫痫发生在 ^{18}F-FDG 摄取早期的病例。因此, ^{18}F-FDG PET 常是发作间期的显像。发作间期的致痫灶可能存在神经元活性、兴奋性下降,导致葡萄糖代谢较对侧或其他脑区减低、血流灌注减少, ^{18}F-FDG 摄取减低,PET 影像中表现为低代谢灶(图 7-4)。其机制尚未确定,可能与皮质萎缩、神经元减少、胶质增生及突触活性降低等病理改变有关。

癫痫发作间期脑 ^{18}F-FDG PET 显像对无形态结构异常的病灶(常称为 MRI 阴性)有较高的定位诊断价值,但其显示的脑局部显像剂分布减低并无特异性,显示的病灶范围往往大于实际异常的范围,有时在发作间期显示的致痫灶与术中取得的病理组织改变不完全一致。因此, ^{18}F-FDG PET 显像更适合确定病灶的位置。当 PET、MRI 定位结果与视频脑电图结果不一致时,术前评估常常需要行颅内电极检查,PET 显示的低代谢区域可为颅内电极的安置提供指引。此外,尽管高分辨 MRI 可清晰显示癫痫患者大脑的病理解剖变化(常称为 MRI 阳性),但癫痫发作并非癫痫病理灶而是致痫灶,癫痫病理灶和致痫灶有时候会不一致。^{18}F-FDG 脑 PET/MR 显像不仅可清晰显示癫痫患者大脑的病理解剖变化,也可显示其糖代谢的信息,对癫痫术前定位更具临床应用价值。

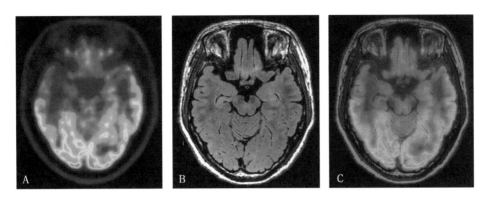

图 7-4   右侧海马硬化患者癫痫发作间期脑 ^{18}F-FDG PET/MR 糖代谢影像

女性,30 岁,临床诊断为癫痫。A、B、C 分别为 PET、MRI 及 PET/MR 图像。A~C 示右侧侧脑室颞角扩大,右侧海马体积缩小,T_2 FLAIR 信号增高,FDG 摄取减低;右侧颞极及颞叶外侧皮质 FDG 摄取较左侧减低,相应部位 T_2 FLAIR 信号改变不明显。

（二）脑肿瘤

不同种类或级别的神经胶质瘤影像表现不同。影像学评价包括病变性质判定、可能的级别或边界,以及各种治疗后的疗效随访。图 7-5 是脑肿瘤 PET 葡萄糖代谢显像图像。颅内占位性病变疑似

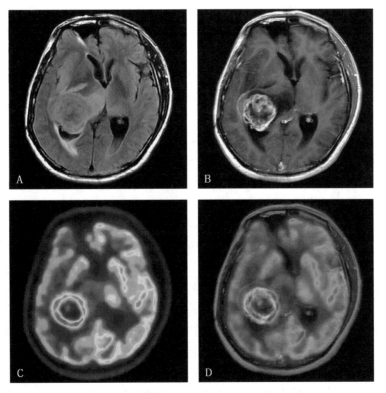

图 7-5   脑胶质母细胞瘤 ^{18}F-FDG PET/MR 影像

男性,50 岁,病理诊断胶质母细胞瘤（WHO Ⅳ 级）。A~D 分别为 T_2 FLAIR、MRI 增强图像、PET 和 PET/MR 图像。右侧丘脑见类圆形肿块影,T_2 FLAIR 呈稍高、低混杂信号,增强扫描呈明显不均匀强化,FDG 呈不规则环形摄取;肿块累及右侧侧脑室颞角并与右侧颞叶分界不清,第三脑室及右侧侧脑室受压变窄;肿块周围见大片状水肿带。

脑胶质瘤患者,如果脑 ^{18}F-FDG PET 影像可见明显高摄取,CT 呈中重度瘤周水肿和占位性效应者,可考虑高级别脑胶质瘤。而低级别脑胶质瘤脑 ^{18}F-FDG PET 影像未见明显摄取,CT 无或有轻度瘤周水肿,占位性效应常不明显。低级别脑胶质瘤建议进行 ^{11}C-MET、^{18}F-FET、^{11}C-choline 等 PET 显像。临床上常用 MRI 对脑肿瘤进行诊断、鉴别诊断和治疗后复查,而 ^{18}F-FDG 脑 PET/CT 或 PET/MR 对鉴别肿瘤复发和放射性坏死、肿瘤分级有帮助,或提示活检最佳靶点。

脑转移瘤的 ^{18}F-FDG 脑 PET 显像表现各异,可为高代谢、等代谢或低代谢,病灶周围的水肿或中心区的坏死表现为低代谢或摄取缺损。脑转移瘤 ^{18}F-FDG PET 显像受脑灰质高度摄取 ^{18}F-FDG 的影响,对等代谢或低代谢的脑转移瘤诊断效果并不理想,因此传统的脑转移瘤诊断以 CT 或 MRI 为主,特别是增强 MRI。由于 ^{18}F-FDG PET/CT 具有全身显像的优势,有助于寻找肿瘤的原发病灶和其他部位的转移灶。此外,虽然脑转移瘤的 ^{18}F-FDG PET/CT 图像表现形式多样,但根据其脑 PET 与 CT 图像之间的对应关系及其特点,结合全身 PET/CT 表现,可提高对脑转移瘤征象的认识和准确诊断。

(三) 阿尔茨海默病

阿尔茨海默病(Alzheimer's disease,AD)是最常见的老年期痴呆类型,是一种发病隐匿,进行性发展的神经退行性疾病。脑组织局部神经元缺失和突触功能下降与 AD 的发生及其严重程度密切相关。^{18}F-FDG 脑 PET 显像可以通过显示脑组织葡萄糖代谢的减低情况,间接反映脑内神经突触的活性,对 AD 病情做出评价。在 ^{18}F-FDG PET 脑代谢显像中,轻度及中度 AD 表现为脑局部葡萄糖代谢率减低,常见于顶叶、颞后叶和枕叶前部皮质,以双侧颞、顶叶代谢降低更明显,其降低程度随痴呆严重程度和其病程而增加。双侧顶颞叶、后扣带回和楔前回葡萄糖代谢减低是 AD 的特征性表现。明显的额叶代谢减低出现在中、重度患者,主要位于额上回和额中回附近区域。

AD 严重程度的评价,常用的方法有目测法和半定量分析。①目测分析法,是通过肉眼观察 ^{18}F-FDG 代谢减低区的范围对病情进行评估。随着病情的发展,脑内低代谢区数目增加、范围扩大。轻度 AD 有 1~2 个脑叶受累,中度有 3~4 个脑叶受累,而重度 AD 受累的脑叶在 5 个以上。轻度和中度 AD 多为单侧或非对称性代谢减低,此时颞叶和海马轻度萎缩或无明显萎缩;重度 AD 常表现为双侧颞顶叶和额叶代谢减低,颞叶和海马明显萎缩。②半定量分析,可采用比值法,单侧病变采用病变区 / 对侧正常脑区比值,正常比值 >0.90,0.80~0.90 为轻度,0.70~0.80 为中度,≤0.70 为重度;双侧病变采用病变区 / 同侧小脑比值,正常比值 >1.20,0.96~1.10 为轻度,0.80~0.95 为中度,≤0.80 为重度。与正常人群脑葡萄糖代谢为模板的一些软件(如 SPM、Cortex ID)可以更直观地评价 AD 的严重程度。

虽然 FDG 脑 PET 成为 AD 早期诊断的重要辅助手段,但需注意的是,^{18}F-FDG 脑葡萄糖代谢显像中 AD 患者脑内由于神经元的丧失存在相应部位的葡萄糖代谢减低,但特异性不高。针对 AD 各个病理环节不同靶点的 PET 显像剂(如 Aβ 淀粉样蛋白、Tau 蛋白等)对 AD 诊断和病情评估方面有较好的指导意义。

(四) 帕金森病

帕金森病(Parkinson's disease,PD)是锥体外系疾病中最常见的一种慢性、进行性中枢神经变性疾病,其主要病理改变为黑质 - 纹状体系统的黑质多巴胺(dopamine,DA)能神经元选择性变性及缺失,多巴胺神经递质的合成及释放减少,引起胆碱能系统的作用相对亢进。PD 早期诊断比较困难,CT 和 MRI 多无明显异常。^{18}F-FDG 脑 PET 显像示 PD 患者脑代谢下降,双侧纹状体代谢不对称,早期 PD 患者可出现豆状核、丘脑和脑干代谢水平增高。豆状核的代谢状态与运动迟缓症状密切相关,代谢水平增高,运动迟缓越严重。中晚期 PD 患者尾状核代谢水平下降,低代谢皮质区范围更为广泛,背外侧前额皮质及后部皮质代谢减低可能与 PD 患者伴发认知障碍有关。

帕金森病相关脑代谢网络模式(Parkinson disease-related pattern,PDRP)是由于基底核 - 丘脑 - 皮质环路和相关功能 / 解剖通路异常而造成的特殊的脑代谢网络,这种异常脑代谢网络具有疾病特异性,其主要特征是豆状核和丘脑的高代谢以及运动前区和后顶叶的低代谢。随着 PD 的病程进展,丘脑底核、内侧苍白球、背侧脑桥和运动皮质的代谢增加,而额前叶和顶叶的代谢减低。应用 SPM 法对

脑 ^{18}F-FDG PET 显像进行数据分析,基于体素的脑地形剖面分级运算,可获得相应的 PDRP 表达值。PDRP 表达值随 PD 病程的延长而增高,与纹状体多巴胺转运体的减少、运动评分的增加呈正相关。因此,PDRP 可用于 PD 的早期诊断,对原发性 PD 和帕金森叠加综合征的鉴别也有较好的价值。不同的生物学标志物检测(多巴胺转运体脑功能显像、PDRP 脑代谢网络显像、脑脊液 α 突触核蛋白等)往往可以互补,联合运用比单独运用具有更高的临床价值,这些有望成为 PD 生物学标志物未来研究的方向。

(五)缺血与脑卒中

^{18}F-FDG 脑 PET 比 CT 更能够早期发现病灶,并且所显示病灶的范围超过 CT 所显示的范围。有关严重脑缺血或梗死区周围有活力的脑组织是否可以恢复是一个值得临床关注的问题,PET 可以提供梗死区周围的脑区在足够的 rCBF 得以恢复后能否得以挽救的信息。运动皮质的脑卒中将干扰皮质脑桥小脑束的传导引起对侧小脑半球的血流与代谢的减低,即交叉性小脑失联络征。脑皮质不仅可以出现失联络,而且梗死灶对侧的纹状体、丘脑、小脑都可以出现,所有的这些结构在 CT 上没有异常改变。梗死灶对侧相应部位出现代谢减低,称为镜灶(mirror foci),这表示双侧半球纤维联系的中断。主要动脉支阻塞后形成交通循环以维持脑组织的存活,此时靠局部脑血流容积(rCBV)的增加来部分补偿灌注压的降低,动脉舒张降低血流的阻力使 rCBF、LCMRGlu、rCMRO$_2$ 维持在正常水平,rCBV 的增加提示与之有关的脑区已经应用补偿机制来保持灌注,PET 可以灵敏地测量 rCBF/rCBV 比率定量评价灌注储备。低灌注储备的脑区血管扩张,局部氧摄取分数(rOEF)增加,可以预测梗死未来的危险性。

对脑卒中 PET 显像尚可用于监测药物的疗效,提供生理方面的信息,帮助医生解释临床转归,同时也有助于理解急性脑梗死的病程。溶栓治疗是目前公认的脑卒中最有效的救治方法,PET 作为评价溶栓治疗的媒介有着很大的优势,可以精准地发现脑血流灌注及氧代谢的变化。康复治疗对于脑梗死患者的发病后生活质量有重要的影响,通过 PET 评价和监测康复治疗的疗效,能使治疗方案更加准确和全面,促进康复医疗技术得到更好的发展。

(六)脑功能研究

在生理静息状态下,正常人左右两侧大脑半球葡萄糖代谢基本对称。通过给予相应的刺激和 PET 所显示的功能活动区域脑血流和代谢的应答关系,可显示听觉、视觉、躯体运动、嗅觉、味觉、痛觉、语言及情感等各方面的脑功能活动。如给予单纯语言刺激时,左侧颞叶代谢增高;用灯光给予视觉刺激时,视觉皮质代谢增高;单侧手指运动时,对侧中央前回及辅助运动皮质区代谢增高;给予音乐刺激时,右侧颞叶代谢增高。已有研究表明,植物人状态患者总的脑皮质葡萄糖代谢率为正常人的 40%~50%,同时伴随脑内联系皮质(如楔前叶、后顶部)的系统性代谢障碍。部分患者在认知功能改善时,相应功能区代谢也呈恢复表现。

(七)其他疾病的脑功能评价

^{18}F-FDG 脑 PET 可用于精神疾病的诊断和治疗效果的评价。精神分裂症患者常见额叶葡萄糖代谢降低,提示额叶皮质功能的减退。抑郁症患者的脑葡萄糖降低呈弥漫性,以额叶和扣带回降低为主。单相抑郁症患者,未经药物治疗,其全脑代谢率在正常范围内,而当病情好转、情感恢复正常时,基底节的葡萄糖利用率反而明显降低。强迫症患者 ^{18}F-FDG 脑 PET 显像可发现其扣带回额叶部位的高代谢表现,经治疗后,额叶、扣带回 FDG 代谢减低的程度与强迫理念的改善具有相关性,通过 PET 的显像可以证实异常神经环路的存在,从而使用针对性的治疗方法。

急性脑外伤患者,脑功能异常通常可以超出解剖病变的范围,出现创伤部位外的远隔影响,^{18}F-FDG PET/CT 结合 MRI 结构影像对脑外伤的评价是有益的。脑挫伤、颅内血肿及伴发的脑软化等引起的代谢变化往往局限于损伤部位,然而硬膜下和硬膜外血肿可引起广泛性代谢减低,也可引起对侧半球的变化。脑外伤患者也可出现交叉性小脑失联络征或同侧小脑的代谢减低。脑外伤严重程度评分(格拉斯哥昏迷量表,GCS)与全脑低代谢的范围有较好的相关性。脑外伤后症状的持续存在与神经心理测试以及脑代谢相应的病损相关,随着患者症状的改善,全脑和局部脑葡萄糖代谢率也得到改善。

^{18}F-FDG PET 还可用于新生儿缺血缺氧性脑病、酒精滥用或可卡因等药物成瘾、脑功能的改变或机制的研究,获得性免疫缺陷综合征(AIDS)脑代谢的变化、针刺机制研究、脑功能重塑研究等。

第三节　神经递质和受体显像

- 神经受体显像基于受体 - 配体特异性结合性能,通过对放射性核素标记特定配体进行显像,而获得受体的分布、密度与亲和力等参数。
- 如何获得具有高亲和力和高比活度的放射性配体是神经递质和受体显像首要解决的问题。
- 多巴胺神经受体显像是研究最成熟的受体显像之一,目前已用于临床锥体外系疾病的诊断及治疗后随访。

21 世纪是生命科学的世纪,神经科学已成为当今生命科学蓬勃发展的重要领域。核医学神经递质和受体显像是神经科学研究的前沿和热点课题。

一、原理

100 多年前,Langley 最先提出药物受体概念,之后此方面的研究日趋增多,并取得了很大进展。受体是一种存在于活体组织内、能与神经递质或相应配体特异性结合的蛋白质,是神经细胞间信息传递的主要载体。神经受体显像(neuroreceptor imaging)是利用发射正电子或单光子的放射性核素标记特定的配体,基于受体 - 配体特异性结合性能,通过核医学显像仪器对活体人脑特定受体结合位点进行精确定位并获得受体的分布、密度与亲和力等参数,能够观察到 CT 和 MRI 等其他影像学方法无法发现的脑内微量受体的存在及其变化,因而具有独特优势。神经递质显像(neurotransmitter imaging)是利用放射性核素标记的合成神经递质的前体物质,观察特定中枢神经递质的合成、释放、再摄取以及与突触后膜受体结合等信息,借助生理数学模型,可以获得中枢神经递质或受体的定量或半定量参数,从而对某些神经递质或受体相关性疾病做出诊断、治疗决策、疗效评价和预后判断以及认知功能的研究。

二、显像剂

进行脑受体显像首先必须具备的条件是要有合适的放射性配体作为显像剂。脑内受体的含量很低,仅为 10^{-12}mol/g,因此放射性配体必须具有高亲和力、高比活度。

1. 配体　用作脑受体显像的配体,大多选择该受体的拮抗剂或其衍生物,以保证其对脑受体具有较高的亲和力。对配体的要求是:①亲和力强;②特异性高;③能通过血脑屏障;④不参与体内代谢;⑤易于用放射性核素标记,且标记后保持其原有的生物学性能;⑥在脑内与特定位点结合,结合后受体效应明确;⑦能得到高的靶 / 非靶比值,以利于显像和进行定量分析。

2. 放射性核素　脑受体显像所用放射性核素需要符合的要求:①较高的比活度(>3.7TBq/mmol);②适中的半衰期;③合适的能量以利于成像;④标记方便,方法温和,标记后的放射性配体仍具有合成前体的生物学性能和药理活性;⑤来源方便等。常用的 PET 脑受体显像的放射性核素是 ^{11}C、^{18}F 等,以 ^{11}C 使用最为普遍,在合成过程中以 ^{11}C 取代生物分子中稳定的碳,不改变配体生物学特性是其优点。^{11}C 的物理半衰期为 20min,需快速标记,显像时间不能过长(一般不超过 90min)。SPECT 脑受体显像剂常用 ^{123}I 和 ^{99m}Tc。

3. 放射性配体 目前已成功研制和开发的脑受体显像用放射性配体数量众多,常用的脑 PET 和 SPECT 受体显像剂及临床应用见表 7-1。

表 7-1 常用的脑 PET 和 SPECT 受体显像剂及临床应用

显像剂类型	PET	SPECT	临床应用
多巴胺神经递质	^{18}F-FDOPA		PD
多巴胺转运蛋白(DAT)	^{18}F-FPCIT ^{11}C-β-CIT ^{11}C-CFT ^{11}C- 可卡因	^{99m}Tc-TRODAT-1 ^{123}I-β-CIT	PD、药物成瘾
囊泡单胺转运体 (VMAT2)	^{11}C-DTBZ ^{11}C-MTBZ ^{18}F-DTBZ(AV133)		PD
多巴胺受体 　D$_1$ 受体	^{11}C-SCH23390 ^{11}C-SCH39166 ^{11}C-NNC756	^{123}I-IBZP ^{123}I-FISCH ^{123}I-TISCH ^{123}I-SCH23982	PD、精神分裂症、 药物成瘾、HD、 Tourette 综合征
D$_2$ 受体	^{11}C-raclopride ^{11}C-NMSP ^{18}F-NMSP ^{18}F-FESP ^{18}F-fallypride ^{76}Br-bromolisuride N- 甲基 -^{11}C- 苯哌利多 ^{11}C- 依替必利	^{123}I-IBZM	
D$_3$ 受体	^{18}F-7-OH-AFPAT		
阿片受体 　μ 受体 　δ,κ 受体	^{11}C- 二丙诺啡 ^{11}C- 卡芬太尼	^{123}I- 吗啡 ^{123}I-IA-DNP	癫痫、麻醉药成瘾、疼痛 综合征
苯二氮䓬类受体	^{11}C- 氟马西尼(Ro15-1788) ^{11}C(R)-PK11195(周围受体配体)		癫痫
5-HT 受体 　H1 受体	^{11}C- 美吡拉敏	^{123}I- 酮色体	抑郁症
乙酰胆碱受体	2,4-^{18}F- 氟右苄替米特 ^{11}C-TRB ^{18}F-ASEM ^{11}C-CHIBA-1001 ^{76}Br-4- 溴右苄替米特	^{123}I-IQNB	AD、重症肌无力
NMDA 受体	^{11}C-(s)-[N- 甲基] 氯胺酮		脑血管疾病、癫痫
代谢型谷氨酸受体 5 (mGlu5)	^{11}C-ABP688 ^{18}F-SP203 ^{18}F-PSS232		焦虑抑郁、精神分裂症、 颅脑损伤、药物成瘾、 AD、PD
突触囊泡蛋白 2A(SV2A)	^{11}C-UCB-J ^{18}F-SDM-2 ^{18}F-SDM-8		癫痫、AD、PD、精 神 分 裂症

　　PD,帕金森病;HD,亨廷顿病;AD,阿尔茨海默病。

三、神经受体显像与受体相关性疾病

受体异常与中枢神经系统疾病之间存在密切的联系,核医学是目前唯一能在活体进行无创性受体显像的影像学方法。多巴胺(DA)能神经递质系统显像在脑受体显像中研究最早,也是最为成熟和最具代表性的分子影像,已在临床逐步应用于运动性疾病和精神性疾病的诊断、鉴别诊断和疗效观察。以下重点介绍多巴胺能神经递质系统显像。

(一)多巴胺能神经递质系统

多巴胺能神经递质系统显像包括多巴胺递质显像、多巴胺转运体显像、囊泡单胺转运体显像和多巴胺受体(D_1、D_2、D_3、D_4 和 D_5 受体)显像。

1. 多巴胺递质显像   显像剂 ^{18}F- 多巴(^{18}F-dopamine,^{18}F-FDOPA),为 L- 多巴的类似物,是一种芳香族氨基酸脱羧酶的底物,静脉注射后,穿透血脑屏障进入脑内,经多巴脱羧酶脱羧后转变为 L-6-[^{18}F] 氟代多巴胺(DA 类似物),并被摄取、储存、释放及代谢,摄取的量反映芳香族氨基酸脱羧酶活性,同时也反映 DA、去甲肾上腺素及 5- 羟色胺(5-HT)的合成、运输及储存情况。中枢神经系统中的 DA 通路,主要是黑质和纹状体系统。正常人纹状体呈放射性浓聚,影像清晰;而各种神经精神疾病患者,纹状体的放射性分布呈不同程度减低。根据 ^{18}F- 多巴在纹状体摄取和清除的速率及其在中枢和外周血中代谢变化的规律,可以测定芳香族氨基酸脱羧酶活性和 DA 在脑内的分布,用于突触前 DA 功能失调疾病的鉴别诊断。

2. 多巴胺转运体显像   多巴胺转运体(dopamine transporter,DAT)是位于突触前膜的单胺特异转运蛋白,可以调控突触间隙的 DA 浓度,因此其功能和密度的变化较受体的变化更为敏感、直接,是反映 DA 递质系统功能的一个重要指标,在神经精神活动的调节中发挥着极其重要的作用。用于 DAT 显像的显像剂有 ^{99m}Tc-TRODAT-1、^{123}I-β-CIT、^{11}C- 可卡因、^{11}C-β-CIT、^{11}C-CFT、^{18}F-FP-β-CIT 等。临床主要用于帕金森病(Parkinson's disease,PD)和药物成瘾(drug addiction)。

3. 囊泡单胺转运体显像   囊泡单胺转运体(vesicular monoamine transporter,VMAT)是结合于囊泡膜上的糖蛋白,依靠 H^+-ATP 酶泵产生电化学梯度,将单胺类递质从胞质转运并储存于分泌囊泡中。VMAT 有 VMAT1 和 VMAT2 两种亚型,其中后者被用于显像。VMAT2 主要存在于中枢神经系统的单胺能神经元中,包括多巴胺能、5- 羟色胺能、去甲肾上腺素能和组胺能神经元。目前研究报道的 VMAT2 显像剂主要为丁苯那嗪(tetrabenazine,TBZ)类衍生物,如 ^{11}C- 二氢丁苯那嗪(^{11}C-dihydrotetrabenazine,^{11}C-DTBZ)、^{11}C- 甲氧基丁苯那嗪(^{11}C-methoxytetrabenazine,^{11}C-MTBZ)和 ^{18}F-DTBZ 等,用于早期诊断帕金森病,具有很高的灵敏性,且代谢稳定性好。

4. 多巴胺受体显像   DA 受体广泛分布于中枢神经系统中多巴胺能通路上,其中主要是黑质、纹状体系统。DA 受体的密度、表达和功能与多种神经精神疾病、药物成瘾、肥胖等的病理有关。近年来已成功克隆了 5 种不同的多巴胺受体亚型:D_1、D_2、D_3、D_4 和 D_5,其中 D_1 和 D_5 受体结构同源性,在激动后与腺苷酸环化酶耦联而导致 cAMP 增高,统称为 D_1 亚族受体,而 D_2、D_3 和 D_4 受体性质接近,不与腺苷酸环化酶耦联,与这种酶的抑制有关,统称为 D_2 亚族受体。D_1 受体显像剂有 ^{123}I-IBZP、^{123}I-FISCH、^{123}I-TISCH、^{123}I-SCH23982、^{11}C-SCH23390、^{11}C-NNC756 等,其中在临床应用较多的是 ^{11}C-SCH23390。D_2 受体显像剂的研究很活跃,主要包括螺旋哌啶酮(spiperone)类衍生物如 ^{11}C-N- 甲基螺旋哌啶酮(^{11}C-N-methyl spiperone,^{11}C-NMSP),替代基苯甲酰胺类衍生物如 ^{11}C- 雷氯必利(^{11}C-raclopride),麦角乙脲(lisuride)类衍生物如 ^{76}Br- 溴代麦角乙脲(^{76}Br-bromolisuride)等。D_2 受体显像有助于帕金森病、痴呆、癫痫、精神分裂症等多种神经精神疾病的诊断、鉴别诊断和药物治疗效果的监测。

(二)其他受体系统

1. 乙酰胆碱受体   乙酰胆碱受体与阿尔茨海默病、痴呆、重症肌无力、亨廷顿病有关,其中 M 乙酰胆碱(毒蕈碱样)受体分布广泛,主要在大脑皮质、海马纹状体、尾状核等,而 N 乙酰胆碱(烟碱样)

受体主要分布在外膝状体腹侧区、上丘表层、小脑、大脑皮质。

2. 5- 羟色胺受体 5- 羟色胺（5-HT）受体与精神分裂症、睡眠紊乱、精神发育迟缓、帕金森病、躁郁性精神病有关。其中 5-HT$_{1A}$ 主要分布在中缝核、海马，5-HT$_{1B}$ 分布在黑质、苍白球，5-HT$_{1C}$ 分布在脉络丛，5-HT$_{1D}$ 分布在基底神经节，5-HT$_2$ 分布在皮质 Ⅳ 层及 Ⅴ 层，5-HT$_3$ 分布在周围神经元。

3. γ- 氨基丁酸受体 与癫痫、亨廷顿病、帕金森病、焦虑症有关。

4. 肾上腺素受体 肾上腺素受体与抑郁症有关，其 α$_1$- 肾上腺素受体主要分布在丘脑、中缝背核、海马，α$_2$- 肾上腺素受体分布在脑干孤束核、蓝斑，β（β$_1$、β$_2$）- 肾上腺素受体分布在海马、小脑、脊髓运动神经元。

四、显像方法

根据放射性配体所标记的核素不同，可分别选择 SPECT 或 PET 显像。虽然脑受体的种类众多，用作脑受体显像的显像剂各异，受体的结合位点各不相同，并各有其影像特征，但显像方法基本相仿。

（一）常用方法

1. 断层显像 以适当的途径（一般都是静脉注射）将放射性配体引入体内，待受体与配体结合后，进行脑断层显像，以得到靶 / 非靶比值高的神经受体分布影像。

2. 动态显像 在静脉注射后即进行动态采集，以得到受体、配体相结合的动力学参数。通过生理数学模型，定量或半定量分析放射性配体与受体的最大结合容量（B_{max}）和结合解离常数，体内结合能力（BP$_{ND}$）及分布容积（V_t），定量反映受体数量和活性。

3. 受体结合抑制试验 使用已知的受体拮抗剂介入，观察放射性配体与受体之间的结合能力与结合特异性，得出亲和力常数、抑制常数等定量数据。

（二）定量分析

脑受体显像需要建立适当的生理数学模型。受体特异性结合分布取决于受体密度和配体与受体之间的结合解离常数，且配体受外周血和中枢各种酶的作用而直接影响其入脑生物利用度。因此，脑受体显像是一个复杂的过程。利用从动态影像获取的随时间变化的数据，根据一定的生理数学模型，可以计算出很多特征参数，用于定量评价上述生物学过程。文献报告有五、四、三等多种房室模型，其计算比较复杂，常规临床应用难以推广。北京大学在 ^{18}F- 多巴胺神经递质 PET 功能显像中对上述多房室模型进行了简化，采用二室二参数模型，即血浆和脑组织构成。评价特征参数是从血到脑内的放射性配体转运速率 K$_1$ 和示踪剂从脑组织返回血液清除速率 K$_2$，这两个参数比率提供了一个估算脑内放射性配体的分布容量（distribution volume, DV）的特征参数，其主要反映受体特异性结合情况。每个单位要根据自己的研究目的建立适合的生理数学模型，并经周密设计、实验验证和优化等过程，最好有计算机软件工程人员参加。

五、临床应用与研究

目前部分脑受体显像检查项目已进入临床应用阶段，其主要应用见表 7-1。受体显像可诊断有关疾病的受体障碍及疾病严重程度，观察治疗效果，指导和改进治疗方案，提高疗效并降低不良反应。

1. 帕金森病 多巴胺能神经递质系统显像在探测 PD 患者纹状体多巴胺缺乏方面具有较高敏感性和特异性，可以通过 ^{18}F-FDOPA 显像探测多巴胺在突触前末梢的合成和储存，也可以通过多巴胺转运体或囊泡单胺转运体显像评估突触前 DAT 和 VMAT 的功能。纵观 PD 病程，首先受累的是纹状体后部，逐渐向前进展，最终至尾状核，并渐累及对侧。早期 PD 患者在未使用多巴胺制剂治疗时，由于多巴胺能神经元突触前递质少，突触后受体代偿增加，因此多巴胺受体显像时，可发现纹状体多巴胺受体结合显像剂增加，这就是多巴胺受体的上调效应。长期使用多巴胺 D$_2$ 受体激动剂能逆转这种上调效应，纹状体多巴胺受体数目有可能减少。

¹¹C-raclopride PET 显像纹状体 / 小脑摄取比值高,对 D₂ 受体具有高选择性和强的亲和力,给药 30min 后纹状体 / 小脑摄取比值为 10,其选择性优于螺旋哌啶酮类衍生物,国内外已用于 PD 患者 PET 显像研究。Antonini 等对 9 例多系统萎缩患者和 10 例 PD 患者分别进行 ¹⁸F-FDG、¹⁸F-DOPA、¹¹C-raclopride PET 显像,结果发现 ¹⁸F-DOPA 可以鉴别正常人与 PD,但不能区分多系统萎缩与 PD;¹⁸F-FDG 与 ¹¹C-raclopride 可以鉴别多系统萎缩与正常人和 PD 患者,认为 ¹⁸F-FDG 与 ¹¹C-raclopride 是确诊多系统萎缩敏感而有效的显像方法。

位于多巴胺能神经末梢细胞膜上的单胺特异转运蛋白 DAT,其功能是将突触间隙的多巴胺运回突触前膜,是控制脑内多巴胺水平的关键因素。因此,DAT 的重摄取功能将直接影响突触间隙单胺类递质多巴胺浓度的升高或降低,从而引起多巴胺能系统功能活动的改变,这类转运蛋白的变化要比受体的变化更为敏感、直接。¹²³I-β-CIT SPECT 显像发现 Hoehn-Yahr 分级为 Ⅰ ~ Ⅲ级的 PD 与正常对照者相比,纹状体 / 非纹状体摄取比值下降 55%,分别为 3.01 ± 1.14 和 6.71 ± 1.89,其壳核部位放射性明显降低。目前其在国内外已开始广泛用于临床,对 PD 的早期诊断、治疗决策以及疗效判断有重要意义(图 7-6),此外还可用于胚胎中脑移植治疗 PD 的移植物存活情况的无创性监测,是评价 PD 新疗法疗效的一种更为直观和可靠的手段。

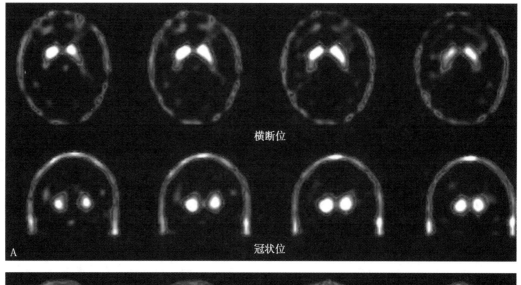

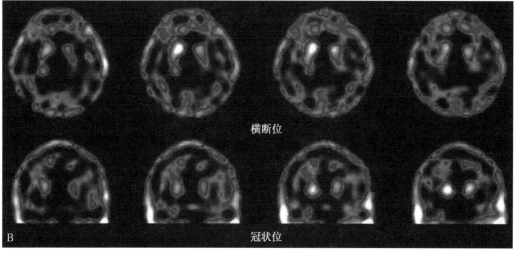

图 7-6   正常人与 PD 患者 ^{99m}Tc-TRODAT-1 显像

A. 正常对照;B. PD 患者左侧基底节放射性摄取明显减低。

　　DAT PET 显像剂以苯基托品烷类最为常用,具有较高的亲和力和特异性,纹状体/小脑放射性比值高,显像剂有 ^{11}C-β-CIT、^{18}F-CFT、^{18}F-FP-β-CIT、^{18}F-FECNT,均由可卡因的母体结构托烷作为基本结构加以改造而得,其中 ^{18}F-CFT 与 DAT 具有较高的结合动力学,选择性高,但其在纹状体的摄取随时间增加不能达到坪浓度,因此不能用于定量分析。^{18}F-FP-β-CIT 人体 PET 显像结果示,纹状体/小脑放射性比值高,在显像过程中出现短暂的平衡,因此可用于 DAT 的定量。Kazumata 等 PD 患者 ^{18}F-FP-β-CIT PET 显像结果表明,药物注射后 90min,纹状体/枕叶比值为 3.5,正常人纹状体/枕叶分布容积比(the volume of distribution ratio,DVR)与年龄有关,尾状核和豆状核每 10 年分别下降 7.7% 和 6.4%,经过年龄校正的 PD 患者 DVR 与统一帕金森病评定量表(unified Parkinson's disease rating scale,UPDRS)呈负相关,表明其可用于 PD 的早期诊断和病情严重程度的评估(图 7-7、图 7-8)。Antonini 等应用 ^{11}C-FECIT PET 研究早发(<40 岁)和迟发(>50 岁)隐性帕金森功能障碍患者的 DAT 结合情况,早发病例 parkin 基因的突变与隐性帕金森功能障碍有关,两组病例可见纹状体 DAT 结合减少,而携带 Park2 突变基因的患者纹状体 DAT 结合的减少呈现广泛与双侧性。

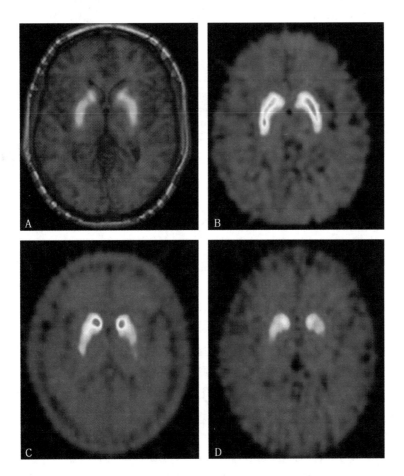

图 7-7　正常人与不同病期 PD 患者 ^{18}F-FPCIT PET 显像

　　A. 正常人 ^{18}F-FPCIT PET 和 MRI 融合图像;B. 正常人 ^{18}F-FPCIT PET 图像;C. 早期 PD^{18}F-FPCIT PET 图像:左侧豆状核 DAT 分布减低,以后部更明显;D. 晚期 PD^{18}F-FPCIT PET 图像:双侧豆状核 DAT 分布显著减低。

　　PD 的病理过程并不局限于多巴胺能系统,PD 患者的 5- 羟色胺、胆碱能和去甲肾上腺素能及其他中枢神经递质系统和神经调节系统也会出现异常。有研究发现中脑对 5-HT$_1$A 显像剂的摄取减少与 PD 的静止性震颤有关,还有研究发现 PD 患者具有胆碱能功能障碍和下降的趋势。

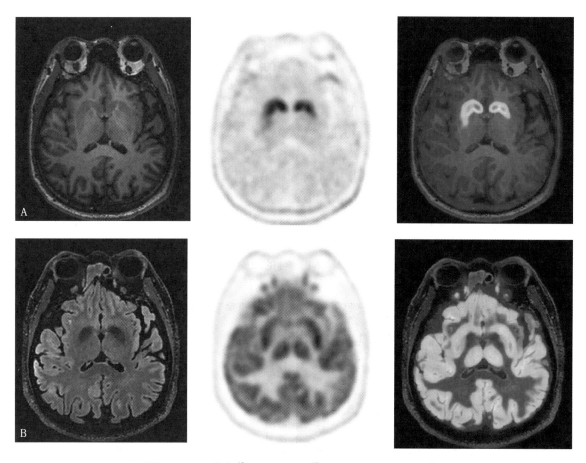

图 7-8   PD 患者 ^{18}F-FPCIT 和 ^{18}F-FDG PET/MRI 显像

A.^{18}F-FPCIT PET/MRI 图像,双侧豆状核 DAT 分布显著减低,MRI 未见异常;B.^{18}F-FDG PET/MRI 图像,双侧基底节 FDG 代谢轻度增高。

2. 精神分裂症   引起精神分裂症的病因学说之一是多巴胺功能过度增强。多巴胺受体显像在精神分裂症患者中基底节多巴胺 D_2 受体密度增加,也可观察到两侧纹状体 D_2 受体分布不对称。目前应用脑受体显像研究抗精神病药物的作用机制、药物代谢动力学、疗效、副作用,以及药物剂量与体内多巴胺受体结合量之间的关系,从而可指导临床用药。

3. 亨廷顿病   亨廷顿病的脑多巴胺受体显像显示纹状体多巴胺 D_1 和 D_2 受体结合减少,纹状体内 DAT 结合也下降。而且进一步研究发现亨廷顿病患者的纹状体 D_1 和 D_2 的减少平行,其减少程度与病情的严重程度相关。病情严重、病程长者,多巴胺受体结合下降明显,产生僵化症状者比没有僵化者多巴胺受体结合下降明显,并可出现伴随颞叶皮质多巴胺受体减少。故脑受体显像对亨廷顿病的诊断有较高价值。

4. 癫痫   应用 ^{11}C-DPN(^{11}C- 特培洛啡)、^{11}C-CFN(^{11}C-4- 碳 - 甲氧基 - 芬太尼)和 ^{123}I-DPN 或 ^{123}I-O-IA-DPN(^{123}I-O- 碘烷 - 特培洛啡)进行人脑阿片受体显像,发现发作期颞叶癫痫灶阿片受体密度增加,呈现明显异常放射性浓聚,而杏仁核阿片受体明显减少,这些因素可能促进癫痫的发作和传播。γ- 氨基丁酸 / 苯二氮䓬类(BZ)受体显像对致痫灶的定位和监测疗效有实用意义,癫痫发作间期 BZ 受体显像可见病灶部位受体密度减低,在显示病变上较脑血流灌注显像为优,联合 MRI 检查可进一步提高病灶检出率。

5. 其他   除上述各方面外,脑受体显像还可用于药物成瘾和依赖性研究、药物戒断治疗、神经胶质瘤、豆状核变性、纹状体黑质变性、进行性核上性麻痹(progressive supranuclear palsy,PSP)等神经系统变性疾病,运动迟缓性僵直综合征,以及垂体瘤等。

第四节 脑病理性标志物显像

- AD 典型的病理特征是由 β 淀粉样蛋白（Aβ）聚集形成的老年斑和异常过度磷酸化 Tau 蛋白组成的神经原纤维缠结。
- ^{11}C-PIB（匹兹堡化合物 B）是最早成功的 Aβ 显像剂，^{18}F 标记的显像剂有 florbetaben（AV-1）、florbetapir（AV-45）和 flutemetamol（GE-067）。
- AD 诊断的 ATN 标准：Aβ（A）；病理性 Tau，包括总 Tau 和磷酸化 Tau（T）和神经变性（N）。

　　阿尔茨海默病（Alzheimer's disease，AD）是一种原因不明的慢性神经退行性病变，临床表现为进行性认知功能减退和非认知性神经精神症状，其病理改变主要表现为 β 淀粉样蛋白（Aβ）沉积导致的老年斑，Tau 蛋白异常磷酸化引起的神经原纤维缠结（neurofibrillary tangle，NFT），以及神经元和突触的丢失。虽有许多种假说阐述其发病机制，但都不全面，其确切的机制尚未被科学诠释。

　　AD 的临床诊断主要是根据患者及家属提供的详细病史、神经科查体和神经心理功能检查而做出，其他检查包括血液学、CT 和 MRI 等，可以帮助排除痴呆的其他病因。近 20 年来，AD 的生物标志物组合指导 AD 临床早期干预标准化取得了重要突破，2018 年 1 月，美国 FDA 推荐今后的阿尔茨海默病临床试验应用由（美国）国家老年研究所（National Institute of Aging，NIA）和阿尔茨海默病协会（Alzheimer's Association，AA）提出的 AD 的 ATN 研究作为诊断标准（简称为 ATN 标准，表 7-2）。ATN 标准中的生物标志物"A"是指 β 淀粉样蛋白；"T"是指病理性 Tau，包括总 Tau（t-Tau）和磷酸化 Tau（p-Tau）；"N"则是指神经变性或神经元损伤改变。利用 PET 可以对 β 淀粉样蛋白和病理性 Tau 的生物标志物进行特异性显像，而 FDG PET 低代谢则反映局部脑区的神经元损伤，因此 PET 显像可以全面反映患者 ATN 的改变，有助于 AD 的早期诊断和病程判断。

表 7-2　AD 的 ATN 诊断标准

A-T-N 生物标志物	是否为 AD
A−T−(N)−	正常
A+T−(N)−	AD 疾病谱系
A+T+(N)−	
A+T+(N)+	
A+T−(N)+	
A−T+(N)−	非 AD 病理改变
A−T−(N)+	非 AD 病理改变
A−T+(N)+	非 AD 病理改变

一、淀粉样斑块显像

　　Aβ 为 AD 老年斑的主要核心成分，被认为是神经退行性变的原因及重要的病理特征之一。ATN 标准（表 7-2）强调以 Aβ 阳性为首选必要条件，不管患者是认知功能正常、轻度认知功能障碍（mild cognitive impairment，MCI）还是痴呆，只要脑内 Aβ 沉积阳性，就纳入 AD 疾病谱系（Alzheimer's continuum）；只要同时有 Aβ 和病理性 Tau 沉积，不管临床症状如何，都可以诊断 AD。反过来，即使临床表现再典型，在缺乏 Aβ 和 Tau 相关的生物标志物支持的情况下，都不可以作出"可能 AD"的诊断，而代之以 AD 临床综合征（Alzheimer's clinical syndrome）。

^{11}C-匹兹堡化合物 B（Pittsburgh compound B，PIB）是早期广泛用于人体的选择性靶向 Aβ 的 PET 显像剂，但是由于其半衰期较短（20.3min），^{18}F（半衰期为 109.8min）标记的分子探针（即第 2 代 Aβ 显像剂）应运而生，主要包括 ^{18}F-florbetapir（AV-45）、^{18}F-flutemetamol（GE-067）、^{18}F-florbetaben（AV-1），这 3 种显像剂均先后通过美国食品药品监督管理局（FDA）和欧洲药品管理局（EMA）的审批。以 ^{18}F-AZD4694 为代表的第 3 代 Aβ 显像剂表现出与 ^{11}C-PIB 类似的 Aβ 结合力，具有皮质保留度高以及低的白质非特异性结合能力。国内已有部分医院将 ^{11}C-PIB 和 ^{18}F 标记 Aβ 探针的 PET 显像用于 AD 的临床诊断和研究。下面将以 ^{11}C-PIB 为例，介绍淀粉样斑块显像的临床应用。

正常人动态显像早期分布相（0~15min）显示，静脉注射 ^{11}C-PIB 后穿透血脑屏障快速进入脑内，形成早期的血流相并迅速到达高峰，大脑皮质区、皮质下核团、脑干及小脑的放射性分布较高。随着时间的推移，PIB 逐渐开始在大脑内洗脱，30~40min 后大脑皮质、神经核团、小脑仅少许分布，白质区仍可见高于大脑皮质的 PIB 分布。30min 后图像是正常人与 AD 患者 PIB 分布差异的分界线，40min 后图像是疾病诊断及分析的最佳时间开始点。

AD 患者典型的 PIB 图像分布特点为额前叶（包括眶回）、顶叶（特别是楔前叶）、后扣带回、部分外侧颞叶皮质、纹状体呈放射性高摄取区域（图 7-9）；岛叶、丘脑、枕叶相关皮质相对低摄取；小脑基本无 PIB 摄取。研究显示，早期 AD 在楔前叶就有明显的 PIB 结合增加，表明楔前叶对 AD 的病理生理改变可能有潜在的重要价值。以楔前叶 PIB 的结合力为诊断指标，PIB PET 显像对 AD 诊断的灵敏度和特异性都为 94.4%，优于常规的 FDG PET 显像；以顶叶 FDG 代谢为诊断指标，对 AD 诊断的灵敏度和

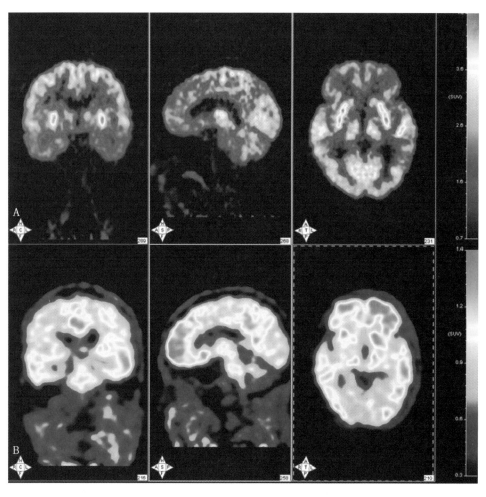

图 7-9   AD 患者 ^{18}F-FDG 与 ^{11}C-PIB PET 显像比较
A.^{18}F-FDG；B.^{11}C-PIB。

特异性分别为 87.5% 和 88.2%。^{11}C-PIB 双时相显像（灌注 +Aβ 显像）检测神经元活动状态及 Aβ 斑块沉积，将增加 AD 诊断的准确性。然而，Aβ PET 示踪剂可与血管壁中的 Aβ 沉积物结合，并且在急性创伤性脑损伤后可以发现示踪剂结合增加，故不推荐 Aβ PET 显像用于路易体痴呆（dementia with Lewy body，DLB）和脑淀粉样血管病（cerebral amyloid angiopathy，CAA）与 AD 的鉴别诊断。

MCI 是介于认知正常和 AD 痴呆的中间阶段，特别是健忘型被认为是 AD 的前驱期，每年有 10%~15% 的 MCI 转变为 AD，而正常老年人仅为 1%~2%。我们 6 例 MCI 进行 ^{11}C-PIB 显像研究，有 4 例 PIB 显像呈类 AD 表现，PIB 对 MCI 诊断的灵敏度为 66.6%，特异度为 75%，准确度为 83.3%。Forsberg 等回顾性分析 21 例 MCI（63.3 岁）患者的 PIB 和 FDG PET 显像结果显示其中 7 例 MCI 转化为 AD（8.1 个月 ±6.0 个月），其 PIB 摄取明显高于未转化为 AD 的 MCI 和正常对照组；MCI 转化组的脑皮质 PIB 摄取都明显增高，与正常组比较，MCI 转化组的额叶、顶叶和颞叶皮质的 PIB 明显增高，与 AD 组比较无差异。与未转化的 MCI 比较，MCI 转化组的后扣带回增高有统计学差异。PIB 探测 MCI 是否转化为 AD 将是一个重要的研究方向（图 7-10）。

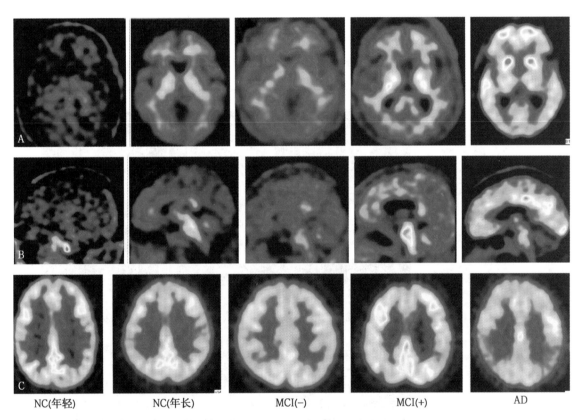

NC（年轻）　　　NC（年长）　　　MCI(-)　　　MCI(+)　　　AD

图 7-10　正常对照、MCI 和 AD 患者的 ^{11}C-PIB 和 ^{18}F-FDG 显像
A.^{11}C-PIB 横断面；B.^{11}C-PIB 矢状面；C.^{18}F-FDG 横断面。

二、Tau 蛋白显像

Tau 蛋白异常磷酸化在脑内形成神经原纤维缠结是 AD 发病的另一关键病理改变，且其分布及数量被认为与 AD 的临床表现有较好的相关性，可以反映疾病的严重程度。AD 患者脑中 Tau 蛋白总量多于正常人，且正常 Tau 蛋白减少而异常过度磷酸化 Tau 蛋白大量增加。AD 患者脑 Tau 蛋白异常过度磷酸化后与微管蛋白的结合力仅是正常 Tau 蛋白的 1/10，也失去其促进微管装配形成的生物学功能并丧失维持微管稳定的作用。研究表明，相比 Aβ 的异常沉积，Tau 蛋白的异常磷酸化所导致的聚集与 AD 的痴呆相关性更高。

2-（1-{6-[2-^{18}F- 乙基）（甲基）氨]-2- 萘 } 亚乙基）丙二腈（^{18}F-FDDNP）是第一个报道的 PET Tau 蛋白显像剂，但因其与 Tau 蛋白的结合为非特异性，且与 Aβ 的亲和力高于 Tau 蛋白，实际应用价值有限。目前常用的第一代 Tau 蛋白显像剂主要分为 3 类，①喹啉衍生物类：^{18}F-THK523、^{18}F-THK5117、^{18}F-THK5105、^{18}F-THK5317、^{18}FTHK5351；②苯并噻唑类化合物：^{11}C-PBB3；③苯并咪唑嘧啶类化合物：^{18}F-AV-1451（^{18}F-flortaucipir）和 ^{18}F-AV-680。第一代 Tau 蛋白显像剂存在与单胺氧化酶 B（monoamine oxidase B，MAO-B）、神经黑色素等的非特异性结合（脱靶结合）的缺点。新一代的 Tau 蛋白显像剂有 ^{18}F-PM-PBB3（^{18}F-APN-1607）、^{18}F-MK6240、^{18}F-RO948（^{18}F-RO6958948）、^{18}F-PI-2620、^{18}F-GTP1、^{18}F-JNJ311 及其衍生物 ^{18}F-JNJ-067 等。新的 Tau 蛋白显像剂在不同程度上有望克服第一代脱靶结合的不足。目前的 Tau 蛋白显像剂与不同亚型 Tau 蛋白的结合存在一定差异性，在临床应用中需要注意。目前 Tau 蛋白显像剂仅 ^{18}F-flortaucipir 通过美国 FDA 批准用于临床。

Okamura 等分别用 ^{18}F-THK5105 和 ^{11}C-PIB 对 8 例 AD 患者和 8 例老年对照进行了研究，发现 AD 患者颞叶 ^{18}F-THK5105 摄取较高，示踪剂注射 90min 后，AD 患者下颞叶皮质 / 小脑摄取比率为 1.32（新皮质区的摄取最高），而对照组仅为 1.09。一些皮质下区域，包括壳核和白质，显示较高的示踪剂摄取，但 AD 患者和对照组间并无差异，同时两组都在脑桥出现了显像剂的高摄取。^{11}C-PBB3 PET 显像显示 AD 患者海马与 ^{11}C-PBB3 广泛结合，而 ^{11}C-PIB 在新皮质摄取较高，在海马区的沉积量较少，两者形成鲜明对比。在中重度 AD 患者，除了内颞叶区，其他皮质区中 Tau 蛋白的分布与 Aβ 的沉积模式相似（图 7-11）。

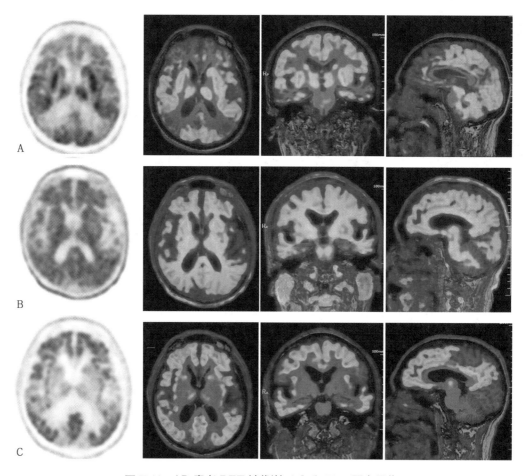

图 7-11　AD 患者 PET 糖代谢、Aβ 和 Tau 蛋白显像

患者，男性，55 岁，认知功能逐渐下降 4 年余。简易精神状态检查（MMSE）评分 11 分，Moca-B 无法正确交流，Boston 命名正确 6 个，言语流畅性测验（AFT）4 个，画钟测试 0。^{18}F-FDG PET 显像（A）示双侧额叶、顶叶及颞叶皮质葡萄糖代谢减低；^{18}F-AV45 PET 显像（B）示大脑皮质弥漫性放射性浓聚，Aβ 显像阳性；^{18}F-PM-PBB3 PET 显像（C）示双侧额叶、顶叶、颞叶皮质放射性弥漫性浓聚，Tau 蛋白显像阳性。

一项国际多中心纵向研究（Ossenkoppele，2021）纳入 8 个队列共计 1 431 名患者，平均随访时间 1.9 年，结果表明 ^{18}F-flortaucipir/^{18}F-RO948 Tau 蛋白 PET 显像对认知功能的变化有较好的预测作用，优于 MRI 皮质厚度变化和 Aβ PET，特别是在 Aβ 阳性的 MCI 和 Aβ 阳性的认知功能正常人群。在 AD 的前驱期和临床前阶段，Tau 蛋白显像可能是预测个体认知功能变化的理想影像标志物。2022 年的一项临床研究（早发 AD，n=60；晚发 AD，n=53）采用 ^{11}C-PIB PET（amyloid-PET）和 ^{18}F-flortaucipir PET（Tau-PET）表明 Tau 蛋白与独立于语言、执行和视觉空间功能的神经退行性病变的认知有关，研究结果支持 Tau PET 作为一种影像标志物，可以在 AD 的广泛年龄和临床表型中反映 AD 的临床严重程度和分子病理学。

Tau 蛋白病是以病理性异常折叠 Tau 蛋白沉积或 Tau 蛋白过度磷酸化为特征的一类疾病。不同疾病脑内 Tau 蛋白沉积的部位和模式不同。AD 患者 Tau 蛋白沉积主要分布在内侧颞叶、颞叶皮质或者广泛的大脑皮质；皮质基底节变性患者主要分布在初级运动皮质、基底节及白质区；进行性核上性麻痹患者主要分布在基底节、齿状核、中脑等。

Tau 蛋白显像对 AD 发病机制、早期诊断、临床严重程度、认知功能变化评估及以异常 Tau 蛋白为靶点的 AD 治疗策略等具有重要意义。

第五节　脑脊液间隙显像

- 脑脊液间隙显像反映脑脊液循环的动力学变化，可分为脑池显像和脑室显像。
- SPECT 显像示踪脑脊液的循环通路和吸收过程，或显示脑室影像和引流导管是否通畅。
- 在交通性脑积水的诊断、脑脊液漏的定位诊断、梗阻性脑积水的诊断及脑脊液分流术后评价等方面有独特的价值。

一、原理与方法

脑脊液间隙显像不仅显示脑脊液间隙状况，而且反映脑脊液循环的动力学变化，可分为脑池显像（cisternography）和脑室显像（ventriculography）。常规将显像剂如 ^{99m}Tc-DTPA 注入蛛网膜下腔或侧脑室，在体外用 γ 照相机或 SPECT 示踪脑脊液的循环通路和吸收过程，或显示脑室影像和引流导管是否通畅。脑池显像通常在注药 1h、3h、6h 和 24h 后分别行前、后和侧位头部显像；脑室显像于注药后即刻采集至 1h。若观察脊髓蛛网膜下腔脑脊液是否通畅，应在注药后 10min 开始自注入部位由下而上行后位显像。怀疑脑脊液漏者需在注药前在鼻道、耳道及可疑部位放置棉拭子，漏道一旦显示即可终止显像，取出拭子测量其放射性。

二、影像分析

正常脑池影像：注药后 1h，显像剂达颈段蛛网膜下腔，小脑延髓池显影，3~6h 颅底各基底池、四叠体池、胼胝体池和小脑凸面陆续显影。前、后位影像呈向上"三叉形"，基底为基底池和四叠体池的重叠影像，中央为胼胝体池，两侧为外侧裂池，其间空白区为左右侧脑室。24h 可见放射性主要集中在大脑凸面，呈"伞"状分布，上矢状窦内可有放射性浓聚。脑室始终不显影（图 7-12）。各时相显像两侧对称。

正常脑室影像：一侧侧脑室注入显像剂几分钟后，除对侧侧脑室不显影外，全脑室系统均显影，并迅速到达基底池。

三、临床应用

1. 交通性脑积水的诊断　交通性脑积水又称为正常颅压性脑积水，主要是蛛网膜下腔因出血、炎症、损伤而粘连,或受外压导致脑脊液循环障碍或吸收不良,侧脑室积液扩大而失去泵功能。脑池影像的典型表现是显像剂可随脑脊液反流进入侧脑室,使侧脑室持续显影,3~6h 前、后位影像为"豆芽状"(图 7-13)。同时脑脊液循环障碍或清除缓慢,24~48h 大脑凸面及上矢状窦区放射性分布极少。非交通性脑积水脑室内无放射性浓聚。此检查在交通性脑积水的诊断与鉴别诊断中具有较高的临床价值。

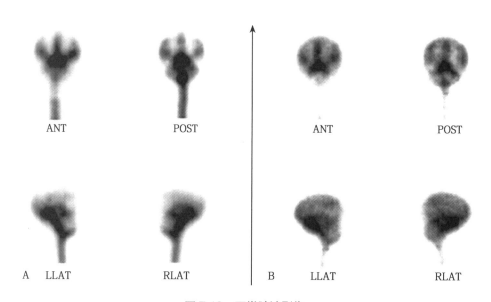

图 7-12   正常脑池影像

A.3h 影像;B.24h 影像。

ANT,前位;POST,后位;LLAT,左侧位;RLAT,右侧位。

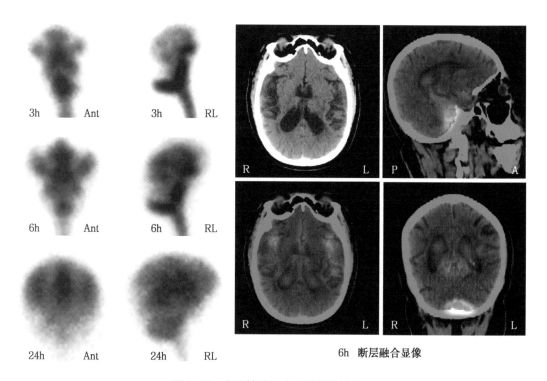

6h   断层融合显像

图 7-13   交通性脑积水患者脑池影像

3h、6h 及 24h 前位及右侧位平面影像,侧脑室影像 3h 可见,6h 侧脑室影像增高,24h 侧脑室不消失,6h SPECT/CT 断层图像侧脑室定位更加清晰。

2. **脑脊液漏的定位诊断** 脑脊液漏口及漏管部位出现异常放射性聚集影像,或鼻道或耳道棉拭子检测到放射性,有助于病变部位的定位诊断(图 7-14)。

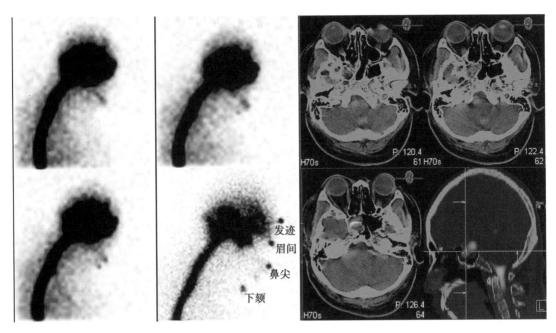

发迹

眉间

鼻尖

下颏

图 7-14 右侧脑脊液鼻漏患者脑池影像

3. **梗阻性脑积水的诊断** 脑室显像可见脑室系统一定部位脑脊液循环受阻,脑室扩大。中脑导水管阻塞表现为对侧侧脑室立即显影,而第三脑室以下脑脊液间隙持续不显影。室间孔完全阻塞显像剂在该侧侧脑室持久滞留,第三脑室以下脑脊液间隙和对侧侧脑室完全不显影。第四脑室出口阻塞影像特点为全脑室明显扩大,基底池和小脑延髓池持续不显影。

4. **脑脊液分流术后评价** 术后产生的分流通道阻塞,采用脑脊液显像能定性判断梗阻部位以及定量评价术后效果。

 Summary

Nuclear neurology can visualize not only microscopic anatomical structures, but also reflect functional and molecular information, such as blood flow, metabolism and receptor density in the brain. It enables precise localization and accurate quantification of physiological or pathological changes at the molecular level, providing valuable information for the diagnosis and treatment of neurological disorders.

This chapter provides an overview of the principles, methods, and clinical applications of cerebral blood flow perfusion imaging, brain metabolism imaging, neuroreceptor imaging, pathological marker imaging, and cerebrospinal fluid space imaging. Cerebral perfusion imaging not only allows for the direct assessment of cerebral perfusion, but also reflects the functional activity of the brain. ^{18}F-FDG brain PET reflects the state of glucose metabolism in the brain under physiological and pathological conditions. It has been used for preoperative localization of epileptic foci, differential diagnosis of brain tumor recurrence and necrosis, diagnosis and course assessment of neurodegenerative diseases, and studies of brain physiology and cognitive function. Neuroreceptor imaging in nuclear medicine is advantageous as compared to other imaging modalities, and has been used in the clinical diagnosis of Parkinson's disease, Alzheimer's disease and epilepsy.

思考题

1. 试述脑血流灌注 SPECT 显像的基本原理和临床应用价值。

2. 试述脑糖代谢 PET 显像在癫痫术前定位评估的临床应用价值。

3. 试说明多巴胺神经递质系统显像在帕金森病诊断及鉴别诊断中的价值。

4. PET 分子影像在阿尔茨海默病诊疗中发挥了哪些重要作用?

（徐　浩　赵　军）

第八章
心血管系统

心血管核医学（cardiovascular nuclear medicine）也称为核心脏病学（nuclear cardiology），是核医学的重要组成部分，也是心血管疾病诊疗与相关研究的重要手段。1925年，美国内科医师Blumgart将放射性物质溶于生理盐水中并注射到人体内，测量臂至臂循环时间，用以评价心脏功能，这是放射性核素在人体的第一次应用，为临床核医学奠定了基础。1973年，^{201}Tl平面心肌灌注显像在临床应用，开启了心脏核医学的先河。1990年，^{99m}Tc标记心肌灌注显像剂通过美国FDA批准上市，大大促进了心血管核医学的发展。随着对心血管疾病认识的不断深入，影像学检查技术的发展使得不同影像学检查方法在心血管疾病诊疗中的优势应用领域不断细分，心脏专用γ照相机、SPECT/CT、PET/CT和PET/MR等仪器的发展及其性能的不断完善，各种示踪剂及负荷药物的普遍应用，使得心血管核医学进入了一个崭新的发展阶段，在心血管疾病的诊疗中所发挥的作用无可替代。例如，心肌灌注显像在冠心病心肌缺血的诊断、危险度分层、疗效评价和预后判断中发挥着重要作用；^{99m}Tc-PYP成为甲状腺素蛋白淀粉样变心肌病（TTR-CM）的特异性诊断方法。

核心脏病学的内容丰富，最具特色的临床应用领域有三：一是心肌灌注显像在心肌缺血性疾病诊断与评价中的应用；二是心肌代谢显像在评价心肌活力方面的应用；三是^{99m}Tc-PYP显像在TTR-CM诊断中的应用。

第一节　心肌灌注显像

- 心肌灌注显像包括静息和负荷两部分，运动负荷试验是首选，药物负荷试验是次选。
- 心肌灌注显像为心肌缺血提供直接证据，结合CFR有助于提高诊断的准确性。
- 心肌灌注显像的影像分析以目测分析为主，结合半定量分析可以获得更多参数。
- 心肌灌注显像不仅判断心肌缺血的有无，而且能够评价心肌缺血的范围和程度，通过干预前后的对比分析，可用于疗效评价。

心肌灌注显像（myocardial perfusion imaging，MPI）是心血管核医学中最经典、使用最为广泛的一种检查方法，通过静息与负荷态影像的对比分析，诊断和评价心肌缺血。随着技术的进步，在静息和负荷心肌灌注显像注射药物之时就实施动态采集，经过计算机计数获得心肌血流量（myocardial blood flow，MBF）和冠状动脉血流储备（coronary flow reserve，CFR）等反映冠状动脉血流动力学的相关信息，与心肌灌注显像相结合，既相互验证又互为补充。CFR与MPI的有机结合提供了冠状动脉血流储备与心肌血流灌注及心肌细胞功能等多方位的功能信息，在缺血性心肌病的诊断和评价等方面发挥了更为重要的作用。

一、基本原理

心肌灌注显像是利用正常或有功能的心肌细胞选择性摄取某些碱性阳离子或放射性核素标记的化合物，心肌局部放射性药物的蓄积量与局部心肌血流量成正比的原理，通过核医学显像设备（γ照相机、SPECT或PET）进行显像。心肌血流灌注正常区域显像剂聚集较多且较均匀，而血流量减低的区域、缺血或坏死的心肌则影像变淡(稀疏)或不显影,从而达到了解心肌供血情况并诊断心肌缺血的目的。心肌灌注显像不仅能准确反映心肌局部的血流情况,心肌对显像剂的摄取也是反映心肌细胞存活与活性(viability)的重要标志。

二、显像剂

理想的心肌灌注显像的显像剂(也称为示踪剂)应具备以下条件:①心肌摄取显像剂的量与局部心肌血流灌注成正比,真实反映心肌血流量的变化,不受其他药物影响,与心肌代谢无关;②心肌对显像剂的摄取量要足够高,以达到探测局部血流量差异的目的;③心肌显像剂所应用的放射性核素具有较好的物理性能。心肌灌注显像的显像剂分为两类:一类是单光子显像剂,如 ^{99m}Tc-甲氧基异丁基异腈(^{99m}Tc-methoxyisobutylisonitrile, ^{99m}Tc-MIBI)和 ^{201}Tl 等;另一类为正电子显像剂,如 ^{13}N-NH$_3$、^{82}Rb 和 ^{15}O-H$_2$O 等。不同的显像剂其生物学特性、显像方法及临床价值有一定差别。

(一) ^{99m}Tc 标记化合物

^{99m}Tc 标记化合物心肌灌注显像剂主要包括 ^{99m}Tc-MIBI 和 ^{99m}Tc-替曲膦等,它们在心肌内的生物学分布有所不同。^{99m}Tc 发射能量为 140keV 的 γ 射线,适合于成像,物理半衰期为 6h,具有较低的辐射吸收剂量,允许给予较大的剂量,采集时间更短,图像质量优于 ^{201}Tl。常用单光子心肌灌注显像剂特性的比较见表 8-1。

表 8-1 常用单光子心肌灌注显像剂特性的比较

指标	^{201}Tl	^{99m}Tc-MIBI/ 替曲膦
主要能量 /keV	70,167	140
$T_{1/2}$/h	74	6
生物半衰期 /h	58	6
心脏半衰期 /h	3~4	6~7
使用剂量 /MBq	74~111	740~925
辐射剂量*	0.21	0.02
全身剂量	0.54	0.18
心肌提取分数	85%	60%
显示血流	+	+
心肌活力	+(延迟显像)	+
再分布	+	很少
左室射血分数(LVEF,首次通过)	−	+
心肌门电路断层	−	+
显像时间	10min	60min(15min)**

注:* 以 rad/37MBq 表示;**MIBI 静息显像在注射后 60min 进行,运动负荷显像则在注射后 15min 开始。

1. ^{99m}Tc-MIBI 是美国 FDA 批准的第一个心肌灌注显像剂,临床应用广泛。^{99m}Tc-MIBI 是一种亲脂性的一价阳离子络合物,静脉注射后随血流到达心肌,其心肌分布与局部心肌血流量呈正相关。MIBI 通过被动弥散方式进入心肌细胞线粒体,并牢固地与线粒体膜结合,首次心肌的提取分数约为总摄取量的 60%,低于 ^{201}Tl 的提取率,但由于注射剂量相对较大,在细胞内滞留时间较长等方面的因素,在心肌的绝对净计数仍可以与 ^{201}Tl 相仿。在注射显像剂后 1~2h 的常规显像时间内,该显像剂的结合是相对牢固的,半清除时间大于 5h,无明显的再分布现象。因此,注射显像剂后几小时内显像仍然反映注射时的心肌血流分布状态。静息和负荷显像需分别注射放射性药物。该显像剂主要从肝胆和肾脏排出,故肝脏、胆囊的放射性浓聚有时会干扰心肌图像质量。脂餐或含脂饮料可以加速肝胆系统对 ^{99m}Tc-MIBI 的排除,减少其对左心室下壁心肌的影响。

2. ^{99m}Tc- 替曲膦（P53）　是一种带正电荷的脂溶性二膦络合物,是继 ^{99m}Tc-MIBI 之后,又一种重要的心肌灌注显像剂。P53 在心肌内的动力学分布与 ^{99m}Tc-MIBI 相似,在静脉注射后通过被动扩散机制迅速被心肌所摄取（注射剂量的 1.2%）,且在 4h 内保持稳定,血液本底清除快,无明显再分布。该显像剂在制备过程中无需煮沸加热,注射后 30min 左右即可显像,尤其适合于一日法显像。该显像剂主要通过肾脏和肝胆系统排泄。

（二）^{201}Tl

由回旋加速器生产,发射出 69~83keV（88%）的 X 线和 135keV、165keV、167keV（12%）的 γ 射线,$T_{1/2}$ 为 74h。因 ^{201}Tl 半衰期相对较长,使用剂量较小,推荐给予 74~111MBq（2~3mCi）。^{201}Tl 首次通过心肌的提取分数（extraction efficiency）约为总摄取量的 85%,早期心肌摄取量与心肌的血流量成正比。^{201}Tl 进入心肌细胞的过程与 Na^+/K^+-ATP 酶泵有关,为主动摄取,因而心肌对 ^{201}Tl 的摄取也是心肌细胞存活的标志。因 ^{201}Tl 在细胞内有持续的再蓄积作用（reaccumulation）,有效半衰期达 7.5h。^{201}Tl 心肌灌注显像的独特优势是在一次静脉注射后能依次采集静息和延迟心肌血流灌注影像,其原因在于 ^{201}Tl 有再分布（redistribution）现象。再分布是指正常心肌对 ^{201}Tl 的清除在 2h 内可达 30%,但是缺血心肌在这段时间内清除明显减少,甚至还不断摄取显像剂,导致 2h 后的延迟显像表现为缺血部位显像剂分布增多,使早期显像中缺血部位的显像剂分布稀疏或缺损区消失或明显减轻,将早期显像与延迟显像对比分析就可以对冠状动脉内血流灌注情况和心肌活性进行评价。此现象对于鉴别局部心肌缺血和心肌存活有重要意义。^{201}Tl "再分布"的特点,满足了一次注射可以依次获得静息心和再分布影像,具有方便、省时的优点。但是 ^{201}Tl 半衰期较长,注射剂量少,射线能量较低,图像质量可能受到影响。

（三）正电子显像剂

常用的正电子显像剂有 ^{13}N-NH$_3$、^{15}O-H$_2$O 和 ^{82}Rb 等。

1. ^{13}N-NH$_3$　由回旋加速器生产,$T_{1/2}$ 为 10min,^{13}N-NH$_3$ 通过自由扩散的方式进入心肌细胞内,在心肌内首次通过的提取率接近总摄取量的 80%。^{13}N-NH$_3$ 参与细胞代谢,可在谷氨酰胺合成酶的作用下转变为谷氨酸或谷氨酰胺,但首次通过摄取率不受代谢的影响。静脉注射 ^{13}N-NH$_3$ 370~555MBq（10~15mCi）后 3min 开始进行 PET 心肌灌注显像。

2. ^{15}O-H$_2$O　由回旋加速器生产,$T_{1/2}$ 为 2min。在血流量为每分钟 80~100ml/100g 的条件下,首次通过的摄取率为总摄取量的 96%,心肌对 ^{15}O-H$_2$O 的摄取与冠状动脉的血流量呈正相关。其缺点是半衰期非常短,技术要求高。

3. ^{82}Rb　是由 ^{82}Sr-^{82}Rb 发生器生产,^{82}Sr 的 $T_{1/2}$ 为 25d,经电子俘获衰变为 ^{82}Rb,$T_{1/2}$ 仅为 78s,允许在短时间内重复检查。^{82}Rb 被心肌摄取的机制与钾离子相似,通过 Na^+/K^+-ATP 酶主动转入细胞内。在正常情况下,心肌细胞对 ^{82}Rb 的首次提取率约为 60%。

三、心肌负荷试验

（一）心肌负荷试验的原理

正常冠状动脉具有较强的储备能力。在静息状态下,即使存在冠状动脉狭窄,其供血区域的心肌供血量仍可能维持基本正常,因而在心肌灌注显像时其显像剂分布与正常区可表现为无明显差异或仅轻度减低。在负荷状态下,正常冠状动脉明显扩张,血流量增加 2~5 倍,其供血区域显像剂的分布也随之增加,而狭窄的冠状动脉无明显扩张,其供血区域血流量无明显增加,使得正常供血区与缺血心肌区域显像剂的分布出现差异。因此,对可疑冠心病或心肌缺血患者,仅行静息心肌灌注显像不能判断有无心肌缺血,需要常规进行负荷心肌灌注显像（stress myocardial perfusion imaging）。通过评价冠状动脉的储备功能、有无心肌血流灌注异常,可以提高诊断心肌缺血的灵敏性和特异性。

（二）负荷试验的分类

心脏负荷试验分为运动负荷试验（exercise stress test）和药物负荷试验（pharmaceutical stress test）

两类。心肌灌注显像负荷方案的选择是依据患者的具体情况而定,运动负荷是首选方案,因为运动负荷试验最符合人体生理状态,可同时获得有关心功能、活动耐量、运动诱发的缺血性心电图改变或心律失常、心率储备、心率恢复等有价值的冠心病诊断和预后评价信息。对于不能运动或运动不达标、左束支传导阻滞、起搏器植入的患者可选择药物负荷试验(如瑞加诺生、腺苷、双嘧达莫、多巴酚丁胺等)。运动和药物负荷效果基本相同,诊断冠心病的准确性和安全性相近。

1. **运动负荷试验**　随着人体运动量的增加,全身血容量增加,心脏负荷加重,心肌耗氧量增大,并通过神经体液调节,使冠状动脉扩张,血流量增加,心肌收缩功能增强。正常冠状动脉供血区心肌血氧供需平衡,而狭窄冠状动脉供血区的心肌出现血氧供需失衡。与正常冠状动脉相比,狭窄的冠状动脉供血区心肌血流灌注量变低,通过心肌灌注显像方法即可评价冠状动脉血流和心肌血供状态。

试验方案:多按照 Bruce 方案,采用运动平板或者踏车运动。踏车运动一般从 25~30W 开始,每分钟增加 20~30W(根据患者体力而定),达到预计最大心率的 85%(190—年龄)时,或患者出现心绞痛、呼吸困难、心律失常、共济失调、晕厥、血压升高(血压 >250/115mmHg)、血压下降(或收缩压较基础血压降低≥10mmHg)、心电图 ST 段下移 >1mm 等情况时为止,通过预先建立的静脉通道推注显像剂,然后在最大负荷状态下继续运动 1~2min。如果患者不能够耐受继续运动,必要时可降级、减速,或终止运动。

禁忌证:①不稳定型心绞痛;②急性心肌梗死进展期或有严重并发症者,充血性心力衰竭失代偿期;③严重心律失常;④疑似或已知有夹层动脉瘤、急性心肌炎、心包炎或心内膜炎;⑤主动脉重度狭窄或关闭不全;⑥严重肺部疾病,急性全身疾病或感染、未控制的代谢性疾病(重度糖尿病、甲状腺毒症等);⑦年老体弱,骨关节病患者不能完成运动试验者;⑧难以控制的高血压患者(血压 >200/110mmHg)。

运动负荷试验严重并发症(死亡、心肌梗死、心室颤动)的发生率为 0.008%。在实施场所需要配备抢救设备和药品,在实施过程中需严格掌握适应证、禁忌证和终止运动指征,密切监测患者的心电图、血压变化。

2. **药物负荷试验**　药物负荷试验的基本原理与运动负荷试验类似,所不同的是利用药物来扩张冠状动脉,达到增加心肌血流的作用。狭窄的冠状动脉对于负荷药物的反应明显低于正常冠状动脉,与运动负荷的结果相一致,狭窄冠状动脉供血区域心肌血流量的减低导致该区域显像剂的分布低于正常冠状动脉供血区域心肌摄取显像剂的程度,这种显像剂分布的差异为心肌缺血的诊断提供了直接证据。

药物负荷试验的药物分为冠状动脉扩张剂(如双嘧达莫、腺苷、瑞加诺生)和正性肌力药物(多巴酚丁胺)。

双嘧达莫(潘生丁)的作用是通过抑制细胞对腺苷的吸收,使得可激活特异性受体的内源性血管扩张剂——腺苷在组织或血液中的浓度增高,利用腺苷强有力地扩张冠状动脉的作用,增加冠状动脉血流量。因此,腺苷与双嘧达莫的作用很相似,可使冠脉血流量增加 4 倍。腺苷或双嘧达莫药物负荷试验终止指标包括:①哮喘发作;②严重胸痛伴 ST 段压低≥2mm;③低血压(收缩压 <80mmHg);④症状性、持续性二度或三度房室传导阻滞;⑤外周灌注不良(皮肤冷、苍白、发绀)。腺苷负荷试验过程中部分患者会出现胸前区压迫感或胸痛、头痛、面部潮红、气促、恶心和上腹部不适等症状,多为腺苷扩血管作用所致。由于其半衰期极短(20~30s),只要终止静脉注射腺苷,上述症状会消失,很少需要注射氨茶碱。双嘧达莫并发症与应用腺苷相同,但是部分患者需要应用氨茶碱缓解症状。瑞加诺生是靶向性作用于主要分布在冠状动脉的 A_{2A} 受体的激动剂,可使冠状动脉扩张的时间更长,血流量增加约 2.5 倍。该负荷药物的特点是直接静脉推注,使用更加便捷,副作用更小。

多巴酚丁胺是一种增强心肌收缩力的药物,通过作用于心肌 β_1 受体,使心率增快、收缩压升高、心肌收缩力增强、心肌耗氧量增加,达到与运动负荷试验相类似的作用,使冠状动脉血流增加可达 3 倍。多巴酚丁胺药物负荷试验终止指标:①严重胸痛或副作用不能耐受;②外周灌注不良(皮肤冷、苍白、发绀);③ ST 段压低≥2mm;④严重的室性或室上性心律失常;⑤血压≥240/120mmHg;⑥收缩压下降 >40mmHg;⑦达到目标心率(220－年龄)。多巴酚丁胺副作用发生率较高,最常见的有心悸、心前区闷痛、头痛、焦虑、呼吸急促、恶心、面部潮红等不适症状。多巴酚丁胺半衰期较短,一般副作用不需要特殊治疗,终止用药后数分钟内副作用可以缓解。若出现严重心绞痛或室性心律失常等严重副作用时,可静脉注射 β 受体阻滞剂或硝酸甘油等处理。

四、检查方法

(一)显像方案

心肌灌注显像的主要目的在于诊断或评价心肌缺血,因此应同时进行静息显像和负荷显像。根据静息与负荷显像是否在同一天进行,显像方案(imaging protocol)分为一日法和两日法。显像剂的用量与所使用设备的类型、显像方案和采集时间有关,具体参照指南制订个性化的采集方案。

1. 一日法　静息、负荷显像依次在一日内完成。一日法具有节省时间的优点,但是因首次检查体内残留的显像剂对后续检查的影响,第二次显像注射的放射性药物剂量约为首次的 3 倍,总的辐射剂量增加。随着显像设备灵敏度的增加,单次检查使用显像剂的剂量明显降低,一日法在临床上使用的频次逐渐增加。正电子放射性药物的半衰期很短,普遍采用一日法。

(1)^{99m}Tc-MIBI 静息 - 负荷显像一日法:静息状态下注射显像剂 1~1.5h 后行静息显像,注射显像剂的剂量因体重而异,若采用心脏专用 γ 相机,当体重指数(BMI)≤25kg/m^2,推荐 8mCi;当 BMI 为 25~30kg/m^2,推荐 9mCi;当 BMI 为 30~35kg/m^2,推荐 10mCi;当 BMI 为≥35kg/m^2,推荐 12mCi。1~4h 后行负荷试验再注射显像剂(剂量约为静息的 3 倍),注射后 0.5~1.5h 显像。

(2)^{201}Tl 负荷 - 再分布显像:负荷状态下静脉注射 ^{201}Tl 92.5~111MBq(2.5~3mCi),5min 后行早期显像,2~4h 行再分布显像。如需进一步评价心肌细胞活力,可于再分布显像后再次注射 74MBq,5min 后行静息显像。

(3)双核素显像:静息时注射 ^{201}Tl 111MBq(3mCi),15min 后行静息显像,60min 后行负荷试验,注射 ^{99m}Tc-MIBI 925MBq(25mCi),15min 后显像。

(4)PET 心肌灌注显像:因所使用放射性示踪剂半衰期均很短,PET(PET/CT 或者 PET/MRI)心肌灌注显像均采用一日法。以广泛使用的 ^{13}NH$_3$ 为例,检查前空腹≥6h,成人注射 ^{13}NH$_3$ 剂量与采集模式、患者的体重和 BMI 等因素相关,2D 或 3D 采集一般注射 370~740MBq(10~20mCi),体重较大者注射 925~1 110MBq(25~30mCi)。

2. 两日法　静息和负荷显像在非同日分别完成,静息与负荷检查的顺序对结果没有影响。以临床常用的 ^{99m}Tc-MIBI 应用通用型 SPECT 两日法心肌灌注显像为例,静息、负荷每次分别注射显像剂的推荐剂量为 740~925MBq(20~25mCi),若采用心脏专用 γ 照相机,每次注射显像剂的推荐剂量为 185~296MBq(5~8mCi)。其优点是二次检查彼此没有干扰,使用的放射性药物剂量相对较低;不足之处是患者需要两日分别到核医学科检查。

(二)显像方法

心肌灌注显像的方法有三种,分别为动态显像、断层显像和平面显像,其中断层显像是必选项,可以根据实际需求和所具备的条件选择动态图像和 / 或平面图像。平面图像临床上基本已不再独立使用。

1. 心肌断层显像　静脉注射显像剂在心肌分布达到最佳状态后,通过 γ 照相机、SPECT 或者 PET 进行原始数据采集,经过计算机处理后获得左心室心肌短轴(short axis)、水平长轴(horizontal long axis)和垂直长轴(vertical long axis)断层图像。临床上以心电图 R 波作为触发信号,进行门控心肌灌注显像(gated myocardial perfusion imaging,G-MPI)。其优势体现在获得心肌灌注显像的同时,还同时获得左心室功能指标,如射血分数、舒张末期和收缩末期容积等左心室同步性的相关信息。心房颤动、心律不齐者不适合门控心肌断层显像。

2. 动态采集　注射显像剂后即刻开始动态采集,因使用(正电子或单光子)显像剂的种类不同、设备种类(PET、心脏专用机等)和特点不同,动态采集的持续时间有所差异。采集的静息与负荷动态原始数据经过计算机软件对比分析、处理后获得心肌血流量和冠状动脉血流储备值。

五、图像分析

(一)正常图像

在负荷或静息 MPI 时,左心室心肌轮廓清晰,显像剂分布较均匀,不同室壁的放射性计数差异不超过 20%。静息状态下右心室显示不清或无显影,但负荷后可以显影。

心肌断层影像以心脏短轴、水平长轴和垂直长轴三个轴向的断面显示。左心室短轴断层影像是垂直于心脏长轴从心尖向心底依次排列的断层影像,图像呈环状,该断面图像能完整地显示左心室各壁心肌的血流灌注情况;心脏长轴断层影像均类似于马蹄形,水平长轴断层是平行于心脏长轴由膈面向上的断层影像,能较好地显示室间壁、侧壁和心尖;垂直长轴断层是垂直于上述两个层面由室间隔向左侧壁的依次断层影像,可显示前壁、下壁、后壁和心尖(图 8-1)。左心室心肌的各断面影像,除心尖区和左心室基底部显像剂分布稍稀疏外,其余各壁分布均匀,边缘整齐。

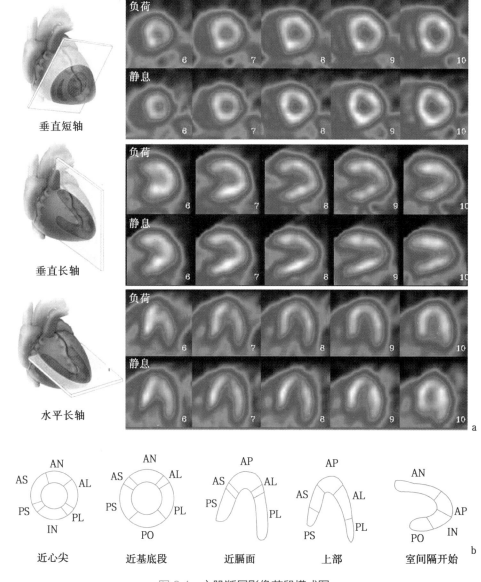

图 8-1　心肌断层影像节段模式图
AN:前壁;AL:前侧壁;PL:后侧壁;IN:下壁;AS:前间壁;PS:后间壁;PO:后壁;AP:心尖

单光子心肌断层影像分析,需注意识别乳房组织、膈肌和胸肌等产生的衰减伪影,以及肝脏、肠道内放射性聚集对左心室下壁造成的散射伪影。衰减校正技术有助于改善衰减伪影。

(二)异常图像及解析

与正常心肌细胞相比,缺血心肌细胞摄取显像剂的数量减少,或摄取和洗脱速度较慢。这些特征导致典型的心肌缺血影像改变,即负荷显像缺血心肌表现为显像剂分布缺损或稀疏,而静息或再分布显像出现明显改善或充填。诊断异常的标准是,至少在两个不同的断面上,在每个断面上具有连续不少于两帧的图像存在显像剂分布异常。

将静息与负荷心肌灌注图像进行对比分析,根据显像剂分布异常的类型不同,分为可逆性缺损(reversible defect)、部分可逆性缺损(partial reversible defect)、固定性缺损(fixed defect)、反向再分布(reverse redistribution)和其他异常表现等几种类型。

1. 可逆性缺损　在负荷状态时,室壁局部存在显像剂分布稀疏或缺损,而静息或延迟显像相应部位又出现显像剂分布或充填(恢复到正常),这种情况常提示心肌可逆性缺血(reversible ischemia)(图8-2)。^{201}Tl显像时,左室壁局部显像剂分布稀疏或者缺损区域随时间的改善称为再分布(redistribution)。多数情况下,这种影像表现提示冠状动脉狭窄所致的心肌缺血,但血运重建后,心肌缺血及由此所导致的心功能障碍就会得以恢复。

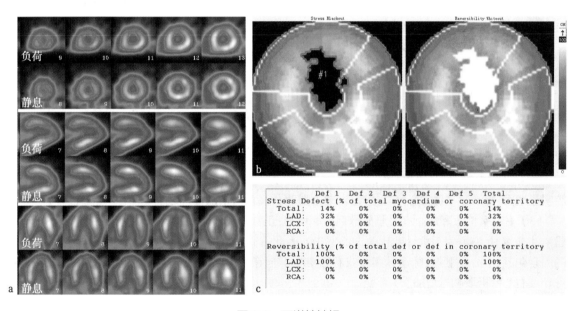

图 8-2　可逆性缺损

a.断面图:在负荷态下前壁近心尖处见显像剂分布稀疏区,在静息态具有明显的填充;b.靶心图;c.定量分析结果:心肌缺血区域占左心室面积的14%,占前降支供血区域的32%,这些区域100%为可逆性缺损。

2. 部分可逆性缺损　负荷心肌影像左室壁呈现显像剂分布稀疏或缺损,而静息或延迟显像时相应心肌缺损区仅有部分填充,缺损面积缩小。这种影像提示心肌梗死伴有缺血。这类患者心脏事件发生率高,有可能再次发生心肌梗死甚至猝死,是高危人群。

3. 固定性缺损　指在负荷和静息(或延迟)状态下,室壁局部显像剂分布缺损没有变化,多提示心肌梗死或瘢痕组织(图8-3)。但是,部分严重冬眠心肌在行^{18}F-FDG代谢显像可见显像剂摄取,提示心肌存活。

4. 反向再分布　是指心肌负荷显像为正常分布,而静息或延迟显像显示出新的示踪剂分布减低区;或者负荷心肌显像表现为显像剂局部分布减低,静息或再分布显像时表现得更加严重。反向再分布的成因和临床意义尚不明确。

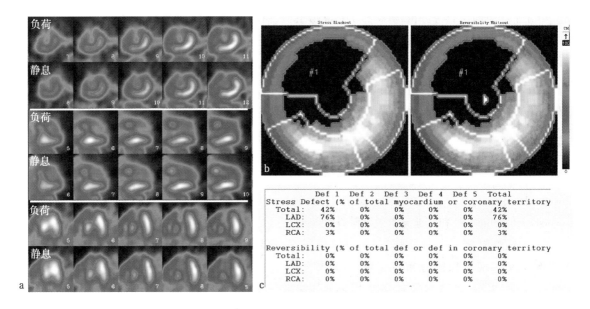

图 8-3　固定性缺损

　　a. 断面图：前壁和心尖部在负荷态和静息状态下均表现为相同大小的缺损区；b. 靶心图；c. 定量分析结果：固定性缺损区域占左心室面积的 42%，占前降支供血区域的 76%、右冠状动脉供血区域的 3%。病变区域 100% 为固定性缺损。

5. 其他异常表现

　　（1）负荷后肺摄取增加：在静息或负荷 MPI 时，正常情况下肺部没有或很少有显像剂分布，若在负荷后肺野有显像剂分布，称为肺摄取增高。正常肺与心肌摄取比值 <0.5（^{201}Tl）和 <0.45（^{99m}Tc-MIBI），摄取比值增高提示肺摄取增加。其机制是左心室充盈压增高及肺毛细血管楔压增高，显像剂在肺内运转减慢，增加了显像剂的肺摄取或显像剂从血管渗透至肺间质增加。肺摄取增加提示严重或多支冠状动脉病变冠心病或伴有左室功能不全，预后较差。

　　（2）左心室暂时性缺血扩张（transient ischemic dilation, TID）：左心室在运动负荷后较静息时心室腔明显增大，提示运动诱发心室功能障碍，是心脏事件高危因素的标志之一。

　　（3）右心室扩大和右心室心肌显像剂摄取增加：正常情况下左心室室壁厚度是右心室的 3 倍，心肌灌注显像时，右心室最大计数仅为左心室 1/2，因此右心室显影不清。引起右心室显像剂摄取增加的因素包括：右心室肥厚、肺动脉高压或右心功能不全等。此外，左心室心肌整体放射性摄取减低也可导致右心室摄取相对增加。

　　（三）心肌显像的定量分析

　　目测分析心肌影像，受阅历和经验所限，同一阅片者在不同时间或不同阅片者之间，对于图像的理解不同，分析的结果可能会存在一定差异，影响了客观、精准地评价病情与疗效。应用计算机软件进行定量分析（quantitative analysis）有助于减少因主观因素导致的误差，统一影像的评判标准。

　　1. 极坐标靶心图分析　极坐标靶心图分析（polar bull's eye analysis）是临床上应用广泛的心肌断层图像半定量分析法，是用一幅图像包含整个左心室心肌显像剂相对分布的信息，但靶心图并非真实的图像而是一模拟影像的简单彩色编码衍生物。其原理是根据圆周剖面分析法，将短轴断层影像以极坐标展开成二维图像，并以不同的颜色显示心肌各壁相对计数值的定量分析法。影像的中心为心尖，周边为基底，上部为前壁，下部为下壁和后壁，左侧为间壁，右侧为侧壁（图 8-4）。通常将相对计数值与建立的正常参考值比较，将低于正常下限（均值 −2.5 标准差）的病变区域用黑色显示，又称为变黑图（black out），使阅片者易于观察病变的程度与范围（图 8-5）；还可将负荷影像与静息或再分布影像同时显示在一个画面上进行比较，并进行影像相减处理，对可逆性缺损进行量化显示；也可将治疗前后两次心肌显像的靶心图相减，获得相减靶心图，以定量估计心肌血流改善的情况。

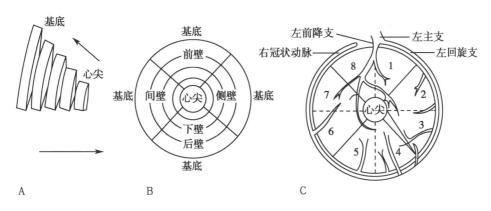

图 8-4 靶心图与冠状动脉供血区示意图

A. 心肌短轴断层示意图；B. 靶心图与各室壁的关系；C. 靶心图节段与冠状动脉分布图。

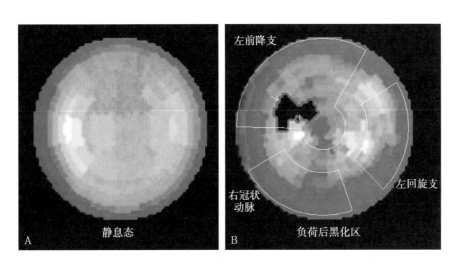

图 8-5 正常及异常靶心图

A. 正常；B. 前间壁变黑区示局限性心肌缺血。

2. 心肌灌注显像的半定量分析 美国核心脏病学会推荐使用视觉 17 节段法进行半定量分析，以三个短轴层面以及一个垂直长轴层面为基础，将心肌划分为 17 个节段（图 8-6），以便于不同影像学检查方法间的对比。半定量分析对缺损范围用小面积、中等面积及大面积缺损描述，具体判读标准见表 8-2。

3. 门控心肌灌注显像的定量分析 门控心肌灌注显像（G-MPI）较传统非门控 MPI 的优势在于能够测定左室心功能。G-MPI 测定左心室功能参数包括整体功能参数、局部功能参数和左室收缩同步性的评价。①左心室整体功能参数：包括左室射血分数（left ventricular ejection fraction，LVEF）、收缩末期容积（end-systolic volume，ESV）和舒张末期容积（end-diastolic volume，EDV）等。②左心室局部功能参数：包括局部室壁运动（regional wall

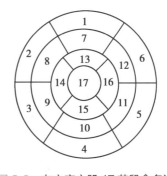

图 8-6 左心室心肌 17 节段命名法

1. 前壁基底段；2. 前间隔基底段；3. 下间隔基底段；4. 下壁基底段；5. 下侧壁基底段；6. 前侧壁基底段；7. 前壁中段；8. 前间隔中段；9. 下间隔中段；10. 下壁中段；11. 下侧壁中段；12. 前侧壁中段；13. 前壁近心尖段；14. 间隔近心尖段；15. 下壁近心尖段；16. 侧壁心尖段；17. 心尖段

motion,RWM)和局部室壁增厚率(regional wall thickening,RWT),左心室局部功能异常主要反映局部心肌功能的损伤。通常情况下,局部室壁运动和室壁增厚率的异常同时出现。③左室收缩同步性的评价:正常心脏的收缩是"全"或"无"的,也就是心肌的收缩要么不产生,一旦产生则全部心肌细胞都参与收缩,同步收缩有利于完成泵血功能。如果左心室心肌收缩丧失了同步性,则会导致心功能恶化。基于 G-MPI 基础上的室壁增厚率和相位分析(phase analysis)技术,主要用于评价左心室同步性。

表8-2　心肌灌注缺损面积定量分析

分析	小面积缺损	中等面积缺损	大面积缺损
半定量分析			
区域血管数量	≤1	1~2	2~3
心肌节段数量	1~2	3~4	≥5
负荷总积分	4~8	9~13	>13
定量分析			
靶心图(占左心室%)	5~10	11~20	>20

4. 动态采集数据分析　PET 动态采集是测定 CFR 的最佳方法,但由于 PET 设备的普及率低,需要有回旋加速器或发生器现场生产短半衰期的放射性核素,使得其临床应用受限。随着单光子显像设备性能的提升和相关后处理软件的完善,实现了基于单光子显像测定 CFR,而且有研究结果显示,其测定的结果与 PET 测定的结果相关性良好,由此促进了 CFR 的临床应用。

六、临床应用

(一)冠心病的诊断

随着心血管影像技术的进步,以及对于疾病认识的不断深入,在冠心病的诊断与评价过程中,不同影像学检查方法的适用范围更加细化和优化,使得在临床实践中多种影像学检查方法并存、优势互补。例如,以往认为冠状动脉血管造影是诊断冠心病的"金标准",逐渐发现造影只能显示冠状动脉主干的管腔有无狭窄,需借助血管内超声来评价冠状动脉管壁及内膜下的病理信息,要基于冠状动脉血流储备分数(FFR)测定冠状动脉的血流信息,以弥补冠状动脉造影的不足。近期国内外发布的冠心病诊断指南中,均重点推荐患冠心病的验前概率(pre-test probability,PTP)为中高的稳定性冠心病(stable coronary artery disease,SCAD)患者,进行无创的功能性检查——心肌灌注显像,具体包括:

1. 中高概率(PTP 65%~85%)疑诊 SCAD 患者首选运动负荷心肌灌注显像,不具备条件者,建议行药物负荷心肌灌注显像。

2. 中低概率(PTP15%~65%)疑诊 SCAD 患者在首选运动心电图后,所提供的信息不足以给出明确诊断者,建议行负荷心肌灌注显像。

3. 高概率(PTP>85%)伴有典型的胸痛,或临床证据提示不良事件风险高的疑诊 SCAD 患者,可不进行无创性检查,直接行早期冠状动脉造影,以确立血运重建策略。

4. 疑诊冠状动脉微血管病变的患者,建议行核素 CFR 检测。CFR 的临床应用价值主要体现在两个方面,其一是与心肌灌注显像相互补充、彼此验证,提高对冠心病诊断的准确性,尤其是当三支冠状动脉病变,导致"均衡性"心肌缺血时,基于 CFR 的减低,能够识别"均衡性"心肌缺血导致的假阴性,提高诊断的准确性(图 8-7);其二是为冠状动脉微血管病变的诊断提供直接且唯一的证据。

（二）冠心病的危险度分层

冠心病基于心肌缺血的危险度分层是指基于核素心肌显像的结果,推测其未来发生心脏事件的概率。评估的意义在于指导临床医师及时采取适宜的治疗方法,保障患者最大程度获益的同时减少不必要的医疗支出。MPI 表现正常的低危者,不需要特殊处理,避免不必要的医疗行为;MPI 表现异常者,可根据危险度分层,采取恰当的治疗措施,使患者最大程度地受益。

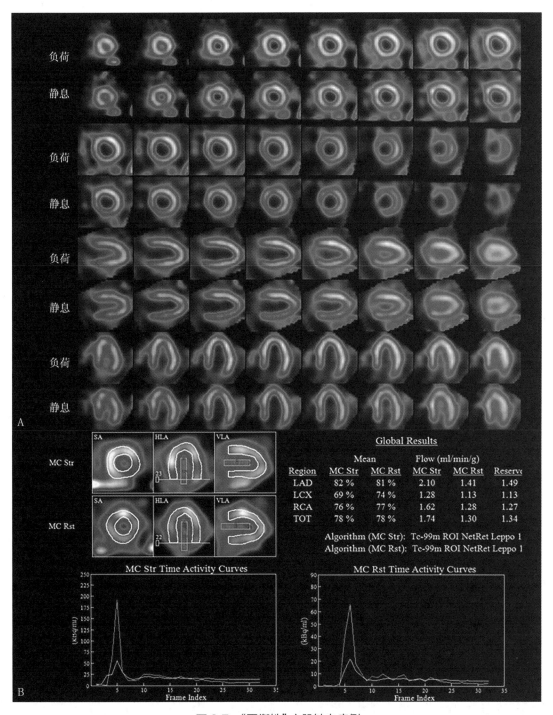

图 8-7 "平衡性"心肌缺血病例

女性,69 岁。活动后心悸 1 年余,加重 2 个月。负荷/静息心肌灌注显像(A)示左心室各壁显像剂分布基本均匀,未见明显分布稀疏或者缺损。CFR 显示(B),前降支(LAD)、左旋支(LCX)、右冠状动脉(RCA)均小于正常值,提示三支病变。行冠状动脉造影见左主干未见明显狭窄;左前降支近段狭窄 80%,第一对角支未见明显狭窄;左回旋支狭窄 70%;右冠状动脉狭窄约 90%。

危险度分层的标准:低风险是指年死亡率 <1%,中等风险是指年死亡率为 1%~3%,高风险是指年死亡率 >3%。针对 SCAD 患者,基于 MPI 定量分析指标的危险度分层标准为:

1. 目测分析和定量分析负荷心肌灌注显像无心肌缺血者,为低风险。

2. 目测分析负荷心肌灌注显像轻中度灌注异常患者(定量分析:1%≤缺血面积≤10%),为中等风险。

3. 目测分析负荷心肌灌注显像表现为重度灌注异常者(定量分析缺血面积 > 左心室的 10%),为高风险。

高风险(high-risk)冠心病患者的 MPI 影像还常具有如下特征:①在两支以上冠状动脉供血区出现多发可逆性缺损或出现较大范围的不可逆性灌注缺损;②定量或半定量分析有较大范围的可逆性灌注缺损;③负荷后,肺摄取显像剂增加;④负荷后,左心室呈暂时性扩大或右心室暂时性显影;⑤左主干冠状动脉供血区域出现可逆性灌注缺损;⑥静息 LVEF 降低。

Bateman 等的研究表明,心肌显像结果可以帮助合理选择冠状动脉血管造影的患者,避免不必要的心导管检查,因此 MPI 可以作为冠状动脉造影检查的"筛选试验"。如果定量 SPECT 负荷心肌灌注显像为正常,即使冠状动脉造影证实为冠状动脉狭窄,也提示短期内心脏事件(如死亡和非致死性心肌梗死、再发性心绞痛等)的年发生率低于 1%,预后良好。

（三）冠心病的疗效评估

通过目测和定量分析治疗前后的 MPI 影像,对比分析干预前后心肌缺血面积和程度、心功能和心室同步性等方面的变化,评价治疗的有效性。该方法广泛应用于临床、科研及新药的研发等领域。

症状稳定或无症状的 SCAD 患者,以及血运重建术后早期(冠状动脉旁路移植术后 5 年以内或者介入治疗 2 年以内)的患者,不推荐常规进行核素心肌灌注显像。但是,COURAGE 研究证实,随访中的 SCAD,心肌缺血程度与预后不良相关。对具备以下高危因素的 SCAD 患者,建议行核素心肌灌注显像(图 8-8):

1. 具有不完全血运重建的病史。

2. 需要评价药物治疗的有效性。

3. 冠心病相关危险因素有明显变化。

4. 非心血管手术前需要重新评估心肌缺血情况。

（四）在急性冠脉综合征中的应用

确诊的急性冠脉综合征(acute coronary syndrome,ACS)者,早期开通功能相关的冠状动脉狭窄是改善预后的关键,不推荐行核素 MPI。对于胸痛缓解、心电图和心肌肌钙蛋白(cardiac troponin,cTn)正常,但疑似 ACS 的患者,在有创诊疗策略前应进行无创负荷检查以诱发心肌缺血,国内及美国心脏病学会(American College of Cardiology,ACC)和美国心脏协会(American Heart Association,AHA)联合发布的指南作为 I 类推荐。如负荷 MPI 有心肌缺血,应进行冠状动脉造影和血运重建;如无心肌缺血证据,则无须行冠状动脉造影。对于急性胸痛、无心电图异常、cTn 正常的可疑 ACS 患者,静息 MPI 提示心肌坏死或严重心肌缺血,有助于 ACS 的诊断。这是指南中推荐的 II a 类适应证。

（五）非心脏手术术前心脏事件的预测

非心脏疾病手术后并发心血管疾病是导致死亡的重要原因,在术前充分评估、及时治疗并消除心血管系统疾病的隐患十分重要。通过 MPI 评价接受非心脏外科手术患者的心肌血流状态,能够预测和防止围术期心脏事件的发生。AHA 联合美国核心脏病学会(American Society of Nuclear Cardiology,ASNC)在 2007 年制定了非心脏手术术前危险度评价指南。该指南指出,初步评价患者术前风险增加或者无法确认其风险时,应使用核素 MPI 进行危险度评估。

相关研究结果显示,非心脏手术患者术前 MPI 显示心肌缺血的程度和范围与术后心脏事件发生的概率呈正相关。临床评价危险度为低危者,可以安全进行非心脏手术;高危人群要在术前进行 MPI 以评价其危险度,当 MPI 提示多支冠状动脉病变所致心肌缺血或左心室功能不全时,需要重新评估手术的必要性或取消手术,转而进行针对心脏疾病的治疗。

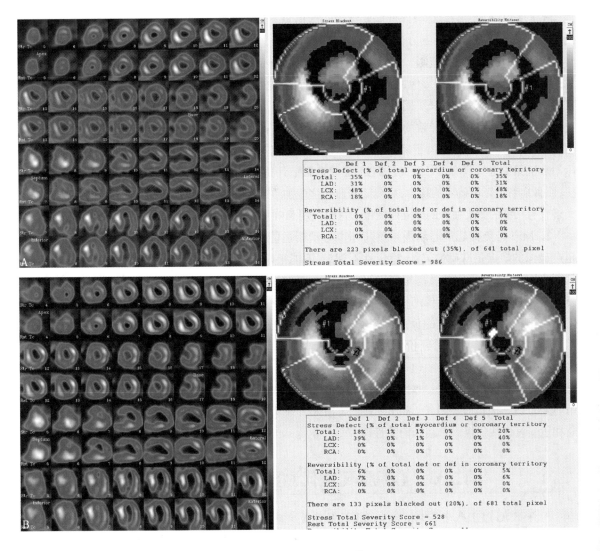

图 8-8 冠心病疗效评价

A.治疗前和治疗后心肌灌注显像的断面图;B.治疗前和治疗后心肌灌注显像的靶心图。

(六)在其他心脏疾病中的应用

1. 在心肌病中的应用 MPI 并非用于心肌病的诊断,而是用于判断是否具有伴存的心肌缺血或者评价其心功能及电生理变化。相关指南作为Ⅱa推荐:①应用药物负荷 MPI 评价有症状的肥厚型心肌病患者是否伴有心肌缺血;②扩张型心肌病是否具有心肌缺血,以及借助于门控 MPI 获得的信息评价心室功能及心室同步性。

2. 评价肿瘤患者化疗对心功能的损害 包括蒽环类药物在内的多种肿瘤化疗药物均有心脏毒性,左心功能受损是肿瘤化疗所致心脏损伤的重要标志。门控 MPI 既可评价心肌血流灌注,也可以动态监测左心室功能,其重复性好。相关指南作为Ⅱa推荐。

七、心肌灌注显像的特点及与其他影像诊断方法的比较

1. MPI 的独特价值与不足 MPI 的独特价值体现在为冠心病的诊断提供生理学信息;提供独立的预后信息,其价值优于其他临床资料和冠状动脉血管造影;影像是以计数值为基础,因此可方便地行定量分析,结果具有高度可重复性;只要患者合作,几乎所有患者均可得到高质量图像,且安全无创伤。MPI 的不足之处体现在,心肌血流灌注减低是非特异性的表现,可以为冠心病所致,也可以是其

他非冠心病因素所致,诊断与评价需要结合临床信息。但该法对于确定是否存在缺血或血流灌注减低以及评价心肌血流的储备功能是非常准确、特异的。

2. MPI 与冠状动脉造影   冠状动脉造影与 MPI 分别反映了解剖学和血流动力学信息。冠状动脉造影提供冠状动脉解剖影像,显示冠状动脉血管腔的狭窄程度,其优势体现在能够准确地排除管腔直径 >1mm 的冠状动脉狭窄,阴性预测值 >99%;但其不足之处在于无法评价直径 <1mm 的冠状动脉狭窄,即微小血管病变所导致的冠心病,同时也无法评估狭窄的冠状动脉是否已经导致了血流动力学改变。MPI 的优势在于有助于确定狭窄冠状动脉的血流动力学变化,且其表现的心肌缺血程度对于临床治疗决策的选择具有指导意义。例如,血管造影估计狭窄程度的准确性取决于操作技术和所应用方法,而且血管造影所确定的狭窄,可能随着血管痉挛加重或小血管病变出现而增加,当然也可能随着较完善且有功能的侧支血管的建立而减低。这时应用 MPI 就可以对局部血流动力学进行准确的估计。

3. MPI 与负荷超声心动图   负荷超声心动图也能通过确定收缩期心肌厚度的减低探测缺血。超声显像的缺点是准确性欠佳,稳定性不理想,不能很好确定其心内边界,易受观察者和操作者的主观因素影响,难以区别缺血与瘢痕组织。多巴酚丁胺超声心动图结果对于确定低危或高危的冠心病患者还没有像心肌灌注显像那样得到认同。资料显示,一个正常的心肌灌注显像,预示心脏事件的发生率小于 1%,而一个正常的负荷超声显像结果预示心脏事件的发生率为 8%。

4. MRI 对冠心病的诊断价值   MRI 具有很高的空间分辨率,对于内膜下心肌缺血和透壁型心肌缺血的探测效率较好。一项包括 17 份文献纳入 502 名患者的荟萃分析显示,MRI 对冠心病诊断的汇总灵敏度和特异度分别为 84% 和 85%。MRI 具有较高的灵敏度和特异度,无放射性,具有较好的应用前景。但是该检查耗时长,部分具有金属植入者或具有幽闭恐惧症者无法接受。MRI 对冠心病诊断和危险度评估仍需大量临床前瞻性研究。

第二节   心肌葡萄糖代谢显像与心肌存活评估

- ^{18}F-FDG PET 代谢显像结合心肌灌注显像是判断心肌活力的"金标准"。
- 初诊、无心绞痛症状或者在血运重建术前的缺血性心力衰竭患者进行静息 MPI 和 ^{18}F-FDG 显像评价心肌缺血和存活心肌,对于治疗决策和评估预后具有重要意义。

^{18}F-FDG PET 显像是判断心肌活力的"金标准",能够准确鉴别存活心肌与坏死心肌,对于治疗方案的选择、预测患者的预后具有重要意义。

一、存活心肌的认识

当冠状动脉狭窄导致供血减少或心肌对能量的需求得不到满足时,即出现心肌缺血。心肌缺血性损伤是从可逆到不可逆的动态变化过程。心肌缺血后,随着缺血发生的速度、范围、程度及其侧支循环建立的不同,心肌细胞的损害出现三种不同的情况,即坏死心肌(necrosis myocardium)、冬眠心肌(hibernating myocardium)和顿抑心肌(stunning myocardium)。

坏死心肌是不可逆的心肌损害,即使冠状动脉血流得到恢复,心脏功能也得不到改善。冬眠心肌是由于严重的冠状动脉狭窄或部分闭塞血管的再开放(reopened)所致的长期低灌注缺血状态下,局部心肌通过自身的调节反应降低细胞代谢和收缩功能,以减少能量消耗、维持心肌细胞的存活,即使在安静(静息)状态下,仍表现为节段性低灌注、无收缩或收缩功能低下,其过程可达数月乃至数年。由于该心肌为缺血但仍然存活,当血运重建后,心肌灌注和室壁运动功能可以完全或部分恢复正常。顿抑心肌是指经短时间缺血后,心肌细胞虽未发生坏死,但已发生了结构、功能及代谢的变化,处于晕厥状态,即使心肌得到有效的血流再灌注后仍需数小时、数天甚至数周之后才能恢复,且缺血的时间越长,心脏功能恢复所需要的时间也越长;此种情况多发生在冠状动脉完全闭塞行经皮冠状动脉腔内成形术(PTCA)或溶栓治疗后。在某些情况下,顿抑心肌与冬眠心肌可以同时存在,二者的主要区别是前者的心肌血流灌注为正常或接近正常,但心肌收缩仍减低或无收缩功能;而后者血流灌注减少,需要经过血运重建术,改善或恢复心肌血流灌注。

冬眠心肌为存活心肌(viable myocardium),此时心肌细胞的损害是可逆的,需要尽早行血运重建术,恢复血供,改善心肌局部和左心室整体功能,逆转左心室重构,改善患者远期预后。Allman 等对24 个研究小组共 3 088 例患者随访(25±10)个月的荟萃分析表明,心肌存活接受血运重建术的患者死亡率明显低于药物治疗组(3.2% vs. 16%,$P<0.001$);而心肌梗死患者,接受手术和药物治疗的死亡率无明显差异(7.7% vs. 6.2%,$P>0.05$)。因此,判断冠心病患者缺血区域心肌是否存活,直接关系到血运重建治疗或再灌注后心室功能障碍能否得到有效的改善,准确鉴别存活心肌和梗死心肌,对临床治疗方案的制订、再血管化适应证的选择,评估疗效及判断预后具有重要的临床意义。心肌活性检测(detection of myocardial viability)已经成为近年来心血管病研究的重要课题之一。

有多种方法可以用于检测心肌细胞活性情况,其中心肌葡萄糖代谢显像是目前公认的诊断心肌存活的"金标准"。常规心肌血流灌注显像虽然也能间接反映心肌存活的信息,但明显低估了心肌细胞的活性。建立在灌注显像基础上的改良方法,如硝酸甘油介入试验、[201]Tl 再次注射法等,估计心肌活性的准确性仍不如 PET 葡萄糖代谢显像。

二、心肌葡萄糖代谢显像的原理

心肌葡萄糖代谢显像在不同的生理及病理情况下表现各异。正常人在空腹状态下,血浆中胰岛素水平较低,脂肪酸是心脏的主要能量来源,心肌摄取 ^{18}F-FDG 减少,显影不清,而脂肪酸代谢显像则清晰;正常人进餐后,血浆葡萄糖和胰岛素水平上升,在葡萄糖供应充足的情况下,心肌细胞优先利用葡萄糖提供能量。因此,心肌葡萄糖代谢显像清晰。在病理情况下,如急性心肌缺血时,心肌血流量减少导致供氧不足,而细胞线粒体内的脂肪酸代谢对氧供不足非常敏感,因此心肌组织的脂肪酸有氧氧化明显受抑。为了使心肌细胞获得足够的能量以保证细胞存活,心肌的能量代谢由有氧代谢转化为无氧代谢——以糖酵解为主,因而,缺血心肌对葡萄糖的摄取明显增加。如果心肌血供进一步减少,导致心肌细胞坏死、能量代谢活动停止,不再摄取葡萄糖,梗死心肌便不能摄取 ^{18}F-FDG,局部显像表现为缺损。综上,在不同条件下进行 ^{18}F-FDG 显像,能够了解心肌的葡萄糖代谢状态,用于心脏疾病的诊断和心肌细胞存活的判断。

三、显像方法

^{18}F-FDG PET 葡萄糖代谢显像主要是基于 PET/CT 或 PET/MRI 进行显像。注射显像剂前禁食至少 12h,检查前避免服用咖啡类饮料,测定空腹血葡萄糖水平。若 <150mg/dl,患者口服葡萄糖50~75g;如糖尿病患者血糖水平较高,可用胰岛素将血糖控制在 6.67~8.89mmol/L。注射 ^{18}F-FDG185~370MBq(5~10mCi),45min 后进行 PET/CT 或者 PET/MRI 图像采集。所获得的原始数据经过计算机处理,获得垂直短轴、水平长轴及垂直长轴断层图像。

四、图像分析

不同生理及病理状态下,[18]F-FDG 心肌葡萄糖代谢图像表现各异。

临床上,常将 ^{18}F-FDG 心肌葡萄糖代谢显像与静息或负荷心肌灌注显像(应用常规 ^{99m}Tc-MIBI 显像或 [13]NH₃、H₂[15]O 等 PET 显像)结合应用,并根据代谢与血流显像匹配与否判断心肌活力。缺血心肌由于氧供随血流减少而减少,耗氧量较大的游离脂肪酸 β 氧化受到限制,需耗氧较低的葡萄糖氧化甚至不需氧也能进行的糖原酵解供能,葡萄糖几乎成为缺血心肌的唯一能量来源,因此缺血但仍存活的心肌可摄取 ^{18}F-FDG。对于无心肌细胞活力、不可逆性损伤的心肌节段,组织中葡萄糖的利用与血流量呈平行性降低,所以梗死心肌细胞既无血流灌注也无 ^{18}F-FDG 摄取。在两种显像方法中,心肌血流灌注 - 代谢显像的表现有三种:一是 MPI 与心肌代谢显像均无异常所见,提示为正常;二是 MPI 表现为局部心肌显像剂分布减低或者是缺损,而葡萄糖摄取正常或相对增加,这种血流 - 代谢不匹配的表现在心室功能障碍的患者中,是心肌存活的有力证据(图 8-9);三是 MPI 表现为与葡萄糖代谢呈一致性的局部显像剂分布减低或者是缺损,呈匹配图像,为心肌瘢痕和不可逆损伤的标志。因而,^{18}F-FDG 显像可有效地鉴别低血流灌注状态但仍存活的组织与不可逆性损害的心肌组织。

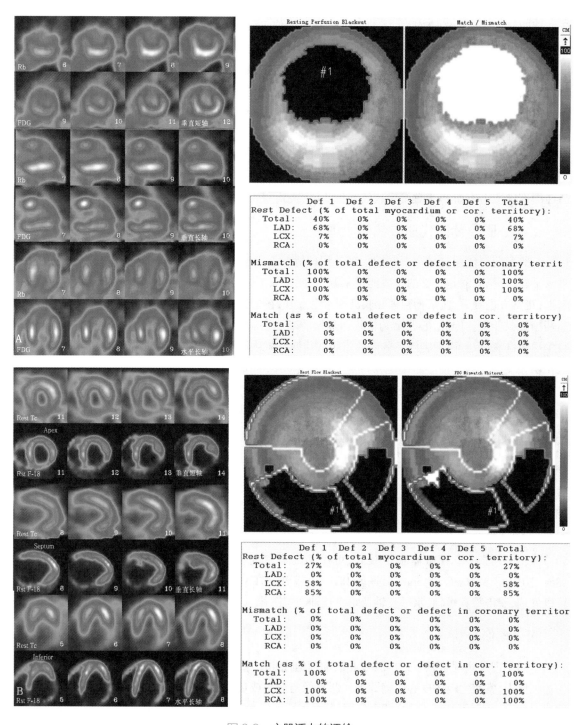

图 8-9　心肌活力的评价

　　A. 是病例 1 的心肌灌注显像、心肌代谢显像和靶心图与定量分析结果,显示心肌灌注与代谢显像不匹配,提示缺血心肌存活;B. 是病例 2 的相应结果,显示心肌灌注与代谢显像匹配,提示缺血心肌无活力。

五、临床应用

^{18}F-FDG 心肌代谢显像是评价缺血心肌是否存活的"金标准"。存活心肌是评估患者能否通过血运重建获益的重要指标。

1. 在缺血性心力衰竭中的应用　初诊、无心绞痛症状或者在血运重建术前的缺血性心力衰竭患者进行静息 MPI 和 ^{18}F-FDG 显像评价心肌缺血和存活心肌,用于指导治疗决策和评估预后,这是国内、外指南的 I 类推荐。^{18}F-FDG 显像是术前预测血管再通术后室壁运动异常改善情况比较理想的手段,能够为冠心病的临床治疗决策提供有力的依据。以代谢/血流不匹配的特征为诊断标准,对于冠状动脉血管再通术后收缩功能改善的阳性预测值为 78%~85%,阴性预测值达 78%~92%。心脏 MRI 延迟强化能够精准评价心肌坏死和纤维化,是诊断心肌坏死和纤维化的"金标准"。因此,^{18}F-FDG 心肌代谢显像和 MRI 延迟强化显像互为补充,借助于二者联合应用或者通过 PET/MRI 显像可以为缺血性心力衰竭患者提供更加全面的信息。

2. 在心脏结节病中的应用　结节病是一种系统性疾病,约 25% 的患者伴有心脏受累,其病理进程依次是肉芽肿性炎症、心肌坏死和心肌纤维化。通过 MPI 和 ^{18}F-FDG 显像评价心肌坏死或瘢痕以及心肌炎。有别于心肌活力评价,心脏结节病 ^{18}F-FDG 显像是基于心肌炎症细胞摄取 ^{18}F-FDG 增加,因此,显像前需抑制正常心肌对 ^{18}F-FDG 的生理性摄取。MPI 和 ^{18}F-FDG 显像联合显像评价心脏结节病的表现:①心肌灌注正常区具有 ^{18}F-FDG 摄取增高,代表炎性病变;②心肌血流灌注减低区伴有 ^{18}F-FDG 摄取增高,代表坏死与炎症并存;③心肌血流灌注和 ^{18}F-FDG 同等程度减低,代表心肌坏死瘢痕组织。相关指南作为 II 类推荐,建议心脏结节病患者在早期诊断、准确分期,治疗方案选择时(心肌 ^{18}F-FDG 的异常摄取增高可作为免疫抑制治疗的重要依据)进行核素心肌显像检查。同时,相关指南作为 I 类推荐,在免疫治疗之后,将心肌 ^{18}F-FDG 显像仍然表现为阳性作为安装起搏器的指征之一,而且阳性结果对于预测猝死也具有价值。

第三节　心脏功能显像

- 平衡法门控心血池显像可以获得左心室功能的多项指标。
- 平衡法门控心血池显像在评价心脏传导异常、监测化疗药物对心脏毒性作用等方面具有较好的作用。

放射性核素心脏功能显像(radionuclide imaging of cardiac function)是核医学的一项检测技术,包括平衡法门控心血池显像(equilibrium radionuclide angiocardiography,ERNA)和首次通过法放射性核素心血管造影(first pass radionuclide angiocadiography,FPRC)。ERNA 是公认的测量左室射血分数准确、重复性较好的影像诊断方法,具有操作简单、无创的优点。FPRC 在心室(特别是右心室)功能的评价、左向右分流(房间隔或室间隔缺损)定量分析中有一定的临床应用价值。随着心脏超声检查技术的快速发展和成熟,心脏 MRI 的广泛应用,以及门控心肌灌注显像定量分析技术的进步,FPRC 已经基本上不再在临床上使用,ERNA 的临床应用重点应用于某些特定的领域。在此,对 ERNA 简介如下。

一、原理与方法

平衡法门控心血池显像,是采用体内标记红细胞法,先给患者静脉注射氯化亚锡冻干品 1 支(含氯化亚锡 1~2mg,用 2ml 生理盐水溶解),30min 后再静脉注射 ^{99m}Tc,成人剂量为 555~740MBq(15~20mCi),注射后 10~15min 标记的红细胞在体内达到均衡分布,应用 γ 照相机或 SPECT 分别进行前位、45° 左前斜位(选择左、右心室分开最佳的位置)和左侧位门控平面采集或门控心血池断层显像。采集结束后,应用门电路心血池计算机软件进行图像处理,获得左心室的收缩期、舒张期功能指标以及振幅图、时相图、时相电影和室壁运动等资料,或应用门控心血池断层处理软件进行断层重建,获得不同断层面心血池的收缩期与舒张期系列影像。心血池显像也可以像心肌灌注显像一样,进行负荷显像。

二、结果分析

1. 心室功能参数　在 45° 左前斜位获得的系列心血池影像,用 ROI 技术可生成心室的时间-放射性曲线。由于心室内的放射性计数与心室血容量成正比,因此,此曲线也代表心室的容积曲线(图

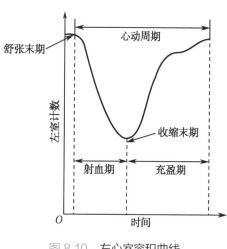

图 8-10　左心室容积曲线

8-10),通过此曲线可以计算出多种心功能指标参数,而且与 X 线心室造影的结果有很好的相关。

常用的指标:①反映心室收缩功能的参数:左或右心室射血分数(ejection fraction,EF)、心输出量(cardiac output,CO)、每搏输出量(stroke volume,SV)、高峰射血率(PER)、1/3 射血分数(1/3EF)等;②心室舒张功能参数:高峰充盈率(peak filling rate,PFR)、高峰充盈率时间(time of peak filling rate,TPFR)、1/3 充盈率(1/3FR)和 1/3 充盈分数(first-third filling fraction,1/3FF)等;③反映心室容量负荷的参数:收缩末期容积(end-systolic volume,ESV)和舒张末期容积(end-diastolic volume,EDV),有助于评价心力衰竭和严重的收缩功能减低患者治疗后心室大小的变化。

在静息状态下,左心室的总体 EF 和局部 EF 均 >50%,右心室 EF>40%,否则为 EF 值减低;而负荷试验后射血分数的绝对值应比静息时增加 5% 以上,负荷后 EF 值无明显增加甚至下降均提示为心脏储备功能异常;负荷后舒张末期容量也相应增加,收缩末期容量相对减少。

左心室舒张期分为三个时相,即早期快速舒张充盈相(rapid-filling phase)、慢速充盈相(diastasis)和房性收缩(atrial kick)。大约 80% 的心室充盈是在早期快速充盈期完成的,仅有 10%~15% 的左心室充盈是在慢速充盈相和房性收缩。舒张期功能的评估对于冠心病的早期诊断以及正确认识伴有收缩功能正常而舒张期功能异常的充血性心力衰竭的本质具有重要意义,是左心室肥厚、冠状动脉疾病以及限制型心肌病患者最常用的参数。

2. 局部室壁运动　通过电影显示可以直观地了解心室各壁的局部室壁运动(regional wall motion,RWM)情况。临床上,将心室壁的运动分为正常、运动减低(hypokinesis)、无运动(akinesis)和反向运动(dyskinesis)四种类型(图 8-11)。利用计算机软件将心室分为 5~8 个扇形区域,并分别计算出各个区域的局部射血分数(regional ejection fraction,REF)和室壁轴缩短率,其原理与测定整体心室功能相同。正常情况下,各个节段的轴缩短率均 >20%、左心室的 REF>50%,但相当于间壁的节段可以略低。

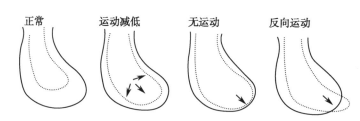

图 8-11　局部室壁运动常见类型

3. 相位分析　心血池影像的每一个像素都可以生成一条时间 - 放射性曲线,由于心室的运动呈周期性变化,因而所得的时间 - 放射性曲线也呈周期性变化。相位分析(phase analysis)是应用傅里叶变换的基本原理对曲线进行正弦或余弦拟合,获得每个像素开始收缩的时间(即时相)以及收缩幅度(振幅)两个参数。用这两个参数进行影像重建可以获得心室的时相图(phase image)、振幅图(amplitude image)和时相电影(phase cine)三种功能影像及时相直方图(phase histogram)。

(1)时相图:是以不同的灰度或颜色反映心室壁发生收缩的时间,灰度越高提示时相度数越大,即开始收缩的时间越晚。心房与心室开始收缩的时间相差甚远,故表现为完全不同的灰度或颜色,而左、右心室各壁的收缩基本同步,故表现为相同的灰度或颜色,无明显的分界线。

(2)振幅图:是以不同颜色反映心脏各部位收缩幅度的大小,灰度高提示幅度大,正常左心室收缩幅度明显大于右心室及心房、大血管,局部室壁运动障碍时则表现为病变处灰度减低。

(3)时相直方图:为心室时相度数的频率分布图,纵坐标代表分布的频率,横坐标为时相度数(0°~360°);正常情况下,心室峰高而窄,心房及大血管峰低且较宽,两峰的时相度数相差近180°,心室峰底的宽度称为相角程(phase peak width),反映心室最早收缩与最晚收缩时间之差,其参数是反映心室协调性的重要指标,正常的心室相角程<65°(图 8-12)。

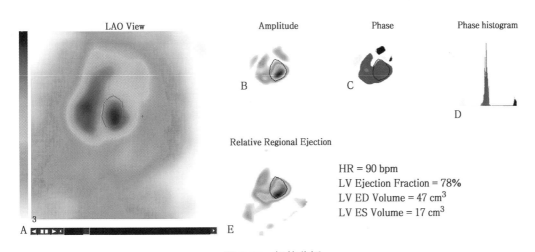

图 8-12　相位分析
心血池影像(A)、振幅图(B)、时相图(C)和时相直方图(D)以及射血分数等定量分析信息(E)均为正常。

(4)时相电影:将心脏各部位开始收缩的时间以一种显著标志(如黑色或白色)依次进行动态显示,即可直观地观察心肌激动传导的过程;正常时,电影显示可见室壁收缩的兴奋点起源于室间壁基底右侧,然后沿间壁下行,迅速传导至整个心室,最后消失于左、右心室的后基底部,右心室的收缩略早于左心室,如果有传导异常或室壁运动障碍,则其收缩的顺序和颜色就会发生改变。

三、临床应用

ERNA 获得的各项功能指标,反映了左心室功能的一个侧面。各个指标并不具有特异性,只是作为疾病综合诊断与评价中的一部分。

1. 心脏传导异常的评价　ERNA 相位分析可以显示心肌激动的起点和传导的途径,对判断其传导异常具有价值。当束支传导阻滞时,表现为阻滞的心室时相延迟,时相图上表现为色阶发生改变,相角程增宽,左、右心室峰分界清楚,甚至心室峰出现双峰。预激综合征时表现为预激的起点和旁路部位时相提前,时相图色阶改变,相角程表现为不同程度的增宽,其诊断符合率约为90%。通过时相电影能更直观地显示传导异常的部位、范围及程度。

2. 监测化疗药物对心脏毒性作用　许多化学药物尤其是抗肿瘤药物,对心脏的毒副作用明显,引起充血性心力衰竭和心室功能紊乱。研究表明,蒽环类和环磷酰胺抗肿瘤治疗后,再联合单抗治疗,其 3 年内的心脏事件、充血性心力衰竭和心源性死亡的累计发生率高达 4.1%。连续监测 LVEF 是目前最常用的抗肿瘤药物心脏毒性观察指标。心脏超声以其便捷性成为监测化疗药物对心脏毒性作用的首选方法,ERNA 评价 LVEF 的可重复性好,组内和组间误差均在 5% 以内,成为备选的重要方法之一。

3. 在冠心病评估中的辅助作用　冠心病心肌梗死时在 ERNA 上可表现明显异常,如局部室壁运动障碍(运动减低、无运动或因形成室壁瘤出现反向运动)、局部和 / 或整体 EF 降低,在相位分析中显示相角程增宽、局部振幅色阶降低等。室壁瘤在相位分析上见局部时相延迟,时相直方图上可见房、室峰之间出现附加的"室壁瘤"峰,相角程明显增宽。

在运动负荷门控心血池显像时,出现左心室功能受损和严重缺血冠心病的患者,其未来的心脏事件发生率较高。

4. 心力衰竭的评价　左心室功能测定对已经确诊或可疑的充血性心力衰竭患者的评价非常重要,它可以提供心室收缩与舒张功能的可靠资料。当临床上出现不可解释的心力衰竭时,左心室功能异常而右心室功能正常的证据有助于排除原发性心肌病,这种情况下,首先应考虑到缺血性心肌病、高血压心脏病或主动脉瓣疾病。当然,左心室功能障碍的进一步发展,也可形成继发性肺动脉高压,并进一步导致右心室功能障碍。舒张期功能测定对于心力衰竭患者的心室功能可能也是一个重要手段,在充血性心力衰竭的住院患者中,近半数患者舒张期功能异常,并随着治疗后心力衰竭的好转而改善。

第四节　心脏神经受体显像

- 放射性核素标记的 MIBG 是去甲肾上腺素(NE)的类似物,其特异性摄取与储存的机制类似于 NE,但是不能被单胺氧化酶代谢,可以反映心肌细胞交感神经受体的分布和活性。
- $^{123}I/^{131}I$-MIBG 显像的异常图像可见心肌放射性摄取减低,轮廓模糊,提示心脏交感神经功能受损。
- 心脏交感神经功能受损可见于各类心脏疾病的早期,但交感受损的恢复晚于血流灌注的恢复。

心脏自主神经系统在调节心血管系统的功能及其对环境的适应性改变中起关键作用,主要包括交感神经和副交感神经。其中交感神经主要与应激反应有关,而副交感神经与心率、血压及心肌收缩力的调节等有关。心脏神经受体显像(cardiac neural receptor imaging)可以无创评估心脏交感和副交感神经受体的在体分布与变化,反映心脏神经功能的完整性、神经元的分泌功能及活性,因此在心力衰竭、心肌病、缺血性心脏病及心脏移植等多种心血管疾病的诊治指导中发挥着与日俱增的作用。

交感神经和副交感神经通过神经末梢释放神经递质作用于心肌细胞突触后膜的神经受体发挥作用。神经节后副交感神经及神经节前交感神经传递信息的神经递质是乙酰胆碱,而神经节后交感神经传导信息是由去甲肾上腺素(NE)介导的。神经节后交感神经兴奋会引起突触前囊泡释放 NE,经过突触间隙作用于突触后膜的多种肾上腺素受体,包括 α 受体、$β_1$ 及 $β_2$ 受体,从而引起一系列生理变化,此外,还能作用于突触前膜 $β_2$ 受体及 α 受体,进一步促进 NE 的释放或抑制其释放。

一、显像原理与显像剂

NE 由酪氨酸经过一系列步骤合成,最终高浓度储存在突触小泡内。交感神经兴奋后,NE 通过胞吐作用释放到突触间隙,一小部分与突触后膜的肾上腺素受体结合,而大多数则被突触前膜的 NE 转运体(一种钠 / 氯依赖性转运蛋白)调节回收,用于储存和分解 NE,实际上也终止了神经系统的反应。NE 转运体对儿茶酚胺和儿茶酚胺类似物具有高度亲和力。在神经末梢内,NE 被单胺氧化酶代谢,或者被位于囊泡膜上的质子依赖性转运蛋白囊泡单胺转运体隔离在囊泡中。MIBG 是 NE 的类似物，其特异性摄取与储存的机制类似于 NE，但是不能被单胺氧化酶代谢或氧甲基邻苯二酚代谢，所以可聚集于心肌交感神经末梢，其细胞质浓度明显高于 NE，可以反映心肌细胞交感神经受体的分布和活性。

间位碘代苄胍（MIBG）是一种肾上腺素能神经阻断剂胍乙啶的衍生物，其摄取和释放机制与 NE 类似，[123]I 或 [131]I 标记 MIBG 的 SPECT 显像可以直观、定量观察心脏交感神经末梢分布的完整性和功能状态，并已应用于临床。[11]C 标记的羟基麻黄素（[11]C-meta-hydroxyephedrine，[11]C-mHED）是 [11]C 标记的 NE 类似物，是人工合成的拟去甲肾上腺素，与 NE 有相同的神经细胞摄取机制，而且能抵抗儿茶酚 -O- 甲基转移酶和单胺氧化酶，也可用于评估心脏交感系统的功能。

神经节后副交感神经末梢则是释放乙酰胆碱，作用于心肌中的毒蕈碱受体。[18]F 标记的氟苄基 - 右苄替米特（[18]F-fluorobenzyl dexetimide，[18]F-DEX）是用于人类的第一种非亚型选择性 [18]F 标记的毒蕈碱型乙酰胆碱受体示踪剂。

目前对临床自主神经的放射性核素显像主要集中在交感神经系统，尤以 ^{123}I/^{131}I-MIBG 应用较多，本节对此进行重点介绍。

二、显像方法和图像分析

检查前三日开始口服复方碘溶液（一日 3 次，每次 3~5 滴）封闭甲状腺组织，检查当日经静脉注射 ^{123}I-MIBG 111~185MBq（3~5mCi）或 ^{131}I-MIBG 37~74MBq（1~2mCi），15~30min 后行早期平面和 SPECT 显像，3~5h 后行延迟显像。不同时相的图像采集可以评价不同状态下 MIBG 特异性聚集的程度，还可以评价心肌对 MIBG 的洗脱。前后位平面图像是评价心脏交感神经功能的理想方法，SPECT 断层图像可三维立体评价心肌摄取模式。心脏对 ^{123}I/^{131}I-MIBG 摄取程度的量化是通过计算心脏与纵隔的放射性计数比值（H/M）或心脏与肺的放射性计数比值来判断的，MIBG 的摄取与循环儿茶酚胺的量呈负相关，增加心脏交感神经系统的活性可以加快 MIBG 的清除。[123]I/^{131}I-MIBG 显像的正常图像可见心肌轮廓显影清晰，放射性分布较均匀（图 8-13）。[123]I/^{131}I-MIBG 显像的异常图像可见心肌放射性摄取减低，轮廓模糊，提示心脏交感神经功能受损；如心肌完全不显影，则提示心脏交感神经功能失支配（图 8-14）。

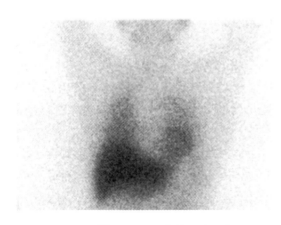

图 8-13　[123]I-MIBG 显像的正常图像

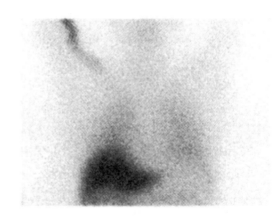

图 8-14　[123]I-MIBG 显像的异常图像
心肌未见显影，提示心脏交感神经功能失支配。

三、临床应用

1. 心肌梗死　梗死心肌可表现出不同程度的心脏神经完整性和功能受损，即去神经化

（denervation），因此 ^{123}I/^{131}I-MIBG 受体显像可用于心肌梗死的病理生理过程监测。病变初期心肌 ^{123}I/^{131}I-MIBG 显像和血流灌注显像基本接近；发病数日后，^{123}I/^{131}I-MIBG 显像的放射性减低或缺损区明显大于血流灌注异常区域，提示交感神经的受损范围大于心肌细胞的受损范围。然而，对于治疗后好转的患者，MIBG 显像异常区域改善的速度要慢于血流灌注的改善，表明神经支配的恢复要慢于血流灌注的恢复。

2. 充血性心力衰竭　心力衰竭患者交感活性过度激活会导致突触前膜 NE 再摄取减少及突触后膜 β 肾上腺素受体表达下调，因此心肌 ^{123}I/^{131}I-MIBG 摄取减低，表现为心脏/纵隔比值减低，心脏放射性分布不均，且 ^{123}I/^{131}I-MIBG 从心肌中洗脱加快。^{123}I/^{131}I-MIBG 受体显像可无创性地评价心力衰竭患者病情的严重程度、病理生理变化和预后。有研究显示，^{123}I/^{131}I-MIBG 的摄取程度是判断充血性心力衰竭患者生存期的重要预测因素。

3. 缺血性心脏病　研究发现不稳定型心绞痛在出现明显的血管狭窄前可能已经出现交感神经的过度激活及肾上腺素受体的下调，患者行 ^{123}I/^{131}I-MIBG 受体显像可能表现为病变部位放射性减低，而血流灌注显像经过代偿作用仍在正常范围，这有助于探测到血管痉挛性心绞痛，这类患者冠状动脉造影结果通常为阴性。因此，^{123}I-MIBG 受体显像诊断心肌缺血可能较心肌血流灌注显像更为敏感。

4. 心肌病　原发性心肌病多合并有自主神经功能紊乱。肥厚型心肌病患者即使心脏交感神经兴奋，其心肌摄取 ^{123}I/^{131}I-MIBG 仍明显减低且洗脱加快；而扩张型心肌病患者在早期相时心脏摄取 ^{123}I/^{131}I-MIBG 可表现为正常，但在延迟相上心脏滞留 ^{123}I/^{131}I-MIBG 的时间明显缩短；经有效药物治疗后，心脏摄取 ^{123}I/^{131}I-MIBG 可较治疗前改善。^{123}I/^{131}I-MIBG 受体显像可客观评价心肌病患者的病变程度、疗效和预后。

5. 内分泌疾病引起的心脏病　心脏交感神经受体显像对于评价糖尿病患者心脏功能具有一定的价值。糖尿病患者常伴有心脏交感神经受损，受损严重时会增加患者的死亡率。^{123}I/^{131}I-MIBG 心脏受体显像可以发现糖尿病患者心肌显像剂摄取不同程度地减少，如合并心肌缺血，可表现为弥漫性或局灶性的分布减低。

6. 心脏移植　由于在移植手术中神经纤维被切断，因此心脏移植是心脏失神经支配的最佳模型。然而，有证据表明随着移植时间的推移，心脏可出现局部神经再支配。神经再支配过程并不能导致完全的神经再支配，而是局部交感神经末梢的再现。研究表明，相较无神经再支配的患者，出现神经再支配的患者心率变异性更大，运动耐受性更好，运动后左心室功能改善。^{123}I/^{131}I-MIBG 受体显像能够有效评价心脏移植患者神经再支配的情况。

7. 帕金森病　帕金森病和帕金森叠加综合征都属于帕金森综合征，但是疾病进展速度不同，对左旋多巴的治疗反应也不同，因此对帕金森病的早期诊断及鉴别诊断至关重要。心脏交感神经功能障碍是帕金森病的早期表现，而帕金森叠加综合征无此异常，因此可用 ^{123}I/^{131}I-MIBG 显像对二者进行鉴别。

8. 室性心律失常　室性心动过速、心室颤动及突发的心源性猝死的成因复杂，交感神经功能失调可能起到一定的诱导作用。有研究表明，^{123}I/^{131}I-MIBG 显像在预测致死性室性心律失常以及判断是否需要植入除颤器等方面具有一定的作用。

第五节　心脏淀粉样变显像

· 心脏淀粉样变是由于前体蛋白异常折叠沉积于心脏而引起心功能受损的一类疾病。

· 骨显像的经典示踪剂可用于甲状腺素转运蛋白相关心脏淀粉样变的诊断，目前 ^{99m}Tc-焦磷酸盐（^{99m}Tc-PYP）应用较多。

- 左室壁心肌是否摄取 ^{99m}Tc-PYP 以及摄取程度,是甲状腺素转运蛋白相关心脏淀粉样变(TTR-CA)诊断与评估的关键。
- ^{99m}Tc-PYP 图像判读包括视觉模拟评分法及 H/CL 比值法。

心脏淀粉样变(cardiac amyloidosis,CA)是不同前体蛋白异常折叠沉积于心肌细胞间质导致的,通常是全身疾病的一部分,也可是心脏孤立性受累。已知的淀粉样蛋白有 30 多种,临床中常见病理类型为轻链型 CA(light chain CA,AL-CA)和甲状腺素转运蛋白相关 CA(transthyretin-related CA,TTR-CA)。前者多为肿瘤、感染等导致的多脏器淀粉样变(其中包括心肌),常伴血轻链蛋白升高;后者为肝脏甲状腺素转运蛋白(transthyretin,TTR)生成障碍所致,一般只累及心脏,根据病因又可分为家族突变型 TTR(mutated TTR,TTRm)和野生型 TTR(wild type TTR,TTRwt)。

不同类型 CA 的预后及治疗方法不同,因此早期诊断、分型及治疗尤为重要。早期诊断和鉴别 CA 类型的"金标准"是心肌内膜活组织检查(简称活检),但其风险高,患者依从性相对较差。临床使用的无创性诊断 CA 类型的方法包括心电图、超声心动图、心脏 MRI 及核医学显像等。CA 的心电图表现常为 QRS 低电压、束支传导阻滞及电轴偏离异常等,心电图检查可发现淀粉样蛋白沉积导致的心房颤动、房室传导阻滞等,但无法对疾病进行定性诊断及分型。超声心动图可以诊断淀粉样变导致的心室壁增厚,也可对淀粉样变及肥厚型心肌病进行鉴别,可对心肌节段性运动进行研究,但不能区分累及心肌的淀粉样变类型。心脏 MRI 可以评估心脏功能和结构,钆心肌延迟强化(late gadolinium enhancement,LGE)成像可以诊断 CA。虽然心脏 MRI 对于 CA 的诊断直观、可定量,但是并不能很好地鉴别淀粉样变亚型。核医学显像在 CA 患者的诊断、分型、预后评估及疗效监测中有重要价值,其检查价格低廉、可重复性好,便于临床开展,在一定程度上可替代活检。^{99m}Tc 标记的膦酸盐衍生物常用于骨显像,近年来多项研究发现骨显像剂对于 TTR-CA 诊断的灵敏度和特异性较高,并且对预后判断有一定的价值;交感神经显像剂(^{123}I/^{131}I-MIBG)可检测心脏交感神经支配状况,可比骨显像剂更早地显示淀粉样变的心肌受累;淀粉样蛋白特异性显像剂最早用于神经系统淀粉样变的诊断,在心肌淀粉样变的初步研究中也获得了不错的结果,并且对 AL 的诊断特异性稍好于 TTR。

一、显像原理与显像剂

TTR-CA 是由于体内 TTR 错误折叠并沉积在器官和软组织的细胞外间隙,心肌细胞受压变形、功能受损,同时沉淀的淀粉样物质(包括大量纤维及钙离子成分)可直接损伤心肌细胞,进而形成细胞病理改变。

TTR-CA 摄取 ^{99m}Tc-PYP 的分子机制尚未明确,目前主要有两种假说:其一,由于转甲状腺淀粉样纤维中的钙与磷酸盐结合所致;其二,尽管 TTR-CA 和 AL-CA 中均存在钙,二者 ^{99m}Tc-PYP 摄取量的差异可能是由于转甲状腺淀粉样纤维的钙含量相较于 AL-CA 更多,同时由于 TTR-CA 病程较长,转甲状腺淀粉样纤维沉积时间较长。

骨靶向的经典示踪剂如 ^{99m}Tc 双羟双膦酸盐(^{99m}Tc-dicarboxypropane diphosphonate,^{99m}Tc-DPD)、^{99m}Tc 焦磷酸盐(^{99m}Tc-pyrophosphate,^{99m}Tc-PYP)及 ^{99m}Tc 羟基亚甲基二膦酸盐(^{99m}Tc-hydroxymethylene diphosphonate,^{99m}Tc-HMDP),可以与钙离子相结合,用于诊断 TTR-CA。目前我国临床 ^{99m}Tc-PYP 应用较多,因此本节以 ^{99m}Tc-PYP 为例进行介绍。

二、显像方法和图像分析

患者无须特殊准备,静脉注射 ^{99m}Tc-PYP 370~740MBq(10~20mCi),分别在 1h 和 3h 行心脏局部

平面显像,3h 局部平面显像完成后,行一次心脏断层显像。建议在有条件的情况下,还可行一次全身显像,推荐在药物注射后 1~3h 显像,评估全身其他脏器受累情况。

1. **平面显像**   患者仰卧固定于检查床上,保持身体静止。将心脏区域位于探头中心位置,分别采集前位和左侧位图像,每帧计数 750×10^3。推荐使用 256×256 矩阵。

左室壁心肌是否摄取 99mTc-PYP 以及摄取程度,是 TTR-CA 诊断与评估的关键。TTR-CA 患者左室壁心肌摄取 99mTc-PYP 一般以弥漫性摄取为主。图像判读包括视觉模拟评分法及 H/CL 比值法等。

(1)视觉评分法:又称为 Perugini 法。视觉观察平面显像,可将心脏弥漫性摄取程度从低到高分为 4 级,分级依据是视觉观察并比较心脏与肋骨 99mTc-PYP 浓聚程度。心脏无显像剂摄取为 0 分;心脏放射性摄取轻微增高但低于肋骨为 1 分;心脏放射性摄取与肋骨放射性摄取相当为 2 分;心脏放射性摄取明显增高,肋骨摄取减低或无摄取为 3 分。一般平面视觉评估即半定量计算以 3h 局部平面显像为准。

(2)H/CL 比值法:在心脏区域勾画圆形感兴趣区(region of interest,ROI)(最大限度包括左心室,同时注意避开胸骨区域以及邻近肺组织),将 ROI 镜像至对侧胸部(避开骨折、乳腺假体、右心、膈下器官及金属异物等)。计数每个 ROI 中的平均计数,计算心脏与对侧肺摄取比值(heart to contralateral lung,H/CL)。H/CL 可作为显像结果评价参数,即 H/CL≥1.5 分为阳性(图 8-15),<1.5 分为阴性。3h 图像 H/CL>1.3 判断为图像阳性。

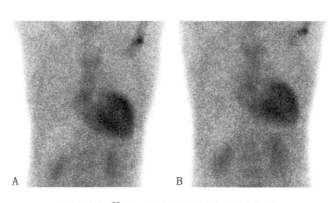

图 8-15   99mTc-PYP 平面显像的异常图像

A. 1h 平面显像;B. 3h 平面显像。心脏放射性摄取明显高于肋骨,视觉模拟评分为 3 分,1h H/CL=2.41,3h H/CL=2.39,以上考虑 TTR 型心脏淀粉样变可能大,后患者心肌活检证实为 TTR 心脏淀粉样变。

2. **心脏断层显像**   采集及处理方法同心肌血流灌注显像。心脏断层显像对于评价心脏内放射性分布位置至关重要,是必须采集的图像。连续观察 SPECT 短轴断层图,心肌摄取呈现类似 99mTc-MIBI 心肌血流灌注显像短轴放射性分布(图 8-16);如连续性中断,仅能观察到部分"类"心肌摄取,则心腔内血池放射性分布可能性大。

3. **全身显像**   主要用于 TTR-CA 患者其他脏器受累的评估。图像采集及处理方法同全身骨显像。如心脏外其他脏器存在异常 99mTc-PYP 浓聚或分布,可酌情增加局部平面及断层显像。

另外值得注意的是,与 99mTc-PYP 显像结果(阳性与阴性)相比,视觉模拟评分对临床指导意义更大,因为 1~2 分患者既可以是 TTR-CA,也可以是 AL-CA,因此在判读结果时,要高度注意结合临床资料。

三、临床应用

1. **TTR-CA 与 AL-CA 的鉴别诊断**   研究显示在临床疑诊 CA 患者中行 99mTc-PYP 显像,如果

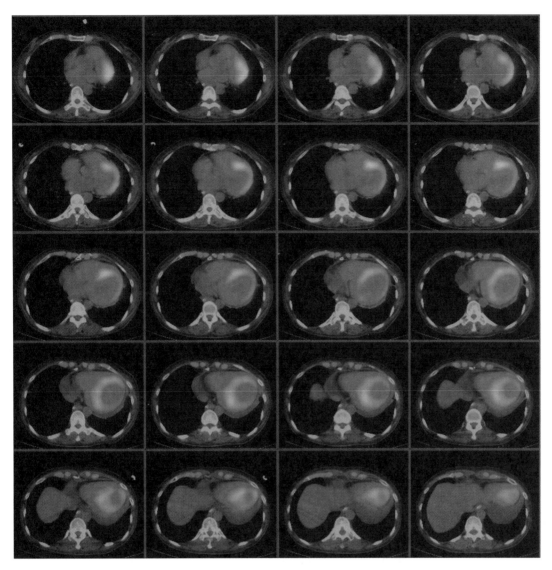

图 8-16　^{99m}Tc-PYP SPECT/CT 断层显像的异常图像
心肌壁放射性摄取明显增高。

心肌摄取为 2 或 3 分同时血清 / 尿液中单克隆免疫球蛋白为阴性,诊断的特异性和阳性预测值均为 100%,则无须再行活检。CA 显像作为一种无创、无害、经济、有效的成像技术,在 CA 诊断及亚型的鉴别中占有重要地位。值得注意的是,有少部分 AL-CA 患者的心肌间隙内也有少量钙离子沉积,虽然发生率远远低于 TTR-CA 患者,但也可出现 ^{99m}Tc-PYP 显像假阳性,这也是临床强调显像必须与血轻链蛋白检测相结合的原因。

2. TTRwt 的诊断　TTRwt 好发于 60 岁及以上人群,既往亦被称为系统性老年性淀粉样变(systemic senile amyloidosis,SSA),发病存在明显的性别差异,90% 以上患者为男性。一项 85 岁以上人群的尸检研究显示,其中 25% 的人群心脏中有 TTR 沉积。对 60 岁以上射血分数保留的心力衰竭(heart failure with preserved ejection fraction,HFPEF)和左心室肥厚的患者进行 ^{99m}Tc-PYP 显像,发现其中 13.3% 最终诊断为 TTRwt。与 TTRm 不同,TTRwt 可能并不罕见,只是尚未被广泛认识。

3. TTRm 患者及家属心肌受累评估　TTRm 为常染色体显性遗传病,目前已知超过 130 种基因突变可导致 TTRm,其中以 Val30Met 突变最为常见,其次为 Val122Ile。TTRm 表型可以为周围神经病变、心肌病变或者混合病变。临床高度怀疑 TTR-CA 但首次 ^{99m}Tc-PYP 显像阴性的患者,建议定期复查,密切随访,如随访仍是阴性,但显像评分从 0 分增加到 1 分,则支持 TTR-CA 诊断,需要早期干预治疗以改善患者预后。

Summary

This chapter introduces radionuclide myocardial perfusion imaging(MPI), including SPECT and PET imaging, which is the dominant noninvasive functional imaging perfusion method for the diagnosis and prognosis of epicardial coronary artery disease (CAD). The tracer distributions are proportional to the regional coronary-flow distributions, and. the heterogeneous radiotracer uptake due to the abnormal blood flow of diseased blood vessels is seen as a perfusion defect. Stress-rest MPI scans can help to discriminate ischemia and fixed defect. ^{18}F-FDG PET, the gold standard for myocardial viability, can further help to differentiate hibernating myocardium from scar for fixed defects when combined with MPI scans. On the other hand, $^{123/131}$I-Metaiodoenzylguanidine (MIBG) is an analogue of norepinephrine (NE), which is concentrated and stored in the presynaptic sympathetic myocardial nerve terminals. Abnormal $^{123/131}$I-MIBG results shows decreased radioactive uptake and a blurred contour of heart, indicating damage to cardiac sympathetic nerve function and can be seen in the early stage of many heart diseases. ^{99m}Tc-pyrophosphate (^{99m}Tc-PYP) can be used for detecting cardiac amyloidosis (CA), a heart damage disease caused by abnormal precursor protein folding and deposition in the heart. Additionally, Gated ERNA is an imaging technique used to evaluate global and regional measures of ventricular function at rest or during stress, and to assess cardiac chamber morphology.Evaluation of ventricular function includes measurement of ventricular volumes and ejection fraction (EF), as well as the assessment of ventricular wall motion and diastolic function. All these topics will be covered in this chapter.

思考题

1. 心肌灌注显像的异常表现及其临床意义是什么?
2. 评价心肌活力的方法有哪些? 哪种方法被临床上认为是评价心肌活力的 "金标准" ?
3. 简述心肌灌注显像的临床应用。
4. 简述心脏淀粉样变性显像的临床应用。

（石洪成　武志芳）

第九章

内分泌系统

内分泌系统(endocrine system)是由内分泌腺(垂体、甲状腺、甲状旁腺、肾上腺、松果体、胰岛、胸腺、性腺等腺体)和分布于其他器官组织中的散在内分泌细胞团组成,是机体的重要调节系统,它们分泌特殊的生物活性物质——激素,多以微量浓度存在于血液等体液中,调节机体多种重要的生理功能和活动,维持内环境的稳定。当内分泌腺体发生器质性或功能性病变导致激素分泌异常时,可引起多种临床疾病。因此,对内分泌腺体功能及其分泌的生物活性物质进行检测具有重要的临床价值。目前,有许多内分泌系统核医学检测及检查方法广泛应用于临床,本章将重点讲述甲状腺、甲状旁腺及肾上腺疾病相关的核医学检查方法及其临床应用。

第一节 甲 状 腺

- 甲状腺激素和促甲状腺激素可用于诊断甲亢及甲减。
- 甲状腺摄 ^{131}I 试验主要用于指导甲亢患者 ^{131}I 治疗前用药剂量的计算。
- 甲状腺核医学显像可以准确判断结节的功能状态,并将甲状腺结节分为"热结节""温结节""凉结节"和"冷结节"。
- 甲状腺核医学显像可以测算甲状腺的质量,指导甲亢患者 ^{131}I 治疗前用药剂量的计算。

甲状腺是人体内最大的内分泌腺体,位于颈前正中、甲状软骨下方,紧贴气管前方,分左、右两叶,由峡部(isthmus)相连,形似蝴蝶。有时在峡部上缘或一叶的内侧向上伸出一似锥形的部分,为胚胎时甲状舌管关闭其尾端残余部所形成,称为锥状叶(pyramidal lobe)。甲状腺的主要生理功能是合成、储存和分泌甲状腺激素,调节靶细胞的生理活动。

一、甲状腺激素及甲状腺自身抗体

(一)甲状腺激素

甲状腺滤泡(thyroid follicles)是甲状腺结构和功能的基本单位,滤泡的上皮细胞合成和分泌甲状腺激素(thyroid hormone),以与甲状腺球蛋白(thyroglobulin,Tg)结合的形式储存在含胶质的滤泡内。

1. 甲状腺激素的分类 甲状腺主要分泌两种碘化氨基酸,一为 3,5,3',5'-四碘甲状腺原氨酸即甲状腺素(thyroxine,T_4),一为 3,5,3'-三碘甲状腺原氨酸(triiodothyronine,T_3)。T_4 均由甲状腺合成,80% 的 T_3 由 T_4 在外周组织脱碘转化而来,20% 由甲状腺分泌。T_4 在血中的浓度是 T_3 的 50~80 倍,而 T_3 的生物活性是 T_4 的 3~5 倍。T_4 在外周组织除了转化为 T_3,还可以转化为反 T_3(reverse triiodothyronine,rT_3),约 95% 的 rT_3 由 T_4 脱碘转化而来,仅约 5% 的 rT_3 由甲状腺分泌。rT_3 是一种无活性的甲状腺激素,但对外周组织中 T_3 水平的调节起着重要的作用。

正常情况下,约 75% 的 T_4 与甲状腺结合球蛋白(thyroid binding globulin,TBG)结合,约 15% 与甲状腺素结合前白蛋白(thyroxine binding prealbumin,TBPA)结合,其余约 10% 与白蛋白结合,仅有 0.04% 的 T_4 呈游离状态,为游离 T_4(free T_4,FT_4);约 85% 的 T_3 与 TBG 结合,5% 与 TBPA 结合,其余

约 10% 与白蛋白结合,仅有 0.3%~0.5% 的 T_3 呈游离状态,为游离 T_3(free T_3,FT_3)。只有游离的甲状腺激素才能通过细胞膜在靶细胞中发挥相应的生物效应。与蛋白结合的甲状腺激素与 FT_3、FT_4 之间处于动态平衡状态,使血中 FT_3、FT_4 保持相对稳定,以维持正常的生理功能。由于 T_3、T_4 的绝大部分是以结合形式存在,因此血中总 T_3(total T_3,TT_3)和总 T_4(total T_4,TT_4)的水平除了受甲状腺功能的影响外,还受 TBG 含量变化或其对甲状腺激素结合力大小的影响,而 FT_3、FT_4 浓度则不受 TBG 的影响,所以测定 FT_3、FT_4 更能准确地反映甲状腺的功能状态。

2. 正常值　目前应用体外放射分析及电化学发光等方法测定。受检测方法(如体外放射分析法、化学发光法、电化学发光法等)、试剂盒、实验条件等影响,FT_4、FT_3、TT_4、TT_3、rT_3 测定值各实验室间存在较大差异。此外,不同年龄组的正常人测定值也可不同。因此,各实验室可建立自己的正常参考值。

3. 临床应用

(1)甲亢诊断:血清甲状腺激素(包括 TT_3、TT_4、FT_3、FT_4 及 rT_3)升高主要见于甲状腺功能亢进症(hyperthyroidism),简称甲亢,是其诊断的重要依据之一。甲状腺激素升高也可见于有甲亢表现的其他甲状腺疾病,如亚急性甲状腺炎的甲亢期。甲亢时,TT_3、FT_3 升高较早,幅度较高,因此,TT_3、FT_3 在诊断甲亢时较 TT_4、FT_4 灵敏,而 FT_3、FT_4 诊断甲亢的准确性又较 TT_3、TT_4 高,尤其对轻度甲亢或可疑甲亢患者的诊断。在甲亢治疗期间监测 TT_4、FT_4 变化是评价疗效、调整药物剂量的主要依据。

(2)甲减诊断:血清甲状腺激素降低主要见于甲状腺功能减退症(hypothyroidism),简称甲减。诊断中 TT_4、FT_4 较 FT_3、TT_3 更灵敏。甲减时 FT_3、FT_4 均降低,在甲减初期,TT_4 可正常,但 FT_4 已出现降低。

(3)指导药物治疗:对甲亢患者应用甲巯咪唑、丙硫氧嘧啶等抗甲状腺药物进行内科治疗时,需要结合血清甲状腺激素水平及变化情况来及时调整药物的用量,以达到最好的治疗效果;对甲减患者应用左甲状腺素钠片、甲状腺素片等甲减药物治疗时,也需要根据血清甲状腺激素水平及变化情况来及时调整药物的用量。如果甲减药物服用过多会出现药物性甲亢,服药过少则不能完全纠正甲减状态。

(4)亚急性甲状腺炎的辅助诊断:在亚急性甲状腺炎的初期,甲状腺滤泡被破坏,摄碘功能减低,但储存在滤泡内的甲状腺激素会释放至血液内,使血液中的甲状腺激素水平升高,而此时甲状腺摄 ^{131}I 率降低,出现分离现象。

(5)非甲状腺疾病的辅助诊断:许多非甲状腺疾病患者也可能出现甲状腺激素异常。例如,①低 T_3 综合征(low T_3 syndrome),又称作甲状腺功能正常性病变综合征(sick euthyroid syndrome,SES),可见于严重的全身性疾病(如各种慢性肝病、慢性肾衰竭、糖尿病、恶性肿瘤、营养不良等)和外科手术等应激反应,通常表现为 TT_3、FT_3 降低,rT_3 升高,TT_4、FT_4、促甲状腺激素(thyroid stimulating hormone,TSH)正常,其中 T_3 降低的程度一般与疾病的严重程度有关,但疾病危重时也可出现 T_4 水平降低;②甲状腺激素抵抗综合征(thyroid hormone resistance syndrome),本病以家族性发病为多见,绝大多数为甲状腺激素受体基因发生突变所致,表现为 TT_3、TT_4、FT_3、FT_4 升高,TSH 值升高或正常,并不受高 T_3 及 T_4 的抑制。

(二)促甲状腺激素

T_3、T_4 的分泌受下丘脑、垂体激素和血浆中 T_3、T_4 水平的调节,以维持血浆激素水平的动态平衡。TSH 是腺垂体分泌的一种糖蛋白,受下丘脑的促甲状腺激素释放激素(thyroid stimulating hormone releasing hormone,TRH)刺激而释放,对甲状腺细胞的增殖以及甲状腺激素的合成和分泌起着重要的调节作用。血清 TSH 测定是评价下丘脑 - 垂体 - 甲状腺轴功能的重要手段。

目前使用的高灵敏 TSH 分析试剂盒多采用了化学发光免疫分析,其灵敏度可达 0.001mU/L,检测范围大,尤其在低含量时灵敏度较高,能准确分辨正常甲状腺功能与甲亢,很少有交叉现象。不同实验室和不同仪器之间的正常值有一定差异,需要建立实验室自己的正常值。

TSH 升高主要见于原发性甲减,尤其是出现 TSH 升高而甲状腺激素正常的情况,对亚临床甲减的诊断很有帮助。TSH 降低主要见于甲亢,继发性甲减患者 TSH 也可降低,行促甲状腺激素释放激素兴奋试验有助于原因的鉴别。垂体、消化道、胰腺、滋养层细胞等部位肿瘤也可引起异常 TSH 分泌,多时可达正常人水平的 100 倍以上。垂体 TSH 瘤表现为 TSH 正常或升高,FT_3 和 / 或 FT_4 升高。

妊娠期 TSH 和甲状腺激素的变化:妊娠时,胎盘的滋养层细胞分泌人绒毛膜促性腺激素(human chorionic gonadotropin,hCG)。其中 hCG α 亚单位与 TSH 相似,具有刺激甲状腺的作用,从而抑制 TSH 分泌,使血清 TSH 水平降低 20%~30%。

新生儿甲减筛查:由于甲状腺激素对新生儿大脑和长骨的发育影响较大,早期发现新生儿甲减及尽早干预治疗至关重要。临床上一般采用新生儿足跟血检测 TSH 的方法进行筛查(出生后 3~7d 为最佳时间)。

(三)甲状腺自身抗体

自身免疫性甲状腺疾病的发病与机体的免疫功能异常有关,因此临床上常以自身抗体阳性为特征。检测相关抗体对于研究该类疾病的发病机制、辅助临床诊治具有重要意义。

1. TSH 受体抗体的检测和分析 TSH 受体抗体(TSH-receptor antibody,TRAb)为体液免疫 B 淋巴细胞产生的一类针对 TSH 受体的甲状腺特异免疫球蛋白,主要包括:①TSH 受体刺激性抗体(TSH-receptor-stimulating antibody,TSAb)或称甲状腺刺激性免疫球蛋白(thyroid stimulus immunoglobulin,TSI);②TSH 刺激阻断性抗体(TSH-stimulation blocking antibody,TSBAb)或称 TSH 结合抑制免疫球蛋白(TSH-binding inhibitor immunoglobulin,TBII)。TSAb 与甲状腺细胞上的 TSH 受体细胞外结构域结合,模拟 TSH 的作用,激活甲状腺细胞上的 TSH 受体,使甲状腺细胞功能增强,T_3、T_4 合成和分泌增多,导致 Graves 病的发生。通过对甲状腺球蛋白抗体(thyroglobulin antibody,TgAb)或 TSAb 的检测或动态追踪观察,有助于临床对自身免疫性甲状腺疾病发病机制的研究、诊断与鉴别诊断、预后与疗效判断、高危人群监测。

在对一组 Graves 病患者抗甲亢药物治疗疗效判断研究中,有学者在治疗前、治疗中和治疗结束后动态检测 TSAb 和 TBII。结果发现,在治疗初期呈现 TSAb 和 TBII 平稳下降的患者,甲亢缓解率明显高于非平稳下降者,提示 TSAb 和 TBII 在早期预测抗甲亢药物治疗疗效方面能提供可靠的依据。TRAb 的变化与 Graves 病 ^{131}I 治疗后病情的转归和预后有关,治疗后 TRAb 的下降预示结果良好,TRAb 升高预示复发危险增加。Graves 病缓解而停用抗甲状腺药物后,应当定期随访 TRAb,一旦阳性,即使无临床症状和体征,甚至甲状腺激素水平正常,也应该警惕甲亢复发。

2. 甲状腺球蛋白抗体和甲状腺过氧化物酶抗体的检测和分析 甲状腺球蛋白(thyroglobulin,Tg)是由甲状腺滤泡上皮分泌,正常情况下,Tg 以胶质形式储存于甲状腺滤泡腔内。尽管可有极少量的 Tg 进入外周血液循环,但一般不会诱导产生其抗体。当甲状腺发生自身免疫病致滤泡破坏时,大量 Tg 入血可使机体产生 TgAb。甲状腺微粒体(thyroid microsomes,TM)抗原存在于甲状腺上皮细胞质内,在自身免疫性甲状腺疾病时,甲状腺微粒体抗原可进入外周血,诱发机体产生自身抗体,即甲状腺微粒体抗体(thyroid microsomal antibody,TmAb)。实际上,TmAb 的免疫核心部分即为甲状腺过氧化物酶自身抗体(thyroid peroxidase autoantibody,TPOAb)。TPOAb 对于甲状腺细胞具有细胞毒作用,还可通过抑制甲状腺过氧化物酶(thyroid peroxidase,TPO)的活性而抑制甲状腺激素的合成,最终导致甲减。近年来研究认为,存在于患者体内的 TPOAb 就是 TmAb。

临床上,TgAb、TmAb、TPOAb 的检测可为桥本甲状腺炎、Graves 病等自身免疫性甲状腺疾病,以及亚急性甲状腺炎的诊断和鉴别诊断、预后和疗效判断提供重要依据。

值得指出的是,尽管临床上 TgAb、TmAb、TPOAb 可出现在大多数自身免疫性甲状腺疾病的患者中,但血清中出现上述抗体并不足以做出自身免疫性甲状腺疾病的诊断。有文献研究了亚急性甲状腺炎抗体的情况,发现 15.5% 和 33.3% 的患者 TPOAb 和 TgAb 水平升高,6% 的患者 TRAb 水平也出现升高。

(四) 血清 Tg 的检测

血清 Tg 测定作为分化型甲状腺癌(differentiated thyroid carcinoma,DTC)的肿瘤标志物,在 DTC 的随访过程中有着极其重要的作用,DTC 已行手术和 ^{131}I 清除残留甲状腺治疗后 Tg 水平升高,被认为是疾病持续存在或复发转移的最有价值的指标。对于 DTC 患者,Tg 测定在监测甲状腺癌残留和复发上具有高度的特异性和敏感性。文献报道,用 Tg 水平诊断 DTC 患者是否存在转移,其敏感度为 98%,特异度为 80% 以上。在临床中,约 20% 的患者因有高浓度 TgAb 存在,可以干扰 Tg 的测定值,使得 Tg 水平被低估,因此,临床上 DTC 患者随访 Tg 时须与 TgAb 同时检测。当采用不同的检测方法测定同一样品时,测得的 Tg 水平仍然具有显著差异。这些方法间的差异反映了 Tg 的特异性,不同的检测方法可检测出不同的 Tg 亚型。

二、甲状腺功能测定

(一) 甲状腺摄 ^{131}I 试验

1. 原理　碘是甲状腺合成甲状腺激素的重要原料之一,甲状腺具有选择性摄取和浓聚碘的功能,其摄取和释放碘的速度和数量与甲状腺功能状态相关。甲状腺摄 ^{131}I 试验(thyroid ^{131}I uptake test)是利用 ^{131}I 与稳定性碘具有相同的生化性质和生物学特性,口服 ^{131}I 后其可被甲状腺上皮细胞摄取,并参与甲状腺激素的合成和释放。在体外,利用甲状腺功能仪探测甲状腺吸收的 ^{131}I 发射的 γ 射线,获得不同时间甲状腺部位的放射性计数率,根据甲状腺摄取 ^{131}I 的数量和速度、释放的速率来判定甲状腺功能状态。目前主要用于指导甲亢患者 ^{131}I 治疗前用药剂量的计算。

2. 方法

(1)患者准备:含碘食物及一些药物,如 X 线碘造影剂、含碘药物(含皮肤消毒用碘)、抗甲状腺药物、甲状腺激素、肾上腺皮质激素、避孕药、抗结核药物等,均可对测定结果产生影响,测定前应根据食用和服用量须停用一定时间后(一般为 2~6 周)方可进行此项检查。

(2)检查方法:空腹口服 Na^{131}I 74~370kBq,且继续禁食 1~2h。服药后 2h、6h、24h(或 2h、4h、24h)分别测定本底、标准源(制备与患者口服的 ^{131}I 活度相同的源)计数及甲状腺部位的放射性计数率。

按下列公式计算出不同时间甲状腺摄 ^{131}I 率:

$$\text{甲状腺摄}^{131}\text{I率}(\%) = \frac{\text{甲状腺部位计数率(cpm)} - \text{本底计数率(cpm)}}{\text{标准源计数率(cpm)} - \text{本底计数率(cpm)}} \times 100\%$$

以摄 ^{131}I 率为纵坐标,时间为横坐标作图,绘制甲状腺摄 ^{131}I 率曲线(图 9-1)。

本方法也可测定碘在甲状腺内的有效半衰期(effective half life,T_e)。

3. 适应证

(1)甲状腺疾病 ^{131}I 治疗的投药剂量计算和适应证的选择。

(2)辅助诊断甲亢、甲减。

(3)亚急性甲状腺炎或慢性淋巴细胞性甲状腺炎的辅助诊断。

(4)了解甲状腺的碘代谢或碘负荷状况。

(5)了解非甲状腺疾病的甲状腺功能状态。

4. 结果判定　正常情况下,甲状腺摄 ^{131}I 率随时间的延长而逐渐升高,24h 达高峰。其正常值由于各地区饮食中含碘量不同以及测量设备和方法不同而有差异,所以各地区乃至各单位应建立自己的正常值及其诊断标准。儿童及青少年甲状腺摄 ^{131}I 率较成人高,年龄越小越明显。女性略高于男性,但无显著性差异。长期食用加碘盐的地区或人群,其甲状腺摄 ^{131}I 率略低于正常测定值。

5. 临床应用

(1)辅助甲亢 ^{131}I 治疗剂量的计算及疗效预测:在 ^{131}I 治疗甲亢适应证的选择、剂量的计算中,测定甲状腺最高摄 ^{131}I 率以及计算 ^{131}I 的有效半衰期具有重要意义。^{131}I 在甲状腺内蓄积足够的剂量并停留足够的时间才能达到预期的照射剂量,获得满意的治疗效果。正常情况下,^{131}I 在甲状腺内的有效半衰期为 5.4~6.4d。如果 ^{131}I 在甲状腺内的有效半衰期明显缩短,预示 ^{131}I 治疗不理想,应适当增加 ^{131}I 用量。摄碘高峰前移患者也应适当增加 ^{131}I 用量。

（2）甲亢的辅助诊断:在甲状腺摄 ^{131}I 功能方面,甲亢可有两种完全不同的变化。一种是甲状腺摄 ^{131}I 功能增强,另一种是降低。可引起甲状腺摄 ^{131}I 功能增强的甲亢有甲状腺性甲亢、垂体性甲亢、伴瘤综合征等;可引起甲状腺摄 ^{131}I 功能降低的甲亢有卵巢甲状腺肿伴甲亢、医源性甲亢、暂时性甲亢,后者在临床上较少见。通过甲状腺摄 ^{131}I 试验判断甲亢致甲状腺摄 ^{131}I 功能增强的诊断标准:①各次摄 ^{131}I 率高于正常值上限;②摄 ^{131}I 率高峰前移(即最高摄 ^{131}I 率出现在 24h 前)(图 9-1);③ 2h 与 24h 摄 ^{131}I 率之比大于 0.8 或 4h 与 24h 摄 ^{131}I 率之比大于 0.85。凡符合①＋②或①＋③两项指标者提示甲亢,其诊断甲亢的符合率为 90% 以上。甲状腺摄 ^{131}I 率高低并不代表甲亢病情的轻重程度,故不能以其结果作为判断病情的指标。

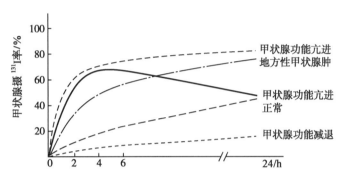

图 9-1　正常和甲状腺疾病的摄 ^{131}I 率曲线

正常情况下,随时间延长,甲状腺摄 ^{131}I 率逐渐增加,24h 达高峰;甲亢患者摄 ^{131}I 率增高,部分患者可出现高峰前移;地方性甲状腺肿患者摄 ^{131}I 率增高,但无高峰前移;甲减患者摄 ^{131}I 率低于正常,曲线低平。

（3）甲减的辅助诊断:甲减时,其各时间点的摄 ^{131}I 率均低于正常值下限,且高峰延至 48h 后出现。甲减时的摄 ^{131}I 率与正常范围交叉较大,故诊断准确率不如甲亢。用甲状腺摄 ^{131}I 率诊断甲减时需要参考血清 TSH 和 T_4 值等进行综合分析。

（4）其他甲状腺疾病的辅助诊断:地方性甲状腺肿、呆小病代偿期患者,甲状腺处于"碘饥饿"状态,各时间点的摄 ^{131}I 率均高于正常值,但无高峰前移,呈典型的"碘饥饿"曲线(图 9-1)。急性或亚急性甲状腺炎时甲状腺摄 ^{131}I 率多低于正常,而血清 FT_3 和 FT_4 常增高,两者呈现分离现象。慢性甲状腺炎,特别是慢性淋巴细胞性甲状腺炎,摄 ^{131}I 率可正常、偏低或略高。一些非甲状腺疾病,如垂体功能低下、肾上腺皮质功能低下、希恩综合征等疾病,也常常表现为摄 ^{131}I 率降低。

（5）碘摄取与碘代谢相关研究:甲状腺对碘的摄取是通过滤泡上皮细胞的钠碘同向转运体（NIS）。如何通过 NIS 增强 ^{131}I 摄取功能一直是核素治疗领域的热点。NIS 可作为报告基因进行显像,NIS 基因还可介导放射性核素治疗,并且通过 NIS 转基因技术能优化细胞表面通信,提高病灶的摄 ^{131}I 率。有研究以 NIS 为靶标,将放射性药物导入甲状腺以外的多种肿瘤内部进行放射性碘的靶向治疗,而摄 ^{131}I 率测定作为其监测疗效和示踪手段具有良好的发展前景。

6. 注意事项

（1）^{131}I 可以通过胎盘屏障进入胎儿血液循环,故妊娠妇女禁用此检查。另外,^{131}I 也可以由乳汁分泌,如哺乳期妇女必须做此检查,服 ^{131}I 后应停止哺乳 48h 以上。

（2）甲状腺摄 ^{131}I 试验所用 ^{131}I 放射性活度较低,所以近期做过放射性核素检查者不能做此项检查。

（二）过氯酸盐释放试验（perchlorate discharge test）

1. 原理　正常情况下,摄入甲状腺细胞内的无机碘离子在过氧化物酶、碘化酶的一系列作用下迅速转化为有机碘。当甲状腺内过氧化物酶缺乏或酪氨酸碘化障碍时,被摄取的碘离子不能被有机化。由于过氯酸盐与卤族元素类似,能阻止甲状腺自血中摄取无机碘离子和促使已进入甲状腺但还未有机化的无机碘离子从甲状腺中释出,此时口服过氯酸盐,可将甲状腺内的无机碘离子置换出来。通过测量并比较口服过氯酸盐前后两次的甲状腺摄 ^{131}I 率,计算释放率,可辅助临床诊断甲状腺碘有机化障碍。

2. 方法　空腹口服 ^{131}I 74~370kBq 后 2h 测定甲状腺摄 ^{131}I 率,然后口服过氯酸钾 400~800mg(小儿按 10mg/kg)。1h 后再测甲状腺摄 ^{131}I 率,并按下式计算释放率:

$$释放率(\%) = \frac{服用过氯酸盐前摄^{131}I率(\%) - 服用过氯酸盐后摄^{131}I率(\%)}{服用过氯酸盐前摄^{131}I率(\%)} \times 100\%$$

3. 适应证

(1)甲状腺过氧化酶系统缺陷或酪氨酸碘化障碍的诊断。

(2)慢性淋巴细胞性甲状腺炎的辅助诊断。

4. 结果判定　释放率 >10% 为有机化障碍,>50% 为有机化严重障碍。

5. 临床应用　释放率异常增高常见于呆小病、先天性甲状腺过氧化物酶缺乏和结构缺陷、耳聋 - 甲状腺肿综合征、慢性淋巴细胞性甲状腺炎、高碘性甲状腺肿患者。甲亢患者、单纯性甲状腺肿患者,本试验多为阴性。

三、甲状腺显像

(一)甲状腺平面显像(thyroid planar imaging)及断层融合显像(tomographic fusion imaging)

1. 原理　正常甲状腺组织具有选择性摄取和浓聚碘的能力。将放射性 ^{131}I 或 ^{123}I 引入体内后,即可被有功能的甲状腺组织所摄取。在体外用显像仪(γ照相机或 SPECT)探测 ^{131}I 或 ^{123}I 所发出的 γ 射线的分布情况,可观察甲状腺或有甲状腺功能组织的位置、形态、大小及功能状态。锝也能被甲状腺组织摄取和浓聚,只是 $^{99m}TcO_4^-$(pertechnetate)进入甲状腺细胞后不能进一步参加甲状腺激素合成。由于 $^{99m}TcO_4^-$ 具有物理半衰期短、射线能量适中、发射单一 γ 射线、甲状腺受辐射剂量小等良好的物理特性,并且静脉注射后 20min 即可成像,因此目前临床上多使用 $^{99m}TcO_4^-$ 进行常规甲状腺平面显像及断层融合显像。

2. 检查方法

(1)显像剂:目前临床常用的甲状腺显像剂有 3 种,其特性见表 9-1。

表 9-1　常用甲状腺显像剂

显像剂	物理半衰期	显像时间	γ 射线能量 /keV	剂量 /MBq
^{123}I	13.2h	4h	159	7.4~14.8
^{131}I	8.04d	24h	364	1.85~3.70
$^{99m}TcO_4^-$	6.02h	20min	140	74~185

$^{99m}TcO_4^-$ 在唾液腺、口腔、鼻咽腔和胃黏膜上皮细胞也有明显的摄取和分泌,而使这些部位也显影,所以 $^{99m}TcO_4^-$ 显像不适用于异位甲状腺探测及寻找甲状腺癌的转移灶。

(2)显像方法

1)颈部甲状腺显像:①平面显像:静脉注射 $^{99m}TcO_4^-$74~185MBq,20~30min 后使用低能准直器进行采集,常规取前位,必要时增加斜位和侧位;②断层显像:双探头各旋转 180°,共采集 64 帧,每帧采集 15~20s 或 100k;③SPECT/CT 断层融合显像:先行断层显像,后行 CT 扫描,采集结束后进行图像融合及重建,获得横断面、矢状面和冠状面融合影像。

2）异位甲状腺显像：①平面显像：空腹口服 ^{131}I 1.85~3.70MBq，24h 后使用高能准直器分别在拟检查部位和正常甲状腺的部位显像；②断层显像和 SPECT/CT 断层融合显像除准直器不同外，其他与颈部甲状腺显像基本相同。

3）甲状腺癌转移灶显像：显像前患者血清 TSH 测定值 >30mU/L，术后 4~6 周以上，停服甲状腺素制剂 4 周或 T_3 制剂 2 周以上。空腹口服 ^{131}I 74~148MBq，24~48h 后，采用高能通用型准直器，进行全身平面显像、颈部及相关病灶部位 SPECT/CT 断层融合显像。

由于 ^{131}I 甲状腺显像时的使用剂量远高于甲状腺摄 ^{131}I 试验，故妊娠和哺乳的妇女均应禁用本检查。

3. 适应证

（1）了解甲状腺的位置、形态、大小及功能状态。

（2）异位甲状腺的诊断。

（3）甲状腺结节功能状态的判定。

（4）寻找甲状腺癌转移灶及疗效评价。

（5）^{131}I 治疗前推算甲状腺功能组织的重量。

（6）颈部包块与甲状腺关系的鉴别。

（7）甲状腺炎的辅助诊断。

（8）了解甲状腺术后残余组织。

4. 图像分析

（1）正常图像：正常甲状腺形态呈蝴蝶形，位于颈部正中、胸骨切迹上方，分左、右两叶，居气管两侧，两叶的下 1/3 处由峡部相连。两叶甲状腺显像剂分布均匀，峡部及两叶周边因组织较薄而显像剂分布略稀疏（图 9-2）。正常甲状腺两叶发育可不一致，右叶常大于左叶，形成多种形态变异，少数患者可见甲状腺锥状叶（图 9-3）。$^{99m}TcO_4^-$ 显像时，唾液腺均有不同程度的显影。

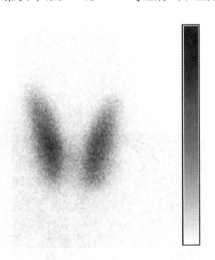

图 9-2　正常甲状腺 $^{99m}TcO_4^-$ 静态显像图
甲状腺影像位于颈前中央，分为左、右两
叶，类似蝴蝶状，两叶显像剂分布较均匀，峡部
及两叶周边因组织较薄而显像剂分布略稀疏。

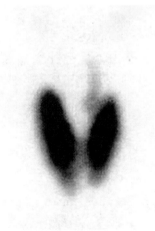

图 9-3　正常甲状腺锥状叶显影
正常甲状腺影像，甲状腺左叶内侧锥形显像剂
分布区，为锥状叶显影。

（2）异常图像：主要有甲状腺增大、失去正常形态、位置异常、甲状腺显像剂分布呈局灶性或弥漫性降低或升高，或甲状腺不显影等。

5. 临床应用

（1）观察甲状腺大小、形态和整体功能状态：甲状腺疾病多表现为甲状腺大小和形态的异常。Graves 病患者甲状腺可弥漫性增大，腺体内显像剂分布增浓，而唾液腺常显影不清（图 9-4）；单纯性甲状腺肿患者,腺体往往失去正常形态,腺体内显像剂分布可增高或正常(图 9-5);结节性甲状腺肿时,腺体外形可增大变形,腺体内放射性分布不均匀(图 9-6);先天性无甲状腺或甲状腺一叶缺如者,在显像图上可表现为完全不显影或一侧叶不显影,左叶缺如者较多见。

（2）异位甲状腺的诊断:先天性异位甲状腺（ectopic thyroid gland）常呈球形或卵圆形,不分叶。^{131}I 和 ^{123}I 显像可用于舌根部及颈部、纵隔、卵巢等部位的异位甲状腺的诊断。SPECT/CT 断层融合显像可以更加准确地显示异位甲状腺组织(图 9-7)。

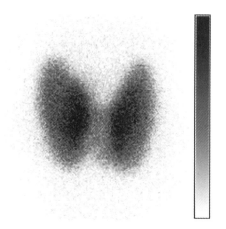

图 9-4　Graves 病甲状腺 $^{99m}TcO_4^-$ 静态显像图
甲状腺两叶位置正常,体积增大,显像剂摄取增浓。

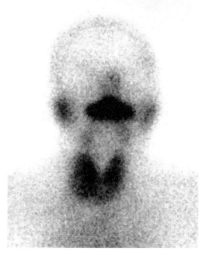

图 9-5　单纯性甲状腺肿 $^{99m}TcO_4^-$ 静态显像图
甲状腺两叶位置正常,体积增大,显像剂摄取未见异常。

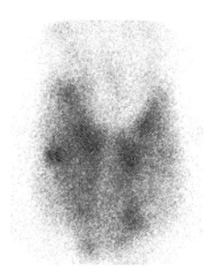

图 9-6　结节性甲状腺肿 $^{99m}TcO_4^-$ 静态显像图
甲状腺两叶位置正常,体积增大,显像剂摄取不均匀。

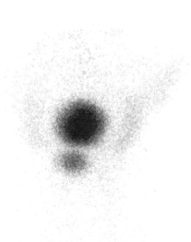

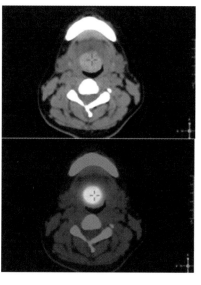

图 9-7　舌根部异位甲状腺 $^{99m}TcO_4^-$ 静态显像图及 SPECT/CT 断层融合显像图
正常甲状腺位置未见明显甲状腺显影,舌根部可见类圆形稍高密度影,显像剂摄取浓聚。

（3）甲状腺结节的功能判断：甲状腺结节（thyroid nodule）是甲状腺最常见的病变。甲状腺显像可以反映甲状腺结节的功能状态，根据甲状腺结节摄取显像剂的能力通常将甲状腺结节分为高功能结节（hyperfunctioning nodule）、功能正常结节和低功能结节（hypofunctioning nodule）。通常称高功能结节为"热结节"，功能正常结节为"温结节"，低功能结节为"凉结节"或"冷结节"。约 90% 的甲状腺结节核素显像时表现为低功能结节。

1）"热结节"（hot nodule）：结节摄取显像剂的功能高于周围正常甲状腺组织，图像上表现为结节处的显像剂分布高于周围正常甲状腺组织，这种结节称为"热结节"。"热结节"绝大部分为良性病变，多见于甲状腺高功能腺瘤，恶性病变的概率很小，仅约为 1%。

甲状腺高功能腺瘤表现为功能自主性结节，又称"毒性结节"，其结节的滤泡上皮细胞本身的功能亢进，具有高功能自主性分泌甲状腺激素的作用，且不受 TSH 调节。由于血液中的甲状腺激素水平增高，结节外甲状腺组织的功能往往不同程度地受到抑制，甚至完全受到抑制，此时在显像图上只显示单个显像剂分布增高的结节，而周围甲状腺组织可完全不显影（图 9-8）。

2）"温结节"（mild nodule）：结节摄取显像剂的功能接近周围正常甲状腺组织，图像上表现为结节部位的显像剂分布与周围或对侧相应部位相似，即临床上可摸到结节，而显像并无异常可见。"温结节"多见于甲状腺腺瘤，结节性甲状腺肿、慢性淋巴细胞性甲状腺炎、亚急性甲状腺炎恢复期、甲状腺癌也可表现为"温结节"。"温结节"的恶性病变概率约为 4%。目前随着甲状腺 SPECT/CT 断层融合显像的应用，"温结节"的比例越来越小，很多实际上为"凉结节"或"冷结节"。

3）"凉结节"（cool nodule）和"冷结节"（cold nodule）：结节摄取显像剂的功能低于周围正常甲状腺但高于本底为"凉结节"；结节无摄取显像剂的功能，显像图上表现为结节部位的显像剂分布接近本底水平为"冷结节"（图 9-9）。

图 9-8 甲状腺左叶功能自主性"热结节"
甲状腺位置正常，左叶见局灶性显像剂摄取浓聚区，其余甲状腺组织完全受抑制不显影。

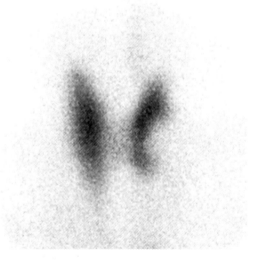

图 9-9 甲状腺"冷结节"
甲状腺两叶位置正常，左叶形态不规则，左叶中下段结节处显像剂摄取缺损，接近甲状腺外本底水平，为甲状腺左叶"冷结节"。

甲状腺"冷结节"和"凉结节"无本质区别，均可见于甲状腺囊肿、甲状腺腺瘤囊性变或出血、甲状腺癌、结节性甲状腺肿、亚急性甲状腺炎急性期、慢性淋巴细胞性甲状腺炎、甲状腺结核等。

目前，对于甲状腺结节良恶性的判断，首选超声检查。甲状腺影像报告和数据系统（thyroid imaging reporting and data system，TI-RADS）根据甲状腺结节的结构、结节后的回声、结节的形态和边缘、内部局灶性强回声等方面进行评分分类（表 9-2）。

表 9-2 TI-RADS 分类

分类	评价	超声表现	恶性风险
0	无结节	弥漫性病变	0
1	阴性	正常甲状腺(或术后)	0
2	良性	囊性或实性为主,形态规则、边界清楚的良性结节	0
3	可能良性	不典型的良性结节	<5%
4	可疑恶性	恶性征象:实质性、低回声或极低回声、微小钙化、边缘模糊 / 微分叶、纵横比 >1	5%~85%
4a		具有 1 种恶性征象	5%~10%
4b		具有 2 种恶性征象	10%~50%
4c		具有 3~4 种恶性征象	50%~85%
5	恶性	超过 4 种恶性征象,尤其是有微钙化和微分叶者	85%~100%
6	恶性	经病理证实的恶性病变	无

对于 4b 或 4c 类甲状腺结节,可以行超声引导下细针穿刺活检术(fine needle aspiration biopsy, FNAB)进一步诊断。

(4)寻找甲状腺癌的转移灶:当甲状腺癌行根治手术后,75%~80% 的分化型甲状腺癌的复发或转移病灶浓聚 ^{131}I(图 9-10、图 9-11),其中至少 50% 的患者 ^{131}I 治疗有效。转移灶的好发部位为颈部淋巴结、两肺和全身骨骼,甚至甲状腺原发病灶还很小,转移灶已很明显。^{131}I 局部和全身显像可为分化型甲状腺癌转移或复发病灶的诊断、治疗方案的制订提供主要依据,是目前临床不可缺少的手段。治疗剂量的 ^{131}I 全身显像较常规显像更易发现病灶,两者结果间有显著差异。因此,服用治疗剂量 ^{131}I 2~10d 后常规行 ^{131}I 全身显像有利于患者的随访和进一步更全面地制订诊疗计划。在甲状腺癌转移灶显像时还可注射 TSH 以兴奋病灶,提高其摄取 ^{131}I 的能力。某些正常组织,如唾液腺、胃黏膜、乳腺、脉络丛也能聚集 ^{131}I,诊断时应予以鉴别。

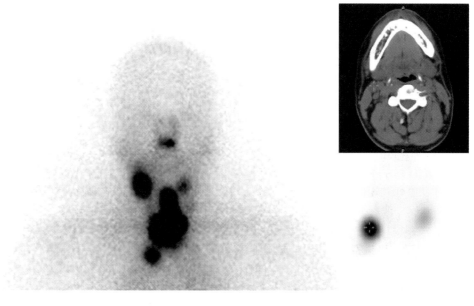

图 9-10 分化型甲状腺癌 ^{131}I 头颈部显像
显像见颈部多个显像剂摄取异常浓聚区,为分化型甲状腺癌淋巴结转移。

（5）估计甲状腺质量：准确测算甲状腺质量是^{131}I治疗甲亢的重要环节，也是评价疗效的有效指标之一。由于放射性核素甲状腺显像显示的是甲状腺功能组织的形态、大小，因此，与其他影像手段相比更利于临床对功能甲状腺组织体积的评估。甲状腺平面显像计算甲状腺体积的公式为：甲状腺体积（cm^3）=两叶甲状腺的平均高度（cm）×两叶正面投影面积（cm^2）×K（K为常数，介于0.23~0.32之间，随显像条件不同而异）。按比重1.0计算出甲状腺的质量（g）。

核素显像方法测定甲状腺重量的准确性受甲状腺大小、腺体厚度、腺体与周围本底核素摄取比值等多种因素的影响。有关学者采用多种方法，如SPECT断层显像替代平面显像、进行衰减和散射校正等改进核素显像在测定甲状腺重量中的准确性。有学者采用SPECT显像测量甲状腺容积，当甲状腺容积在16~75ml时，测量误差<7%，而平面显像可达24.8%。也有学者与超声检查进行对比研究后发现，

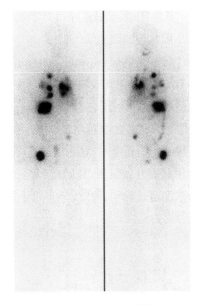

图9-11　分化型甲状腺癌^{131}I全身显像

显像见双侧肺野内、右下腹、左侧股骨上端显像剂分布异常浓聚区，提示分化型甲状腺癌全身多发转移。

当甲状腺重量在70.1~90.0g时，核素显像与超声测量结果相近；当甲状腺重量≤40.0g或≥90.1g时，核素显像测定值大于或小于超声测量结果。由此建议，在腺体较小、较薄或弥漫性甲状腺肿大、腺体大而厚时，B超测量更为准确。

（6）颈部肿块的鉴别诊断：当肿块位于甲状腺外，且不摄取^{131}I或$^{99m}TcO_4^-$，甲状腺形态完整时，则为甲状腺外肿块。当甲状腺形态轮廓不完整、肿块在甲状腺轮廓以内，肿块与甲状腺的显像剂浓聚（或稀疏）部位重叠，则为甲状腺内肿块。但也常有不典型的表现，如甲状腺肿物从甲状腺边缘向外生长，虽然肿物很大，但未破坏甲状腺轮廓，肿物对^{131}I或$^{99m}TcO_4^-$可以完全不摄取，则容易误诊为甲状腺外肿物。如难以鉴别时，可采用甲状腺SPECT/CT断层融合显像明确肿块部位。

（7）甲状腺炎的辅助诊断：①慢性淋巴细胞性甲状腺炎：甲状腺显像呈不规则性疏密相间的显像剂分布，或虫蚀样分布；由于存在碘的有机化障碍，可出现$^{99m}TcO_4^-$和^{131}I显像结果不一致的情况，即$^{99m}TcO_4^-$显像为"热结节"，而^{131}I显像为"冷结节"。②亚急性甲状腺炎：在亚急性甲状腺炎病程的不同阶段，核素显像可有不同的表现。在病程的初期，$^{99m}TcO_4^-$、^{131}I、^{123}I显像多表现为局限性的核素分布稀疏、缺损区。如病情继续发展，稀疏缺损区扩大或出现新的稀疏缺损区，如行甲状腺SPECT/CT断层融合显像，同机CT图像可表现为单发或多发片状低密度区；如病情恢复，核素分布稀疏缺损区缩小或消失；当甲状腺破坏致血中TSH明显下降时，甲状腺非炎性组织的显像剂摄取受抑制，甲状腺多不显影或影像明显变淡（图9-12），此时如患者临床其他表现不明显时，需与甲减相鉴别。③急性甲状腺炎：显像剂分布稀疏，而血流显像见血池影像增浓。

图9-12　亚急性甲状腺炎$^{99m}TcO_4^-$静态显像图

显像见甲状腺两叶显像剂摄取普遍减低，血本底放射性计数增高。

（8）其他：甲状腺显像还可对手术或^{131}I治疗后甲状腺残留组织进行观察。

（二）甲状腺血流显像

甲状腺血流显像（thyroid angiography）又称甲状腺动态显像（thyroid dynamic imaging），是将显像剂^{99m}TcO$_4^-$经静脉弹丸式注射，随即用γ照相机对流经甲状腺的显像剂进行动态显像，从而获得甲状腺及其病灶处的血流灌注及其功能状态情况。通常与甲状腺静态显像或肿瘤阳性显像同步进行。可以观察甲状腺结节的血运情况，辅助鉴别结节性质，并对甲状腺功能状态进行辅助诊断。

甲状腺功能正常时，注射显像剂后8~12s双侧颈动脉对称显影，此时甲状腺区几无显像剂聚集；10~18s甲状腺开始显影，且随时间延长甲状腺摄取显像剂增多，影像逐渐清晰，至22s左右甲状腺内显像剂浓度超过颈动、静脉，分布趋于均匀（图9-13）。两侧血流灌注不一致，局部灌注出现异常浓聚或降低等均为异常。

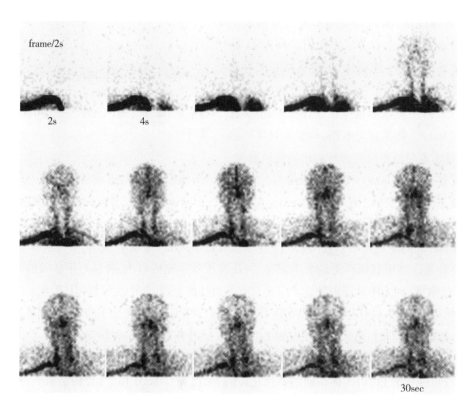

图9-13　正常甲状腺血流灌注图像（^{99m}TcO$_4^-$显像）

甲亢时，如Graves病患者，整个甲状腺提前清晰显影，甲状腺血流灌注量异常增加（图9-14）。甲减时，甲状腺血流灌注减少，甲状腺影像较淡，静态像不清晰。自主功能亢进性甲状腺腺瘤患者，甲状腺结节在颈动脉显影后立即出现，其显像剂分布高于颈动脉，提示病灶部位血流灌注增加。甲状腺结节血流灌注增加，静态显像时结节为"冷结节"，甲状腺癌的可能性大，但有时局限性炎性病灶也可出现血流增加。甲状腺结节部位血流灌注减少，多见于甲状腺囊肿等良性结节，静态像也多呈"冷结节"。

（三）甲状腺肿瘤阳性显像

甲状腺肿瘤阳性显像（thyroid positive imaging）是利用某些放射性核素或标记化合物与甲状腺癌组织具有一定的亲和力，静脉注射显像剂后可被甲状腺癌组织摄取和浓聚，应用显像仪器进行阳性显像，对甲状腺结节的性质进行辅助诊断。一般对常规^{131}I（^{123}I）或^{99m}TcO$_4^-$静态显像确定为"冷结节"（"凉结节"）者，行甲状腺阳性显像，如结节处表现为肿瘤阳性显像剂浓聚，提示恶性肿瘤的可能性较大。使用的显像剂见表9-3。

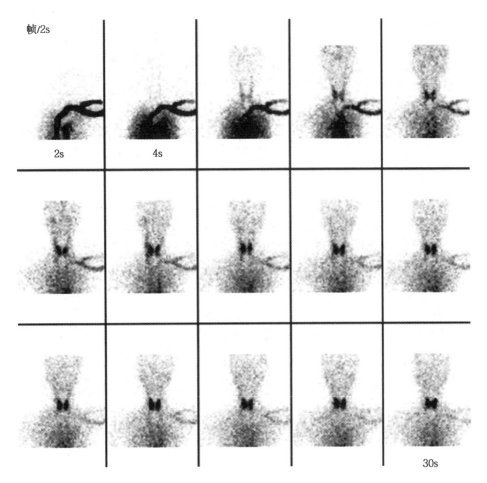

图 9-14   Graves 病甲状腺血流灌注图像($^{99m}TcO_4^-$ 显像)

注射显像剂 6s 双侧颈动脉及甲状腺均对称显影,8s 时甲状腺内显像剂浓度超过颈动、静脉,分布趋于均匀。

表 9-3   甲状腺肿瘤阳性显像剂

显像剂	剂量	显像时间	临床应用
^{99m}Tc-MIBI	370~555MBq	10~30min(早期显像);2~3h(延迟显像)	甲状腺癌及转移灶
^{99m}Tc(V)-DMSA	370MBq	2~3h	甲状腺髓样癌及转移灶
^{131}I-MIBG	37MBq	24~48h	甲状腺髓样癌及转移灶
^{18}F-FDG	3.7~5.55MBq/kg	60~90min	未分化和不摄取碘的分化型甲状腺癌转移灶

    ^{99m}Tc-MIBI 显像可用于甲状腺结节性质的判断,甲状腺结节摄取 ^{99m}Tc-MIBI 表明该结节恶性可能性大。甲状腺恶性肿瘤组织 ^{99m}Tc-MIBI 早期显像即可出现摄取异常,^{99m}Tc-MIBI 延迟显像病灶显像更为明显(图 9-15);并且对于分化型甲状腺癌复发或转移灶探测具有较高的灵敏度及特异度。^{99m}Tc(V)-DMSA 肿瘤阳性显像是诊断甲状腺髓样癌和探测转移灶的有效手段,可以用来分期、鉴别病灶残留和复发、进行疗效及预后评价。^{131}I 标记的 MIBG 也可用于甲状腺髓样癌诊断及分期,其更大优势在于如果病灶明显摄取显像剂者,提示其适用于大剂量核素进行内照射治疗。^{18}F-FDG 可浓聚于未分化和不摄取碘的分化型甲状腺癌转移灶,对寻找转移灶有很高的价值。^{18}F-FDG PET/CT 检测 ^{131}I 全身显像阴性的分化型甲状腺癌的灵敏度、阳性预测值、准确度分别为 63%、77%、53%,可与 ^{131}I 显像相互补充,有利于发现早期微小病灶(图 9-16)。

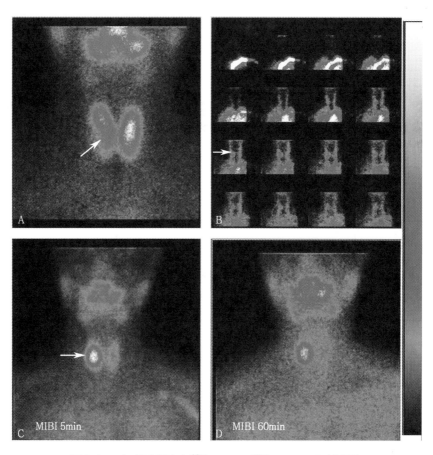

图 9-15　右叶甲状腺癌 $^{99m}TcO_4^-$ 及 $^{99m}Tc\text{-}MIBI$ 阳性显像

　　A. 甲状腺 $^{99m}TcO_4^-$ 静态显像示右叶外侧"凉结节"(箭头);B. 弹丸式注射 $^{99m}Tc\text{-}MIBI$ 后行血流灌注动态显像,示结节处灌注明显增加;C、D. 分别为注射 $^{99m}Tc\text{-}MIBI$ 后 5min 和 60min 的图像上均可见"凉结节"有显像剂异常浓聚(箭头)。

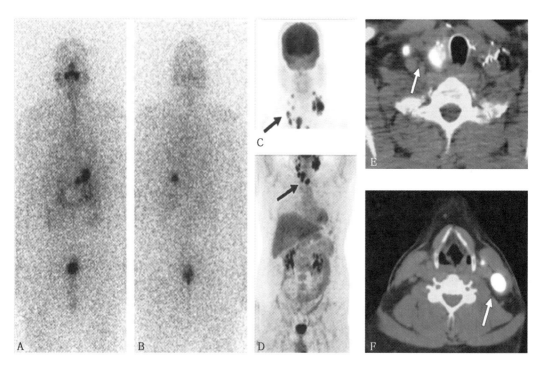

图 9-16　不摄取碘甲状腺癌患者病灶 $^{18}F\text{-}FDG$ PET/CT 显像

　　A、B. 甲状腺碘扫阴性;C~F. $^{18}F\text{-}FDG$ PET/CT 显像提示甲状腺癌复发伴双侧颈部淋巴转移(箭头)。

第二节 甲状旁腺显像

- 甲状旁腺显像主要用于功能亢进的甲状旁腺腺瘤或增生的诊断和定位。
- SPECT/CT 断层融合显像可提高病灶定位和定性的准确性。
- 甲状旁腺显像最常用的显像方法为 ^{99m}Tc-MIBI 双时相法。

甲状旁腺来源于胚胎发育时的第 Ⅲ 及第 Ⅳ 对咽囊。正常成人甲状旁腺一般有四个,上、下各一对。上对位于甲状腺上极后方,下对位于甲状腺下极后外方,但甲状旁腺的位置及数目变异较大。一般长 5~6mm,宽 3~4mm,厚 1~2mm,重 30~45mg。甲状旁腺的功能主要是分泌甲状旁腺激素(parathyroid hormone,PTH),以维持体内钙的平衡。PTH 分泌过多,即发生甲状旁腺功能亢进症(hyperparathyroidism)。手术是治疗甲状旁腺功能亢进症的有效方法,术前对病变的准确定位不仅可缩短术中寻找病灶的时间,而且也可避免因术中漏诊而进行再次手术。近年,多种核素显像方法为甲状旁腺功能亢进症患者的病变定位提供了有效的诊断手段。

一、显像原理

目前,用于甲状旁腺显像(parathyroid imaging)的显像剂主要有 ^{99m}Tc-MIBI 和 ^{201}Tl。^{99m}Tc-MIBI 是一类非特异肿瘤显像剂,其在病变组织中聚集的机制之一被认为与病变组织细胞内线粒体丰富有关,而研究显示,功能亢进或增生的甲状旁腺组织细胞内线粒体非常丰富。^{99m}Tc-MIBI 具有显像剂容易获得、^{99m}Tc 的物理特性更适合进行 SPECT 显像的特点,有利于纵隔及甲状腺深部病灶的显示。根据 ^{99m}Tc-MIBI 在正常组织和甲状旁腺功能亢进组织中的代谢速率不同(多数情况下正常组织中清除较快,功能亢进组织中清除较慢),^{99m}Tc-MIBI 双时相(dual phase)延迟显像时,正常甲状腺组织影像消退,功能亢进的甲状旁腺显影清晰。^{201}Tl 是另一种非特异肿瘤显像剂,其在功能亢进或增生的甲状旁腺组织聚集而显影的原因,与病变甲状旁腺组织血流丰富、Na^+/K^+-ATP 酶活性增高有关。但由于正常甲状腺组织也能摄取少量 ^{201}Tl 而显影,影响病变的辨别。利用甲状腺能摄取 ^{99m}TcO$_4^-$,而甲状旁腺不能摄取的特点,将 ^{201}Tl 的图像减去 ^{99m}TcO$_4^-$ 的图像,能获得较清晰的功能亢进的甲状旁腺影像。

二、显像方法

1. **^{99m}Tc-MIBI 双时相法** 静脉注射 ^{99m}Tc-MIBI 222~296MBq 后 15~30min 时往往甲状腺影像较明显;2~3h 后再次显像(延迟显像)可见甲状腺影像明显变淡,而甲状旁腺腺瘤或增生病灶则清晰显示。此方法相对简单,临床上最为常用。

2. **SPECT/CT 断层融合显像** 在 ^{99m}Tc-MIBI 延迟显像后立即加行 SPECT 断层采集及 CT 扫描,范围包括颈部及甲状腺床以外的异常显像剂摄取浓聚区。显像方法与甲状腺 SPECT/CT 断层融合显像相同。

3. **减影法** 包括 ^{201}Tl/^{99m}TcO$_4^-$ 双放射性核素减影法(dual radionuclide subtraction scintigraphy)和 ^{99m}Tc-MIBI/^{123}I 减影法。

有多种影响因素可导致甲状旁腺显像出现假阳性或假阴性。导致假阳性的因素有甲状腺结节、甲状腺癌及转移的淋巴结等。假阴性多由于病灶较小或部位较深,行断层显像有利于对小病灶的诊断和定位。另外,当甲状旁腺腺瘤位置低于胸骨切迹时,采用平行孔高分辨准直器可较针孔型准直器更灵敏地发现病变和准确定位。SPECT/CT 断层融合显像较单独 SPECT 具有较高的准确性和特异性,利用 CT 有利于甲状旁腺病灶的准确定位和定性。

三、适应证

1. 甲状旁腺功能亢进症的诊断与术前定位。

2. 异位甲状旁腺的诊断。

四、图像分析

1. 正常影像　甲状旁腺功能正常时,由于甲状旁腺的体积较小,通常不显影,同机 CT 扫描也多无腺体显示。

2. 异常影像　无论是甲状腺旁腺腺瘤或增生,还是肾脏透析等原因,均可引起甲状旁腺功能亢进症,甲状旁腺显像可显示这些功能亢进的甲状旁腺组织。^{99m}Tc-MIBI 双时相法图像表现:早期相在甲状腺图像轮廓内或外出现圆形、卵圆形、管形、不规则形显像剂浓聚,延迟相显影更清晰。SPECT/CT 融合图像可见显像剂浓聚区的部位对应的结节(图 9-17)。一般情况下,图像中显示多个显像剂浓聚区时,常提示为甲状旁腺增生;显示单个显像剂浓聚区时,常提示甲状旁腺腺瘤。约 10% 的人群有甲状旁腺的异位,常异位于纵隔内,图像表现为甲状腺区不见甲状旁腺显示,而在纵隔或异位区出现局限性显像剂浓聚。

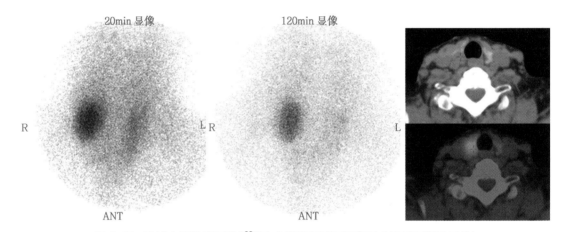

图 9-17　甲状旁腺腺瘤图像(^{99m}Tc-MIBI 双时相显像及 SPECT/CT 显像)

20min 显像见右上甲状旁腺区显像剂摄取浓聚,明显高于正常甲状腺组织;120min 显像见正常甲状腺组织显影基本消退,右上甲状旁腺区显像剂摄取仍明显,SPECT/CT 断层融合显像可见甲状腺右叶上段背侧低密度结节显像剂摄取。

五、临床应用

1. 甲状旁腺功能亢进症的诊断与术前定位

(1)原发性甲状旁腺功能亢进症:是由于甲状旁腺本身疾病引起的甲状旁腺激素合成、分泌过多,从而导致钙、磷和骨代谢紊乱的一种全身性疾病。病因有甲状旁腺腺瘤(单发约占 80%,多发占 1%~5%)、甲状旁腺增生(占 12%)、甲状旁腺腺癌(占 1%~2%)。甲状旁腺显像可以诊断和定位功能亢进的甲状旁腺组织,为手术提供病灶的位置、数量、大小、功能等信息。甲状旁腺腺瘤或腺癌常表现为单个区域的显像剂浓聚,而增生常表现为多个区域的显像剂浓聚。目前,手术治疗仍是甲状旁腺腺瘤的有效治疗手段,手术前应用甲状旁腺显像,尤其是加做 SPECT/CT 断层融合显像扫描,不仅可以提供腺瘤的位置、毗邻、大小、形态等,还可以了解其功能状态,对于指导手术有重要意义。CT、MRI和超声检查也是诊断甲状旁腺腺瘤的非创伤性检查手段,可以观察甲状旁腺的位置、大小及解剖学形态,其灵敏度和特异度比甲状旁腺 SPECT/CT 断层融合显像低,且不能提供功能状态信息。

甲状旁腺腺癌在核素显像上不易与腺瘤相鉴别,诊断时须与临床相结合。

(2)继发性甲状旁腺功能亢进症:是由于各种原因引起的低钙血症,刺激甲状旁腺增生,分泌过多的甲状旁腺激素。多见于肾功能不全和维生素 D 缺乏的患者。多表现为多个区域的显像剂浓聚,有时四个腺体均增大,出现四个甲状旁腺区的显像剂浓聚。

2. 异位甲状旁腺的诊断 异位甲状旁腺可见于纵隔、气管和食管间、颌下等甲状腺以外部位。图像表现为相应部位单发的显像剂浓聚区。需要注意的是常规甲状旁腺显像时如颈部未发现异常浓聚灶，而临床又高度怀疑甲状腺腺瘤或增生时，应扩大显像范围，以免漏诊。诊断异位甲状旁腺时，若纵隔区等部位出现局限性显像剂浓聚区影时，注意与肺部恶性肿瘤及其转移灶鉴别，SPECT/CT 断层融合显像扫描有利于更加准确地诊断异位甲状旁腺（图 9-18）。

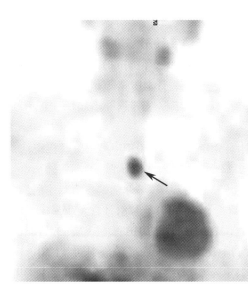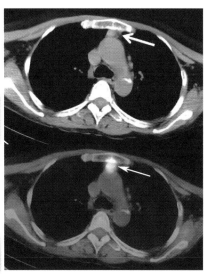

图 9-18 纵隔异位甲状旁腺图像（颈胸部 ^{99m}Tc-MIBI 静态显像及 SPECT/CT 显像）

颈胸部静态显像示胸部结节样显像剂摄取增高区，SPECT/CT 显像示前纵隔升主动脉前方软组织结节影，显像剂摄取增高。胸腔镜手术切除结节，病理示异位甲状旁腺腺瘤。

近年来，许多学者关注正电子显像剂在甲状旁腺功能亢进症定位中的价值研究，发现 ^{11}C-MET、^{18}F-FCH 均具有较高的灵敏度，特别是 ^{18}F-FCH 定位优势明显，是一种有潜力的显像剂。随着 PET/MRI 的推广，对甲状旁腺功能亢进症的诊断、定位等能力会有进一步的提高。

第三节 肾上腺髓质显像

- 临床上常用的肾上腺髓质显像剂为 ^{131}I-MIBG。
- 肾上腺髓质显像常用于嗜铬细胞瘤的定位诊断、转移范围的确定和疗效观察。

肾上腺位于脊柱两侧的腹膜后间隙内，属于腹膜外位器官，重约 7g，左侧者稍大。左肾上腺较长，呈半月状，右肾上腺稍短，呈三角形。肾上腺由皮质和髓质构成，皮质分布在周边，髓质分布在中央，分别分泌多种激素，调节机体的内环境。肾上腺显像包括肾上腺皮质显像和肾上腺髓质显像，目前由于受显像剂的制约，肾上腺皮质显像临床工作开展较少，故本节仅对肾上腺髓质显像进行叙述。

一、显像原理

肾上腺髓质及其他富含交感神经的组织能摄取生物胺（包括儿茶酚胺），能通过位于髓质细胞膜表面的去甲肾上腺素转运系统摄入细胞内，之后经过与细胞膜结合的囊泡的胺转运系统被摄取至囊泡内储存。间位碘代苄胍（MIBG）与去甲肾上腺素的结构相似，进入血液后经过与去甲肾上腺素相同的摄取机制被髓质细胞摄取，并进入到囊泡内储存，在肾上腺素能和神经母细胞瘤中积累，因此应用放射性核素标记的 MIBG 就可使肾上腺髓质显像。与去甲肾上腺素不同，MIBG 不被单胺氧化酶和儿茶酚-O-甲基转移酶降解。^{131}I-MIBG 和 ^{123}I-MIBG 主要用于临床肾上腺髓质显像,为嗜铬细胞瘤、肾上腺髓质增生等病变的定性诊断和功能判断,特别是肾上腺髓质以外的嗜铬细胞瘤的定位诊断、恶性嗜铬细胞瘤转移范围的确定和疗效观察等,提供了简便、有效的手段,尤其是全身显像更是核医学检查的独特优点。^{123}I-MIBG 的主要优点是提高了图像质量,其应用剂量更适用于儿童。

二、显像方法

1. 患者准备

(1)封闭甲状腺:检查前 3d 至检查结束,口服复方碘溶液,每次 5~10 滴,每日 3 次,封闭甲状腺。

(2)检查前 1~3 周停用阻断或减少 MIBG 摄取的药物,如三环类抗抑郁药、可卡因、吩噻嗪、利血平等;停用加速储存囊泡排空 MIBG 的药物,如伪麻黄碱、去氧肾上腺素等。

(3)排便和清洁肠道:显像前嘱患者排空小便,以免影响膀胱邻近肿瘤病灶的显示;为避免肠道放射性的干扰,应于显像前日晚服用缓泻剂,清洁肠道。

2. ^{131}I-MIBG 显像
静脉缓慢注射(>30s)^{131}I-MIBG 18.5~74.0MBq。注药过程中注意患者的不良反应,如血压升高等。注射后 24h、48h,必要时 72h 行后位和前位显像,范围包括头部、胸部、腹部和骨盆,对疑有肾上腺外或恶性嗜铬细胞瘤时,应进行全身显像,显像前嘱患者排空膀胱。配置高能平行孔准直器,能峰 364keV,窗宽 20%~30%,矩阵 64×64 或 128×128,计数至少采集 100k/帧。

3. ^{123}I-MIBG 显像
静脉缓慢注射(>30s)^{123}I-MIBG 111~370MBq。注射后 3h、18h、48h,必要时进行 72h 后位及前位显像;注药过程中注意患者的不良反应。平面显像范围同 ^{131}I-MIBG 显像。配置低能平行孔准直器,能峰 159keV,窗宽 20%~30%,矩阵 64×64 或 128×128,计数至少采集 500k/帧。

对于平面显像有可疑病灶者,应加做肾上腺 SPECT 或 SPECT/CT 断层显像。

三、适应证

1. 嗜铬细胞瘤的定位诊断。
2. 嗜铬细胞瘤转移范围的确定和疗效观察。
3. 成神经细胞瘤及其他神经内分泌肿瘤,如甲状腺髓样癌、西普勒(Sipple)综合征的诊断。
4. 肾上腺病变的定性诊断和功能判断。

四、图像分析

1. 正常图像
正常情况下肾上腺髓质不显影或稀疏显示。^{123}I- 或 ^{131}I-MIBG 静脉注射后部分由肾脏和肝胆排泄(图 9-19),部分经唾液腺分泌进入肠道。因此,正常情况下,交感神经分布丰富的组织如唾液腺、心肌等显影,或显像剂代谢和排泄的途径如肝脏、肠道、膀胱可显影。尽管检查前和检查期间受检者服用碘剂封闭甲状腺,但甲状腺有时仍可显影。^{123}I-MIBG 和 ^{131}I-MIBG 两种显像剂的显像结果基本一致,但 ^{123}I-MIBG 的图像质量优于 ^{131}I-MIBG。

2. 异常图像
为了便于判断和比较其显影程度,根据肾上腺髓质或病灶区的放射性分布情况,可将图像分为 5 级:0 级不显影;Ⅰ级稀疏显影;Ⅱ级较清晰显影;Ⅲ级清晰显影;Ⅳ级显著显影。

(1)双侧肾上腺显影:在注射显像剂 48h 后出现双侧肾上腺髓质显影清晰(Ⅱ级以上显影),提示肾上腺髓质功能增强,常见于肾上腺髓质增生等情况。

(2)单侧肾上腺显影:单侧肾上腺髓质明显显影,特别是在 24h 显像即见较清晰的影像,多提示为嗜铬细胞瘤,不显影侧为正常肾上腺。

(3)异位放射性浓聚:对于临床上怀疑为嗜铬细胞瘤的患者,肾上腺髓质显像时,在肾上腺以外的头、胸、腹部、膀胱区以及骨骼等部位发现异常的放射性浓聚区,并能排除该部位各种干扰因素的影响者,其浓聚部位可诊断为异位嗜铬细胞瘤或恶性嗜铬细胞瘤转移灶。若同时伴有一侧肾上腺明显显影特别是影像较大,而肾上腺以外出现多个浓聚区时,应考虑为恶性嗜铬细胞瘤多发性转移可能。对小儿患者,如腹壁或骨骼处有异常显影,应高度怀疑为神经母细胞瘤。

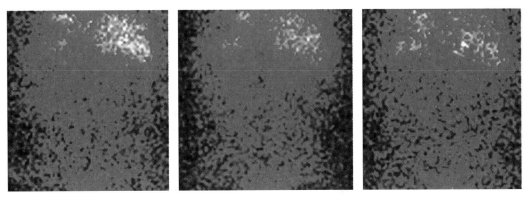

图 9-19　正常肾上腺髓质 ^{131}I-MIBG 显像图（后位）

注射显像剂 24h、48h 及 72h 后显像见双侧肾上腺未显影,肝脏及心脏显像剂生理性摄取。

五、临床应用

1. 嗜铬细胞瘤　嗜铬细胞瘤主要分泌儿茶酚胺,部分患者出现阵发性高血压,早期及时诊断嗜铬细胞瘤并手术治疗,可以彻底治愈这类继发性高血压患者。^{123}I 或 ^{131}I-MIBG 可明显浓聚于嗜铬细胞瘤组织,一般注射 ^{131}I-MIBG 后 24h 肿瘤即可显影(图 9-20),随着本底的降低,影像会更加清晰,其灵敏度为 85.5%~88.9%,特异度为 97.1%~100%,准确度为 89.5%。肾上腺髓质显像为肾上腺嗜铬细胞瘤,特别是为肾上腺髓质以外的嗜铬细胞瘤定位诊断提供了简便、有效的手段,尤其是全身显像更具有核医学检查的独特优点。

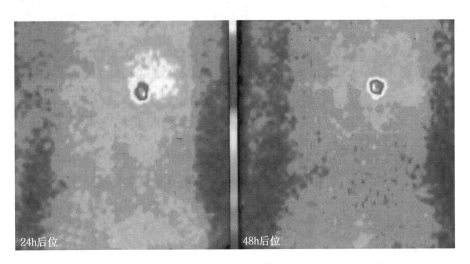

图 9-20　右侧肾上腺嗜铬细胞瘤 ^{131}I-MIBG 显像图（后位）

24h(左)、48h(右)显像见病变有明显的显像剂浓聚

成人嗜铬细胞瘤 20%~25% 位于肾上腺外(儿童约为 30%)。肾上腺外嗜铬细胞瘤几乎可见于身体的各个部位,较常见的部位为胸、腹部大动脉旁,其他如膀胱、颈动脉、心脏周边等。嗜铬细胞瘤的准确定性和定位对于有效治疗至关重要。当病变组织摄取显像剂较强时,心肌可不显影,这一征象可作为诊断嗜铬细胞瘤的间接依据。

由于嗜铬细胞瘤也能表达生长抑素受体,所以生长抑素受体显像如 ^{111}In- 奥曲肽(octreotide,OC)、^{18}F-OC 也可以诊断嗜铬细胞瘤。^{111}In- 奥曲肽显像比 ^{131}I-MIBG 能更好地发现肾上腺外的嗜铬细胞瘤,但对肾上腺内的肿瘤,MIBG 显像更有优势。此外,^{18}F-FDG、^{11}C- 羟基麻黄碱、^{11}C- 肾上腺素、6-^{18}F- 多巴胺等药物也可应用于嗜铬细胞瘤诊断,其中 ^{18}F-FDG 应用最广,但显像灵敏度不及 ^{18}F-OC

（图 9-21）。6-^{18}F- 多巴胺 PET 显像可较特异地诊断嗜铬细胞瘤，其灵敏性、特异性都很高，且副作用小、分辨率高。

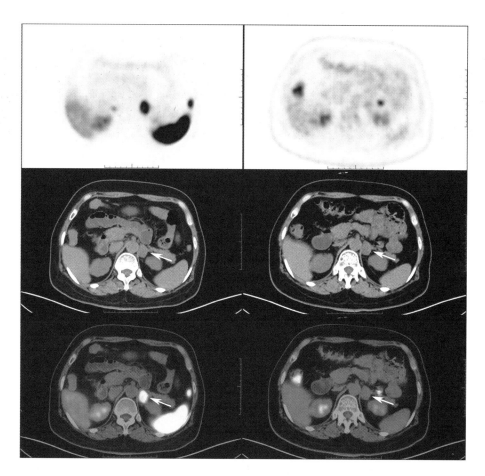

图 9-21 同一例患者左侧肾上腺嗜铬细胞瘤 ^{18}F-OC 及 ^{18}F-FDG PET/CT 图像
左侧肾上腺稍低密度结节影，结节摄取 ^{18}F-OC（左）要明显高于 ^{18}F-FDG（右）（箭头）。

2. 恶性嗜铬细胞瘤 约 10% 的嗜铬细胞瘤为恶性，通常在早期即可转移至肝、骨、肺、淋巴结等处。^{123}I-MIBG 和 ^{131}I-MIBG 局部和全身显像可确定恶性嗜铬细胞瘤转移范围（图 9-22）。在治疗中，利用 ^{131}I 发射的 β 射线可以达到有效的内照射治疗的目的。通过显像可判断其摄取 ^{131}I-MIBG 的能力，并观察其疗效。^{18}F-FDG 代谢显像能对肿物的良恶性鉴别提供帮助，对可疑恶性的肾上腺肿物，^{18}F-FDG PET 诊断的敏感度为 100%，特异度为 94%，准确度为 96%。

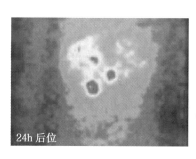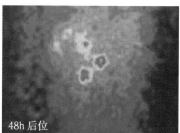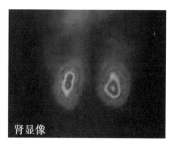

图 9-22 一例恶性嗜铬细胞瘤术后复发患者 ^{131}I-MIBG 显像图
图像分别为注射 ^{131}I-MIBG 后 24h（左）、48h（中）和 ^{99m}Tc-DTPA 肾显像（右）。24h 和 48h 后位相均可见左侧肾上腺区及中腹区（箭头所示位置）显像剂摄取浓聚灶，提示恶性嗜铬细胞瘤复发及转移。

3. 肾上腺髓质增生　一般注射 ^{131}I-MIBG 48h 后出现双侧肾上腺髓质显影清晰,提示肾上腺髓质功能增强,有时也可呈单侧肾上腺显影。

4. 成神经细胞瘤　既往称之为神经母细胞瘤,可发生于交感神经链的任何部位。^{131}I-MIBG 显像的灵敏度为 81.3%(13/16),特异度为 100%(9/9),准确度为 88%(22/25)。另外,在副神经节细胞瘤、甲状腺髓样癌、Sipple 综合征等肿瘤的诊断中,^{123}I 或 ^{131}I-MIBG 显像也有较高的价值。

Summary

This chapter outlines the contents of nuclear medicine in endocrinology, covering the basic and clinical aspects, the current application and evolution mainly in thyroid, parathyroid glands and adrenal glands. For thyroid assessment, in vitro tests of TT_3, TT_4, FT_3, FT_4, TSH and some antibodies (such as TRAb, TGAb, TmAb and TPOAb) are commonly used to detect thyroid dysfunction. and disorders Thyroid imaging is one of the earliest nuclear medicine procedures designed to evaluate the physiology and diseases in vivo. It provides anatomical and functional information of thyroid, an estimation of thyroid weight before ^{131}I treatment, and particularly the evaluation of the relative function of nodules compared with the rest of the gland. Thyroid ^{131}I uptake test is an important thyroid function evaluation method, where the uptake value is mainly used to calculate the absorbed dose of ^{131}I for therapy. ^{99m}Tc-pertechnetate and ^{131}I are conventional imaging agents for thyroid, where the former is preferable except for locating the aberrant thyroid or the metastases of thyroid cancer. The tumor-avid imaging agents such as ^{201}TI and ^{99m}Tc-MIBI are also used for the diagnosis of thyroid cancer, and the parathyroid gland imaging with the dual phase scanning or dual radionuclide subtraction scintigraphy. ^{123}I/^{131}I-MIBG is not only an agent for detecting adrenal pheochromocytoma, but also for extra-adrenal metastasis and treatment response monitoring. ^{131}I-MIBG also can be used for pheochromocytoma internal-radiation therapy. The application of SPECT/CT can improve the accuracy of the localization and qualitative diagnosis of endocrine system diseases, and the development of new imaging agents can increase the detection rate of endocrine diseases.

思考题

1. Graves 甲亢患者的甲状腺激素和自身抗体会有哪些变化?
2. 甲状腺显像有哪些临床应用价值?
3. 甲状旁腺功能亢进症患者的双时相甲状旁腺显像会有哪些改变?
4. 甲状腺显像中根据功能状态可以将结节分为哪四种类型,分别有哪些临床意义?
5. ^{131}I-MIBG 为何能用于嗜铬细胞瘤的诊断?

(赵晋华)

第十章
肿瘤显像

恶性肿瘤是严重威胁人类健康的主要公共卫生问题之一,我国恶性肿瘤发病率和死亡率逐年上升。根据世界卫生组织国际癌症研究机构(IARC)近日发布的2020年全球最新癌症负担数据,中国恶性肿瘤新发病例和死亡人数均列全球第一,总体防控形势严峻。恶性肿瘤的早期诊断、准确分期和疗效评估对提高患者的生存率十分重要。

目前常用的诊断恶性肿瘤的影像学方法包括X线、超声、CT和MRI等,这些检查方法以解剖形态为疾病诊断的主要标准。然而,在疾病的发生发展过程中,基因受体、生理生化、功能代谢异常的出现远远早于解剖形态的改变。核医学影像为无创显示功能代谢、受体变化等提供了最直接的方法,其中最为常用的就是葡萄糖代谢PET显像,常用的显像剂是^{18}F-氟代脱氧葡萄糖(^{18}F-FDG)。氨基酸、核苷酸、磷脂代谢显像,也分别通过反映肿瘤细胞的氨基酸转运与合成、核酸的合成和代谢、细胞膜合成、三羧酸循环代谢等,用于多种肿瘤的诊断和评估,是葡萄糖代谢显像在肿瘤诊断的有益补充。核素受体显像和放射免疫显像,作为肿瘤特异性显像,通过核素标记特异性配体或抗体,与肿瘤过表达的受体或抗原特异性结合,不仅可用于肿瘤精准诊断和评估,而且是筛选可进一步行放射配体治疗和放射免疫治疗患者的必要工具。肿瘤微环境是近年研究的热点,目前已经有核素显像显示肿瘤血管生成、肿瘤成纤维活化蛋白表达、乏氧等特殊变化,对肿瘤的生物学特征提供无创的影像信息。可以预期,核医学影像在恶性肿瘤的临床与研究中将发挥越来越重要的作用。

第一节 ^{18}F-FDG PET/CT 肿瘤显像

- 旺盛的葡萄糖代谢是恶性肿瘤细胞的共同特征之一,^{18}F-FDG是葡萄糖类似物,利用^{18}F-FDG进行PET显像,可观察肿瘤的葡萄糖代谢活动。

- ^{18}F-FDG PET显像主要用于肿瘤的早期诊断与鉴别诊断、分期及治疗后再分期、评价肿瘤治疗疗效、指导放疗计划、活检及介入治疗的定位;可用于鉴别恶性肿瘤治疗后残留或复发、纤维化或坏死;也可用于不明原因转移癌、多浆膜腔积液、发热、肿瘤标志物升高时肿瘤的探查。

应用^{18}F-FDG的葡萄糖代谢显像在恶性肿瘤诊断、分期和疗效评估中具有重要的作用,其临床应用占PET常规工作的80%以上,国内部分PET中心可达到95%。葡萄糖代谢PET显像真正实现了在体无创显示分子水平的生化影像,是目前最成熟的分子影像技术,突破了传统以解剖形态为基础的诊断方式,在肿瘤诊疗中具有划时代的意义。现代核医学之父、世界著名的核医学专家Wagner教授在美国第43届核医学年会上将^{18}F-FDG誉为"世纪分子"(molecule of the century)。

一、显像原理

(一) ^{18}F-FDG 葡萄糖代谢显像原理

^{18}F-FDG是葡萄糖的类似物,其与葡萄糖的结构差异在于2位碳原子上的羟基被^{18}F取代(图10-1),因此两者的代谢途径相似但又有所不同。^{18}F-FDG与葡萄糖一样通过葡萄糖转运蛋白(glucose transport, GLUT)被转运进入细胞。在细胞质中,葡萄糖在己糖激酶的作用下生成葡萄糖-6-磷酸,进一步参加三羧酸循环和其他代谢途径;而 ^{18}F-FDG 在己糖激酶的作用下同样被磷酸化形成 6-磷酸-氟代脱氧葡萄糖。但与葡萄糖代谢不同的是,6-磷酸-氟代脱氧葡萄糖由于结构的变化,不能再进一步参与糖代谢的过程,因此被滞留(陷入)在细胞中(图 10-2)。静脉注射 ^{18}F-FDG 后待其在体内代谢平衡后,通过 PET 显像可以显示 ^{18}F-FDG 在体内摄取、浓聚和分布的位置,从而可用于量化肿瘤葡萄糖代谢。[18]F-FDG 摄取增多反映局部的葡萄糖代谢增高。

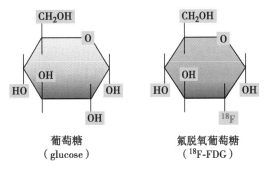

图 10-1   葡萄糖结构与 ^{18}F-FDG 结构

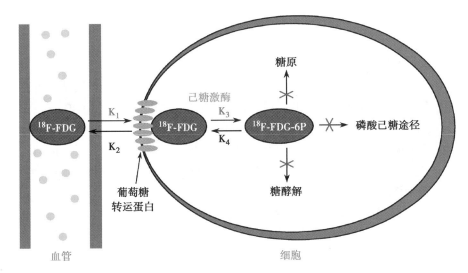

图 10-2   ^{18}F-FDG PET 葡萄糖代谢显像原理示意图

(二)肿瘤葡萄糖代谢显像的病理生理学基础

1931 年,Warburg 发现肿瘤细胞优先利用糖酵解释放的能量来满足自己的需要,而有氧呼吸有所下调,肿瘤细胞获得 ATP 的方式发生改变,即使在氧气供应充足的情况下,有氧氧化也会减弱,而糖酵解增强。这种肿瘤细胞即使在有氧情况下能量获取模式仍然是以糖酵解为主,被命名为瓦尔堡(Warburg)效应,它是肿瘤细胞代谢重组的特征性标志物之一,是 ^{18}F-FDG PET 显像在肿瘤学中应用的理论基础。

另外,当肿瘤细胞生长速度超过其血管生长速度时,肿瘤组织局部血流减少,供氧能力随之减弱、氧分压降低,形成乏氧区域。当组织细胞暴露于乏氧环境时,常伴有 GLUT 表达上调。Wang 和 Semenza 等研究也显示,乏氧环境会上调己糖激酶的活性,增加糖酵解速率。

综合以上原因,大多数肿瘤细胞呈现高水平 GLUT 和己糖激酶表达,使 ^{18}F-FDG 向细胞内转运量明显增多,同时磷酸化为 6-磷酸-氟代脱氧葡萄糖的速率明显增高,因此肿瘤细胞中有更多的 ^{18}F-FDG 聚集,高于正常组织,肿瘤得以显示出来。但部分恶性肿瘤由于 GLUT 和己糖激酶表达水平不是很高,可呈现为 ^{18}F-FDG 显像阴性,如低级别胶质瘤、黏液腺癌、分化较高的肾透明细胞癌及前列腺癌等。肿瘤细胞摄取 ^{18}F-FDG 除与 GLUT 和己糖激酶的量有关外,也与葡萄糖-6-磷酸脱氢酶表达水平有关,大多数肿瘤该酶表达水平较低或缺乏,但部分肿瘤该酶表达水平高而使肿瘤 ^{18}F-FDG 显像呈阴性,如分化较高的原发性肝细胞癌。

在正常生理和良性病理改变情况下,一些细胞也以糖酵解为主要代谢模式满足其生物功能所需要能量,在^{18}F-FDG PET影像中亦显示为高摄取。如骨骼肌细胞在剧烈运动状态下,心肌细胞在缺血、缺氧状态下等。另外,感染、肉芽肿等炎症病变、增生性病变以及一些良性肿瘤等非恶性病理改变,在^{18}F-FDG PET影像中也可以表现为高摄取灶。这些生理反应性摄取和良性病变下葡萄糖代谢增高,在一定程度上影响了^{18}F-FDG PET对良恶性肿瘤的鉴别。因此,在临床实践中还需要结合病史、病灶的CT影像、实验室检查、既往影像学资料等进行综合判断,甚至通过活检或手术获取病理学结果,才能进行病变良恶性的诊断。

还需要注意的是,多种因素可影响^{18}F-FDG的生物学分布,血糖是重要因素之一。葡萄糖与^{18}F-FDG竞争被恶性肿瘤细胞摄取,高血糖会抑制肿瘤细胞对^{18}F-FDG的摄取。因此,在注射显像剂前,受检者应禁食4~6h,以减少血浆葡萄糖的竞争,避免对^{18}F-FDG摄取的影响。糖尿病患者的高血糖水平能够改变体内^{18}F-FDG的分布,导致肌肉组织摄取^{18}F-FDG增高,图像质量下降,因此在静脉注射^{18}F-FDG前后保持低血糖水平对于糖尿病受检者尤为重要。

二、显像方法

(一)显像前准备

1. 显像前24h内避免剧烈活动。

2. **血糖控制**　注射^{18}F-FDG之前至少禁食4h。不禁水,但禁止饮用含糖饮品。注射^{18}F-FDG之前至少4h停止含葡萄糖的静脉输液。在注射显像剂前测量身高、体重,测试血糖。血糖水平应低于200mg/dl(11.1mmol/L)。血糖过高应重新安排检查,或通过注射短效胰岛素来降低血糖水平,在胰岛素注射后1~2h重新测定,低于11.1mmol/L方可注射^{18}F-FDG。

3. ^{18}F-FDG应该在患侧的对侧进行注射,按体重计算,一般注射剂量为3.7~5.55MBq(0.1~0.15mCi)/kg,儿童酌情减量。

4. 在注射药物时及在等候检查的过程中,受检者应保持安静、减少说话、注意保暖,以减少肌肉、棕色脂肪组织等对^{18}F-FDG的摄取。

5. 在PET/MRI显像中,需要提前询问患者有无MRI检查的禁忌证,包括体内有铁磁类植入物(如心脏起搏器、电子耳蜗、神经刺激器等电子装置);体内有金属弹片、金属关节、固定钢针、手术银夹、眼球金属异物、假肢、假体、固定钢板等;幽闭恐惧症患者;等等。

6. 在图像采集前,应排空膀胱以减少图像干扰。

(二)显像方法

1. **体位与扫描范围**　图像采集应在显像剂注射后45~90min内进行。图像采集过程中患者取仰卧位。常规体部采集视野必须至少包括从颅底到股骨上1/3段;脑部可单独采集,也可以与体部连续采集;怀疑患者存在肢体远端病灶需要鉴别时,采集视野可延伸到足底;局部采集根据临床需要进行。

2. **PET/CT显像**　常规使用CT定位扫描后,进行PET采集。由于显像设备型号不同,探头采集计数的灵敏度不同,每个床位采集时间可以不同,一般在1.5~3min;PET采集部位应该与CT扫描位置完全相同。图像分析除观察CT、PET图像外,还需使用图像融合软件对采集CT图像和PET图像进行融合显示,展示横断面、冠状面和矢状面的融合图像,以及最大密度投影(maximum intensity projection,MIP)图像,并可进行3D电影模式显示。

3. **PET/MRI显像**　首先进行MRI全身定位像的扫描,该序列分三段进行冠状位和矢状位的定位扫描,然后自动将三段拼接,得到全身冠状位和矢状位的定位像;然后设置PET扫描范围,调入定位像,按照受检者身高,设置床位数和床位之间叠加厚度,以保证扫描范围能够包含从颅顶至大腿中段;设置用于PET衰减校正的解剖部位区,依次分为脑部、头颈部(颅顶至肺尖)、胸部(肺尖至肺底)、腹部(肺底至髂骨上缘)和盆腔(髂骨上缘至大腿)。PET成像参数设置完成后,开始扫描,MRI轴向位置中心与PET中心同步一致。同步进入MRI扫描,MRI设置参数根据不同机器、不同部位、诊断的不同需求而有所差别。全部扫描结束后,进行PET图像重建、图像融合等。

4. 延迟显像 由于部分肿瘤细胞的摄取平台时间可延迟到药物注射后 2h 以上,以及 ^{18}F-FDG 在胃部、肠道、肾脏、输尿管和膀胱内的排泄或滞留,可能影响对脏器本身、邻近组织器官或病变的观察,可以根据临床需要进行延迟显像。延迟显像可在药物注射后 2~4h 进行,其间可以嘱患者饮水、排尿、排便等,部分泌尿系统疾病可给予利尿剂或相关药物进行处理,以更好地显示病灶。

三、图像判读

(一)图像分析

1. 图像质量分析 观察图像显像剂分布,分析有无因显像剂注射剂量偏低、显像剂外漏、显像剂放化纯度低、血糖高、设备老化探测效率低、患者体位移动等因素所导致图像质量问题。

2. 病灶定性分析 通过视觉对异常 ^{18}F-FDG 高摄取病灶的摄取程度、放射性分布均匀性、病灶位置,以及与周围组织、结构等毗邻关系进行分析,并分析相应部位 CT 所见的病灶大小、形态及密度改变等有用信息,对病灶的性质做分析、判断。

3. 定量分析 采用定量和半定量方法对病灶的性质进行分析、判断。目前常用半定量法。半定量分析方法常使用肿瘤/非肿瘤组织(tumor/non-tumor ratio,T/NT)的 ^{18}F-FDG 摄取比值和标准摄取值(standard uptake value,SUV)两种方式。临床常规采取 SUV 估计 ^{18}F-FDG 的摄取程度。

SUV 反映的是局部组织(感兴趣区)的 ^{18}F-FDG 摄取程度,包括平均 SUV(SUV_{mean})、最大 SUV(SUV_{max})等。SUV 的计算公式如下:

$$SUV = \frac{局部感兴趣区放射性活度(MBq/ml)}{注入放射性活度(MBq)/体重(g)}$$

结合 PET 和 CT 图像,目前还有一些半定量指标用于图像分析,最常用的是肿瘤代谢体积(metabolic tumor volume,MTV)和病灶糖酵解总量(total lesion glycolysis,TLG)。MTV 是一项可定量测量的容积参数,测量方法是在设定阈值的基础上对高 ^{18}F-FDG 摄取的病灶进行容积分割,反映病灶的葡萄糖代谢容积。TLG 以肿瘤代谢体积为基础,是一个既能反映肿瘤代谢活性又能反映肿瘤代谢体积的综合参数。TLG= 肿瘤代谢体积(MTV)× 感兴趣区内标准化摄取均值(SUV_{mean})。虽然这些指标尚未在临床中常规应用,但是大量研究显示其在恶性肿瘤的疗效评估、预后判断中发挥了一定的作用。

(二)^{18}F-FDG 在体内的生理性摄取

静脉注射显像剂 ^{18}F-FDG 后 1h 全身各脏器组织均可呈现一定的显像剂分布(图 10-3),其中大脑皮质摄取较多,左心室心肌摄取变异较大,其他组织和器官呈轻度到中度摄取。^{18}F-FDG 经泌尿系统排泄,膀胱内尿液中显像剂显影清晰,因此在显像前需排空小便,以避免尿液中显像剂滞留影响对邻近组织的观察。

肌肉也可出现 ^{18}F-FDG 摄取,沿肌肉走行呈条形,有时是对称性的(图 10-4)。胃及肠道可见不同程度的显像剂摄取,呈连续性,与消化道走行一致,通过 CT 显像可判断显像剂浓聚部位是否在胃壁或肠管内,局部 CT 显像有无异常黏膜增厚、肿块等。子宫及卵巢由于女性生理周期的影响,经常在图像中见到不同程度的显像剂摄取(图 10-5)。棕色脂肪组织(brown adipose tissue,BAT)也可呈现不同程度的显像剂摄取,与环境温度、所处地域和工作环境、

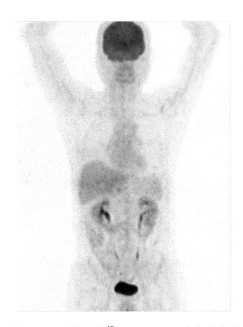

图 10-3 正常人体 ^{18}F-FDG PET 全身分布图

性别、年龄有关,多见于女性,寒冷可刺激棕色脂肪组织摄取 ^{18}F-FDG 增加。棕色脂肪组织多分布在头颈部、胸部大血管周围、腋下、肾上腺周围、脊柱两旁肋间和腹主动脉周围等区域。在 PET 上表现为颈肩部、锁骨区及双侧椎肋关节处对称、形态各异、浓聚程度不等的 ^{18}F-FDG 摄取增高(图 10-6)。因此,在冬季和有空调的房间中,尽量在注射前 30~60min 保暖,并在随后的摄取期和检查期间继续保暖,以尽量减少 ^{18}F-FDG 在棕色脂肪组织中的累积而影响对图像的解读和分析。

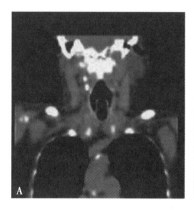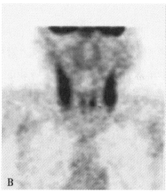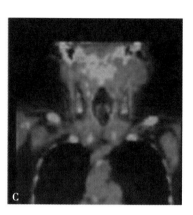

图 10-4　双侧胸锁乳突肌 ^{18}F-FDG 生理性摄取
A.CT 影像;B.PET 影像;C.PET/CT 融合影像。

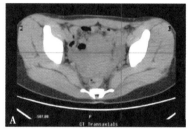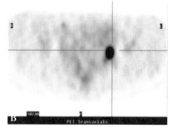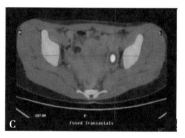

图 10-5　左侧附件对 ^{18}F-FDG 生理性摄取
A.CT 影像;B.PET 影像;C.PET/CT 融合影像。

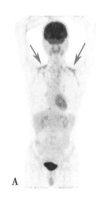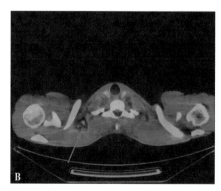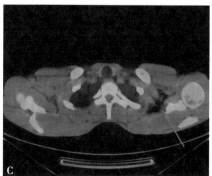

图 10-6　棕色脂肪组织对 ^{18}F-FDG 生理性摄取
A.MIP 图像;B、C.PET/CT 融合影像;红色箭头为颈部棕色脂肪组织显影。

正确的图像判读需要了解 ^{18}F-FDG 在全身显像中的生理性摄取和器官变异情况下的正常摄取,此时 CT 的解剖信息和定位作用十分重要。结合 CT 信息,^{18}F-FDG 在体内各个部位的生理性摄取更易识别,既避免了将生理性摄取误诊为病灶,又可防止将高代谢病灶判断为生理性摄取,造成不应有的漏诊。在临床实践中,需从横断面、冠状面和矢状面以及三维投影图多个角度来观察

^{18}F-FDG 浓聚的解剖位置,当不能明确时,可以通过延迟显像、利尿后延迟显像、喝水或口服低浓度对比剂充盈胃部,观察显像剂浓聚的位置和形态的变化,以便更好地区分生理性摄取或病灶对显像剂的浓聚。

（三）异常图像

在排除正常生理性摄取后,出现局灶性的异常 ^{18}F-FDG 浓聚病灶均可以视其为异常病灶,主要包括恶性肿瘤、炎症、一些良性肿瘤等病变。

1. 恶性肿瘤 大部分恶性肿瘤在 ^{18}F-FDG PET 显像中表现为肿瘤部位局灶性、较高的显像剂摄取。少部分恶性肿瘤由于 GLUT 表达水平较低、去磷酸化水平较高、肿瘤组织中肿瘤细胞数量较少等因素,在图像中可表现较低甚至无显像剂摄取,如黏液腺癌、原发性高分化肝细胞癌、肾透明细胞癌等（图 10-7）。

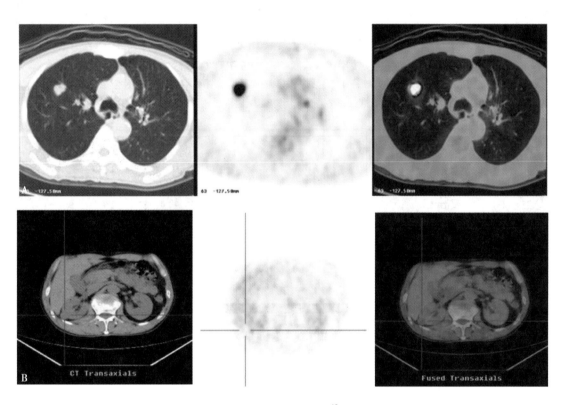

图 10-7 右肺恶性肿瘤与右肾透明细胞癌 ^{18}F-FDG PET/CT 显像

A. 右肺结节,^{18}F-FDG 摄取阳性,病理诊断右肺腺癌,^{18}F-FDG PET 显像为真阳性;B. 右肾结节,^{18}F-FDG 摄取阴性,病理诊断肾透明细胞癌,^{18}F-FDG PET 显像为假阴性。

2. 肿瘤样病变 部分良性肿瘤在 ^{18}F-FDG PET/CT 图像中也可表现较高的显像剂摄取,如甲状腺腺瘤、腮腺肿瘤（混合瘤）、结肠腺瘤样息肉及平滑肌瘤等。这些肿瘤样病变有时与早期恶性肿瘤病灶不易鉴别,在临床诊断中须加以注意（图 10-8）。

3. 炎症 各种原因引起的急性炎症、以肉芽组织增生为主的炎症（如结节病、真菌性疾病、结核性疾病等）,以及由于免疫异常等所致的慢性炎症疾病（如溃疡性结肠炎等）,在 ^{18}F-FDG PET 中也可表现为较高的显像剂摄取。这些炎症性疾病由于与恶性肿瘤具有相类似的结构性和代谢变化,有时很难通过 ^{18}F-FDG PET/CT 的摄取情况加以鉴别,常需要结合患者的病史、实验室检查、既往影像资料等联合诊断,必要时需要活检或手术等获得组织进行病理学诊断（图 10-9）。

4. 其他 一些其他病理状态也可造成 ^{18}F-FDG 异常浓聚,如发热会引起脊髓反应性葡萄糖代谢轻度弥散增高,这种情况多为全身性和对称性。应用白细胞集落刺激因子可刺激骨髓造血组织的增生,也可以引起骨髓对 ^{18}F-FDG 摄取增加,此时需要与血液系统疾病造成的脊髓浸润进行鉴别。这种骨髓治疗反应随疗程结束后会下降,建议在治疗后间隔 5d 以上再进行 ^{18}F-FDG PET 显像。手术造成的创伤,会引起 ^{18}F-FDG 摄取增加,有时可持续数月甚至数年。

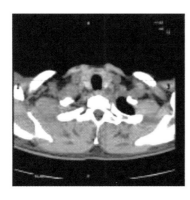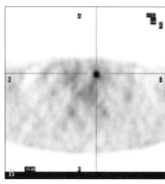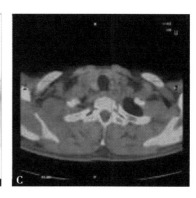

图 10-8　甲状腺腺瘤 ^{18}F-FDG PET/CT 显像

A.CT 影像,左叶甲状腺低密度病灶;B.PET 影像, ^{18}F-FDG 显像为阳性;C.PET/CT 融合影像。病理诊断为甲状腺腺瘤, ^{18}F-FDG PET/CT 显像为假阳性。

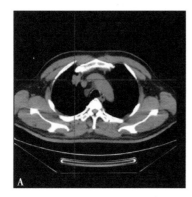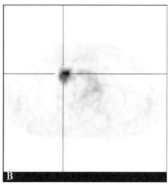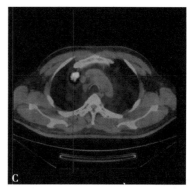

图 10-9　右肺上叶结节 ^{18}F-FDG PET/CT 显像

A.CT 影像,右肺上叶结节;B.PET 影像, ^{18}F-FDG 显像为阳性;C.PET/CT 融合影像。病理诊断为肺结核, ^{18}F-FDG PET/CT 显像为假阳性。

四、适应证与禁忌证

葡萄糖代谢 PET 显像的临床应用有三个大方面:肿瘤、神经系统和心血管系统。无论是国内还是国际,其在肿瘤诊疗中的临床应用占所有 PET 检查的比例最大,国内甚至高达 90% 以上。

（一）适应证

2006 年《美国核医学杂志》、2010 年及 2015 年《欧洲核医学与分子影像杂志》、2014 年及 2016 年中国《核医学与分子影像临床应用指南》分别发表了 ^{18}F-FDG PET 肿瘤显像操作指南和肿瘤显像的适应证,包括但不限于:

1. 鉴别良性和恶性病变。
2. 恶性肿瘤的临床分期。
3. 监测恶性肿瘤治疗效果。
4. 当首先发现肿瘤转移灶或表现为肿瘤伴随综合征时寻找肿瘤原发病灶。
5. 治疗后肿瘤残余或纤维化、坏死的鉴别。
6. 探测肿瘤复发,特别是在肿瘤标志物升高时。

7. 选择最佳肿瘤穿刺活检部位。

8. 指导放射治疗计划。

9. 不明原因发热、多浆膜腔积液、肿瘤标志物升高而怀疑恶性肿瘤的肿瘤探测。

10. 恶性肿瘤的预后评估及生物学特征的评价。

11. 肿瘤治疗新药与新技术的客观评价等。

需要特别指出的是,对于不同的肿瘤类型,^{18}F-FDG PET 显像的灵敏度也不同,多种显像剂的联合应用,可能会提高诊断的准确性。

(二)禁忌证

孕妇原则上应避免 PET 检查。

需要被检查者注意的是,哺乳期妇女注射 ^{18}F-FDG 24h 内应避免哺乳,并与婴幼儿保持距离。

五、临床应用

(一)良恶性病变的诊断和鉴别诊断

大部分恶性肿瘤细胞具有糖酵解水平增加的特征,摄取 ^{18}F-FDG 增加,在 ^{18}F-FDG PET 图像上表现为显像剂分布浓聚,因而可进行恶性肿瘤的诊断,并对良性和恶性病变的甄别有一定的价值。早期鉴别病变的良恶性对于临床决策至关重要,一方面可以使恶性肿瘤患者赢得治疗时机,及时进行手术及其他有效治疗,延长患者的生存期和提高生存质量;另一方面,如果诊断倾向良性,则可以减少不必要的手术,降低患者的治疗痛苦和医疗费用,这无疑对临床具有重要的实用意义。需要注意的是,由于 ^{18}F-FDG PET 在各种肿瘤病理类型中的灵敏度和特异性存在较大的差异,存在一定的假阴性和假阳性(表 10-1)。在不同类型肿瘤的临床实践中如何解读 ^{18}F-FDG PET 图像特征以进行准确诊断,仍需不断总结经验。

表 10-1　^{18}F-FDG PET 显像假阳性和假阴性常见原因及疾病

显像结果	分类	疾病
假阳性	感染性疾病	细菌性、结核、真菌感染(隐球菌病、曲霉病、结节型组织胞浆菌病)、寄生虫等
	炎性结节性疾病	活动期结节病、尘肺、韦格纳(Wegner)肉芽肿病
	伪影	金属假体或造影剂导致的 CT 衰减校正的过度校正
假阴性	PET 分辨率原因	病灶小
	肿瘤细胞含量低	黏液癌
	肿瘤葡萄糖代谢低	部分腺癌、部分类癌
	肿瘤葡萄糖转运体表达较低	肾透明细胞癌、肝细胞癌、前列腺癌等

应用 PET 延迟显像的方法,提供双时相(常规和延迟)影像信息可能对病变的良恶性鉴别诊断有一定的价值,这主要是由于大多数恶性肿瘤病变 ^{18}F-FDG 的摄取随时间延长达到平台期后可能保持不变或持续增加。此外,因 ^{18}F-FDG 排泄或因为尿液影响邻近器官观察时,可应用利尿剂后行延迟显像,或嘱患者多饮水排尿后进行延迟显像,减少 ^{18}F-FDG 在肾脏、输尿管和膀胱中的滞留,有利于病变的显示和观察,达到"水落石出"的效果(图 10-10)。

(二)恶性肿瘤临床分期诊断

TNM 分期系统是目前国际上最为通用的肿瘤分期系统。^{18}F-FDG PET 显像系全身显像,一次检查不仅可以看到原发肿瘤病灶的情况,还可以提供淋巴结、脑、肺、肝、肾上腺和骨骼等全身各器官或组织有无转移的信息,有助于肿瘤精确的临床分期,为制订科学的临床治疗方案提供依据(图 10-11)。

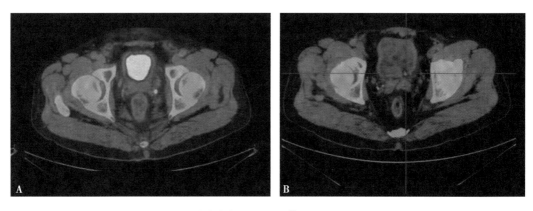

图 10-10 膀胱癌患者利尿前后 ^{18}F-FDG PET/CT 显像

A. 利尿前常规显像,膀胱内尿液充盈,难以发现病灶;B. 利尿后延迟显像,膀胱内尿液显影变淡,膀胱左后壁局限代谢增高,病灶得以清晰显示,诊断为膀胱癌。

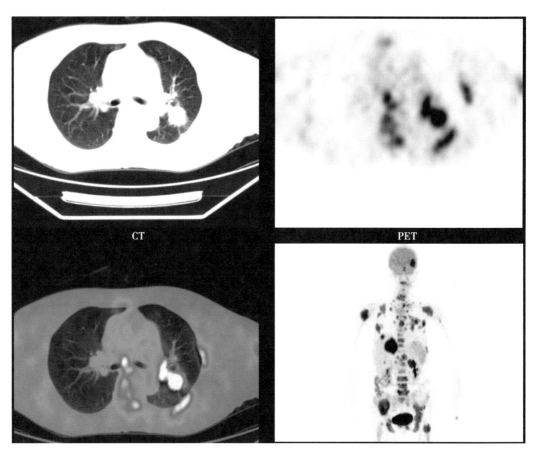

图 10-11 肺癌患者 ^{18}F-FDG PET/CT 显像

左肺下叶恶性肿瘤伴纵隔淋巴结、脑、肝、肾上腺、骨骼多发转移。

1. T 分期 PET 提供的生物学信息有助于确定肿瘤 T 分期,同时需高度重视 CT 和 MRI 所提供的解剖信息。肺部病变同时存在阻塞性炎症或肺不张时,可以通过 PET 代谢显像对原发肿瘤病灶与周围的炎症和肺不张进行区分和鉴别。应用增强 CT 或 MRI 可以显示局部细微的结构及对周围组织的侵犯。例如,鼻咽癌的 T 分期与肿瘤是否侵犯邻近的软组织(翼内肌、翼外肌、椎前肌)、颅底和颅内有关;胃和结肠的 T 分期与肿瘤是否侵犯黏膜层、黏膜下层、肌层及浆膜层有关(图 10-12)。精准的 T 分期可为进一步的治疗决策提供依据。

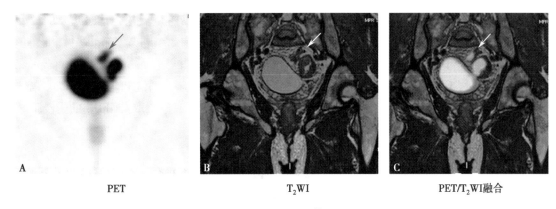

PET	T₂WI	PET/T₂WI融合

图 10-12　结肠癌伴淋巴结转移患者 ¹⁸F-FDG PET/MRI 显像

A.PET 影像，¹⁸F-FDG 显像为阳性；B.MRI T$_2$WI 影像，显示肿块侵及固有肌层并达浆膜下，分期为 T$_3$，病变邻近可见肿大淋巴结；C.PET/MRI 融合影像。箭头指向淋巴结。

2. N 分期　　总体来说，应用 ¹⁸F-FDG PET 显像用于肿瘤淋巴结转移的诊断要优于传统影像学仅应用淋巴结大小所进行的诊断（图 10-13），但是限于 ¹⁸F-FDG 的非特异性及 PET 探测效能，N 分期诊断仍旧存在假阳性和假阴性。Birim 等通过对 570 例肺癌患者的荟萃分析，系统比较了 PET 和 CT 在探测纵隔淋巴结转移中的价值。结果表明，¹⁸F-FDG PET/CT 对分期的准确度为 88%，而 CT 的准确度仅为 67%。但是，PET/CT 在诊断淋巴结转移时要注意与炎症、结核、结节病等导致的假阳性相鉴别，尤其是在结核高发国家和老年患者中，纵隔较为对称的淋巴结肿大伴葡萄糖代谢增高，需要谨慎评估。有研究认为，对于 CT 显示有钙化或密度高于周围大血管的淋巴结，即使 PET 显像为阳性也要考虑良性淋巴结；而对于没有钙化的 PET 阳性淋巴结，即使在 1cm 以下也应考虑肿瘤转移。

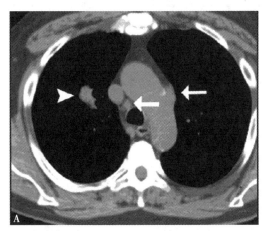
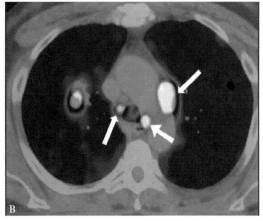

图 10-13　肺癌伴纵隔淋巴结转移 ¹⁸F-FDG PET/CT 显像

A.CT 图像，右肺上叶结节（白色箭头），疑为肺癌，纵隔内气管前腔静脉后间隙、主肺动脉弓旁多发淋巴结（白色长箭头），难以确认是否为转移病变；B.PET/CT 融合图像，纵隔多发淋巴结葡萄糖代谢增高（白色长箭头），提示为纵隔多发淋巴结转移。

3. M 分期　　恶性肿瘤常见的远隔转移包括脑、肺、肝脏、骨骼，¹⁸F-FDG PET 显像对于探测除脑转移之外的其他转移灶具有 CT 和 MRI 不可比拟的优势，是肿瘤 M 分期最好的影像学检查方法。通过 ¹⁸F-FDG PET 显像，发现常规显像不能发现的远处转移病灶，从而改变临床分期并影响治疗决策，为临床制订更为合理的治疗方案提供更为有力的证据。¹⁸F-FDG PET/CT 在肺癌患者探测远处转移病灶的灵敏度、特异度和准确度分别可达 94%、97% 和 96%，改变了近 30% 肺癌患者的治疗决策。15%~25% 的结直肠癌患者同时伴有肝转移。¹⁸F-FDG PET 显像可以很好地判断结肠癌的肝转移情况

（图 10-14），其探测灵敏度和特异度分别可达 90% 和 85%。临床分期是恶性淋巴瘤最重要的预后因素，^{18}F-FDG PET/CT 显像是进行恶性淋巴瘤分期最好的影像方法（图 10-15）。大部分恶性淋巴瘤，尤其是霍奇金淋巴瘤（Hodgkin's lymphoma，HL）和高侵袭性非霍奇金淋巴瘤（non-Hodgkin's lymphoma，NHL）会聚集大量 ^{18}F-FDG，影像的肿瘤 / 本底比值很高，病灶显示清晰。通过 PET/CT "一站式"显像，发现全身几乎所有被侵犯的淋巴结和结外器官，包括小于 1cm 而具有高摄取 ^{18}F-FDG 的受侵犯淋巴结和脏器淋巴瘤。

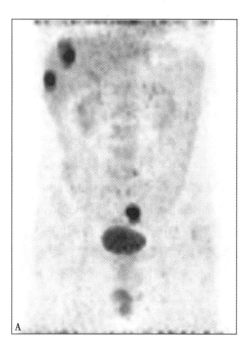
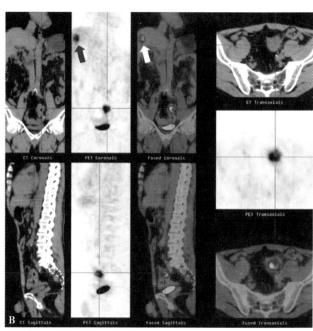

图 10-14　乙状结肠癌伴肝转移 ^{18}F-FDG PET/CT 显像

A.PET MIP 图像；B.CT、PET 及 PET/CT 融合三维图像，红色十字叉为乙状结肠癌原发肿瘤，箭头显示肝脏转移病灶。

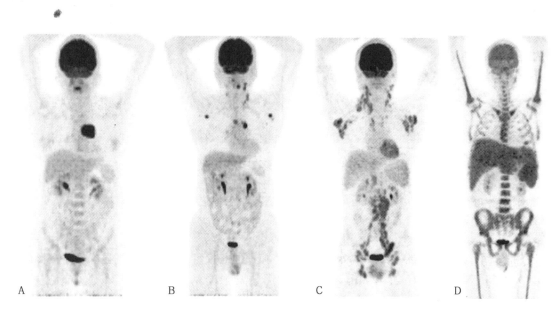

图 10-15　^{18}F-FDG PET 显像对恶性淋巴瘤分期

注：A. Ⅰ期，纵隔淋巴结受累；B. Ⅱ期，累及颈部、锁骨上及纵隔淋巴结；C. Ⅲ期，累及横膈两侧多个淋巴结区及脾；D. Ⅳ期，累及骨髓。

（三）恶性肿瘤疗效评估

在恶性肿瘤治疗过程中，早期、准确地评价治疗反应和疗效是提高治疗效率的基础。肿瘤疗效评估是决定患者治疗方案是否继续进行的依据。早期确定肿瘤对治疗的反应，有利于制订准确的治疗计划，及时对治疗方案进行调整，减轻患者经济负担，避免不必要的化疗和放疗的毒副作用。

过去 20 年里，有大量的文献报道了 ^{18}F-FDG PET 在监测肿瘤治疗反应中的应用，尤其是当 CT 检查肿瘤大小无明显变化时，[18]F-FDG PET 显像依然能够将有良好治疗反应的肿瘤鉴别出来。而且 ^{18}F-FDG PET 可以更早期地监控治疗反应，患者在仅接受 1~2 个周期化疗后即可进行治疗反应的评估并预测最终结局。2009 年 Wahl 在回顾实体瘤临床疗效评价标准（response evaluation criteria in solid tumor，RECIST）的基础上，结合 ^{18}F-FDG PET 和 PET/CT 在肿瘤治疗效果预测和评价研究的大量数据后，提出了 PET 实体瘤临床疗效评价标准（positron emission tomography response criteria in solid tumor，PERCIST）。

应用 ^{18}F-FDG PET 显像进行疗效评估已经在很多恶性肿瘤中开展，也包括对术前新辅助化疗、普通化疗、靶向治疗和放射治疗的评估。在治疗早期和中期进行疗效评估时，需与治疗前（即基线）PET 比较，观察 ^{18}F-FDG 摄取的变化。通常情况下，病灶对 ^{18}F-FDG 摄取减低为治疗有效的标志。在治疗结束时，[18]F-FDG 在所有肿瘤组织的摄取降至相当于周围正常组织的水平，则被定义为完全代谢反应（complete metabolic response，CMR）；如果病灶摄取较治疗前明显增高，出现新发 ^{18}F-FDG 摄取增高病灶并被判断为转移或恶性浸润病灶，则提示疾病代谢进展（progressive metabolic disease，PMD）；如果与治疗前相比，肿瘤组织 ^{18}F-FDG 摄取减低 ≥30% 且无新发转移病灶、靶病灶大小无明显增大，则定义为部分代谢反应（partial metabolic response，PMR）；如果与治疗前相比，肿瘤组织 ^{18}F-FDG 摄取增加或减少 <30%，则为疾病代谢稳定（stable metabolic disease，SMD）。

^{18}F-FDG PET/CT 显像在疗效评估的临床应用中，最为成熟的是对恶性淋巴瘤疗效的评估。大量研究证实，[18]F-FDG PET/CT 显像对于恶性淋巴瘤，尤其是 HL 和高侵袭性 NHL，在治疗中和治疗后的疗效评估具有较好的价值（图 10-16），可以在化疗的早期（第 1、2 疗程）后即通过 ^{18}F-FDG 摄取的减低预测治疗效果，治疗结束后可以通过 ^{18}F-FDG PET 显像进行疗效评估。应用 ^{18}F-FDG PET/CT 显像在肺癌、乳腺癌、结直肠癌、头颈部肿瘤、卵巢癌的疗效评估中也均有大量的研究报道。总体结果显示，[18]F-FDG PET/CT 显像可以早期、准确评估治疗效果（图 10-17）。

RECIST 和 PERCIST 之间存在很好的互补性，对于不摄取 ^{18}F-FDG 的肿瘤病灶或以细胞毒性治疗为主的肿瘤治疗，RECIST 是最佳的选择；而对于以靶向治疗药物为主，或希望早期监测到肿瘤的治疗疗效，则 PERCIST 是较好的选择。有研究证实，RECIST 和 PERCIST 有较好的一致性，但在评定完全缓解和疾病进展方面，PERCIST 有更高的灵敏度，二者联合应用将为临床医生提供更精确的治疗反应信息。

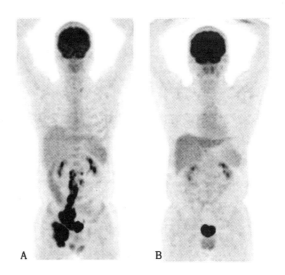

图 10-16　[18]F-FDG PET 显像对经典霍奇金淋巴瘤患者的疗效评估

A. 治疗前 PET 显像，腹腔及盆腔多发高代谢病灶；B. 化疗后 PET 显像，腹腔及盆腔高代谢病灶完全消失，呈完全代谢反应。

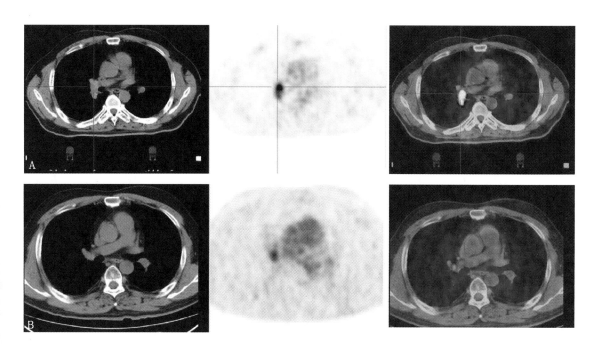

图 10-17　小细胞肺癌患者化疗前后右肺门肺癌病变 ^{18}F-FDG 摄取变化

A. 治疗前,SUV_{max} 6.5;B.2 疗程化疗后,SUV_{max} 3.5,说明治疗有效。

(四) 恶性肿瘤预后判断

大量研究表明,^{18}F-FDG PET/CT 显像可以预测恶性肿瘤的预后,这可通过对治疗前基线 ^{18}F-FDG PET/CT 显像的肿瘤侵袭性判断和临床分期、治疗过程中肿瘤对治疗的反应,以及治疗后 ^{18}F-FDG PET/CT 显像的肿瘤再分期等实现。

很多恶性肿瘤治疗前的 ^{18}F-FDG PET/CT 显像对预后判断有意义,这主要是因为 PET 显像可以提供较准确的肿瘤侵袭性信息及临床分期信息。一般而言,肿瘤侵袭性越低、临床分期越早则预后相对越好,而肿瘤侵袭性高或有远隔转移的恶性肿瘤预后较差。SUV 可以在一定程度上反映恶性肿瘤的侵袭性,大量文献报告 ^{18}F-FDG PET/CT 显像的原发肿瘤病灶的 SUV 值与预后有关。Ahuja 等报道 155 例 NSCLC 患者,排除肺癌临床分期、病理类型、治疗方式等因素的影响,结果显示 118 例患者的 SUV<10,其平均中位生存期为 24.6 个月;37 例患者的 SUV>10,其平均中位生存期仅为 11.4 个月。

在治疗过程中的 ^{18}F-FDG PET/CT 显像同样对预后有一定的判断价值。Mikhaeel 等针对 121 例侵袭性非霍奇金淋巴瘤患者回顾研究证实,在 2~3 治疗周期后 ^{18}F-FDG PET 显像可以很好地预测无进展生存期(progression free survival,PFS)和总生存期(overall survival,OS)。PET 显像为阴性的患者中,五年 PFS 达 89%;PET 显像微小残余摄取和明显阳性患者,五年 PFS 分别为 59% 和 16%。

在预后判断指标上,除 SUV 以外,PET 显像得到的肿瘤代谢体积(MTV)和病灶糖酵解总量(TLG)等指标在一些肿瘤的预后判断中有较好的价值。国内回顾性分析 47 例上皮源性卵巢癌术后的患者 ^{18}F-FDG PET/CT 显像,Cox 多因素风险模型发现 WBTLG(全身病灶糖酵解总量)与预后相关(P=0.011,HR 1.043,95% CI 1.01~1.078)。

(五) 恶性肿瘤随访观察和监测

世界卫生组织 2006 年起将癌症明确定义为一种慢性病,而慢性病是病理变化缓慢、病程长、短期内不能治愈或终身不能治愈的疾病,对恶性肿瘤的定期随访观察和监测十分重要。^{18}F-FDG PET 显像是较好地诊断肿瘤有无复发和转移的影像学方法(图 10-18)。

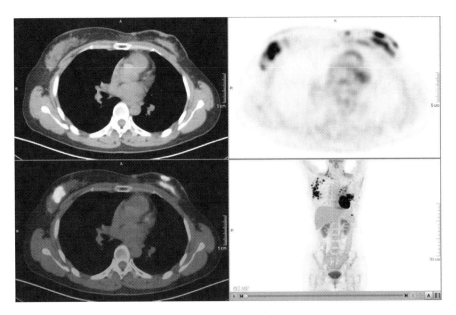

图 10-18 ¹⁸F-FDG PET/CT 显像评估乳腺癌患者有无复发和转移

2008 年行左侧乳腺癌保乳手术,术后行放化疗;2018 年左侧乳腺出现多发硬块伴乳头溢血。¹⁸F-FDG PET/CT 示左侧乳腺癌复发、右侧乳腺癌伴多发淋巴结(腋窝、纵隔、颈部)及骨骼(肋骨、髂骨)转移。

恶性肿瘤随访过程中经常会复查肿瘤标志物,某些肿瘤标志物具有较好的灵敏度和特异性,但是血液学标志物不能对肿瘤病灶进行定位诊断。在恶性肿瘤随访过程中出现肿瘤标志物进行性增高,是应用 ¹⁸F-FDG PET/CT 显像的适应证,常常能够发现隐匿转移病灶(图 10-19),以指导临床进一

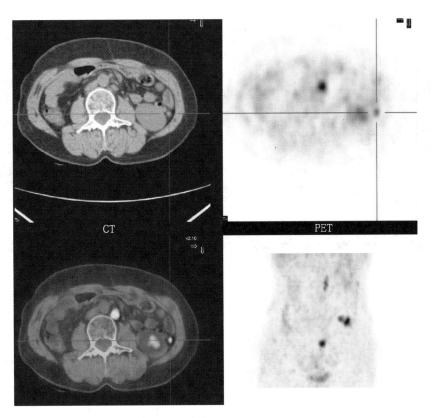

图 10-19 CA125 持续增高的卵巢癌术后化疗后患者 ¹⁸F-FDG PET/CT 显像

¹⁸F-FDG PET/CT 显示腹部及盆腔多发高葡萄糖代谢病灶,红色十字叉标示一腹膜较小转移灶具有明显 ¹⁸F-FDG 摄取。

步治疗。CA125 是卵巢癌的肿瘤标志物,可以灵敏地反映卵巢癌的复发。Menzel 等报道 71 例经过初次治疗后的卵巢癌患者共行 90 次 ^{18}F-FDG PET 显像和 CA125 随访结果发现,凡 CA125 大于 30U/ml 者,除 1 例外,[18]F-FDG PET 显像均精准定位了转移病灶;在 20~30U/ml 的范围内,也有 4/7 的病例 ^{18}F-FDG PET 显像为阳性。通过 PET 显像可确定肿瘤复发的部位,尤其对微小、隐匿病灶的探测效果更佳。

(六) 指导恶性肿瘤生物学靶区放射治疗计划的制订

放射治疗是利用高能量射线对肿瘤患者体内的病灶进行照射,靠其特有的穿透力和强大的辐射生物效应使癌细胞被破坏或抑制,是局部消灭肿瘤病灶的重要手段。放射治疗的基本目标是提高治疗增益比,即最大限度地将放射剂量集中到病灶(靶区)内,杀死肿瘤细胞,同时保护肿瘤周围正常组织和器官免受或少受不必要的照射。

目前放射治疗计划的依据是由 CT、MRI 等提供的解剖图像。近年来,功能影像已经逐渐应用于靶区勾画、确定靶区内癌细胞分布以及靶区内不同区域放疗敏感性的差异等,生物学靶区(biological target volume,BTV)及生物调强适形放射治疗(biological intensity-modulated radiation therapy,BIMRT)概念的应运而生。生物学靶区是指由一系列肿瘤生物学因素决定的治疗靶区内放射敏感性不同的区域,这些因素包括代谢、血供、乏氧、增殖、凋亡及细胞周期调控、癌基因和抑癌基因改变、侵袭及转移特性等。它既包括肿瘤区内的敏感性差异,也应考虑正常组织的敏感性差异,这些可通过分子影像技术进行显示。BIMRT 则是指利用先进的调强适形放射治疗(intensity-modulated radiation therapy,IMRT)技术,给予不同的生物学靶区不同剂量的照射,达到最大程度地杀灭肿瘤和最大限度地保护敏感组织的目的。图 10-20 为一例肺癌纵隔淋巴结转移患者,通过增强 CT 进行放疗靶区规划,[18]F-FDG PET 显像中葡萄糖高代谢区域进行生物调强适形放射治疗。

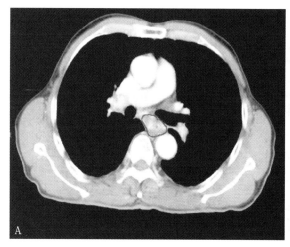
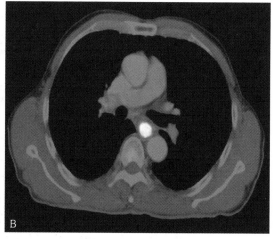

图 10-20　[18]F-FDG PET/CT 显像指导规划放疗靶区

A. 增强 CT 图像;B.[18]F-FDG PET/CT 图像,红色为放疗靶区规划,应在葡萄糖高代谢区域给予生物调强适形放射治疗。

放疗是鼻咽癌的主要治疗手段,PET 能够从分子水平显示病灶内肿瘤分布的非均质性改变,为肿瘤放疗勾画"生物学靶区"。Paulino 等比较了单用 CT 图像和单用 PET 图像勾画头颈部肿瘤区(gross target volume,GTV)时的差别,结果显示 75%(30/40)的患者 CT GTV 大于 PET GTV。国际原子能机构(International Atomic Energy Agency,IAEA)报告中指出,在非小细胞肺癌(NSCLC)的肿瘤体积勾画中推荐常规使用 PET/CT 显像。PET 能够有效区别肺癌组织与肺不张组织,是其用于肿瘤大体范围划定的重要优势之一。于金明院士课题组对 58 例确诊 NSCLC 患者以 CT 图像、PET/CT 融合图像勾画大体靶区,以相同参数制订三维适形放射治疗(three-dimen-sional conformal radiotherapy,3D-CRT)计划,评定两个计划的优劣。结果显示,PET/CT 的放疗计划的 GTV 体积、受照量≥20Gy 的肺占全肺体积的比例和平均全肺受照剂量均明显小于 CT 制订的计划,提示应用 PET/CT 可更精确地确定放疗靶区。

(七) 鉴别肿瘤复发与放射性坏死、纤维化

恶性肿瘤的常规治疗方法包括手术、化疗、放疗和生物靶向治疗。手术后局部组织结构紊乱,局部放射治疗后会出现坏死、纤维化,此时通过常规传统影像方法难以将术后和放疗后改变与恶性病灶的残留和复发区分开来,给临床进一步治疗方案的确定带来困难。^{18}F-FDG PET 显示分子水平葡萄糖代谢情况,恶性肿瘤残留或复发时,肿瘤摄取 ^{18}F-FDG,局部出现显像剂浓聚;而坏死或纤维组织,则不摄取或低摄取 ^{18}F-FDG。通过 ^{18}F-FDG PET 显像有助于治疗后病变残留与否的鉴别诊断,具有较大的临床应用价值。

手术和放疗是脑胶质瘤常用的治疗方式。脑胶质瘤术后局部结构紊乱伴水肿,应用 CT 或 MRI 难以鉴别病变为术后改变抑或存在肿瘤残留病灶。由于术后改变和放射性损伤后脑细胞较正常组织少,故损伤区葡萄糖代谢低于正常。如果局部病灶存在 ^{18}F-FDG 摄取,则提示肿瘤活性残留(图 10-21)。^{18}F-FDG PET 鉴别脑肿瘤复发与放射性坏死的灵敏度为 80%~90%。

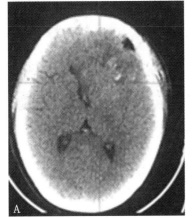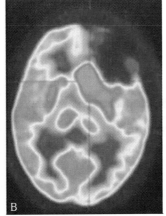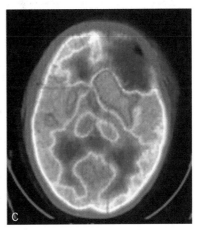

图 10-21　^{18}F-FDG PET/CT 显示左额叶胶质瘤(WHO IV级)患者术后残留病灶
A.CT 图像;B.PET 图像;C. 融合图像。十字交叉代谢增高区域为肿瘤残留病灶。

(八) 在原发病灶不明转移癌、肿瘤伴随综合征中探测原发肿瘤病灶

原发病灶不明转移癌(carcinoma of unknown primary,CUP)即以淋巴结或非淋巴结部位肿块为临床首发表现,经组织病理学证实为恶性转移瘤(不包括淋巴瘤),在确诊 CUP 之前无肿瘤史,虽经临床、实验室、影像学、内镜等一系列检查仍未确定原发病灶者。此类患者占恶性肿瘤的 3%~5%,以转移早、预后差为特点,患者初次被诊断时往往处于晚期或已广泛转移,中位生存期为 6~12 个月,其诊断及治疗至今仍是临床一大挑战。

肿瘤伴随综合征(paraneoplastic syndrome,PNS)是指由于肿瘤的产物(包括异位激素的产生)异常的免疫反应(包括交叉免疫、自身免疫和免疫复合物沉着等)或其他不明原因引起的内分泌、神经、消化、造血、骨关节、肾脏及皮肤等系统或器官发生病变,出现相应的临床表现。这些表现不是由原发肿瘤或转移灶直接引起的,而是通过上述途径间接引起,故称为肿瘤伴随综合征。

早期、正确找到 CUP 和 PNS 的原发肿瘤病灶并评估全身肿瘤情况,对患者的诊断及治疗有着重要意义,^{18}F-FDG PET 显像具有明显的优势。主要原因在于:① ^{18}F-FDG PET 可用于大多数肿瘤的诊断,具有较高的灵敏度;②在疾病的早期阶段(功能、代谢发生异常时)PET 即可发现异常;③ PET/CT

系全身显像,可发现新的或其他部位的转移(包括隐匿部位、少见/罕见转移),改变临床分期,影响治疗决策;④ PET/CT 实现了功能与解剖结构的同机融合,提高病灶定位及定性,可避免 ^{18}F-FDG 阴性肿瘤的漏检,二者优势互补;⑤指导对高疑肿瘤部位进行穿刺活检,提高活检阳性率。因而,^{18}F-FDG PET/CT 显像在探寻原发肿瘤病变、评估全身肿瘤负荷方面有较高的诊断价值(图 10-22)。

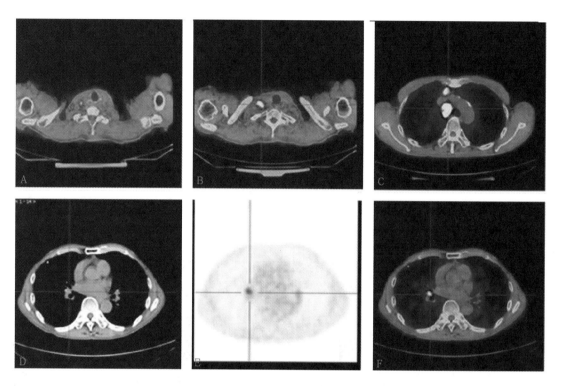

图 10-22　不明颈部淋巴结转移癌患者 ^{18}F-FDG PET/CT 显像

患者右侧颈部偶然发现肿大淋巴结,活检示淋巴结转移性腺癌,常规影像未能找到原发病灶。A~C:^{18}F-FDG PET/CT 显示右侧颈部、锁骨上下区及纵隔多发转移淋巴结;D~F:右肺门高代谢病灶,考虑支气管内原发肿瘤病变,经纤维支气管镜进一步检查,活检确诊为肺腺癌。

(九) 对不明原因发热、不明原因多浆膜腔积液的临床价值

不明原因发热和不明原因多浆膜腔积液发病率较高,可由良性或恶性病变引起,临床鉴别诊断难度较大,明确病因是治疗的基础和关键。^{18}F-FDG PET 显像具有重要价值。

1. 不明原因发热　不明原因发热(fever of unknown origin,FUO)定义为发热持续 2~3 周,体温在 38.5℃以上,经详细询问病史、体格检查和常规实验室检查仍不能明确诊断者。FUO 的病因有 200 余种,大体可分为感染性疾病、结缔组织病、肿瘤及其他。因此,需要结合详细的病史资料、全面的体格检查、实验室检查、影像学检查等结果,有目的地仔细分析,才有可能明确其病因,但仍有部分原因不明。

^{18}F-FDG PET 显像不仅可以发现大多数恶性肿瘤病变,也可以显示感染及炎性病变,对 FUO 的病因诊断具有重要意义,可缩短治疗时间,降低诊疗成本。既往研究表明,在感染、结缔组织病、肿瘤中 ^{18}F-FDG PET/CT 的准确性分别为 58.3%~85.7%、25.0%~90.0%、90.0%~100.0%。^{18}F-FDG PET/CT 可以及时发现比较隐匿的感染病灶(图 10-23),如慢性骨髓炎、下肢假体修复或金属植入物炎症等,同时也能及时对长期复杂的炎性疾病作出判断,并评估治疗后的效果。Dong 等的一项荟萃分析发现,^{18}F-FDG PET/CT 对 FUO 病因的灵敏度和特异度分别为 98.2% 和 85.9%。虽然肿瘤在 FUO 的病因中所占的比例低于感染,但 ^{18}F-FDG PET/CT 对肿瘤具有很高的检出能力,有研究表明 ^{18}F-FDG PET/CT 对由于恶性淋巴瘤所致的 FUO 患者的检出率高达 92.7%(图 10-24)。

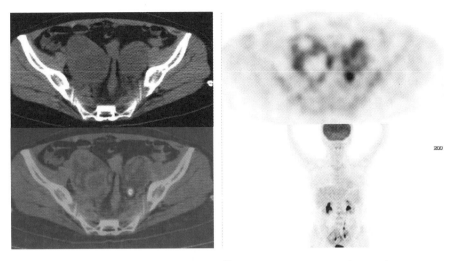

图 10-23　不明原因发热患者 ^{18}F-FDG PET/CT 显像（病例 1）

患者发热半个月，体温 39℃，无明显规律，常规影像学检查未发现病灶。^{18}F-FDG PET/CT 显像示双侧附件不均质包块伴中央液化，包块边缘区代谢增高，考虑脓肿。术后病理示双侧附件化脓性炎症。

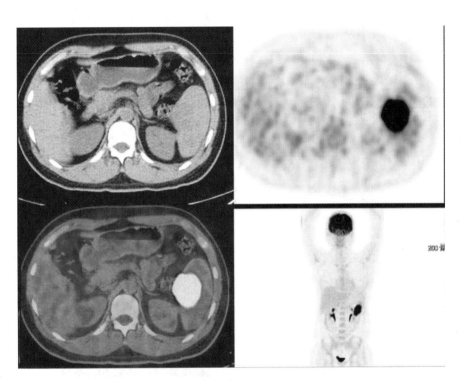

图 10-24　不明原因发热患者 ^{18}F-FDG PET/CT 显像（病例 2）

^{18}F-FDG PET/CT 显像发现脾脏高代谢病灶，病理证实为 B 细胞淋巴瘤。

2. 不明原因浆膜腔积液　浆膜腔积液指在疾病情况下，胸腔、腹腔或心包腔（总称为浆膜腔）内积聚了过多液体；多浆膜腔积液是指两个或两个以上浆膜腔同时发生积液，包括恶性积液和良性积液。不明原因浆膜腔积液是指浆膜腔积液患者在完成相关检查包括传统影像学诊断及相关实验室检查后，诊断仍不明确者。引起浆膜腔积液的常见病因有 3 类。①内脏型：如心源性、肝性、肾性浆膜腔积液；②炎症性：如化脓性、结核性、结缔组织病等所致浆膜腔积液；③肿瘤型：如恶性淋巴瘤、腹膜间皮瘤、癌转移性浆膜腔积液等。前两种统称为良性浆膜腔积液。及时准确地鉴别浆膜腔积液的良恶性，对疾病进一步治疗至关重要。

　　大量研究显示，¹⁸F-FDG PET/CT 显像在鉴别浆膜腔积液的良恶性病变中具有较好的临床意义。恶性浆膜腔积液伴随原发恶性疾病（胸膜间皮瘤或腹膜癌等）或转移病灶产生。恶性积液患者¹⁸F-FDG PET 显像可表现为高代谢的原发病灶和/或转移灶，胸膜或腹膜 CT 表现为肿块型或结节病灶伴葡萄糖代谢升高。良性积液患者¹⁸F-FDG PET 显像多为密度均一的液体，且全身无异常高葡萄糖代谢病灶。PET/CT 显像可全面了解全身情况，有利于肿瘤原发病灶和转移灶的诊断。国内研究报告了一组 97 例不明原因腹水患者的 PET/CT 显像结果，在恶性病变 56 例（卵巢癌 16 例、腹膜癌 6 例、胃癌 4 例、腹膜假性黏液瘤 3 例等）中，PET/CT 正确诊断 51 例；良性病变 41 例中（包括结核性腹膜炎 21 例、肝源性腹水 8 例、肾源性腹水 2 例等），PET/CT 正确诊断 33 例；PET/CT 诊断不明原因腹水的灵敏度、特异度和准确度分别为 91.1%、80.5%、86.6%。回顾性分析 PET/CT 影像特点发现，恶性腹水患者多表现为大网膜、腹膜呈宽条带状、粗乱条索状或"编织袋"状增厚且较致密，通常伴有 ¹⁸F-FDG 异常高摄取（图 10-25）。而结核性腹水的 PET/CT 影像特点是沿肝包膜、腹膜及网膜细条形代谢增高，代谢程度均匀；可伴有腹部淋巴结代谢增高，部分可伴有纵隔、膈上及锁骨下淋巴结代谢增高；淋巴结可伴有钙化。

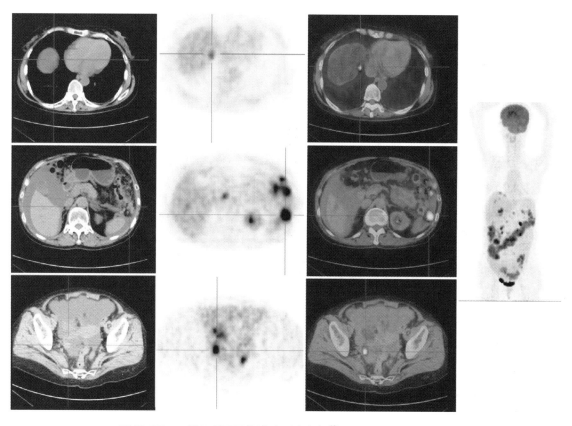

图 10-25   一例不明原因浆膜腔积液患者 ¹⁸F-FDG PET/CT 显像

　　女性，发现腹水 20 余天。腹水检查未找到癌细胞。PET/CT 示右侧附件区异常软组织密度影，代谢异常增高；右侧横膈、腹腔及盆腔多发结节，网膜多发条形异常软组织影，盆底腹膜增厚，代谢异常增高；肝内多发低密度影，代谢异常增高。诊断为右侧附件恶性肿瘤伴腹腔多发转移，腹盆腔大量积液。患者手术病理证实为卵巢癌，临床分期为Ⅳ期。

（十）指导临床选择有价值的活检部位

　　对于临床上怀疑或不能排除恶性肿瘤的病变，即使经实验室检查、传统影像学检查、¹⁸F-FDG PET/CT 等多种检查方法仍难以鉴别良恶性的病变，需要活检取得组织标本进一步得到病理组织学的明确诊断。在某些情况下，虽然经过影像学、实验室检查确认为恶性肿瘤，但随着肿瘤治疗方式的增多，特别是生物靶向治疗的发展,获得病理组织学诊断、肿瘤组织学亚型分类并进行相关分子病理检测亦十分重要。常规影像引导的经皮活检从形态结构上难以区分实体瘤坏死区域与肿瘤活性部分,无法确定取材靶点;难以确定小病灶是否可以作为有效靶点;且经常会出现对没有代表性的病灶进行活检而延误诊断的情况。细针穿刺进行细胞学检查,往往提供的细胞标本量少,无组织结构,对肿瘤分类和分型不够准确,难以满足肿瘤定性、组织学亚型分类、分子病理检测的要求。

^{18}F-FDG PET 显像可提供高葡萄糖代谢病灶,是指引临床进行有效活检的较好方法。中华医学会核医学分会 2016 年发表了《PET/CT 引导下微创经皮生物靶区活组织检查术专家共识》,将这一技术定义为:将 PET/CT 全身显像发现需要进一步明确病理诊断的异常摄取病灶或同机 CT 检查提示异常形态的病灶或其他影像检查发现的病理性质未定病变,在 PET/CT 图像引导下经皮穿刺取出病灶样本,完成病理定性、肿瘤组织学亚型分类和分子病理检测。临床意义在于:①肿瘤原发病灶及最高分期转移灶活检,可以提高活检手术安全性,避免不必要的外科手术;②针对肿瘤有高葡萄糖代谢活性部位活检,可以避开坏死组织,减少无效活检;③治疗后残余病灶、耐药后进展病灶活检,可以明确复发转移灶的病理亚型、有无组织学类型的转化及肿瘤驱动基因的改变;④多重癌的活检,可以指导临床治疗决策,避免无效治疗或过度治疗。

（十一）PET/CT 在肿瘤筛查中的作用

肿瘤筛查的主要目的是及早发现具有治愈可能性的恶性肿瘤,有效提高肿瘤治愈率和生存期。目前并不推荐 ^{18}F-FDG PET/CT 显像用于常规体检,但是特殊人群可进行筛查:如体检发现肿瘤标志物增高者;有肿瘤家族史者;有不良生活习惯者(吸烟、酗酒等);等等。与其他影像学方法比较,PET 具有一定的优势:①大多数恶性肿瘤 ^{18}F-FDG 呈高代谢,且随恶性程度的增高,^{18}F-FDG 摄取亦增加,^{18}F-FDG 显像诊断肿瘤的灵敏度较高;② PET 能在疾病的早期阶段发现异常,有可能较出现临床表现前数月发现病变;③ PET 系全身显像,可以发现全身大多数脏器的肿瘤,而其他筛查方式,如乳腺 X 射线摄影、结肠镜、血前列腺特异性抗原(PSA)等只能针对特定脏器的肿瘤。随着 PET/CT、PET/MRI 应用的不断增加,对 ^{18}F-FDG 生理性摄取的鉴别和低 FDG 摄取肿瘤的诊断将更准确,可进一步提高 ^{18}F-FDG 全身显像肿瘤筛查的准确性和特异性,同时 CT 和 MRI 还可以发现部分良性病变。

Chen 等对 3 631 例无症状人群行肿瘤筛查研究,所有受检者进行肿瘤标志物、B 超和 ^{18}F-FDG PET 或 PET/CT 全身显像,并进行一年以上的随访,1.29%(47 例)发现恶性肿瘤,多数为可早期切除的肿瘤。PET 诊断真阳性 38/47 例(灵敏度 80.9%)。2005 年日本 11 家 PET 中心联合报道了一组 39 785 例肿瘤筛查的研究,筛查肿瘤的程序包括全身 ^{18}F-FDG PET 和其他影像学检查(全身 CT、颈部腹部盆腔和乳腺超声、腹部 MRI),共查出 526 例恶性肿瘤(1.32%),检出率明显高于其他常规的肿瘤筛查方法(0.1%)。检出的肿瘤均为早期肿瘤,约 2/3 检出的恶性肿瘤 ^{18}F-FDG 高摄取。

^{18}F-FDG PET/CT 在肿瘤筛查中检出的恶性肿瘤大多处于早期病变,为早期诊断并最终提高患者生存率带来了希望。但是,炎性病变、感染性病变可能带来假阳性,泌尿系统恶性肿瘤、低葡萄糖摄取肿瘤或恶性病灶较小时,影响 ^{18}F-FDG PET/CT 的检出率。因此,并不推荐将 ^{18}F-FDG PET/CT 显像用于普通大众的常规体检。

（十二）肿瘤治疗新药与新技术的客观评价

近年来,抗肿瘤药物和新技术已成为药物和技术研发的热点。在药物治疗方面,从普通的化疗药物到靶向治疗、再到免疫治疗药物,针对各种新的治疗靶点的新型药物不断涌现。而新的治疗方法,如介入治疗、热疗、低温治疗、腔内支架等新的医疗技术进入临床,这些新型药物和治疗方法为肿瘤患者带来了新的治疗希望。如何准确、早期评估这些新型药物和新的治疗方法的疗效,是临床面临的重要问题。

既往对恶性肿瘤疗效评估是应用以解剖形态改变为基础的 RECIST,而应用 ^{18}F-FDG PET 显像的 PERICST,能够更早期通过评价葡萄糖代谢情况而评估治疗反应,较 RECIST 提供的信息更早、更为准确。目前很多大型制药公司新开发的肿瘤治疗靶向药物、免疫治疗药物,将 ^{18}F-FDG PET 显像应用于早期评估治疗效果,同时也可用于观察免疫治疗过程中的免疫不良反应,在某种程度上进一步拓展了 PET 的临床应用。

第二节 其他代谢显像在肿瘤中的应用

• 核苷酸代谢、乙酸代谢、氨基酸代谢、胆碱代谢可分别反映肿瘤细胞核酸的合成和代谢、脂肪代谢、氨基酸代谢及转运、细胞膜磷脂合成,通过显像可以提供肿瘤复杂、多样的生物学信息,用于多种恶性肿瘤的诊断和评估,可作为葡萄糖代谢显像的有益补充。

除葡萄糖外,恶性肿瘤的核苷酸、蛋白质、脂肪酸等代谢也会增加,因此利用放射性核素标记的脂肪酸、氨基酸等类似物或代谢底物作为显像剂,引入体内后,能够参与机体的正常或异常代谢过程,反映相关代谢底物的细胞摄取与转运、代谢与转化,可以获得肿瘤不同代谢的信息,从不同角度揭示肿瘤的生物学行为。目前除临床应用最为广泛的葡萄糖代谢显像外,针对核苷酸、氨基酸、脂肪酸等代谢显像也应用在肿瘤诊断、分期和疗效评估中(表 10-2)。这些代谢显像可以作为 ^{18}F-FDG 显像的有益补充,为肿瘤的精准诊断和治疗提供更多有价值的信息。

表 10-2　其他代谢显像类型、显像原理及主要临床应用

显像剂类型	显像剂	显像原理	主要临床应用
核苷酸代谢	^{18}F-FLT、^{11}C-TdR	参与核酸合成	鉴别肿瘤良恶性
氨基酸代谢	^{11}C-MET、^{18}F-FET、^{18}F-FDOPA	反映氨基酸转运、代谢和蛋白质合成速度	脑肿瘤的诊断、分级、治疗后评估、放疗靶区计划
磷脂代谢	^{11}C-choline	参与磷酸化反应,反映肿瘤细胞膜合成速度	脑肿瘤、肝癌、前列腺癌诊断及鉴别诊断
氧化代谢	^{11}C-acetate	参与三羧酸循环,与血流和各种代谢有关	肝细胞癌、肾细胞癌、前列腺癌诊断及鉴别诊断

一、核苷酸代谢显像

(一)原理

肿瘤病变中细胞增殖异常活跃,通过评估肿瘤的增殖情况,能够反映肿瘤的生长特性。核苷酸代谢显像是通过核酸的合成和代谢,反映细胞分裂增殖的情况,评估细胞增长的快慢,进而反映组织的功能和生长特性。

(二)显像剂

较常用的核苷酸代谢显像剂包括 ^{11}C- 胸腺嘧啶脱氧核苷(deoxyribonucleotid thymine, ^{11}C-TdR)和 3'- 脱氧 -3'-^{18}F- 氟代胸苷(3'-deoxy-3'-^{18}F-fluorothymidine, ^{18}F-FLT)。由于 ^{11}C 半衰期短、^{11}C-TdR 在血清中清除快等局限性,目前广泛使用的核苷酸代谢显像剂为 ^{18}F-FLT。^{18}F-FLT 是一种胸腺嘧啶类似物,能够进入细胞内,被细胞质内的胸苷激酶 -1(thymidine kinase-1,TK-1)磷酸化形成磷酸盐,该磷酸盐不能参与 DNA 的合成,也不能返回到组织液中,只能滞留在细胞内,增殖活跃的细胞内 TK-1 表达增高,进而对 ^{18}F-FLT 的摄取增加,通过 ^{18}F-FLT 显像反映肿瘤细胞的增殖状态。

(三)临床应用

^{18}F-FLT 显像在脑胶质瘤、肺癌、食管癌、软组织肉瘤及淋巴瘤中有重要的临床应用价值。脑胶质瘤细胞分裂增殖活跃、高摄取 ^{18}F-FLT,而正常脑细胞和炎症组织细胞分裂增殖活性低,相对的低摄取

^{18}F-FLT,根据^{18}F-FLT 摄取的高低,可鉴别脑胶质瘤放疗后的炎症和肿瘤复发。^{18}F-FLT 作为一种反映肿瘤细胞增殖的显像剂,同样有助于鉴别肺癌与炎性病变(图 10-26)。国内一项多中心研究发现,^{18}F-FLT PET 诊断肺癌特异性较高、假阳性较低,其联合^{18}F-FDG PET 显像可以进一步提高对肺部良恶性病变鉴别诊断的灵敏度和特异度至 100% 和 89.74%。

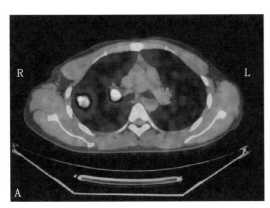
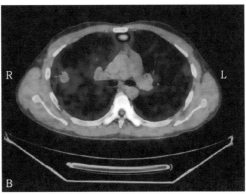

图 10-26　右肺上叶结节 ^{18}F-FDG 及 ^{18}F-FLT PET/CT 显像

A.^{18}F-FDG PET/CT 图像上显示右肺上叶后段 2.6cm×2.3cm 异常软组织结节影,代谢异常增高,疑诊肺癌;B.^{18}F-FLT PET/CT 显像示相应部位无明显核苷代谢,反映该病灶为非增殖病灶,考虑良性。患者经抗结核治疗后病灶消失。

在食管癌的应用中,^{18}F-FLT 显像有助于勾画病灶的放疗靶区,减少对肺和心脏的不必要照射。^{18}F-FLT 摄取往往在治疗开始时就迅速减低,能更准确地反映食管鳞状细胞癌放化疗后的增殖改变,有助于区分放疗后的炎性病变和肿瘤残留。^{18}F-FLT PET 显像不仅能诊断软组织肉瘤的良恶性,而且其摄取程度与肉瘤的恶性程度存在相关性,有助于区分高级别和低级别的肉瘤。

但是^{18}F-FLT 在肝脏发生葡萄糖醛酸化导致较高的生理性摄取,^{18}F-FLT 经尿液排泄导致泌尿系统生理性摄取较高,增殖活跃的骨髓也高摄取 ^{18}F-FLT,上述因素导致其在肝脏、骨髓及泌尿系统疾病中的临床应用有一定的局限性。

二、乙酸盐代谢显像

(一)原理

乙酸盐是一种生理代谢物,在细胞的中间代谢中有重要作用。肿瘤细胞对乙酸摄取的确切机制尚不清楚,目前有两种观点。一种观点认为,细胞摄取乙酸的数量与脂肪合成、磷脂膜形成呈正相关,乙酸可以进入肿瘤细胞的脂质池中,参与游离脂肪酸合成,肿瘤细胞增殖旺盛时,细胞内的脂肪代谢活跃,肿瘤组织中脂肪合成增加,导致乙酸在肿瘤组织中浓聚,通过乙酸显像可反映肿瘤脂肪代谢情况。另外一种观点认为,肿瘤细胞摄取乙酸主要参与三羧酸代谢循环,反映细胞内有氧代谢情况,低度恶性、生长缓慢的肿瘤细胞以有氧代谢为主,乙酸显像可用于低度恶性的肿瘤。

(二)显像剂

乙酸盐代谢显像的常用显像剂为 ^{11}C 标记的乙酸盐(^{11}C-acetate)。

(三)临床应用

^{11}C-acetate 显像在脑胶质瘤、肺癌、肝癌、肾细胞癌和前列腺癌等恶性肿瘤中有较好的应用价值。^{11}C-acetate 不能通过血脑屏障,在正常脑组织中摄取很低,脑肿瘤细胞高摄取 ^{11}C-acetate,能清晰显示肿瘤的侵犯范围。^{11}C-acetate 显像诊断脑胶质瘤的灵敏度和特异度均较高,还能对脑胶质瘤分级:与低级别脑胶质瘤相比,高级别脑胶质瘤对 ^{11}C-acetate 的摄取更高。^{11}C-acetate 显像能够清晰地显示脑

胶质瘤的边界,为放疗靶区勾画提供重要的信息。

[11]C-acetate 显像诊断前列腺癌的灵敏度、特异度均较高,可在前列腺特异性抗原 <0.8mg/L 时早期发现前列腺癌。由于 ^{11}C-acetate 经消化系统排泄,而不经泌尿系统排泄,在输尿管和膀胱内仅有少许摄取或不摄取,[11]C-acetate 显像能准确地显示前列腺癌的侵犯范围及盆腔内淋巴结转移情况,在前列腺癌的分期和勾画放疗靶区中有重要的临床应用价值。[11]C-acetate 显像还能早期诊断前列腺癌复发和转移,在疗效评估及指导个性化治疗方案中有重要意义。

[11]C-acetate 显像对肝癌亦有一定的诊断价值。韩国报告一组前瞻性应用 ^{11}C-acetate 和 ^{18}F-FDG PET 显像诊断原发性和转移性肝癌的价值。研究纳入 112 例肝癌患者,以活检病理为"金标准"。结果显示,[18]F-FDG、[11]C-acetate 和双示踪剂 PET/CT 显像对 90 例原发性肝癌患者 110 个病灶的总体灵敏度分别为 60.9%、75.4% 和 82.7%。[11]C-acetate 的摄取与肿瘤大小相关,肿瘤越大、摄取阳性越多。研究提示,[18]F-FDG 联合 ^{11}C-acetate PET 显像可以提高原发性肝癌检出的灵敏度。

一项研究纳入 20 例疑似肾脏肿瘤患者,其中 18 例病理诊断为肾细胞癌,其中 ^{11}C-acetate PET 显像阳性 14 例(70%),6 例为阴性;其余 2 例复杂囊肿 ^{11}C-acetate PET 显像为阴性。这提示 ^{11}C-acetate 可能是肾细胞癌诊断的有效示踪剂。

三、氨基酸代谢显像

(一)原理

氨基酸参与蛋白质的合成、转运和调控,恶性肿瘤细胞快速增殖,通过氨基酸转运体高度摄取氨基酸,促使氨基酸转运及蛋白质合成增加。氨基酸代谢显像是通过放射性核素标记参与代谢的氨基酸,从而反映肿瘤细胞的代谢和氨基酸转运体的表达。

(二)显像剂

常用显像剂包括 [11]C- 甲硫氨酸(^{11}C-methionine,[11]C-MET)、[18]F- 氟乙基 -L- 酪氨酸 [O-(2-^{18}F-fluoroethyl)-L-Tyrosine,[18]F-FET]、[18]F- 氟 -α- 甲基酪氨酸(^{18}F-α-methyl tyrosine,[18]F-FMT)、[18]F- 氟代多巴(^{18}F-fluorodopa,[18]F-FDOPA)等。

(三)临床应用

[11]C-MET、[18]F-FET PET 显像在脑肿瘤的应用中有显著优势,肿瘤组织对显像剂摄取高,正常脑组织摄取低,增加了肿瘤与周围正常脑组织的对比度,有助于脑肿瘤的诊断、分级,脑胶质瘤术后残留与炎症,放疗后复发与炎症的鉴别诊断,并为个体化放疗计划提供更有价值的信息(图 10-27)。有研究显示,[18]F-FET 在脑内病灶的摄取动力学可用于鉴别脑胶质瘤的分级,[18]F-FET 在脑内病灶持续摄取预示为低级别胶质瘤,而摄取随时间减低可能为高级别胶质瘤。2016 年欧洲放疗协会关于胶质母细胞瘤靶区勾画指南中指出:与增强 MRI 相比,[11]C-MET、[18]F-FET PET 显像可以更准确地鉴别放疗后炎症与肿瘤残留病灶,对于第二阶段治疗可能有一定的指导意义。

2018 年《欧洲核医学与分子影像杂志》发表了关于放射性核素标记氨基酸的 PET(主要显像剂包括 ^{11}C-MET、[18]F-FET、[18]F-DOPA)和 ^{18}F-FDG PET 显像用于胶质瘤临床应用的实践指南和标准程序。指南指出,在脑胶质瘤的临床诊疗中,脑 PET 成像越来越多地被用于补充 MRI 的作用。脑胶质瘤 PET 成像的常见适应证包括但不限以下临床情况:

(1)在初诊时:①Ⅲ级和Ⅳ级肿瘤与非肿瘤性病变或Ⅰ级和Ⅱ级胶质瘤的鉴别;②胶质瘤预后的评估;③指出最佳活检部位(如示踪剂最高摄取部位);④手术和放疗计划中肿瘤范围的划定。

(2)肿瘤复发的诊断:胶质瘤复发与治疗引起的改变(如假进展、放射性坏死)的鉴别。

(3)疾病和治疗监测:①Ⅰ、Ⅱ胶质瘤恶性转化的监测;②放疗和 / 或化疗期间及之后的反应评估;③抗血管生成治疗中肿瘤反应与假反应的鉴别。指南特别提出,由于 ^{18}F-FDG 在正常脑灰质中的高生理性摄取及在炎性病变的不同摄取,[18]F-FDG PET 在胶质瘤的临床应用价值相对有限。

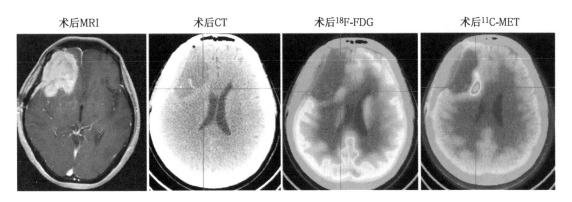

图 10-27 ¹¹C-MET PET 显像鉴别脑胶质瘤术后炎症与肿瘤残留病灶

女性,56 岁,额叶胶质母细胞瘤(WHO Ⅳ级)术后。MRI 和 CT 显示右侧额叶呈术后改变,¹⁸F-FDG PET 显像病灶切缘轻度摄取增高影,难以判断良恶性;¹¹C-MET 显像切缘局限代谢增高,诊断为胶质瘤残留病灶。

四、胆碱代谢显像

(一)原理

胆碱在体内有三种代谢途径:氧化反应、乙酰化反应和磷酸化反应,与肿瘤显像相关的是磷酸化反应。胆碱在胆碱激酶的作用下磷酸化生成磷酸胆碱,进一步转化为胞嘧啶二磷酸胆碱,再转化为磷脂酰胆碱整合到细胞膜上。肿瘤细胞的分裂和增殖极为旺盛,其细胞膜的生物合成异常活跃,需要大量胆碱为原料合成磷脂酰胆碱;肿瘤细胞中胆碱转运载体和胆碱激酶活性增高,也导致胆碱摄取增加。胆碱在肿瘤细胞中被磷酸化后就滞留在细胞内,通过胆碱代谢显像可反映细胞膜的合成情况,评估细胞增殖状态。

(二)显像剂

胆碱代谢显像中最常用的显像剂为 ¹¹C- 胆碱(¹¹C-choline,¹¹C-CHO)。

(三)临床应用

¹¹C-CHO 显像使肿瘤与正常组织的差异显著,有利于更好地发现病变组织并明确病变的范围,已应用于脑肿瘤、肺癌、食管癌、结肠癌、膀胱癌、前列腺癌等恶性肿瘤。¹¹C-CHO 生理分布见于肝、脾、肾皮质和唾液腺,对上述部位病变的诊断有一定的局限性。

正常脑组织对 ¹¹C-CHO 摄取低或者不摄取。脑原发肿瘤和转移瘤会破坏血脑屏障,脑肿瘤细胞摄取 ¹¹C-CHO 增加用于合成细胞膜,促进细胞增殖。正常脑组织和恶性肿瘤细胞对 ¹¹C-CHO 摄取的差异、高级别和低级别脑胶质瘤摄取 ¹¹C-CHO 的差异,使 ¹¹C-CHO PET 显像可用于脑肿瘤的诊断、分级和预测预后。

¹¹C-CHO 显像可以显示鼻咽癌的病变范围和清晰的病灶边界,有助于诊断鼻咽癌有无侵犯颅底、颅内及眼眶,在鼻咽癌的分期及放疗靶区勾画中有重要价值。

¹¹C-CHO PET 显像对中、高分化肝细胞癌的阳性检测率高于低分化肝细胞癌,可能更适用于诊断分化较好的肝细胞癌,与 ¹⁸F-FDG 显像有一定的互补(图 10-28)。有研究显示对于肝细胞癌,¹¹C-CHO 显像为阳性而 ¹⁸F-FDG 显像为阴性时,往往提示分化较好,为中高分化肝细胞癌;反之则预示分化相对较差。

前列腺癌组织摄取 ¹¹C-CHO 显著高于正常前列腺及前列腺增生组织,¹¹C-CHO PET 显像有助于诊断前列腺癌(图 10-29)。¹¹C-CHO 经肝胆系统排泄,膀胱和尿液不摄取,¹¹C-CHO 显像有利于判断前列腺癌有无侵犯膀胱基底和精囊腺,盆腔内有无淋巴结转移及骨转移,在前列腺癌的分期中有重要作用。有研究回顾 23 篇应用 ¹¹C-CHO 与 ¹⁸F-FDG 在前列腺癌分期诊断中的价值,¹⁸F-FDG PET 的灵敏度为 17%~65%,而 ^{11}C-CHO PET 显像的灵敏度为 66%~100%、特异度为 81%~90%。一项 Meta 分析纳入 29 篇文献、2 683 例患者的研究显示,^{11}C-CHO PET 显像在探测前列腺癌复发诊断中综合灵敏度和特异度均可达到 89%。

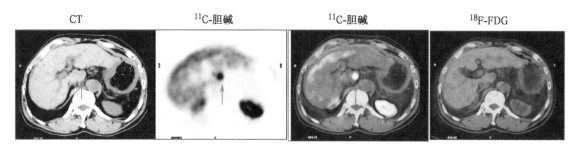

图 10-28 ^{11}C-choline PET 显像诊断肝细胞癌

男性,59 岁,肝硬化病史。CT 示肝尾状叶低密度影,^{11}C-choline PET 显像示局限代谢增高(红色箭头所示);^{18}F-FDG PET/CT 显像无明显摄取;病理诊断为中分化肝细胞癌。

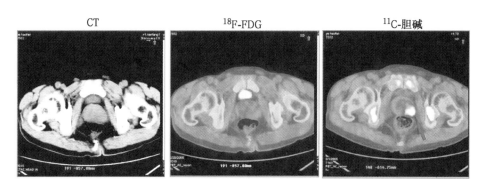

图 10-29 ^{11}C-choline PET 显像诊断前列腺癌

男性,因骨痛就诊。CT 示前列腺左外侧叶向外凸出,^{18}F-FDG 摄取未见明显增高;^{11}C-choline 示前列腺左外侧叶代谢局限增高、骨盆骨骼多处代谢增高,考虑前列腺癌伴多发骨转移。穿刺活检为前列腺癌,格利森(Gleason)评分为 7 分。

第三节　肿瘤靶向显像

• 肿瘤靶向显像可在活体上无创性地显示并定量肿瘤特定靶点的表达,用于恶性肿瘤的诊断和评估,并指导肿瘤靶向放射治疗。

• 肿瘤受体显像应用放射性核素标记配体或配体类似物,利用配体 - 受体结合的高特异性和放射性探测的高敏感性而用于肿瘤诊断。目前较为成熟的受体显像包括生长抑素受体显像、前列腺特异性膜抗原显像等。

• 肿瘤微环境显像用于揭示肿瘤微环境的变化,是近年来的研究热点,肿瘤间质成纤维活化蛋白靶向显像、反映肿瘤新生血管的整合素受体靶向显像,以及乏氧显像等从不同角度揭示肿瘤微环境的生物学信息,对于诊断和评估恶性肿瘤有重要价值。

• 放射免疫显像是用放射性核素标记特定的单克隆抗体或其片段,在生物体内对肿瘤病灶过表达的特定抗原进行特异性显像的一种显像方式,被称为免疫 SPECT(immuno-SPECT)和免疫 PET(immuno-PET)显像,在指导抗体药物研发、优化其临床应用、预测和评估药物疗效等方面发挥了重要作用。

肿瘤靶向显像是指针对肿瘤细胞或微环境内高表达的特定靶点而开展的肿瘤显像。肿瘤靶向显像具有灵敏度、特异性高,显像靶点和机制明确等优点。成功实现肿瘤靶向显像必须具备三种条件:①明确的显像靶点;②高亲和力、高特异性靶向显像的探针;③具有特定靶点表达的肿瘤。目前该领域发展非常迅速,特别是肿瘤生长抑素受体显像、前列腺特异性膜抗原显像和肿瘤间质成纤维细胞活化蛋白显像等,均成功地应用于临床,展现了肿瘤靶向显像的重要临床应用价值,是肿瘤葡萄糖代谢显像的重要补充。

肿瘤靶向显像探针一般由3部分组成(图10-30):①靶向分子,一般为靶向特定靶点的高亲和力小分子多肽、小分子化合物,或抗体和抗体片段等;②双功能螯合剂,它可与靶向分子相连接并用于螯合放射性核素;③放射性核素,用于与双功能螯合剂相结合实现靶向分子的放射性标记。

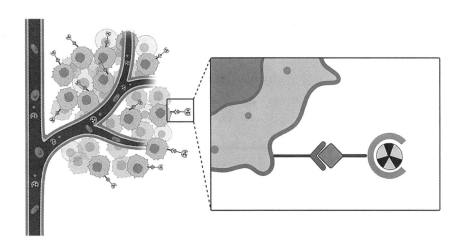

图 10-30 靶向显像探针的主要组成

一、肿瘤受体显像

受体(receptor)是一类介导细胞信号转导的功能蛋白,它能识别周围环境中的某些微量物质,并与之结合,通过信号放大系统触发后续的生理反应。肿瘤受体显像是用放射性核素标记配体或配体类似物,利用配体-受体结合的高特异性和放射性探测的高敏感性而用于肿瘤诊断的一种显像技术。肿瘤受体显像具有受体靶向的高特异性,在肿瘤定性诊断方面具有重要的应用价值。

目前较为成熟的肿瘤受体显像包括生长抑素受体显像、前列腺特异性膜抗原显像、趋化因子受体显像、去甲肾上腺素受体显像等,在神经内分泌肿瘤、前列腺癌、血液系统肿瘤和嗜铬细胞瘤等恶性肿瘤的诊断、分期、复发监测中具有重要意义。同时受体显像也在肿瘤核素诊疗一体化的患者选择方面具有重要的作用,实现"图像引导下受体靶向治疗",所见即所治、所治即所见。

（一）肿瘤生长抑素受体显像

1. 显像原理与显像剂 生长抑素受体(somatostatin receptor,SSTR)是神经内分泌细胞膜上的一种糖蛋白,在神经内分泌肿瘤细胞表面呈现过表达。采用放射性核素标记靶向 SSTR 的配体,然后通过 PET 或 SPECT 显像,则可将肿瘤细胞 SSTR 表达进行显像和定量,从而用于肿瘤的诊断和分期。

常用的显像剂:①激动剂类:^{68}Ga-DOTATATE、^{68}Ga-DOTATOC 和 ^{68}Ga-DOTANOC;②拮抗剂类:^{68}Ga-DOTA-RJ11。常用的核素靶向治疗放射性药物是 ^{177}Lu-DOTATATE。

2. 显像方法 显像前一般不需要空腹及停用 SSTR 靶向药物。通过静脉注射给药,^{68}Ga-DOTATATE 推荐注射剂量为 2MBq/kg,最高注射剂量为 200MBq。注射药物后 45~60min 开始 PET 扫描。

3. 图像分析 ^{68}Ga-DOTATATE 主要通过肾脏排泄。^{68}Ga-DOTATATE 在正常的脑垂体、肝脏、脾脏、肾上腺、肾盂、肾盏和膀胱壁可出现明显的生理性摄取；在甲状腺、肠道、胰腺钩突和前列腺出现轻中度生理性摄取。除上述生理性摄取，明确的局灶性放射性摄取应被视为生长抑素受体表达阳性病灶，如神经内分泌肿瘤等。假阳性常见原因：炎性肉芽肿或其他炎症性病变，如放射性肺炎、胃炎、近期手术创伤或反应性淋巴结肿大等。假阴性主要是一些神经内分泌肿瘤生长抑素受体表达较低或无明显表达，如分化较差的神经内分泌癌、良性胰岛素瘤等。

4. 临床应用价值   肿瘤生长抑素受体显像主要用于神经内分泌肿瘤（neuroendocrine tumor，NET）的诊断。神经内分泌肿瘤指的是发生于内分泌腺或神经内分泌细胞的上皮性肿瘤。SSTR 显像在 NET 诊断、分期和再分期方面具有很高的准确性，目前已纳入 NCCN 指南。SSTR 显像的临床适应证：①明确诊断和分期：定位原发神经内分泌肿瘤并检测其转移部位，明确分期；②再分期：对明确诊断并接受治疗的神经内分泌肿瘤患者进行随访，以发现是否有残余病灶、是否复发，并再次对疾病进行分期；③筛选适合用核素肽受体靶向治疗的患者；④指导治疗：对未出现远处转移的患者，根治性手术为主要治疗手段；若就诊时已出现远处转移，无法手术，可选择化学治疗、靶向治疗、生物治疗、介入治疗及放射治疗等；⑤疗效评价：观察手术、放射治疗、化学治疗或相关放射性核素治疗的效果。

对于局限性低级别胃、肠、胰腺神经内分泌肿瘤（如 G_1、G_2 肿瘤），一般推荐首选 ^{68}Ga-DOTATATE PET/CT，大多肿瘤表现为高摄取，优于 ^{18}F-FDG PET/CT（图 10-31）。对于病理已明确为高级别胃、肠、胰腺神经内分泌肿瘤（如 G_3 肿瘤）或神经内分泌癌，建议优选 ^{18}F-FDG PET 显像（图 10-32），部分患者 ^{68}Ga-DOTATATE 显像可能起一定的补充作用，发现 ^{18}F-FDG 显像漏诊的病灶。

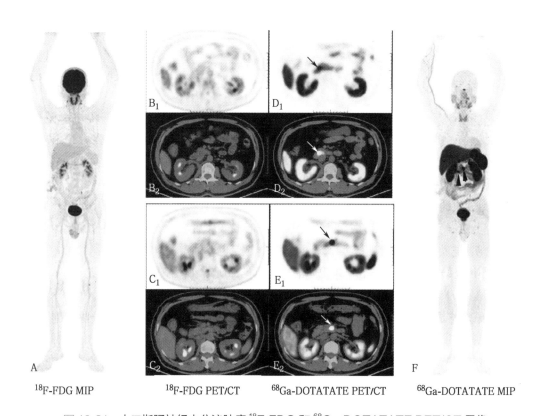

^{18}F-FDG MIP ^{18}F-FDG PET/CT ^{68}Ga-DOTATATE PET/CT ^{68}Ga-DOTATATE MIP

图 10-31   十二指肠神经内分泌肿瘤 ^{18}F-FDG 和 ^{68}Ga-DOTATATE PET/CT 显像

患者，男性，49 岁。十二指肠降段神经内分泌肿瘤（NET，G_1 级）伴十二指肠水平段前方淋巴结转移灶。^{18}F-FDG PET/CT（A、B_1、B_2、C_1、C_2 图）显像阴性。^{68}Ga-DOTATATE PET/CT 显像（D_1、D_2、E_1、E_2 和 F 图）示病灶处显像剂明显高摄取，呈强阳性（如箭头所示）。

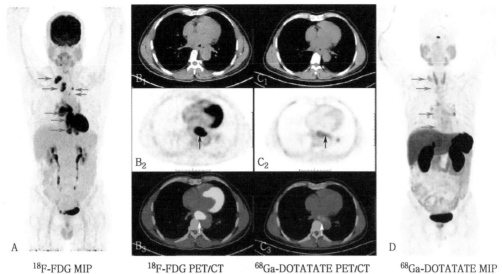

18F-FDG MIP　　　　　18F-FDG PET/CT　　　　68Ga-DOTATATE PET/CT　　　68Ga-DOTATATE MIP

图 10-32　食管大细胞神经内分泌癌伴多发淋巴结转移 ^{18}F-FDG 和 ^{68}Ga-DOTATATE PET/CT 图像

患者,男性,55 岁。食管大细胞神经内分泌癌[Ki-67(+,90%)]伴多发淋巴结转移。^{18}F-FDG PET/CT(A、B_1、B_2、B_3 图)见原发病灶和纵隔及右侧锁骨上窝淋巴结转移呈现 ^{18}F-FDG 明显高摄取(如箭头所指)。^{68}Ga-DOTATATE PET/CT 显像(C_1、C_2、C_3 和 D 图)于食管癌原发病灶及多处淋巴结转移灶处仅见 ^{68}Ga-DOTATATE 轻度摄取增高(如箭头所指)。

(二) 前列腺特异性膜抗原显像

1. 显像原理和显像剂　前列腺特异性膜抗原(prostate specific membrane antigen,PSMA)是一种 Ⅱ 型跨膜蛋白,在 90% 以上的前列腺癌细胞膜上呈现高表达,而在正常前列腺细胞膜上无表达或低表达;部分肿瘤新生血管也表达 PSMA。应用放射性核素标记靶向 PSMA 的高亲和力配体进行显像,可实现 PSMA 表达的可视化,最常用于前列腺癌的诊断和评估;应用治疗用放射性核素标记 PSMA,可以实现靶向放射治疗。

严格说来,PSMA 不属于受体,但是它与小分子抑制剂的特异性结合反应,更类似于受体与配体的结合反应,而非抗原与标记抗体或抗体片段的免疫结合反应,因此将其归类于受体显像。

临床上使用的显像探针主要为 ^{68}Ga-PSMA-11、^{68}Ga-PSMA-617、^{18}F-PSMA-1007 等。治疗用放射性药物 ^{177}Lu-PSMA-617 可以实现诊疗一体化。

2. 显像方法　PSMA 靶向 PET 显像前不需空腹等特殊准备。^{68}Ga-PSMA-11 的注射剂量推荐 185MBq(5.0mCi);^{18}F-PSMA-1007 的推荐剂量为 370MBq(10.0mCi)。注射药物后 60min 左右开始进行 PET 采集。

3. 图像分析　^{68}Ga-PSMA-11 主要通过肾脏排泄,所以双肾、输尿管及膀胱内放射性水平高;唾液腺和肠道、肝脏和脾脏均有不同程度的生理性摄取。^{18}F-PSMA-1007 在双肾、唾液腺亦有高摄取,但其膀胱尿液放射性相对较低,而肝脏、胆道系统、肠道和脾脏摄取明显高于 ^{68}Ga-PSMA-11,这与其脂溶性较高有关。

除上述生理性摄取外,明确的局灶性放射性摄取应被视为 PSMA 表达阳性,提示为前列腺癌或其转移灶,也可能是其他高表达 PSMA 的实体恶性肿瘤。假阳性的常见原因是炎症、骨折和前列腺增生性结节等。一些不表达 PSMA 的前列腺癌或其他实体恶性肿瘤可能出现假阴性。膀胱尿液的高放射性水平有时会掩盖小的前列腺癌病灶,需在诊断中加以注意。

4. 临床应用　PSMA 显像主要用于前列腺癌的诊断和评估,其主要临床适应证包括:①生化复发性前列腺癌的肿瘤病灶定位;②前列腺癌高危患者在术前和放射治疗前进行临床分期;③在 PSMA 靶向放射治疗之前和期间用于肿瘤分期(主要用于雄激素抵抗的转移性前列腺癌患者);④在高度可疑前列腺癌而既往活检阴性的患者中用于指导活检;⑤在转移性前列腺癌患者中用以监测全身治疗效果。

前列腺癌病灶和转移灶常出现 ^{68}Ga-PSMA-11 摄取明显增高(图 10-33),可用于初诊前列癌患者的诊断和分期,在中高危患者的分期和指导临床活检方面具有更高的应用价值。研究显示,^{68}Ga-PSMA-11 PET/CT 对前列腺癌原发病灶具有高的阳性检出率,约为 95.5%,明显高于 ^{18}F-FDG PET/CT(60%~70%)。前列腺癌病灶的 SUV$_{max}$ 与肿瘤的 Gleason 评分存在一定程度的正相关。PSMA 显像诊断前列腺癌的特异性稍差,约为 70%,部分前列腺增生病灶可出现假阳性。

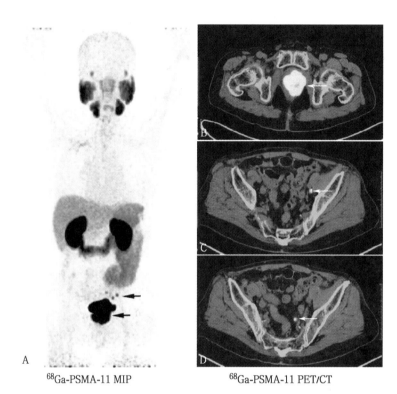

^{68}Ga-PSMA-11 MIP　　　　　^{68}Ga-PSMA-11 PET/CT

图 10-33　前列腺癌伴左侧髂内、外血管旁淋巴结小转移灶 ^{68}Ga-PSMA-11 PET/CT 图像

患者,男性,76 岁。确诊前列腺癌 2 年余,经内分泌治疗后近 10d PSA 明显升高(tPSA 74.8ng/ml;fPSA 9.34ng/ml)。^{68}Ga-PSMA-11 PET/CT 显像(A、B、C、D)见前列腺癌原发病灶和左侧髂内、外血管旁淋巴结转移灶明显高摄取 ^{68}Ga-PSMA-11。盆腔内淋巴结转移灶仅为 5mm,肿瘤显像清晰(图 A、C、D 箭头所指)。

^{68}Ga-PSMA PET/CT 在检测前列腺癌生化复发肿瘤病灶方面被认为最具临床应用价值。随着前列腺特异性抗原(prostatic-specific antigen,PSA)水平的升高,^{68}Ga-PSMA PET 检测阳性率也相应地升高,当 PSA 介于 0.2~2.0ng/ml 时,^{68}Ga-PSMA PET/CT 阳性率为 50% 左右;当 PSA 水平超过 2.0ng/ml 时,阳性率达到 90% 左右(图 10-34)。

(三)趋化因子 4 靶向显像

1. 显像原理和显像剂　G 蛋白偶联受体 C-X-C 趋化因子受体 4(C-X-C chemokine receptor 4,CXCR4)高表达于大多数实体肿瘤和血液系统肿瘤的细胞膜上。CXCR4 与其配体 C-X-C 趋化因子配体 12(CXCL12)相结合而发挥生物学效能,并活化下游信号通路。CXCR4 和 CXCL12 在肿瘤发生中起重要作用,增强肿瘤细胞增殖、迁移和侵袭,增强癌细胞与肿瘤微环境的相互作用和促进新生血管生成等。因此,CXCR4 可成为肿瘤显像和治疗的重要靶点。

^{68}Ga-pentixafor 是一种以环状多肽为基础的 CXCR4 的特异性显像剂,该显像剂与 CXCR4 具有高亲和力(IC$_{50}$ 为 5nmol/L ± 1nmol/L)和优良的体内放射性生物学分布。

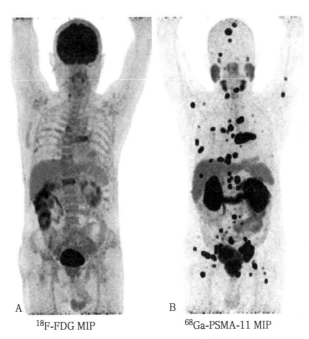

A
^{18}F-FDG MIP

B
^{68}Ga-PSMA-11 MIP

图 10-34　前列腺癌广泛转移患者 ^{18}F-FDG 和 ^{68}Ga-PSMA-11 PET/CT 图像

患者,男性,69 岁。前列腺癌伴多发淋巴结转移灶和广泛骨转移,PSA 明显升高(tPSA 1411ng/ml;fPSA> 50ng/ml)。^{18}F-FDG PET/CT 示前列腺癌病灶和部分全身骨转移灶代谢轻度增高(A)。^{68}Ga-PSMA-11 PET/CT 显像示前列腺原发病灶、淋巴转移灶和全身骨骼多发转移灶 ^{68}Ga-PSMA-11 摄取明显增高(B)。

2. 显像方法　显像前无须禁食,无须停用特定药物。^{68}Ga-pentixafor 的注射剂量推荐为 100~ 200 MBq(2.7~5.4mCi)。注射药物后 40~60min 开始进行 PET 扫描。

3. 图像分析　^{68}Ga-pentixafor 主要通过肾脏排泄,所以双肾、输尿管及膀胱内放射性水平高。唾液腺、脾脏和骨髓中有不同程度的生理性摄取,全身其他部位放射性均较低。除上述生理性摄取外,局灶性放射性摄取高于周围正常组织,需考虑为 CXCR4 表达阳性病灶。

4. 临床应用　国内外的多项临床研究显示,^{68}Ga-pentixafor PET 对血液系统恶性肿瘤(如多发性骨髓瘤、惰性淋巴瘤和颅内原发性淋巴瘤)、醛固酮腺瘤的诊断有一定的价值,可弥补 ^{18}F-FDG PET/CT 显像的不足。

在血液系统恶性肿瘤中,研究显示 ^{68}Ga-pentixafor 显像检测多发性骨髓瘤、浆细胞瘤的阳性率可达到 93.3%~100%,优于 ^{18}F-FDG 显像(53.3%~58.8%)。对于惰性淋巴瘤,^{68}Ga-pentixafor 显像具有很好的补充价值。同样对于套细胞淋巴瘤,^{68}Ga-pentixafor 显像阳性率高达 100.0%,高于 ^{18}F-FDG 的75.2%。对于 ^{18}F-FDG 显像常为阴性的边缘区黏膜相关淋巴瘤,有研究显示 ^{68}Ga-pentixafor 显像探测阳性率也高达 91.6%,肿瘤摄取高,SUV_{max} 可达 8.6 ± 4.7。^{68}Ga-pentixafor 在正常脑实质中没有明显摄取,因此在诊断颅内淋巴瘤中有一定的价值,其显示为明显高摄取,有利于小病灶的探测。

有研究显示 ^{68}Ga-pentixafor PET 显像诊断醛固酮腺瘤(aldosterone-producing adenoma,APA)有重要价值。正常肾上腺对 ^{68}Ga-pentixafor 摄取轻度增高,醛固酮腺瘤往往呈现高摄取。肾上腺病灶出现较对侧及邻近正常的肾上腺组织放射性摄取增高,则考虑为阳性病灶;而肾上腺病灶摄取程度与对侧及邻近正常的肾上腺组织相似或更低,则考虑为阴性病灶。国内发布的《原发性醛固酮增多症诊断中 CXCR4 受体显像的临床应用专家共识(2022)》提出:①若 CT 表现为等密度或低密度结节且结节长径≥1cm,^{68}Ga-Pentixafor PET/CT 显像视觉评估为阳性病灶时即可诊断为 APA。②若 CT 表现为等密度或低密度结节且结节长径 <1cm,推荐以 ^{68}Ga-Pentixafor PET/CT 视觉评估为诊断参考,视觉评估为阳性病灶考虑诊断为 "APA 可能性大"。③若 CT 表现为双侧肾上腺弥漫增粗,^{68}Ga-Pentixafor PET/CT 视觉评估无明显阳性病灶,考虑为特发性醛固酮增多症(idiopathic hyperaldosteronism,IHA)可能性大。④若存在双侧 PET 阳性病灶,可根据双侧结节大小、SUV_{max} 值进一步评估功能偏侧性。

二、肿瘤微环境显像

肿瘤微环境(tumor microenvironment,TME)是指肿瘤细胞存在的周围微环境,包括周围的血管、免疫细胞、成纤维细胞、骨髓源性炎症细胞、各种信号分子和细胞外基质等。肿瘤微环境显像是针对肿瘤微环境中特定细胞、信号分子或物质进行的特异性显像,其中肿瘤间质成纤维活化蛋白靶向显像、反映肿瘤新生血管的整合素受体靶向显像、反映肿瘤乏氧情况的乏氧显像等均在进行临床研究。

(一)肿瘤间质成纤维细胞活化蛋白靶向显像

1. 显像原理和显像剂　多数恶性肿瘤病灶中存在大量间质,其主要成分为肿瘤相关成纤维细胞(cancer associated fibroblast,CAF)。CAF 高表达成纤维细胞活化蛋白(fibroblast activation protein,FAP)。成纤维细胞活化蛋白抑制剂(fibroblast activation protein inhibitors,FAPI)是基于喹啉结构设计的小分子活性化合物,对 FAP 具有高亲和力竞争性抑制作用,应用放射性核素(如 ^{68}Ga 或 ^{18}F)标记后即可进行肿瘤成纤维细胞活化蛋白靶向显像(简称 FAPI 显像)。目前具有代表性的靶向探针是 ^{68}Ga-FAPI-04。

2. 临床应用　研究显示,FAPI PET 显像可以清晰显示多种实体肿瘤的原发病灶及转移灶,在 10 余种恶性肿瘤的诊断、分期、指导靶区勾画及疗效评估方面展现出良好价值。^{68}Ga-FAPI-04 PET 显像具有制备简便、不受血糖的影响、无须禁食等特殊准备的优点,可提高患者检查的依从性,简化工作流程。同时,由于 ^{68}Ga-FAPI-04 在脑、肝和胃肠道等组织生理性摄取较低,提高了对这些器官病灶的探测效能。

FAPI PET 显像在胃低分化腺癌(特别是含有印戒细胞癌者)诊断灵敏度较高,FAPI 摄取明显,病灶显示清楚;由于胃腔内无生理性浓聚,有利于小病灶的探测。FAPI PET 在显示胃低分化腺癌在腹膜、淋巴结和其他脏器的转移及探测复发病灶方面亦优于 ^{18}F-FDG PET(图 10-35)。大多数胆管细胞

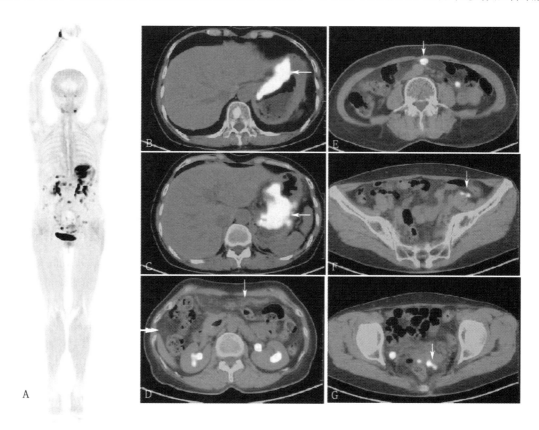

图 10-35　**胃癌伴多发淋巴结转移和多发腹膜转移 ^{68}Ga-FAPI PET/CT 图像**

患者,女性,66 岁。胃癌(低分化腺癌,部分为印戒细胞癌)伴多发淋巴结转移灶和腹膜转移。^{68}Ga-FAPI PET/CT 见胃癌呈弥漫性浸润,^{68}Ga-FAPI 摄取明显增高(B、C 图中箭头所指),伴胃小弯内侧、左上腹腔内及上腹部腹膜后区多发淋巴结转移和大网膜、小网膜、盆腹腔肠系膜及直肠子宫陷凹处多发腹膜转移,病灶 ^{68}Ga-FAPI 摄取明显增高、显示清晰(如 D~G 图中箭头所指)。

癌和肝细胞癌可呈现 FAPI 明显高摄取（图 10-36）。文献报道，胆管细胞癌 FAPI PET 显像阳性率接近 100%，肝细胞癌 FAPI PET/CT 显像阳性率为 80%~90%，明显优于 ¹⁸F-FDG PET/CT（40%~70%）。⁶⁸Ga-FAPI-04 在正常脑组织内无生理性摄取，可以更清晰地显示鼻咽癌原发病灶及其对颅内、颅底组织的侵犯（图 10-37）。在一些 ¹⁸F-FDG 显像阴性的乳腺癌原发病灶和转移灶、肠道生理性浓聚与肠癌难以鉴别诊断等多种情况下，FAPI PET 显像均有较好的补充作用。

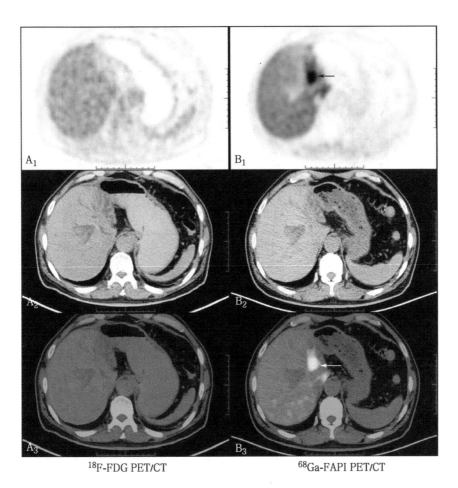

¹⁸F-FDG PET/CT　　　　⁶⁸Ga-FAPI PET/CT

图 10-36　肝内胆管细胞癌 ¹⁸F-FDG 和 ⁶⁸Ga-FAPI PET/CT 图像

患者，男性，70 岁。诊断肝左叶胆管细胞癌。¹⁸F-FDG PET/CT 见肝左叶及部分肝右叶肝内胆管扩张，肿瘤处未见代谢明显增高（A₁、A₂ 和 A₃）。⁶⁸Ga-FAPI PET/CT 显像示左肝管近汇合区处肿瘤 ⁶⁸Ga-FAPI 摄取明显增高（B₁、B₂ 和 B₃ 箭头所指）；相邻肝左叶及部分肝右叶见扩张胆管；肝内其他部位实质 ⁶⁸Ga-FAPI 摄取弥漫性增高（与显像剂通过肝内胆管排泄受阻有关）。

FAPI PET 显像在肿瘤诊断中的不足主要有：术后修复、炎症病变、创伤、骨折、免疫反应等病变时，可能出现假阳性；子宫、胰腺等部位的生理性浓聚会影响相应部位肿瘤的检出；部分肿瘤 FAP 低表达而出现假阴性。

（二）整合素受体靶向显像

1. 显像原理和显像剂　整合素（integrin）为细胞黏附分子，是细胞表面受体的主要家族，在多种肿瘤细胞表面和新生血管内皮细胞表面呈高表达，对肿瘤血管生成起着重要作用。整合素是由 α 和 β 两个亚单位形成的异二聚体，迄今已发现 18 种 α 亚单位和 9 种 β 亚单位，它们按不同的组合构成 20 余种整合素，其中 αᵥβ₃ 的研究最多。精氨酸 - 甘氨酸 - 天冬氨酸（arginine-glycine-aspartic，RGD）肽能特异性识别整合素 αᵥβ₃ 受体，目前已实现多种放射性核素对 RGD 的标记，并应用 SPECT 或 PET

显像获得肿瘤新生血管整合素受体表达的显示。显像剂包括 ^{18}F-AlF-NOTA-PRGD$_2$(^{18}F-RGD$_2$)、^{68}Ga-NOTA-PRGD$_2$、^{99m}Tc-3PRGD$_2$ 等。

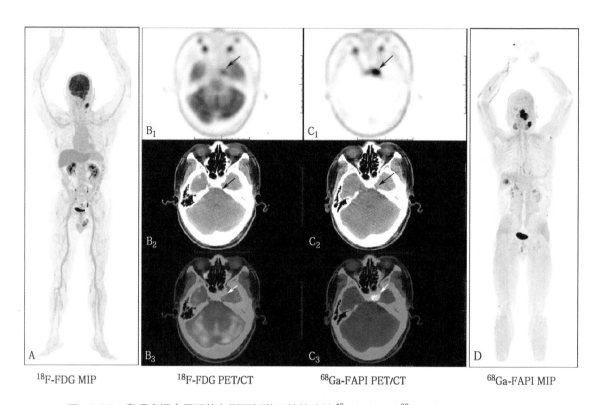

^{18}F-FDG MIP ^{18}F-FDG PET/CT ^{68}Ga-FAPI PET/CT ^{68}Ga-FAPI MIP

图 10-37　鼻咽癌颅底侵犯伴左侧颈部淋巴结转移灶 ^{18}F-FDG 和 ^{68}Ga-FAPI PET/CT 图像

患者,男性,63 岁。鼻咽癌侵犯颅底伴左侧颈部淋巴结转移。^{18}F-FDG PET/CT 示鼻咽左侧壁及左顶壁鼻咽癌病灶 ^{18}F-FDG 摄取增高,但颅内侵犯病灶由于与脑组织摄取 ^{18}F-FDG 相近而显示欠清楚(B$_1$、B$_2$、B$_3$ 图中箭头所指为左侧颈动脉管内肿瘤侵犯)。^{68}Ga-FAPI PET/CT 显像示鼻咽癌病灶 ^{68}Ga-FAPI 明显高摄取,颅内侵犯病灶显示明显优于 ^{18}F-FDG PET/CT(图 C$_1$、C$_2$、C$_3$ 箭头所指)。

2. 临床应用　整合素受体靶向显像在肺癌、乳腺癌、肝细胞癌、宫颈癌和卵巢癌等肿瘤中做过初步的临床转化研究。对于肺癌原发病灶,RGD SPECT 和 PET 显像诊断灵敏度和特异度约为 80% 和 90%,接近 ^{18}F-FDG PET;对肺癌淋巴结转移灶,文献报道 RGD 诊断特异性优于 ^{18}F-FDG。针对肺癌和肺结核的研究显示,RGD PET 可能有助于鉴别这两种疾病。有研究证实,应用 RGD 核素显像在肝细胞癌、宫颈癌和卵巢癌的摄取较低,诊断效能有限。目前针对 RDG 的临床研究均为小样本研究,仍需要扩大样本以进一步证实整合素受体靶向显像在肿瘤诊断、鉴别诊断及分期中的应用价值。

（三）乏氧显像

肿瘤组织乏氧是恶性肿瘤的一个显著生物学特征,乏氧不仅使肿瘤组织产生保护蛋白、增加对放化疗的抵抗,还使肿瘤内氧调节蛋白、血管内皮生长因子等表达增加,增加肿瘤细胞的侵袭性,导致肿瘤转移及复发。

1. 原理和显像剂　乏氧显像剂选择性地滞留在肿瘤乏氧组织或细胞中,通过 PET 或 SPECT 显像可探测组织缺氧与否及程度。

乏氧显像剂一般具有高渗透性和低氧化还原特性,前者便于其达到细胞内线粒体,后者利于其在正常细胞中稳定而在乏氧细胞中被异常高浓度的电子还原。乏氧显像剂可分为硝基咪唑类和非硝基咪唑类显像剂,代表分子分别为 ^{18}F- 氟米索硝唑(^{18}F-FMISO)、^{64}Cu- 二乙酰 - 双(N^4- 甲基缩氨基硫脲)(^{64}Cu-ATSM)。

2. 临床应用

（1）指导三维调强适形放射治疗：通过对病灶进行靶区勾画，调节靶区内剂量强度，对肿瘤内乏氧组织，在减少或不增加正常组织损伤基础上增加相应区域的照射剂量，提高肿瘤的放疗效果。同时，如通过显像证实肿瘤乏氧较多，可在放疗前改善其乏氧状态以增强放疗效果。

（2）预测疗效及评估预后：肿瘤乏氧显像对预测预后有重要的应用价值，当肿瘤存在明显乏氧组织时，肿瘤侵袭性往往较强，经治疗后易于复发，而无明显乏氧组织存在时，复发的概率明显降低。

三、肿瘤放射免疫显像

肿瘤放射免疫显像（radioimmunoimaging，RII）是用放射性核素标记特定的单克隆抗体或其片段，在生物体内对肿瘤病灶过表达的特定抗原进行特异性显像的一种显像方式。RII 的研究有悠久的历史。RII 早期研究主要应用完整抗体，但由于其分子量大（150kDa）、血液半衰期长、组织渗透性差及早期应用的鼠源性抗体容易产生人抗鼠抗体反应等，使显像效果不理想而发展缓慢。随着抗体工程技术的进展，抗体片段以及其衍生物如 Fab、F（ab'）₂、单链 Fv（ScFv）、双特异性抗体（bispecific antibody，BsAb）、亲和体（affibody）、纳米抗体（nanobody）等成功制备，加之 SPECT 和 PET 的普及，放射性核素标记单克隆抗体、抗体片段或衍生物被称为免疫 SPECT（immuno-SPECT）和免疫 PET（immuno-PET）显像，为 RII 注入新的活力。

目前已经报道了针对肿瘤多种靶点的免疫 SPECT/PET 显像临床研究，如表皮生长因子受体（epidermal growth factor receptor，EGFR）、人表皮生长因子受体 2（human epidermal growth factor receptor2，HER2）、癌胚抗原（carcinoembryonic antigen，CEA）、CD20、CD38、程序性死亡配体 1（programmed death ligand-1，PD-L1）等，部分进入 I/II 期临床试验，为抗体药物在肿瘤组织中的特异性摄取和在正常组织中的分布差异，发现同一患者不同区域病灶或同一病灶内部靶点的异质性表达，预测和评估靶向治疗或免疫治疗方案的有效性、毒性和不良反应等，提供了无创可视化工具。例如，HER-2 免疫 PET 显像在乳腺癌的无创诊断中发挥了重要作用，并且可以精准诊断乳腺癌脑转移灶；CD-38 特异性核素显像可精准、全面评估多发性骨髓瘤髓内浸润和髓外侵犯，其诊断效能优于传统的 ¹⁸F-FDG PET 显像。可以预见，基于免疫 SPECT/PET 显像的临床应用将进入迅猛发展阶段，在指导抗体药物早期研发、优化抗体药物临床应用、预测和评估药物疗效等方面发挥重要作用。

四、肿瘤反义显像

肿瘤基因显像是利用放射性核素的示踪原理，在基因分子水平对基因异常表达进行显像，有助于揭示肿瘤发生、发展过程中癌基因的表达情况以及其动态变化，对恶性肿瘤的特异性诊断具有潜在的应用价值。

反义显像是以反义基因技术为基础，通过合成与靶基因互补的反义寡核苷酸（antisense oligonucleotide，ASON）并用放射性核素标记，根据碱基互补结合原则，对靶基因进行显像，从而对肿瘤进行诊断的一种显像方式。肿瘤反义显像是分子生物学与核医学显像技术的有机结合。

自反义显像概念提出后，国内外学者进行了一系列肿瘤反义显像研究，但均在细胞和动物层面，尚未应用于临床，还存在很多技术难点，如 ASON 的设计和选择、ASON 的放射性核素标记、ASON 易在体内被 RNase-H 酶降解而稳定性差，以及标记后 ASON 的穿透能力差等。反义显像进展缓慢，技术尚不成熟。

五、肿瘤凋亡显像

细胞凋亡又称程序性细胞死亡（programmed cell death），是多细胞生物在胚胎发育、正常组织稳态的维持与各种生理病理情况下机体清除多余细胞的重要方式。细胞凋亡是一种自然、有序的能量依赖过程,可导致细胞死亡,而不会引发炎症过程。在外源性或内源性细胞信号刺激下,胱天蛋白酶(caspase)通路被激活,引起凋亡细胞形态和生化发生变化,通常情况下分布于细胞膜脂质双层内侧的磷脂酰丝氨酸(phosphatidylserine,PS)和磷脂酰乙醇胺(phosphatidylethanolamine,PE)外翻,细胞出现细胞质皱缩,质膜出泡,细胞分裂为凋亡小体,最后为巨噬细胞所清除。用放射性探针对凋亡过程出现的分子标志物,如PS、PE 或 caspase-3 进行显像,可以对肿瘤细胞的凋亡过程进行可视化,称为肿瘤凋亡显像。

^{99m}Tc-HYNIC-annexin V 是凋亡显像中研究最多的一种显像剂。Annexin V 是一种大小为 35~36kDa 的 Ca^{2+} 依赖性磷脂结合蛋白,能与 PS 高亲和力结合。细胞凋亡发生时,在 Ca^{2+} 存在的情况下,annexin V 与外翻至细胞膜上的 PS 结合,通过核素标记 annexin V 即可间接显示凋亡细胞。^{99m}Tc-HYNIC-annexin V 是唯一进入 II/III 期临床试验的放射性药物,但是由于靶 / 非靶比值不高而中止。

肿瘤细胞凋亡增加是化疗和放疗治疗肿瘤的机制之一,因此凋亡显像在肿瘤应用的主要意义在于对肿瘤化疗或放疗疗效的预测和评估,治疗后早期肿瘤细胞凋亡的程度反映肿瘤组织对治疗的敏感性,并可基于细胞凋亡的程度早期评价治疗的效果、预测疾病的转归。

第四节　肿瘤非特异性 SPECT 显像

• 肿瘤非特异性 SPECT 显像剂的摄取机制可能与肿瘤局部血流丰富、血管通透性增加、肿瘤生长快、细胞代谢旺盛有关,常用的是 ^{99m}Tc-MIBI SPECT 显像,主要用于乳腺癌、甲状腺和甲状旁腺病变的诊断和鉴别诊断。

一些 SPECT 显像剂如 ^{99m}Tc-MIBI、^{67}Ga、^{201}Tl 及 ^{99m}Tc(V)-DMSA 等,由于在肿瘤组织中有一定程度的摄取而使肿瘤显影,被用于肿瘤的诊断,其摄取机制尚不清楚,可能与局部血流丰富、血管通透性增加、肿瘤生长快、细胞代谢旺盛等有关。这类显像除 ^{99m}Tc-MIBI 仍用于诊断乳腺癌、甲状腺结节、甲状旁腺腺瘤外,在其他肿瘤中的应用非常有限。

一、^{99m}Tc-MIBI 肿瘤显像

(一)显像原理和显像剂

^{99m}Tc- 甲氧基异丁基异腈(^{99m}Tc-MIBI)是临床常用的心肌灌注显像剂,为亲脂性的阳离子显像剂,所带的正电荷与带负电荷的线粒体内膜之间的电位差促使 ^{99m}Tc-MIBI 进入细胞内,其中 90% 进入线粒体。肿瘤细胞代谢异常活跃,线粒体非常丰富,因此 ^{99m}Tc-MIBI 在肿瘤细胞内有明显的聚集,同时 ^{99m}Tc-MIBI 在肿瘤细胞中摄取迅速而排泄相对缓慢,因此可以利用 ^{99m}Tc-MIBI 进行肿瘤显像。

(二)临床应用

1. 乳腺癌　^{99m}Tc-MIBI SPECT 显像对乳腺癌的诊断有一定价值,肿瘤部位可呈现放射性浓集。^{99m}Tc-MIBI 检查不受乳腺密度的影响,可检测到 4mm 以上的肿块。纤维腺瘤、上皮组织增生和乳房纤维囊性变可出现假阳性;而假阴性主要由于肿块较小(<1cm)或不能触诊的肿块。对于不能触摸到的病灶,^{99m}Tc-MIBI 的灵敏度约为 65%。^{99m}Tc-MIBI 对腋窝淋巴转移灶的诊断不够精确,灵敏度仅为 50% 左右。结合断层显像或采用乳腺专用 γ 照相机可提高对深部病变或较小病灶的阳性检出率。

2. 甲状旁腺腺瘤　^{99m}Tc-MIBI 双时相显像可用于诊断功能亢进的甲状旁腺腺瘤,结合 SPECT/CT 断层显像可提高阳性检出率并为外科手术提供准确的影像依据。

3. 甲状腺肿瘤　可用于辅助判断甲状腺结节的性质。甲状腺结节摄取 ^{99m}Tc-MIBI 则提示该结节恶性可能,但是甲状腺腺瘤亦可能摄取而呈假阳性,而甲状腺恶性结节 <1cm 可能出现假阴性。目前甲状腺结节性质的判断多采用超声诊断的方法。

二、其他肿瘤非特异性显像

^{67}Ga、^{201}Tl 及 ^{99m}Tc(V)-DMSA 等均能被肿瘤组织摄取,但是它们被肿瘤细胞摄取的原理不尽相同。^{67}Ga 通过转铁蛋白受体结合到肿瘤细胞表面,然后被转运到细胞内与胞质蛋白结合而进入肿瘤细胞,文献报道其可应用于淋巴瘤、肝癌、肺癌、黑色素瘤及软组织肉瘤等肿瘤。^{201}Tl 主要由存活的肿瘤组织摄取,影响肿瘤对 ^{201}Tl 摄取的主要因素包括局部血流量、肿瘤活力、Na$^+$/K$^+$-ATP 酶系统、钙通道系统、胞膜的通透性等,可用于脑肿瘤、甲状腺癌、乳腺癌及骨和软组织等肿瘤。^{99m}Tc(V)-DMSA 在血浆内可稳定存在,到达肿瘤组织后发生水解反应,参与细胞磷酸代谢,产生磷酸根(PO$_4^{3-}$)样的锝酸根(^{99m}TcO$_4^{3-}$),以类磷酸样作用进入细胞内,主要用于甲状腺髓样癌、软组织肿瘤、肺部及盆腔肿瘤。^{67}Ga、^{201}Tl 及 ^{99m}Tc(V)-DMSA SPECT 显像可用于确定肿瘤的大小、部位及侵犯范围,监测治疗效果和判断预后。随着 ^{18}F-FDG 及多种特异性肿瘤显像剂的应用,上述显像的应用目前已经明显减少。

Summary

Malignant tumors pose major public health problems that seriously threaten human health. The most commonly used non-invasive method in nuclear medicine for detecting malignant tumor is glucose metabolism PET imaging with ^{18}F-deoxyglucose (^{18}F-FDG), an analogue of glucose and also known as "molecular of the Century". ^{18}F-FDG PET shows the uptake, concentration and distribution of glucose in vivo, which can be used to quantify glucose metabolism of tumors. The primary indications and clinical applications of ^{18}F-FDG PET in oncology are: (1) differentiating benign and malignant lesions; (2) clinical staging of malignant tumors; (3) monitoring the therapeutic effect of malignant tumors; (4) locating the primary tumor focus; (5) differentiating residual tumors from fibrosis and necrosis after treatment; (6) detecting tumor recurrence, especially when tumor markers are elevated; (7) selecting the best tumor puncture biopsy site; (8) guiding the radiotherapy plan; (9) detecting suspected malignancy due to fever of unknown cause, multiple serous cavity effusion, or elevated tumor markers; (10) assessing the prognosis of malignant tumors; (11) evaluating new drugs and technologies for tumor treatment.

In addition, amino acid, nucleotide, phospholipid and oxidative metabolism imaging are also used for diagnosis and evaluation of various tumors, supplements to glucose metabolism imaging in tumor diagnosis. Radionuclide receptor imaging and radioimmuno-imaging can also specifically bind to tumor overexpressed receptors or antigens by labeling specific ligands or antibodies with radionuclides. Some imaging techniques have been applied in clinic, such as somatostatin receptor imaging, prostate specific membrane antigen (PSMA) imaging. Furthermore, tumor microenvironment is a hot topic in recent years, and radionuclide imaging has been developed to show tumor fibroblastic activation protein expression, tumor angiogenesis, hypoxia and other special changes, providing non-invasive imaging information for tumor biological characteristics. All these topics will be covered in this chapter.

思考题

1. 葡萄糖代谢显像诊断恶性肿瘤的原理是什么？
2. 葡萄糖代谢 PET 显像的适应证（临床应用）和禁忌证是什么？
3. 葡萄糖代谢显像是否为肿瘤特异性显像？为什么？
4. 请列举几种非葡萄糖代谢显像。
5. 肿瘤受体显像的定义是什么？列举 2 种常用的肿瘤受体显像及其主要的临床应用。
6. 肿瘤放射免疫显像的原理是什么？

（安 锐　兰晓莉　吴湖炳）

第十一章
骨 骼 系 统

骨骼系统是由全身各种骨骼、关节和韧带所组成的器官系统,主要起到支持躯体、保护体内重要器官、供肌肉附着、作运动杠杆等作用,部分骨骼还有造血、维持矿物质平衡的功能。核素骨显像能反映正常及病变骨骼的血流和代谢状况,在骨骼病变的诊断中具有早期诊断的优势,是核医学显像临床应用的常规项目之一。近年来,随着 SPECT/CT、PET/CT 及 PET/MRI 等影像设备技术发展,核素骨显像的准确性和灵敏度得到进一步提高,在骨骼系统疾病临床应用中的价值进一步扩大。

第一节 骨 显 像

- 骨显像可高灵敏反映全身骨骼病变的血流和代谢状况。
- 全身骨显像是早期发现恶性肿瘤骨转移灶的一线检查技术。
- 全身骨显像在代谢性骨病的诊断中具有重要价值。
- 骨断层融合显像(SPECT/CT)在局部骨骼疾病的鉴别诊断中具有重要价值。

一、显像原理

骨组织主要由构成骨组织的多种细胞(包括骨细胞、成骨细胞及破骨细胞等)和大量骨基质组成。骨基质是构成骨组织的主体,也是骨组织的细胞依托,主要由有机成分(胶原纤维占 95% 以上)和无机成分(主要为羟基磷灰石结晶)组成。羟基磷灰石结晶具有多微孔结构,可吸附体液中大量可交换的离子(如 Ca^{2+}、Mg^{2+}、HCO_3^-、Cl^-、PO_3^-),并发生快速交换,在维持全身体液电解质平衡中具有重要作用。

骨显像剂经静脉注射随血流到达全身骨骼,与骨骼组织中的羟基磷灰石晶体通过离子交换或化学吸附作用而分布于骨骼组织。局部骨骼组织对显像剂的摄取,与该局部血流量和骨盐代谢水平、新生成的胶原含量相关,所以在成骨过程活跃的部位,显像剂摄取增多而形成浓聚区,而血流量减少和/或成骨活性低的部位因显像剂摄取少,则表现为稀疏缺损区。

^{99m}Tc 标记膦酸盐可与骨组织的羟磷灰石结合,紧密地吸附在羟磷灰石的表面,通过 SPECT 进行显像。目前,^{99m}Tc 标记膦酸盐类显像剂主要包括二膦酸盐(^{99m}Tc-MDP)和羟基亚甲基二膦酸盐(^{99m}Tc-HMDP)。^{99m}Tc-MDP 和 ^{99m}Tc-HMDP 具有骨快速摄取、血液和软组织清除快的优点。静脉注射后 2~3h 有 50%~60% 的显像剂聚集在骨骼中,其余经肾脏排出,骨/软组织放射性比值较高,骨显像质量好。

^{18}F-氟化钠(^{18}F-sodium fluoride,^{18}F-NaF)中的 ^{18}F$^-$ 离子可与骨组织中 OH^- 发生竞争性离子交换,与羟基磷灰石晶体紧密结合,通过 PET/CT 进行显像。^{18}F-NaF 具有更好的药代动力学特性,在骨的摄取分数更高(比 ^{99m}Tc-膦酸盐高出 2 倍),血液清除更快,因此 ^{18}F-NaF PET 骨显像具有更佳的骨/本底放射性比值,加之 PET 具有断层成像和 CT 成像融合的优点,故探测病灶更加灵敏,显示解剖结构更为清晰精确。

二、显像方法

放射性核素骨显像按照显像方式不同,分为骨静态显像、骨动态显像、骨断层融合显像,其中骨静态显像又分为全身骨显像和局部骨显像。临床应用时常规进行全身骨显像,根据全身图像所见结果,必要时加作局部静态显像或断层及融合显像。

(一)^{99m}Tc-MDP 显像

1. 骨静态显像

(1)全身骨显像:^{99m}Tc-MDP 的成人注射剂量一般为 740~925MBq(20~25mCi)。患者无须特殊准备。静脉注射显像剂 2~4h 后排空小便,仰卧于 SPECT 扫描床上,采集矩阵 256×1 024,扫描速度为 10~20cm/min 左右。常规采集全身的前位和后位图像,可以显示全身骨骼和骨关节。根据全身图像所见结果,必要时加作局部平面显像,亦可加断层显像。

(2)局部骨显像:骨与关节平面显像可更加精确地显示解剖结构和病变形态,提高图像分辨率,有利于提高诊断的准确性和鉴别伪影。采集矩阵为 128×128 或 256×256,采集足够计数以利图像清晰显示。根据患者情况或参考全身骨显像的图像所见,选择采用前位、后位、侧位或其他特殊体位。一些特殊体位有助于显示病变。例如,上臂外展和内收,有助于鉴别肩胛区的病变是位于肋骨还是肩胛骨;颅骨的顶位显像,有助于颅骨摄取增高的形态观察与鉴别;排尿后立即显像有助于耻骨和骶尾骨的显示;膀胱内显像剂残留可影响邻近骨骼的显示,可采取将骶尾部置于探头上的坐姿显像。局部平面显像还常用于病变与伪影的鉴别。

2. 骨动态显像
静脉注射显像剂后于不同时间进行连续动态采集,分别获得局部骨及周围组织的血流、血池及延迟静态骨显像的数据和图像,故又称三相骨显像(three-phase bone scan)。本方法可同时了解骨骼和邻近软组织的血流情况和骨盐代谢情况,具体方法如下:

(1)血流相:探头应置于病变局部处,探测视野应包括对侧相应部位,以便进行对比分析图像。显像剂与前述骨静态显像剂相同。采集矩阵 64×64,静脉弹丸式注射显像剂后立即以 1~3s/ 帧的速度动态采集 60s。血流相主要反映较大血管的通畅和局部动脉灌注情况。

(2)血池相:血流相采集结束后 1~5min 内静态采集一帧图像,矩阵 128×128 或 256×256,采集 60s。血池相主要反映骨骼与软组织血液分布情况。

(3)延迟相:2~4h 后,按前述局部骨平面或断层显像相同方法进行。延迟相则主要反映局部骨骼的骨盐代谢活性(图 11-1)。

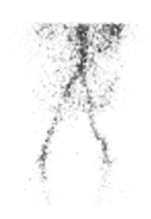
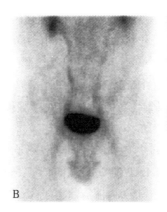
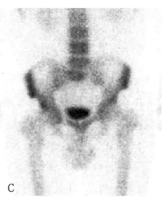

A   B   C

图 11-1　正常骨盆局部三相骨显像
A. 血流相;B.5min 的血池相;C.3h 延迟相。

3. 骨断层融合显像　骨与关节断层显像可改善图像的对比度和分辨率,克服平面显像结构重叠的不足,对于深部病变的探测更为准确和敏感。采用低能通用准直器或低能高分辨率准直器,矩阵64×64或128×128,$360°$采集,$5.6°~6°$/帧,每帧采集25s。采集后重建横断面、矢状面和冠状面图像。

随着SPECT/CT设备的普及,目前SPECT/CT断层融合显像已经成为常规。选择局部骨断层显像范围,分别行SPECT采集和CT扫描,经过计算机图像重建处理,分别获得CT、SPECT和SPECT/CT融合图像。CT图像的融合,不仅有助于定位的精确性,更能够提高骨显像诊断的定性能力。

(二)^{18}F-NaF PET显像

^{18}F-NaF注射剂量(成人)为185~370MBq(5~10mCi),370MBq适用于肥胖者。小儿可按2.22MBq/kg(0.06mCi/kg),最小剂量不低于18.5MBq(0.5mCi)。注射30~45min后即可进行显像。可获得全身骨骼三维图像和各部位断层图像。

三、适应证

1. 恶性肿瘤骨转移灶的诊断、疗效评估及随访。
2. 评价不明原因的骨痛和血清碱性磷酸酶升高。
3. 原发性骨肿瘤患者,评价病灶侵犯范围、转移及复发情况。
4. 股骨头缺血性坏死的辅助诊断。
5. 移植骨的血供和存活情况评价。
6. 各种代谢性骨病的辅助诊断。
7. X线检查未能确定的隐匿性骨折辅助诊断。
8. 关节炎的辅助诊断。
9. 早期辅助诊断骨髓炎。
10. 人工关节置换后随访,鉴别假体松动与感染。
11. 指导骨活检。

四、图像分析

(一)骨静态局部/全身显像

1. 正常图像　在正常成人骨显像图上,全身各部位骨骼结构显示清晰,显像剂分布左右对称。不同部位的骨骼因其结构、代谢活性和血供状态的差异,显像剂分布浓度亦有差异。通常密质骨或长骨(如四肢)骨干分布较低,而松质骨或扁骨如颅骨、肋骨、椎骨、盆骨及长骨的骨骺端等显影较浓。显像质量好的图像应能清晰分辨肋骨和椎骨,软组织显影较淡,双肾和膀胱显影(图11-2)。

正常儿童、青少年骨显像与成人有差异。由于正常骨骺生长中心部位及骨更新较快的骨骼摄取显像剂增加,故儿童及青少年骨骺普遍较浓。一般而言,此种表现在10岁以下儿童尤为明显,18~20岁以后则应消失(图11-3)。

正常成人骨显像图像中还常可见一些其他显像剂摄取增高的表现,应注意鉴别。如鼻咽部、鼻旁窦区血流丰富,

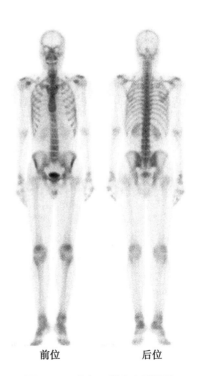

前位　　　　后位

图11-2　成人正常全身骨显像

显像剂摄取常较高;上、下颌骨的牙槽部位常可见点状浓聚灶,老年患者还常见膝关节的退行性变所致的膝关节显影较浓;肩胛下角与肋骨重叠处常形成浓影,可通过抬高上臂局部显像来鉴别(图11-4)。

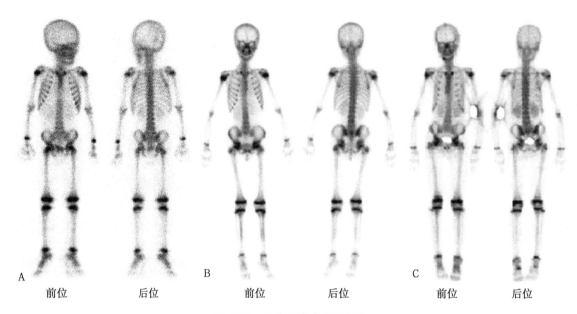

前位　　　　后位　　　　　前位　　　　后位　　　　　前位　　　　后位

图 11-3　儿童正常全身骨显像
A.4 岁;B.9 岁;C.14 岁。

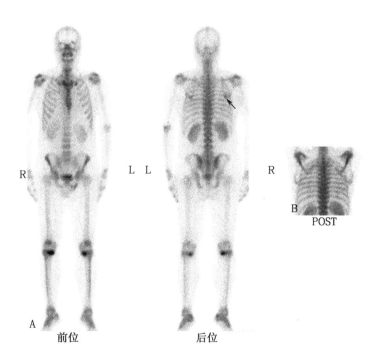

前位　　　　　　　　　　　　后位

图 11-4　正常骨影像(后位)
A. 全身骨显像后位,可见右肩胛下角与肋骨重叠处常形成浓影;B. 抬高上臂局部显像,原有浓影消失。

另外,一些属于"伪像"的表现应予以注意。如注射显像剂部位往往呈现放射性"热区";患者体位不对称常会导致左右对应结构的显影不对称;患者身上的金属物品会屏蔽γ射线而造成局部放射性"冷区";尿液污染亦可造成假性放射性"热区"等(图11-5)。

^{18}F-NaF PET 骨显像图像为三维图像和断层图像,正常图像与 ^{99m}Tc-MDP 骨显像类似,但图像的对比度和结构显示更好(图 11-6)。

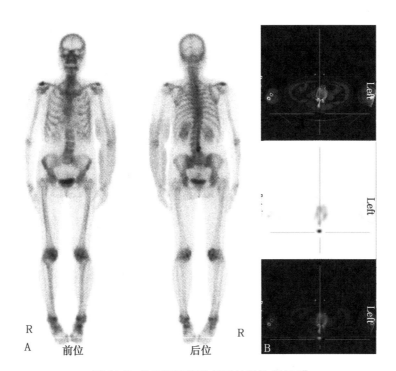

图 11-5　体表污染所致假性放射性"热区"

全身骨显像后位(A),可见 L_4 水平显像剂分布浓聚影,经 SPECT/CT 断层融合图像显示为体表污染所致(B)。

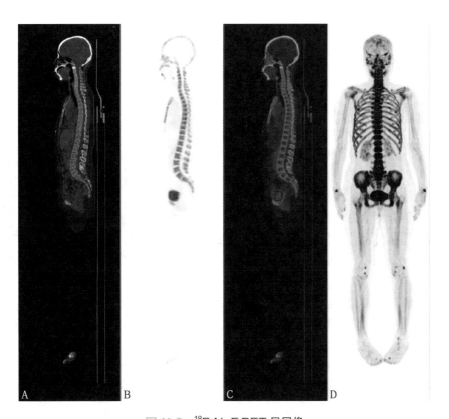

图 11-6　^{18}F-NaF PET 骨显像

A. 矢状位的 CT 图像;B. 矢状位的 PET 图像;C. 矢状位的 PET/CT 融合图像;D. 全身 PET 显像的 MIP 图(前位)。

2. 异常图像

（1）放射性浓聚：局部骨质病变时,如肿瘤、炎症、损伤修复等,由于血流增加和成骨活跃,该部位骨显像剂摄取增加而形成异常放射性"热区"。常见原因:①骨折;②炎症;③骨肿瘤,包括原发性良、恶性肿瘤和转移性骨肿瘤;④骨质代谢异常性病变;⑤缺血性股骨头坏死晚期改变;⑥滑膜炎病变,关节炎;⑦其他非肿瘤性病变,如肉芽肿、纤维性发育不良、骨岛、退行性病变等。

（2）放射性缺损：如果局部骨质病变以破骨过程为主(溶骨性病变)或在血供障碍的早期,主要表现为局部放射性缺损区("冷区")。导致骨显像放射性缺损改变的原因:①以溶骨性病变为主的肿瘤病灶;②多发性骨髓瘤;③血管病变引起血流障碍的早期如骨缺血性坏死;④放射治疗;⑤骨囊肿;⑥外科手术切除骨骼部位;⑦体内外致密物质阻挡;如钡剂、心脏起搏器、骨关节金属植入物等。

（3）放射性浓聚 + 缺损：骨显像常见的另一个异常征象为病灶中心区呈放射性"冷区",病灶周围环绕放射性增高影,形成所谓"炸面圈征"(doughnut sign)。其病理机制包括:在溶骨性病变("冷区")损伤的周围伴有成骨修复过程活跃而导致病灶周边摄取显像剂增加;病变中心部位局部血流障碍导致的组织坏死,或者局部血肿、脓肿形成,也可以因周边部位代谢活性增高而形成上述征象。常见于股骨头缺血性坏死(图 11-7)。

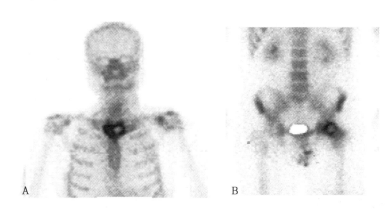

图 11-7 "炸面圈征"
A. 胸骨肿瘤;B. 左股骨头坏死。

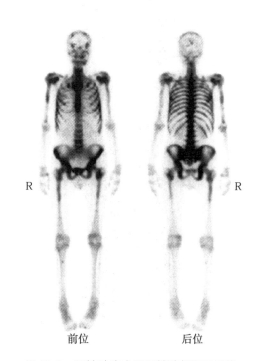

（4）超级骨显像(super bone scan)：指全身骨骼对显像剂呈普遍、均匀的摄取增加。表现为全身骨骼显影异常增强和清晰,双肾常不显影,软组织分布很低。其产生机制可能与弥漫的反应性骨形成有关。超级骨显像可见于恶性肿瘤骨骼广泛转移和甲状旁腺功能亢进引起的全身性骨钙代谢异常,其中前者主要表现为中轴骨和骨盆为主,可伴有显像剂分布不均匀的情况,而后者常均匀地累及全身各部位骨骼,注意这些有助于阅片时判断病因(图 11-8)。

（5）骨外显像剂异常分布：一些骨骼以外的软组织病变有时亦可摄取骨显像剂,而形成浓聚影,如伴有骨化或钙化成分的肿瘤和非肿瘤病变、局部组织坏死、放射治疗后改变、浆膜腔积液、骨化性肌炎、某些结缔组织病、急性心肌梗死病灶等。

（二）三相骨显像

1. 正常图像

（1）血流相：静脉注射显像剂后 8~12s,可见局

图 11-8 恶性肿瘤广泛骨转移超级骨显像

部较大动脉显影,随后软组织轮廓逐渐显示。骨骼部位放射性较软组织低,左右两侧动脉显影时间及局部显像剂分布基本一致。

(2)血池相:由于体内血池中此期仍滞留大量显像剂,软组织轮廓清晰显示,显像剂分布均匀,双侧对称,大血管可持续显示。此期骨骼显像剂分布仍较低。

(3)延迟相:骨骼显示清晰,软组织影消退,与骨静态显像相类似。

2. 异常图像

(1)血流相:局部放射性增高提示该部位动脉血流灌注增强,常见于骨肿瘤和急性骨髓炎。局部放射性减低表明动脉血流灌注减少,可见于股骨头缺血性坏死、骨梗死和一些良性骨骼病变。

(2)血池相:放射性增高提示局部充血状态如急性骨髓炎、蜂窝织炎等。放射性减低提示局部血供减少。

(3)延迟相:详见骨静态局部/全身显像的图像分析。

五、临床应用

(一)转移性骨肿瘤

骨骼是恶性肿瘤好发转移部位,早期发现转移灶的存在与否对于患者的治疗决策具有重要影响。骨显像可较 X 线检查提早 3~6 个月发现骨转移灶,因此临床上全身骨显像被作为恶性肿瘤患者诊断骨转移灶时的首选筛选检查。对于异常征象部位不能明确判断者,则可进行局部 SPECT/CT 或进一步的局部其他有关检查(如 CT、MRI、活检等)。早期、动态连续地进行骨显像追踪监测,对于恶性肿瘤患者得到及时正确的诊断、治疗及疗效随访十分重要。

转移性骨肿瘤病灶在骨显像上的特征性表现是多发性显像剂浓聚灶,其分布以中轴骨受累较多,以胸腰椎、肋骨、骨盆、四肢骨近端、胸骨、颅骨等常见,四肢骨远端较少受累(图 11-9、图 11-10)。少数病例表现为单发病灶。由于骨显像图中浓聚灶并非恶性肿瘤的特异性表现,单发病灶往往需要结合其他临床和检查资料综合判断。弥漫性骨转移可呈超级骨显像。骨转移灶也可能以溶骨病变为主,呈放射性缺损区或"冷区""热区"混合型改变。对于骨扫描发现的病灶性质不易确定者,CT 和 MRI 局部检查有助于鉴别。

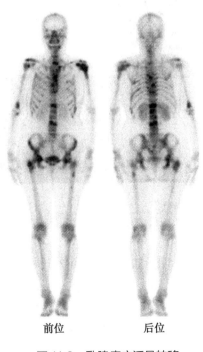

前位　　　　后位

图 11-9　**乳腺癌广泛骨转移**

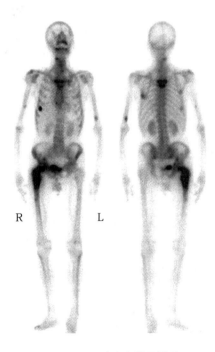

R　　L

图 11-10　**肺癌多发骨转移**

SPECT/CT 融合成像对于骨显像鉴别诊断肿瘤转移灶(尤其是对于单发病变)具有显著的增益,不仅弥补了骨显像精确解剖定位难的不足,同时大大提高了诊断的准确性和特异性,明显改善了对骨良性病变的诊断能力,降低了骨显像诊断骨转移的假阳性率(图 11-11、图 11-12)。

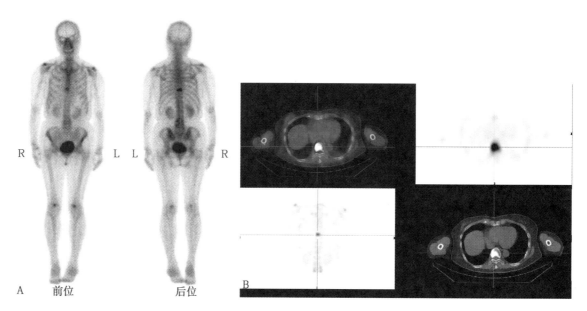

图 11-11　肺癌术后患者全身骨显像
A. 全身平面图像见 T_9 显像剂分布浓聚影;B.SPECT/CT 断层融合图像提示肿瘤骨转移。

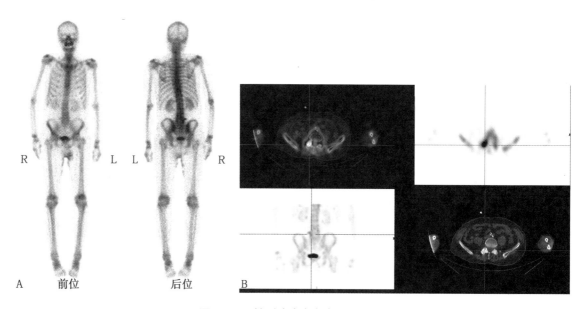

图 11-12　前列腺癌患者全身骨显像
A. 全身平面图像见 L_5 右缘显像剂分布浓聚影,B.SPECT/CT 断层融合图像显示为退行性变。

骨显像上肿瘤转移灶显像剂浓聚的强度、累及范围、病灶数量分布等表现在治疗过程中的动态变化可反映治疗转归。一般而言,治疗过程中病灶范围缩小、显影变淡、病灶数量减少等提示转移病变改善。但需注意,在放疗后早期,受照射病灶可呈现显像剂摄取增加,而在一些接受化疗的患者中,骨转移灶也可在化疗后出现一过性显像剂摄取增加,即所谓的“闪烁现象”(flare phenomenon)。上述表现并不表示病变恶化,应在治疗后 6 个月进行复查评价(图 11-13)。

相对于 ^{99m}Tc-MDP 骨显像,^{18}F-NaF PET/CT 显像的灵敏度和图像质量更高,能够更多地发现和更清晰地显示骨转移病灶(图 11-14)。^{18}F-FDG PET/CT 显像除了同样可以诊断转移性骨肿瘤病灶之外,对于软组织的转移病灶也具有很好的诊断价值。具体内容见第十章"肿瘤显像"。

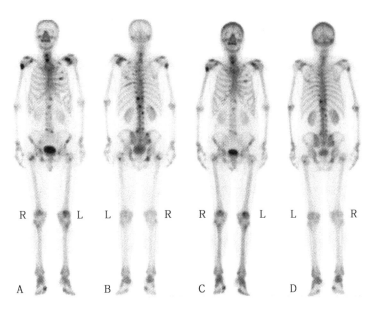

图 11-13　前列腺癌多发骨转移
A、B. 治疗前;C、D.^{89}Sr 治疗两个疗程后复查,转移病灶改善。

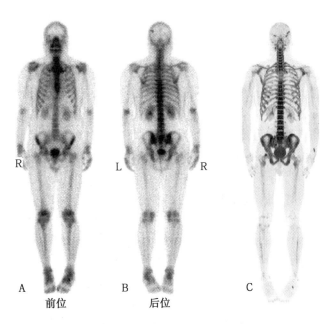

图 11-14　肺癌患者的 ^{99m}Tc-MDP(A、B)和^{18}F-NaF PET 全身骨显像(C)
^{18}F-NaF PET 骨显像显示了更多的骨转移灶。

（二）原发性骨肿瘤

原发性骨肿瘤(primary bone tumor)不论是恶性还是良性,在骨显像上均可表现为显像剂浓聚,就鉴别病变良恶性而言,单纯骨显像意义有限,不及 DR、CT 或 MRI。不过,结合 SPECT/CT,则可弥补单纯骨显像的不足。全身骨显像的意义在于:①可以及早检出病变;②可清楚显示原发肿瘤浸润的实际范围,骨显像显示的肿瘤浸润范围往往较 DR 检查的范围大,这有助于确定手术范围;③有助于检出远离原发肿瘤部位的转移灶,改变肿瘤分期;④有助于术后复发与转移的诊断(图 11-15、图 11-16)。

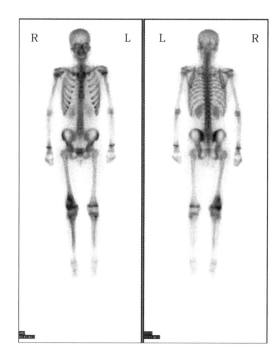

图 11-15　原发性骨肿瘤全身骨显像
男性,15 岁,右侧股骨下端骨肉瘤。

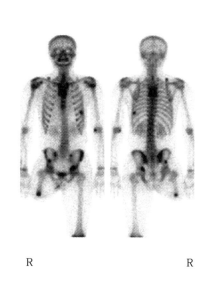

图 11-16　原发性骨肿瘤术后全身骨显像
女性,21 岁,右股骨下段骨肉瘤术后 9 个月
复查骨显像,示复发和多处骨转移。

三相骨显像对于鉴别良恶性病变有一定帮助,一般恶性肿瘤血供丰富,在三相骨显像上显像剂浓聚均明显增加。对于良恶性病变进行鉴别还可利用其他肿瘤阳性显像剂或 PET 显像。

骨显像还可对多发性骨髓瘤提供有效的辅助诊断。多发性骨髓瘤以多发溶骨性骨质破坏为特征,但是局部骨质修复常伴随进行,故骨显像表现依病灶大小、病程阶段而异,可表现为多发“热区”病灶,而溶骨性病变也可表现为“冷区”,或“冷区”“热区”相间的“炸面圈征”,结合临床资料,常可给出提示性诊断。在平面骨显像可疑部位或骨痛部位(无论有无骨显像剂高摄取)进行 SPECT/CT 显像,可以提高溶骨性病灶探查的灵敏性,有效探查和诊断多发性骨髓瘤病灶。骨显像结合 SPECT/CT,不仅可以全面了解病灶数目,还可以反映病变进程、病理性骨折情况,故对于多发性骨髓瘤不仅是辅助诊断的一线检查,还是病情评估、疗效和预后评价的良好方法(图 11-17)。

骨显像对于一些良性骨肿瘤也很有诊断价值。例如,骨样骨瘤是良性成骨细胞的病变,常见于儿童和青少年,典型症状为剧烈的骨痛,夜间加重,服用阿司匹林可缓解。骨显像对于骨样骨瘤的诊断有很高的灵敏度,如果病变发生在脊柱、盆骨、股骨颈等常规 DR 不易发现的部位,骨断层显像往往能检出病变,结合典型病史则能提示诊断。

(三)骨髓炎

骨髓炎(osteomyelitis)是常见的骨科感染性疾病,DR 是常规诊断方法,但 DR 发现骨破坏、新骨形成等阳性征象往往要到病程 2 周乃至更长时间之后。而骨显像可对骨髓炎进行早期诊断,灵敏度很高。通常急性骨髓炎在发病 12~48h 时病变部位即可出现显像剂异常浓聚的表现,当临床出现骨髓炎症状时,骨显像几乎都能探测到病变部位显像剂摄取增加。应用三相骨显像,可鉴别骨髓炎与软组织蜂窝织炎,因骨髓炎病变部位在骨骼,故三相骨显像时血流相、血池相和延迟相均可见病灶有显像剂浓聚,而蜂窝织炎病变部位在软组织,血流相和血池相病灶呈显像剂浓聚,而延迟相则病变部位浓聚不明显(图 11-18)。

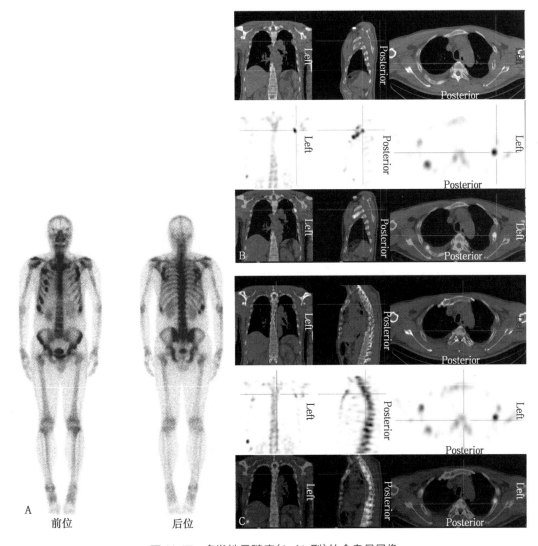

图 11-17 多发性骨髓瘤(IgAλ 型)的全身骨显像

A. 全身平面显像图示双侧多发肋骨、右侧股骨近端显像剂分布浓聚影;B. SPECT/CT 断层融合图像示左侧第 4 肋骨皮质不连续伴软组织肿块形成;C. SPECT/CT断层融合图像示胸椎多发溶骨性骨质破坏,未见显像剂分布浓聚。

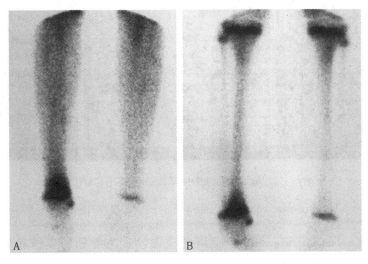

图 11-18 右胫骨下端骨髓炎,DR 未发现异常

A. 血池相;B. 延迟相。

（四）骨创伤

1. 创伤性骨折　尽管骨显像对骨折诊断的灵敏度很高，但一般的骨折以 DR 更能快速准确观察骨折情况，无需骨显像。骨显像对于骨折而言，其价值在于以下两个方面：一是对于某些部位如胸骨、骶骨、肩胛骨、手、足等处的隐匿性骨折，DR 常难以发现，骨显像则更为灵敏；二是监测和评价骨折的修复和愈合过程。通常骨折愈合早期骨显像表现为显像剂浓聚，随着骨折的愈合而浓聚逐渐减少，60%~80% 的患者一年内骨显像恢复正常，90% 两年内恢复正常，3 年内恢复正常达到 95%。延迟愈合可表现为骨折处持续性异常浓聚。

2. 应力性骨折　应力性骨折（stress fracture）又称疲劳骨折（fatigue fracture），是骨骼持续重复的过度承受应力造成的骨骼损伤，多见于运动、军事训练或体力劳动过程中的超负荷活动。局部长期反复集中的轻微损伤后，首先发生骨小梁骨折并随即修复，如在修复过程中继续受外力作用，可使修复障碍，骨吸收增加，反复这一过程，终因骨吸收大于骨修复而导致完全骨折。DR 检查阳性率较低，患者出现症状的 6 周内多为阴性。骨显像则可在早期灵敏地发现异常和做出诊断，其特征性变化是在三相骨显像的血池相显示局部血流增加，延迟相骨折部位出现卵圆形或梭形的显像剂浓聚影。如果骨显像正常，则可排除应力性骨折，职业运动员可避免中止运动。

（五）缺血性骨坏死

缺血性骨坏死（avascular osteonecrosis）又称无菌性骨坏死，常发生于股骨头部位。骨显像对于该症的诊断优于 DR，在症状早期甚至在出现症状之前骨显像即可发现一些特征性的异常改变，从而有助于早期进行治疗而避免远期并发症，但 DR 在早期不敏感。

缺血性骨坏死在骨显像上的表现与病程有关。疾病早期（无症状或在 1 个月左右），股骨头部位因血供中断而在三相骨显像的血流相、血池相、延迟相上均表现为显像剂摄取低，周围无浓聚反应，但此期改变一般在临床上常较少检出。随病程进展，因股骨头与髋臼表面的损伤、骨膜炎症、血管再生与修复等因素，股骨头缺损区周边出现显像剂浓聚影，形成所谓"炸面圈征"，此征为本病的特征性表现，用断层显像更易显示此征（图 11-19）。到中后期，股骨头周围的成骨反应更为活跃，股骨头和髋臼部均呈浓聚影，但此时作断层显像仍可能显示"炸面圈征"。

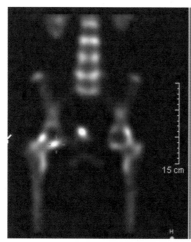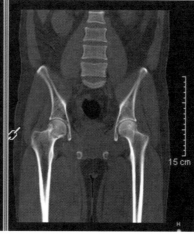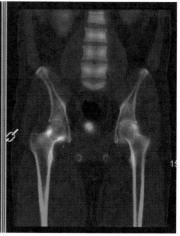

图 11-19　双侧股骨头缺血性坏死早期 SPECT/CT 显像

（六）代谢性骨病

代谢性骨病（metabolic osteopathy）包括以骨代谢异常为特征的多种疾病，如骨质疏松症（osteoporosis）、甲状旁腺功能亢进症（hyperparathyroidism）、肾性骨营养不良、骨软化症、维生素 D 过多症及佩吉特（Paget）病等。代谢性骨病在骨显像上具有一些特点，如骨显像上呈广泛弥漫性显像剂摄取增加，以颅骨、长骨干骺端、肋软骨连接处和胸骨等更明显（形成所谓肋骨连接处的"串珠征"和胸骨"领带征"），肾脏不显影或显影差。一般而言，骨显像对代谢性骨病不能直接提供病因诊断，需结合临床资料和其他检查结果综合分析。但有些代谢性骨病在骨显像上较具特征性改变，对病因诊断可有提示意义，如 Paget 病，常累及脊柱、颅骨、骨盆、股骨等部位，骨显像特点是受损骨呈高度显像剂浓聚，浓聚区均匀且边缘整齐，常波及整个长骨，骨外形变粗弯曲，亦可表现为整个颅骨和一侧骨盆受累（图 11-20）。严重的骨质疏松症患者，可出现弥漫性的显像剂摄取减少，表现为全身骨骼显影淡，结构显示模糊，图像清晰度较差。其生理基础是成骨细胞活动明显减退或停止。

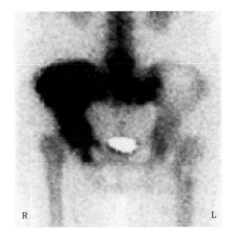

图 11-20　Paget 病

病变累及整个右侧骨盆、腰椎及左侧骶髂部。

　　骨显像不仅反映代谢性骨病总体骨代谢改变，还有助于检出代谢性骨病的局部并发症如椎体压缩性骨折、微小骨折、骨坏死等。

（七）关节疾病

　　关节炎性疾病是最常见的关节病（articular diseases），在滑膜出现炎性病变而关节软骨和邻近骨质尚未出现明显损害时即可引起骨显像剂摄取增加，故骨显像一般均可较 DR 更早发现异常，病变关节呈显像剂异常浓聚。不同类型的关节病变在骨显像上有不同特点。例如，类风湿关节炎显像的特点为双侧腕关节、掌指及指间关节浓聚；骨关节炎常见表现是在负重关节（如髋关节、膝关节、骶髂关节、下部胸椎和腰椎等）和经常处于肌肉负荷的部位（如第一指或趾关节、第一腕掌关节、颈椎关节等）呈浓聚改变；强直性脊柱炎的特点是骶髂关节明显增高，脊柱呈弥漫性增高，椎后两侧小关节相连形成线条样浓聚带。应用断层骨显像，可非常灵敏地诊断颞下颌关节紊乱综合征（temporomandibular joint disorder syndrome），表现为颞下颌关节异常浓聚，而病变早期一般 DR 检查常无阳性发现。

　　肺癌患者骨显像时常能见到肥大性肺性骨关节病（hypertrophic pulmonary osteoarthropathy，HPO）的表现，包括：①骨显像见四肢骨干和干骺端的骨皮质呈对称性、弥漫性放射性增高，四肢长骨骨干皮质显影增强，形成所谓的"轨道征"或"双条征"较具特征性；②关节周围由于继发性骨膜炎亦呈放射性增高，上述改变为下肢比上肢明显；③其他部位如肩胛骨、肋骨、颅骨和上下颌骨等都可有类似改变（图 11-21）。在肺部癌灶切除之后，HPO 的症状可随之很快消失，大部分患者骨显像的 HPO 典型改变可在术后 1~3 个月消失；而在肺部肿瘤复发后 HPO 的表现又可随之复发。HPO 发生的机制目前尚不太清楚，可能与炎症反应、血管增生，组织发生骨样变而形成异形骨有关。

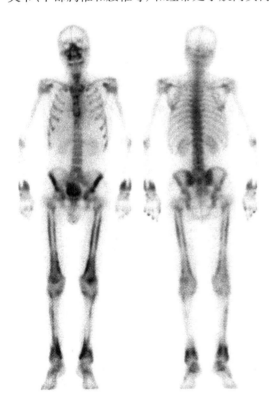

图 11-21　肺癌患者伴肥大性肺性骨关节病

（八）假体松动与感染

假体松动与感染是人工关节置换术常见的术后并发症,两者临床表现不容易区分,均表现为关节活动障碍和疼痛,但治疗方案迥异,故鉴别具有重要临床意义。假体松动的 DR 表现为假体周围透明带和骨溶解,由于假体松动的早期尚未形成假体周围骨骼结构异常或假体周围较细小的透亮带被遮挡等,常影响 DR 或者 CT 诊断,所以诊断时常出现误诊、漏诊。另外,关节假体多为金属材料,CT 或 MRI 会出现伪影,也影响对假体松动和感染的判断。

放射性核素骨显像可更准确地对人工关节置换术后假体松动和感染的患者进行定位、定性诊断。例如,进行三相骨显像时,假体感染表现为血流相、血池相和延迟相假体周围骨质均出现显像剂浓聚;而假体松动在血流相、血池相时假体周围并不出现显像剂浓聚,延迟相则出现显像剂浓聚,并且浓聚部位往往与假体与股骨相互的生物力学作用特性有关,如股骨距内、外侧区及假体柄末端等部位。骨 SPECT/CT 融合显像可以显著提高假体松动与感染鉴别的准确性,因为它不仅能够更为灵敏、准确地显示显像剂浓聚部位以及与周围软组织的关系,还可观察 CT 图像上的骨质改变。假体松动时骨显像剂浓聚部位 CT 可呈高密度影,可见假体 - 骨隙缝;感染时假体周围骨的骨质密度不均匀,可见低密度影,甚至可见骨皮质不连续骨坏死的征象。

（九）骨移植

骨移植(bone transplantation)术后利用三相骨显像监测能及时了解移植骨的血供和新骨形成情况,评价移植骨成活。一般骨移植后 2 周至 3 个月,在三相骨显像上移植骨处放射性不低于周围正常骨组织,与骨床连接处显像剂浓聚,提示血供良好,移植骨存活。相反,如果呈放射性缺损区则提示移植骨未存活。三相骨显像还可对不同移植方式的效果以及术后并发症分别进行评价,如不带血管的同种异体移植,移植骨与骨床连接处呈显像剂浓聚,表明移植骨存活。如果发生了排斥反应或移植骨未存活,则局部的骨显像剂不出现摄取增加或延迟出现。带蒂骨移植或进行微血管吻合的骨移植,在血流相、血池相即应出现显像剂分布,提示血管通畅,血供良好。

第二节　骨矿物质含量测定

- 骨密度测量可以反映骨质代谢和骨量的变化。
- 骨密度测量是诊断骨质疏松的主要方法。
- 双能 X 射线吸收法(DXA)是目前骨密度测量的“金标准”。

骨组织包括骨基质和骨细胞,骨基质主要由骨胶原和骨矿物质组成,后者主要化学成分为羟基磷灰石结晶[$Ca_{10}(PO_4)_6(OH)_2$],占成人骨干重量的 2/3。骨矿物质含量(bone mineral content,BMC)即骨密度(bone mineral density,BMD)测定被用来代替骨量测定。在不同的生理和病理状态下,骨质代谢和骨量的变化可被骨密度测定所反映。实际上,目前最为常用的双能 X 射线骨密度仪不仅可以进行骨密度测定,还可对全身和局部身体成分如脂肪、肌肉组织的含量进行精确测定,在老年医学、运动医学,以及骨质疏松症、肥胖症等相关的医学研究与临床中具有重要的应用价值。

一、常用方法与原理

骨矿物质含量(BMC)最常用骨密度(BMD)来定量表示,单位为 g/cm^2,表示单位面积中所含的骨量。正常骨矿物质含量受到性别、年龄、体重及检查方法与设备等影响,所得结果具有差异,各实验室最好建立自己的正常参考值。

（一）单光子吸收法

单光子 γ 射线吸收法(single photon absorptiometry,SPA)是最早应用于骨密度测定的方法,该方

法使用发射单能 γ 光子的核素 ^{125}I（$T_{1/2}$ 60d，27.5keV）或 ^{241}Am（^{241} 镅，$T_{1/2}$ 432 年，59.6keV）为辐射源，经骨质和软组织吸收后用 NaI（Tl）晶体探测放射性计数，通过对射入和射出光子通量的测量计算，即可得到 BMC 或 BMD，以每厘米长的骨组织矿物质含量（g/cm）和骨面密度（g/cm^2）表示。SPA 的测量部位一般为前臂长骨，虽然具有设备价廉、操作简便的优点，但定位不易精确而影响结果的重复性，应用于随访评价有其不足，而且其主要是测量周围骨的皮质，对于骨转换率较快的躯干骨的松质骨不能测量，应用有一定的局限性。

（二）双光子吸收法

双光子 γ 射线吸收法（dual photon absorptiometry，DPA）的测量原理与 SPA 类似，但 DPA 采用的核素为 ^{153}Gd（^{153} 钆，$T_{1/2}$ 242d）可同时发射 100keV 和 44keV 两种能量的 γ 光子，利用两种能量不同的 γ 光子对软组织和骨质具有不同穿透能力的特性，可校正软组织吸收对骨密度测量结果的影响。DPA 检查时可进行全身或局部扫描，对腰椎、髋骨和股骨上端等骨骼的测量准确性较高，可以测量躯干骨皮质及松质骨，消除软组织及骨髓对测量结果的影响。缺点是空间分辨率差，检查费时，辐射剂量较大，费用较高。DPA 目前已被性能更好的双能 X 射线吸收法取代。

（三）双能 X 射线吸收法

双能 X 射线吸收法（dual energy X-ray absorptiometry，DXA）是以两种不同能量的 X 线源（40keV 和 70~80keV）代替放射性核素源，故从原理上讲与 DPA 相似。但与 SPA 相比，DXA 由 X 射线球管产生更多的光子流而使扫描时间缩短（如测量腰椎时 DPA 需 20~30min，DXA 只需 5~10min）；辐射剂量小；空间分辨率更高，图像清晰；精确度和灵敏性均明显提高，不仅可以测量腰椎、股骨近端、髋骨等处的骨密度，还可以测量周围骨骼和全身矿物质含量；省略了 DPA 需定期更换放射源的问题。DXA 骨密度仪除了可以获得 BMC 的定量参数外，还可对局部骨骼的低能 X 射线骨影像进行影像学定性评价。因此，DXA 法目前被认为是骨密度测定的"金标准"，应用最为广泛。

（四）定量 CT

定量 CT（quantitative CT，QCT）是利用临床普通的 CT 机，再使用一个体模置于受检者下面与受检者同时扫描，以专用软件进行校正和计算，将 CT 值换算成 BMD 值。QCT 的优点是测定结果不受骨体积大小的影响，可以分别测定骨皮质和骨松质。缺点是辐射量大，检查费用高，精密度不及 DXA，应用也不如 DXA 普遍。

（五）其他

测量骨密度的其他方法尚有定量 MRI 技术和定量超声技术，其中超声骨密度测量常被用于骨质疏松症的筛查，但不能用于骨质疏松症的诊断，也不能用于治疗效果的监测。

二、临床应用

（一）骨质疏松症的诊断

骨质疏松症的定义为以骨强度下降、骨折危险性升高为特征的骨骼疾病。引起骨质疏松症的原因很多，但基本的病理改变都是骨基质和 BMC 减少，表现为骨皮质变薄，骨小梁体积变小、变细、数目减少，骨髓腔扩大，骨骼脆性增加而易于发生骨折。骨质疏松症的临床表现主要包括疼痛、脊柱变形、骨折等。随着人口老龄化程度的增加，骨质疏松症发病率的升高成为严重影响老年人生活质量和生命安全的公共卫生问题而受到社会的关注。早期发现骨质疏松症，有助于及时进行干预，防止骨质疏松症的发展和预防骨折。

骨质疏松症的诊断主要基于 DXA 骨密度测量结果和 / 或脆性骨折。DXA 测量的骨密度是目前通用的骨质疏松症的诊断指标。骨密度通常用 T- 值（T-score）表示，单位为标准差（SD）。T- 值 =（实测值 – 同种族同性别正常青年人峰值骨密度）/ 同种族同性别正常青年人峰值骨密度的标准差。

根据《原发性骨质疏松症诊疗指南（2017）》，对于绝经期后女性和 50 岁以上男性，建议参照世界卫生组织（WHO）推荐的诊断标准：基于 DXA 测量结果：① T- 值降低 1 个标准差以内为正常；② T- 值降低 1~2.5 个标准差为骨量减少；③ T- 值降低 ≥2.5 个标准差为骨质疏松症；骨密度降低程度符合骨质疏松症的标准，同时伴有一处或多处脆性骨折为严重骨质疏松症。基于 DXA 测量的中轴骨（腰椎 1~4、股骨颈或全髋）骨密度或桡骨远端 1/3 骨密度对骨质疏松症的诊断标准是 T- 值 ≤–2.5。

对于儿童、绝经前女性和 50 岁以下男性，其骨密度水平的判断建议用同种族的 Z- 值表示。Z- 值 =（骨密度测定值 – 同种族同性别同龄人骨密度均值）/ 同种族同性别同龄人骨密度标准差。将 Z- 值 ≤ –2.0 视为"低于同年龄段预期范围"或低骨量。

（二）骨质疏松症的骨折危险度预测

BMD 与骨强度密切相关，BMD 减低，骨强度减弱，骨折危险性增加。一般认为，BMD 每降低 1 个标准差，骨折的相对危险性即可增加 1.5~3 倍。如果低骨量伴有一个已存在的骨折部位，再次发生骨折的相对危险可增加 25 倍。

（三）内分泌及代谢疾病或药物对骨量影响的评价与监测

许多内分泌代谢疾病可影响骨质代谢，如库欣（Cushing）综合征、甲状旁腺功能亢进症、肾性骨营养不良等，BMD 测定有助于评价病情和随访疗效。此外，有些药物如长期使用肾上腺皮质激素、甲状腺激素等亦可引起骨量减少，BMD 随访测定有助于诊疗方案的调整。

（四）骨质疏松的随访和疗效评价

BMD 的测定简便无创，在骨质疏松症患者的针对性治疗过程中，动态监测骨密度的变化可为选择适当的治疗对象、制订合适的治疗方案并及时进行调整、评价治疗效果提供客观科学的依据。例如，绝经期妇女补充雌激素治疗，可减缓正常妇女的骨质疏松症，并减少一半左右骨折的发生。由于长期使用雌激素有一定副作用，有学者认为仅在骨量已经减少且有较高骨折风险的妇女，使用雌激素才是最恰当的。同时在治疗过程中，BMD 的动态随访可为调整雌激素的治疗剂量提供依据，从而达到既防止骨质疏松症及其并发症的发生又尽可能减少不良反应的目的。

 ## Summary

Planar bone scintigraphy (BS) is a commonly utilized imaging modality in nuclear medicine. Over time, planar BS has evolved to SPECT imaging and hybrid imaging techniques, including SPECT/CT and PET/CT. It is an invaluable tool for assessing the disease involvement of osseous structures at all stages of disease management, especially when evaluating patients with bone metastases. Bone metastases are frequently present in advanced cancers, particularly in patients with breast or prostate cancer; it often implies a shortening in patients' survival and the requirement for a change in treatment. Likewise, the triple-phase bone scan is very sensitive and is the study of choice in evaluating patients with suspected osteomyelitis and standard radiographs.

The typical radiopharmaceuticals are ^{99m}Tc-labeled phosphonates (more commonly used) or phosphates. The phosphonates include a class of molecules known as biphosphonates or bisphosphonates, such as medronate (MDP). Hybrid SPECT/CT can increase accuracy by improving anatomical localization and attenuating correction. Besides, ^{18}F-sodium fluoride (^{18}F-NaF) is a highly sensitive bone-seeking PET tracer to detect skeletal abnormalities. The uptake mechanism of ^{18}F-fluoride resembles that of ^{99m}Tc-MDP with better pharmacokinetic characteristics, including faster blood clearance and 2-fold higher uptake in bone. Uptake of ^{18}F-NaF reflects blood flow and bone remodeling.

Osteoporosis is a systemic disorder characterized by decreased bone mass, increased bone fragility, and high fracture risk. Bone mineral density (BMD) measurement can reflect bone metabolism and mass changes in the bone. BMD measurement is the primary method to diagnose osteoporosis. Currently, WHO suggests the dual-energy X-ray absorptiometry (DXA) scan as the gold standard for distinguishing between normal bone mineral density, osteopenia, and osteoporosis.

思考题

1. 请以 ^{99m}Tc-MDP 为例,阐述其物理学、仪器、药物学、显像原理等相关理论,以及其在临床中的应用。

2. 简述骨质疏松症的诊断标准。

（刘建军）

第十二章
呼 吸 系 统

核医学显像可以诊断和评价多种呼吸系统疾病,其中肺灌注显像(pulmonary perfusion scintigraphy)和肺通气显像(pulmonary ventilation scintigraphy)以其独特的优势在肺栓塞的诊断、疗效评估和随访中发挥了重要的作用,得到了临床的广泛认可,成为目前应用最广泛的呼吸系统核医学检查项目。此外,肺通气/灌注显像在肺动脉高压、慢性阻塞性肺疾病、右向左分流、肺切除术术后残留肺的功能评估等疾病的诊断和评价中也有一定的临床价值。

第一节　肺灌注显像

- 肺灌注显像剂颗粒在肺组织内的分布与局部血流量成正比,可反映肺局部和整体的血流灌注情况。
- 肺栓塞的肺灌注显像呈肺叶、肺段或亚段性分布的显像剂摄取减低或缺损,符合肺动脉的供血特征。

一、显像原理

经静脉注射放射性核素标记的大小为15~100μm的颗粒,由于其直径大于肺毛细血管的直径(7~9μm),这些颗粒与肺动脉血混合均匀并随血流随机地、一过性地嵌顿在肺毛细血管或肺毛细血管前小动脉内,其在肺组织内的分布与局部肺血流量成正比,通过显像获得肺内的显像剂分布信息即可反映肺局部和整体的血流灌注情况,故称为肺灌注显像。

由于一次显像注入的显像剂颗粒数在20万~70万(平均约为40万),一过性阻塞的肺毛细血管数量仅占全部肺毛细血管的1/1 500左右,并且这些颗粒在体内可以被降解为小分子(生物半排期为2~6h),降解后被肺泡内的单核吞噬细胞系统清除,因此不会造成患者明显的肺血流动力学变化,该显像方法是非常安全的。当患者患有肺动脉高压、右向左分流性疾病时,肺灌注显像检查注射的颗粒数应减少至10万~20万。儿童、青少年及孕妇也应适当减少注射的颗粒数。

二、显像剂

目前国内应用的肺灌注显像剂为放射性核素 ^{99m}Tc 标记的大颗粒聚合人血清白蛋白(macroaggregated albumin,MAA)。^{99m}Tc-MAA 的常规注射剂量为74~185MBq(2~5mCi);断层显像时为增加计数率,剂量应高于平面显像;对于儿童或孕妇等特殊受检者,出于减少辐射剂量的目的,可将注射剂量降至37MBq以内,通过适当增加采集时间,同样可以获得符合诊断要求的图像。

三、显像方法

一般通过上肢静脉注射显像剂,如果需要同时观察下肢深静脉的病变,可在下肢静脉选择合适的部位注射显像剂。注射 ^{99m}Tc-MAA 后即可根据需要进行平面显像或者断层显像,必要时加做 SPECT/CT 断层融合显像。

1. **平面显像**　常规取 6 个体位,即前位、后位、左侧位、右侧位、左后斜位和右后斜位,必要时加做左前斜位和右前斜位。采集条件:患者取仰卧位,双臂抱头,使探头尽量贴近胸部。将双肺同时包括在探头视野内,选用低能高分辨型准直器,每个体位采集计数为 500~1 000k,采集矩阵为 256×256,窗宽 20%。

2. **断层显像**　患者体位同平面显像。选用低能通用或高分辨型准直器,旋转 360°,每 6° 采集一帧,每帧采集 10s 左右,共采集 60 帧或 120 帧,采集矩阵 64×64 或 128×128。采集过程中嘱患者平稳呼吸,以减少呼吸运动对肺显像的干扰。原始数据经断层图像处理,得到肺横断面、冠状面及矢状面断层图像,层厚 3~6mm。断层显像可在一定程度上提高诊断的准确性,推荐常规进行断层显像。

3. **SPECT/CT 断层融合显像**　断层显像结束后,患者体位不变,随即在平静呼吸状态下接受同机低剂量胸部 CT 扫描(管电压 110kV,管电流 15mA,层厚 5mm)。显像结束后,肺断层图像与 CT 图像通过软件自动匹配融合。当出现 SPECT 与 CT 图像对位不准时,需手动进行调整。

4. **注意事项**

(1)肺内血液分布受重力的影响,^{99m}Tc-MAA 进入循环后易随血液向肺的低下部位沉降,故注射时推荐采用平卧位,使得肺内各部位的血流分布更为均匀。

(2)^{99m}Tc-MAA 久置可能会在注射器内形成悬浮液,因此在注射前要晃动注射器使其混匀。

(3)注射显像剂时要避免抽回血,否则会使 ^{99m}Tc-MAA 和血液在注射器内混合形成更大的颗粒,在图像上形成“热点”。

(4)注射速度宜缓慢(30s 左右),并嘱患者以正常速度深呼吸,使显像剂在肺组织中得以均匀分布。

四、影像分析与结果判断

(一) 正常影像

1. **平面影像**

前位:双肺轮廓完整,右肺影较左肺影为大,两肺中间空白区为纵隔及心影,左肺下方大部分被心影所占据,肺门部纵隔略宽,肺底呈弧形。双肺内显像剂分布除肺尖、周边和肋膈角处略显稀疏外,其余部分放射性分布均匀。

后位:双肺轮廓完整清晰,两肺面积大小近似。中间空白区为脊柱及脊柱旁组织,左肺下内方近脊柱旁可见一心脏压迹。双肺显像剂分布均匀,肺周边略稀疏。

侧位:双肺影呈蛤蚌形,前缘较直略呈弧形,后缘约 120° 角。左侧位显示左肺,与右侧位显示右肺影形态相似但方向相反,左肺前下缘受心脏影响略向内凹陷。由于常规取仰卧位静脉注射,受重力影响,双肺后部放射性分布较浓,中部由于受肺门的影响,放射性分布略显稀疏。分析左、右侧位显像时,还要考虑到对侧肺影中显像剂的干扰。

斜位:可以获得肺脏的切线显像,斜位可以清晰显示一侧肺脏的基底段。肺灌注多体位平面显像正常图像见图 12-1。

2. **断层影像**　肺脏断层图像包括横断面、冠状面和矢状面三个断面。图 12-2 展示正常肺灌注显像的冠状面图像。断层方向由前向后,各断面解剖结构表现为:脊柱前区由两肺、纵隔、心影及肺门等各层次组成,肺影近似于前位平面显像,先是肺影由窄变宽,而心影则由大变小,直到脊柱影出现。脊柱后区可见心影消失,两肺影增大且图像与后位像相似。

3. **SPECT/CT 断层融合显像**　肺脏断层图像与低剂量胸部 CT 图像融合后,CT 可显示导致异常肺灌注的非栓塞性病变,如肺气肿、肺炎、其他肺实质病变等。综合分析 CT 和肺断层图像,可以减少假阳性诊断。

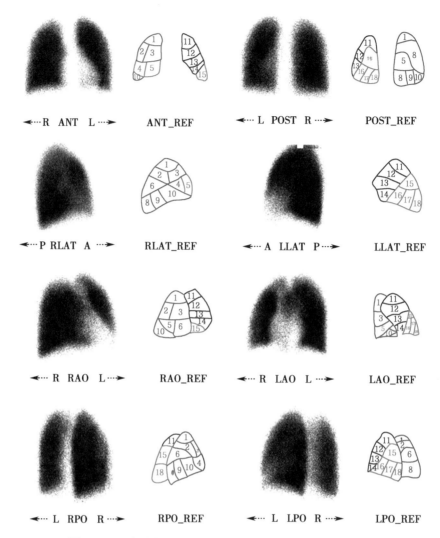

图 12-1 正常肺灌注多体位平面显像及肺段解剖对照示意图

ANT,前位;POST,后位;RLAT,右侧位;LLAT,左侧位;RAO,右前斜位;LAO,左前斜位;RPO,右后斜位;LPO,左后斜位。右上叶:1.尖段,2.后段,3.前段;右中叶:4.外侧段,5.内侧段;右下叶:6.背段,7.内基底段(从表面不能显示,图中未标出),9.外基底段,10.前基底段;左上叶:11.尖后段,12.前段,13.上舌段,14.下舌段;左下叶:15.背段,16.前基底段,17.外基底段,18.后基底段

(二)异常影像

任何原因造成的肺血管结构或功能异常,均可以引起肺灌注的异常,以下为常见的几种病因及肺灌注显像特征。

1. 肺栓塞(pulmonary embolism,PE) 肺灌注显像呈肺叶、肺段或亚段性分布的显像剂摄取减低或缺损,而减低或缺损区的形状与相应肺叶、肺段的解剖形状相吻合。该减低、缺损区朝向肺门侧较小,朝向胸廓端较宽,即底部朝外的楔形或类似形状,符合肺动脉的供血特征。

2. 慢性阻塞性肺疾病(chronic obstructive pulmonary disease,COPD) 双肺显像剂分布不均匀,有多发散在的显像剂减低或缺损区,是在长期广泛气道受损的基础上合并肺毛细血管床受损的表现。有时仅凭肺灌注显像难以与肺栓塞的显像特征相区分,需要结合肺通气显像或胸部 CT 等加以鉴别。

3. 肺动脉高压(pulmonary hypertension,PH) PH 有多种亚型,均伴有肺血管的原发性或继发性的结构或功能受损。PH 的肺灌注显像可以有多种异常表现,比较常见的特征性表现是肺血流分布发生逆转,也就是肺上部显像剂高于肺底部。

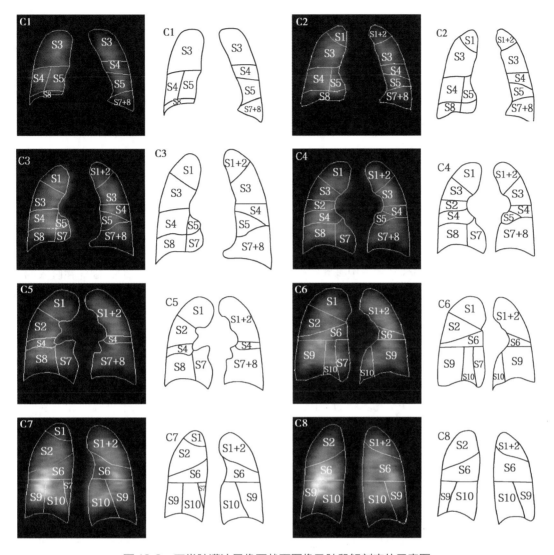

图 12-2　正常肺灌注显像冠状面图像及肺段解剖定位示意图

4. 肺血管异常　可以分为两种情况。一种是肺血管壁自身发生病变,包括血管炎、血管肿瘤等,致使肺动脉管腔狭窄、闭塞,血流灌注减低。另一种是心脏或血管结构异常并发生右向左分流,显像剂通过异常分流进入体循环,造成脑、肾等正常肺灌注显像不应显影的器官显影。常见的疾病:房间隔缺损、室间隔缺损、动脉导管未闭等。另外,当支气管动脉与肺动脉存在侧支循环、肺动脉压力增高时,肺动脉血液经侧支流入支气管动脉,除了造成体循环异常显影外,还会在存在分流的肺动脉支配区出现显像剂减低。

5. 肺血管受压　肺动脉可以受邻近组织的压迫而管腔变窄或闭塞,造成肺灌注减低。例如,心脏向左扩大可压迫左下肺动脉引起局限性肺灌注缺损,肺门肿物压迫肺动脉引起一侧肺灌注不显影等。此时需结合其他检查与肺动脉自身疾病相鉴别。

第二节　肺通气显像

- 放射性核素标记的微粒吸入后在局部肺组织的沉积数量与局部气道的功能和通畅程度相关,反映肺的通气功能。
- 临床上应用的肺通气显像剂包括 ^{99m}Tc-DTPA 气溶胶和锝气体。

一、显像原理

经呼吸道吸入一定量的放射性核素标记的微粒之后,微粒沉降在支气管、细支气管以及肺泡壁上,微粒在局部肺组织的沉积数量与局部气道的功能和通畅程度相关。当呼吸道某部位被阻塞或结构破坏,颗粒不能到达受损肺组织,则相应部位出现显像剂稀疏、缺损。采用核医学显像设备可以采集肺部影像,反映肺的通气功能,称为肺通气显像。

二、显像剂

目前,临床上应用的显像剂包括^{99m}Tc-DTPA 气溶胶和锝气体。

1. **^{99m}Tc-DTPA 气溶胶**　一种液体气溶胶,由气溶胶雾化器将^{99m}Tc-DTPA 溶液雾化而成,理想的微粒直径为 1.2~2.0μm,>5μm 的颗粒主要在细支气管及以上的气道中沉积,颗粒越大越靠近大气管。^{99m}Tc-DTPA 气溶胶可以发生降解而被巨噬细胞吞噬,经气道呼出或通过呼吸膜(由肺泡上皮、毛细血管上皮以及它们之间的结缔组织等共同组成)滤过进入血液,但都比较缓慢,因此在吸入的短时间内,气溶胶比较稳定地沉积在肺泡和气道内。

需要指出的是,^{99m}Tc-DTPA 气溶胶通过呼吸膜滤过进入血液的速度反映了呼吸膜的通透性。正常情况下滤过一半的时间($T_{1/2}$)在几十分钟,在一些疾病造成呼吸膜的通透性增强时,$T_{1/2}$ 缩短,因此其可以用来评价肺呼吸膜的功能。

2. **锝气体(technegas)**　锝气体是一种高温条件下形成的固体石墨颗粒气溶胶,直径为 0.005~0.2μm,约为^{99m}Tc-DTPA 气溶胶的 1/10,更容易到达肺泡,并且很少在中央气道和大支气管沉积。锝气体吸入后的 60min 内均可见到锝气体的稳定分布,这为获得多体位平面显像和断层显像提供了充分的时间。另外,相对于颗粒更大的^{99m}Tc-DTPA 气溶胶,锝气体在 COPD 中极少见到"热点",因此更适用于阻塞性肺疾病的患者。

三、显像方法

1. **显像前准备**　向受检者解释检查程序。接通雾化器各管口,使之处于工作状态。嘱患者用嘴咬住口管,用鼻夹夹住鼻子试吸氧气,使之适应此种呼吸方式。

2. **吸入微粒**

(1)^{99m}Tc-DTPA 气溶胶雾粒吸入:将^{99m}Tc-DTPA 约 1 110MBq(30mCi)溶液(体积为 2ml)注入雾化器,再注入 2ml 生理盐水,调整氧气流速为 8~10L/min,使其充分雾化。经过分离过滤,产生雾粒大小合适的气溶胶。使受检者尽可能多地吸入气溶胶雾粒,吸入时间为 5~8min,每次实际吸入剂量为 1~2mCi。

(2)锝气体吸入:将高比度(>10mCi/0.1ml)的^{99m}TcO$_4^-$注入锝气体发生器的石墨坩埚内,在充满氩气的密闭装置内通电加温,在 2 500℃的条件下^{99m}TcO$_4^-$蒸发成锝气体,患者通过连接管及口罩吸入 3~5 口锝气体即可。

3. **图像采集**　除采集时间需按照实际情况设定外,肺通气平面及断层显像均与肺灌注显像的采集条件相同。

四、影像分析与结果判断

1. **正常影像**　平面及断层影像基本上与肺灌注影像相似。如果吸入^{99m}Tc-DTPA 气溶胶颗粒不够均匀,部分较大颗粒可沉积在大气道,使喉头、大气道显影。沉积在口腔和喉头的显像剂可随唾液的吞咽动作进入胃,此时可在胃区见到显像剂浓聚。如采用锝气体显像,则鲜见喉头和大气道显影,且图像质量要好于^{99m}Tc-DTPA 气溶胶显像(图 12-3)。

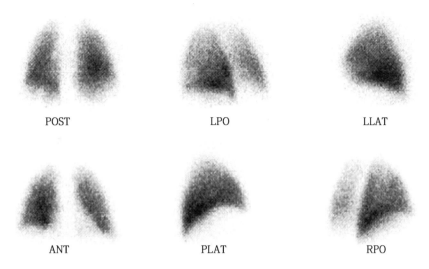

图12-3　正常肺通气显像(锝气体)

POST,后位;LPO,左后斜位;LLAT,左侧位;ANT,前位;RLAT,右侧位;RPO,右后斜位。

2. 异常影像

（1）气道完全性阻塞：气溶胶雾粒不能通过阻塞部位,阻塞部位以远呈现显像剂缺损区。

（2）气道狭窄不畅：因流体动力学改变使狭窄部位两侧形成涡流,流经该处的气溶胶雾粒部分沉积下来,呈现显像剂浓聚的"热点",而狭窄部远端的气溶胶雾粒分布基本正常或下降。

（3）气道和肺泡内如有炎性物或液体充盈,或肺泡萎陷,气流减低,致使气溶胶雾粒难以进入,呈现显像剂减低区。

第三节　临床应用

- 肺通气/灌注显像是确诊肺栓塞的主要影像学方法之一,适用于中等验前概率且D-二聚体阳性或验前概率高的疑诊患者。

- 肺通气/灌注显像和CTPA对于肺栓塞的诊断效能无显著差异。CTPA是急性肺栓塞的首选,而肺通气/灌注显像是CTEPH的首选。

所有导致肺血流灌注受损的疾病均可以使肺灌注显像出现异常,如肺栓塞、肺部炎症、肿瘤等,仅依据肺灌注显像诊断肺栓塞容易误诊或错诊。动脉栓塞性病变导致局部肺血流灌注受损,但局部缺少肺动脉血流灌注的肺组织依靠支气管动脉供血,其支气管、肺泡的通气功能仍可保持正常或基本正常。因此,肺通气显像与肺灌注显像联合应用是诊断肺栓塞的重要方法。与传统的肺通气/灌注平面显像相比,肺SPECT显像从冠状面、矢状面和横断面3个断面显示病灶,避免了周围射线散射对深部病灶和小病灶的影响,因此,其诊断效能高于平面显像。

一、肺栓塞

(一)概述

肺栓塞（PE）是由内源性或外源性栓子阻塞肺动脉引起肺循环和右心功能障碍的临床综合征,包括肺血栓栓塞症（pulmonary thromboembolism,PTE）、脂肪栓塞、羊水栓塞、空气栓塞、肿瘤栓塞等。PTE是最常见的PE类型,由来自静脉系统或右心的血栓阻塞肺动脉或其分支所致,以肺循环和呼吸功能障碍为主要病理生理特征和临床表现,占肺栓塞的绝大多数,通常所称的PE即PTE。

PTE 的血栓多数来源于深静脉。深静脉血栓形成（deep venous thromboesis，DVT）和 PTE 实质上是同一种疾病的不同病程阶段或不同部位的临床表现类型。因此，可以把它们作为整体来理解，统称为静脉血栓栓塞症（venous thromboembolism，VTE）。急性 PTE 是 VTE 最严重的临床表现，多数情况下继发于 DVT。

PTE 根据发病病程的长短可分为急性和慢性两种，前者一般指伴有急性发病过程且病程在 2 周之内的 PTE，病程超过 3 个月者为慢性 PTE。慢性 PTE 常常会导致肺动脉高压，即慢性血栓栓塞性肺动脉高压（chronic thromboembolic pulmonary hypertension，CTEPH）。怀疑急性 PTE 的患者首先进行临床可能性评估，然后进行初始危险分层，最后逐级选择检查手段以明确诊断。临床可能性评估常用的评估标准有加拿大 Wells 评分和修订的 Geneva 评分。Wells 评分是一种临床预测评分，用于确定急性 PE 的验前概率，有助于明确哪些患者需进一步检查。如果 Wells 评分≤4 分且 D- 二聚体为阴性，则无须进一步评估；反之，则需要影像学进一步检查。肺通气 / 灌注显像或 CT 肺动脉造影（CT pulmonary angiography，CTPA）通常适用于中等验前概率且 D- 二聚体阳性或验前概率高的疑诊 PE 患者。临床评估和实验室检测能够对疑似 PTE 的患者进行初步的临床筛选、危险分层，并据此选择进一步的诊断和治疗措施。但 PTE 的确诊主要依赖于影像学检查。

（二）肺通气 / 灌注显像在肺栓塞的应用

1. 诊断标准的演进　肺通气 / 灌注显像早在 20 世纪 70 年代就已经用于 PTE 的诊断。关于其诊断价值的第一项重要的研究是 20 世纪 80 年代开展的肺栓塞诊断的前瞻性调查（Prospective Investigation of Pulmonary Embolism Diagnosis，PIOPED）I。该研究基于肺通气 / 灌注平面显像将图像诊断结果分为正常、PTE 极低度可能、低度可能、中度可能和高度可能五级。但由于 PIOPED I 诊断标准导致 "不能诊断" 的报告比率较高，不便于临床医师对 PTE 做出肯定或否定的结论，因此一直备受争议。

为了增强 PIOPED I 诊断标准的临床实用性，在 2001 年进行的评价 CTPA 诊断 PTE 的临床试验 PIOPED II 中，对 PIOPED I 肺通气 / 灌注显像的诊断标准进行了修正，将图像评价标准改为三级，即正常（排除 PTE，包括原标准中的 "正常" 和 "极度可能性"）、确诊 PTE（肺栓塞高度可能）和 "不能诊断"（包括原标准中的 "中度可能性" 和 "低度可能性"）。根据 PIOPED II 重新制定的标准，在排除了 "不能诊断" 的病例之后，肺通气 / 灌注显像诊断 PTE 的灵敏度为 77.4%，特异度为 97.7%。但是，这个新标准最大的不足是 "不能诊断" 的病例比例高达 26.5%。

2009 年欧洲核医学会发表的《肺通气 / 灌注显像指南》提出了更为简便的图像评价标准，同时适用于平面和断层显像。在该标准中，只要发现与肺血管解剖一致的≥1 个肺段或 2 个亚肺段通气 / 灌注不匹配即可诊断 PTE。随着其后循证医学证据的不断积累，2019 年欧洲核医学会的再版指南进一步明确并推荐这个诊断标准。多项研究（总计 5 000 例以上患者）表明，上述标准诊断 PTE 的灵敏度为 96%~99%，特异度为 96%~98%，阴性预测值为 97%~99%，"不能诊断" 率仅为 1%~4%。

2. 诊断标准　目前普遍采纳的是欧洲核医学会发表的《肺通气 / 灌注显像指南》，该指南将肺通气 / 灌注显像诊断 PTE 的标准归纳为三类：①诊断 PTE：至少一个肺段或两个亚肺段的通气 / 灌注 "不匹配"，且与肺血管解剖结构一致，即楔形缺损；②排除 PTE：与肺解剖边界一致的正常灌注；任何大小、形状或数量的肺通气 / 灌注断层显像 "匹配" 或 "反向不匹配"；不符合叶、段或亚段的 "不匹配"；③ "不能诊断" 结果：肺通气 / 灌注断层显像广泛异常，无疾病特异性。图 12-4 展示一例急性 PTE 的肺通气 / 灌注平面显像，图 12-5 则展示一例 PTE 的肺通气 / 灌注断层显像。

3. SPECT/CT 融合显像的价值　通过肺通气 / 灌注断层显像和 CT 的同机或异机采集（推荐首选同机采集），可获得肺通气 / 灌注 SPECT/CT 的融合图像。CT 通常为低剂量扫描，无须增强，患者的辐射剂量额外增加 1~2mSv，因此，肺通气 / 灌注 SPECT/CT 融合显像患者辐射剂量为 3~4mSv。低剂量 CT 有助于显示非血栓性异常病变导致的灌注受损，如肺气肿、肺炎、其他肺实质病变或血管受压等。因此，虽然肺通气 / 灌注 SPECT/CT 融合显像诊断 PTE 的敏感性与断层显像相似，但特异性稍高于断层显像。低剂量CT代替肺通气显像诊断PTE的敏感性与肺通气/灌注SPECT/CT融合显像相近，但是假阳性率高。

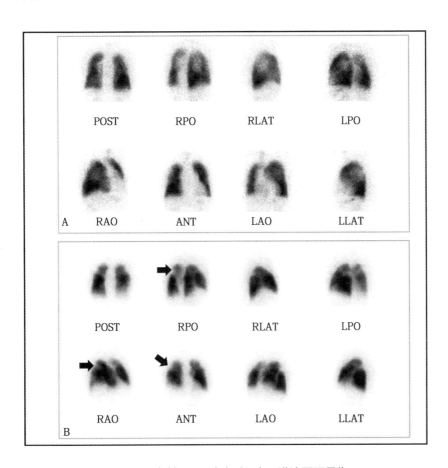

图 12-4　急性 PTE 患者肺通气 / 灌注平面显像

A. 同一部位的肺通气平面显像正常；B. 双肺多个肺段灌注稀疏、缺损区（箭头所示）

POST，后位；LPO，左后斜位；LAO，左前斜位；LLAT，左侧位；ANT，前位；RLAT，右侧位；RPO，右后斜位；RAO，右前斜位。

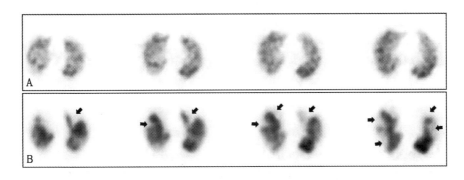

图 12-5　急性 PTE 患者肺通气 / 灌注断层显像

A. 同一部位的肺通气断层显像正常；B. 双肺多个肺段"楔形"灌注稀疏、缺损区（黑色箭头）

4. 肺灌注显像结合 X 线胸片或 CT 诊断肺栓塞　对于疑诊 PTE 患者，只进行肺灌注显像，以 X 线胸片或 CT 替代肺通气显像，虽然不是首选的方法，但在 X 线胸片或 CT 正常（患者不合并其他肺部疾病，包括肺气肿、肺炎、血管受压或其他肺实质病变等非血栓性异常肺部病变）的情况下被认为是可行的。

1996年欧洲发表的一项急性PTE诊断的前瞻性调查研究,制订了单独应用肺灌注显像的图像评价标准。该标准特别强调了肺灌注缺损区的形态特征,即与肺血管支配区域解剖形态一致的"楔形"缺损对PTE的诊断意义,而发现"楔形"缺损的范围和数量则不影响诊断结论。不符合"楔形"特征的肺灌注缺损区则不能做出PTE诊断。但需要阅片者有更丰富的经验,对肺灌注异常区域是否符合"楔形"特征能够进行准确的判断。

(三)肺通气/灌注显像在CTEPH的应用

慢性PTE临床表现各异,可能进展为CTEPH、右心衰竭、心律失常甚至死亡。CTEPH可能是反复出现未识别的小栓子的结果。急性PTE转为CTEPH的发病率约为5%。肺通气/灌注断层显像是诊断CTEPH的首选影像方法,其诊断标准与急性PTE一致,敏感度为96%,特异度为90%。

CTEPH的主要治疗方法包括肺动脉血栓内膜剥脱术、球囊扩张、抗凝、药物治疗等。肺通气/灌注显像在CTEPH的治疗评价和随访中发挥着重要的作用,其价值在于:①系统地进行治疗前后的灌注显像的比较,可以评价各种治疗方案的有效性,及时调整治疗方案,适时结束治疗(图12-6)。②在疑诊PTE复发的患者,鉴别陈旧和新发的PTE。③判断PTE患者身体功能下降的原因。对于PTE没能完全治愈或PTE反复发生的患者,往往需要终身治疗。这些患者常常伴随着身体功能的下降,而这种下降既可以由PTE本身引起,也可由其他的并发疾病如COPD、心力衰竭等引起,肺通气/灌注显像可以明确病因。

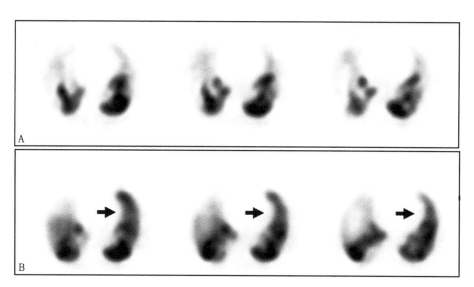

图12-6 肺动脉血栓内膜剥脱术前后肺灌注断层显像对比
A. 术前;B. 术后;
显示右肺部分肺段灌注改善(箭头所示)。

(四)与其他影像学方法的比较

临床上可用于PTE诊断的影像学方法有多种,其中最重要的是肺通气/灌注显像和CTPA。对于二者的比较和选择(表12-1),目前比较一致的观点是:

1. 总体上,二者的诊断效能并无显著差异。在一些病例中,二者可以相互验证、互为补充。值得注意的是,虽然肺通气/灌注显像对PTE的总检出率略低于CTPA,但是已经有多项研究表明,根据肺通气/灌注显像的结果来指导急性PTE的治疗并不会让患者的不良事件发生率高于CTPA。也就是说,对于肺通气/灌注显像"漏诊"的这些PTE患者,即使不进行抗凝等治疗也不会发生不良事件,也是安全的。

表 12-1　肺通气 / 灌注显像和 CTPA 的对比

指标	肺通气 / 灌注显像	CTPA
普及性	有限,国内的核医学科和肺通气 / 灌注显像不普及	广泛
可行性	几乎没有禁忌证	碘过敏、肾功能不全患者慎用或禁用
非诊断性结果	1%~4%	4%~10%
敏感性	≥96%	≥78%
特异性	≥97%	≥98%
有效辐射剂量	1.2~2mSv	>4mSv
乳腺吸收剂量	≈ 0.8mGy	≈ 12~44mGy
急性 PTE	可用	首选
CTEPH	首选	灵敏度低
随访	优选	

2. 综合考虑诊断准确性、可及性等因素,CTPA 是急性 PTE 的首选,而肺通气 / 灌注显像是 CTEPH 的首选。之所以成为 CTEPH 的首选,是因为肺通气 / 灌注显像对于肺段及亚肺段性 PTE 的检出率优于 CTPA。肺通气 / 灌注显像正常基本可以排除 CTEPH,而正常的 CTPA 显像结果则不能完全排除 CTEPH。

3. 由于肺通气 / 灌注显像对患者的辐射剂量较低,且不需要使用对比增强造影剂,因此,适用于临床低度怀疑 PTE 且 X 线胸片正常的门诊患者,以及年龄较轻(特别是年轻女性)、妊娠期、对造影剂过敏或有严重过敏史、严重肾衰竭的患者。

二、肺动脉高压

肺动脉高压(PH)是一组由多种疾病和不同发病机制引起的以肺血管阻力持续增加为特征的临床 - 病理生理综合征。PH 是逐渐被认识、相关研究发展非常迅速的领域,随着对该病认识的不断深入,相关概念和分型也在持续的演进中。目前将 PH 分为五大类,分别是:动脉型 PH、左心疾病性 PH、呼吸系统疾病和 / 或低氧血症相关 PH、CTEPH 和其他原因 PH。

多种核医学显像技术可用于 PH 的诊断和评价。其中,利用肺通气 / 灌注显像诊断 CTEPH 已在前文述及。另外,对于非 PTE 所致的 PH,肺通气 / 灌注显像也有一些特征性变化,可用于辅助诊断和评价。典型的表现是双肺尖部显像剂分布明显高于肺底部,呈倒"八"字形(图 12-7)。另外,部分 PH 双肺内血流多发受损,表现为肺灌注显像双肺显像剂分布不均匀、斑片状减低。

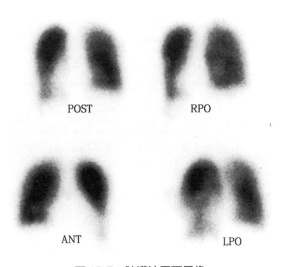

图 12-7　肺灌注平面显像
双肺尖部显像剂分布明显高于肺底部,符合 PH 改变。POST,后位;RPO,右后斜位;ANT,前位;LPO,左后斜位。

三、慢性阻塞性肺疾病

慢性阻塞性肺疾病(COPD)指慢性阻塞性支气管炎合并阻塞性肺气肿。长期慢性炎症直接破坏肺组织,造成通气功能障碍。随着疾病进展,毛细血管床可有不同程度破坏,导致肺通气/灌注受损。COPD 的肺通气/灌注显像可以表现为多种形式,典型表现为肺通气/灌注显像双肺显像剂均呈非节段性、弥漫性、斑片状减低区或缺损区,二者影像所见大致匹配,称为"匹配性"减低,明显有别于 PTE 的"不匹配"减低(图 12-8)。上述所见符合 COPD 的气道及肺泡病变在前、肺血管损伤在后的病理生理演变过程。另外,肺通气图像还可表现为中央气道内显像剂沉积增多,形成不规则分布的"热点",而外周肺实质内显像剂分布减少且不均匀,表现为散在的减低区或缺损区。当 COPD 合并 PTE 时,常难以鉴别,需要结合 CTPA 等其他检查。

另外,可根据肺通气/灌注显像的影像特征对 COPD 进行分级:

1 级:轻度 COPD,气溶胶分布不均匀。

2 级:中度 COPD,气溶胶分布不均匀,外周带气溶胶分布减低,气溶胶沉积在小气道中,出现"热点"。

3 级:重度 COPD,肺外周带锝气体分布严重受损,中央气道锝气体沉积,肺通气显像大范围减低或缺损。

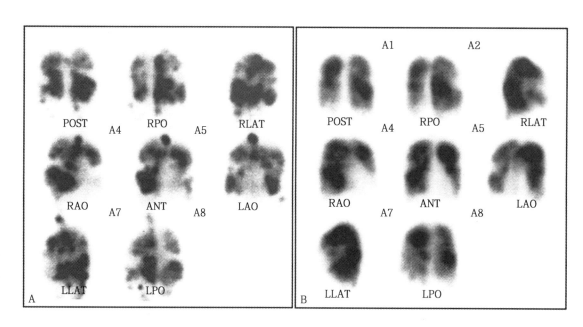

图 12-8　COPD 患者肺通气/灌注显像图(A. 肺通气;B. 肺灌注)

双肺多发肺通气/灌注受损,不呈节段性分布,并且肺通气的受损程度大于肺灌注。

POST,后位;RPO,右后斜位;RLAT,右侧位;RAO,右前斜位;ANT,前位;LAO,左前斜位;LLAT,左侧位;LPO,左后斜位。

四、预测肺切除术术后残留肺的功能

肺部肿瘤手术、肺大疱切除术等肺部手术,需考虑患者术后肺功能能否有效代偿。因此,术前准确预测术后残留肺的功能非常重要。目前临床常使用第一秒用力呼气量(forced expiratory volume in first second,FEV$_1$)来评价患者的肺功能和预测患者对手术的耐受情况:当 FEV$_1$ 实测值小于预测值的 80% 时常提示患者存在肺通气功能障碍;而术前 FEV$_1$<2L 和 <1.5L 则分别提示患者难以耐受患侧全肺或肺叶切除术。肺功能试验 FEV$_1$ 简便易行,但易受患者主观用力的影响,检测时需患者密切配

合,且 FEV_1 反映双肺功能的总和,不能反映单侧和局部肺功能。研究表明,应用肺通气/灌注显像也能够提供较为可靠的数据,反映患者肺部病变程度优于 FEV_1,能准确、客观地显示病变部位、范围和程度。通过勾画感兴趣区(region of interest,ROI)从肺显像图上获取拟切除肺的显像剂计数占双肺总显像剂计数的百分数,即肺灌注率($Q\%$),通过公式可求得预测术后残留肺的呼气容积($PFEV_1$),即 $PFEV_1=FEV_1\times(1-Q\%)$,当 $PFEV_1>0.8L$ 时,预示患者可以耐受肺叶切除术,否则患者可能因术后肺功能不良而导致难以预料的后果。因此,应用肺灌注显像结合肺功能测定 FEV_1 预测残留肺的功能,使得部分病变较大或肺功能受损的患者获得手术治疗的可能性,具有很高的临床价值。

五、其他肺疾病的诊断

1. 右向左分流　肺灌注显像剂是流经静脉、右心房、右心室、肺动脉而嵌顿在肺毛细血管的,因此,当一些先天性或后天性疾病发生上述结构的右向左分流时,显像剂可经异常路径分流进入体循环,并停留在体循环的毛细血管,主要是肾脏和脑。正常情况下,上述器官并不显影或显影较淡,当上述器官的显像剂摄取异常增加时,提示存在异常分流的可能(图 12-9)。

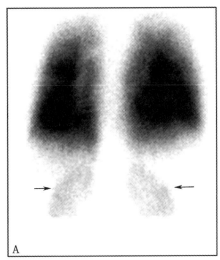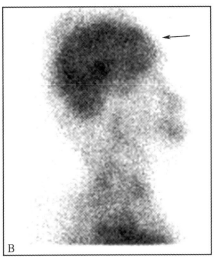

图 12-9　肺灌注平面显像(Ａ)和头部侧位显像(Ｂ)

除了双肺显影外,双侧肾脏(A 箭头所示)异常显影,并且可见脑异常显影(B 箭头所示)。提示该患者存在异常的右向左分流。

2. 非栓塞性肺动脉病变　一些非栓塞性疾病也可累及肺动脉,造成肺动脉的狭窄或闭塞。常见疾病:①肺血管炎,主要是肺动脉炎,如大动脉炎累及肺动脉;②肺动脉畸形,包括肺动脉闭锁、肺动脉发育不全或缺如等;③肺动脉恶性占位,包括肺动脉原发肿瘤或转移瘤;④罕见的病因还包括肺动脉肉芽肿、白塞综合征肺动脉受累等。上述疾病都可以引起肺灌注的减低,因此有相似的肺灌注显像表现,仅凭图像难以对原发病进行鉴别,需要结合病史、症状、其他检查等进行综合判断。

Summary

Pulmonary perfusion scintigraphy is a diagnostic imaging technique that records the distribution of pulmonary arterial blood flow; the basic principle is based on using radiolabelled aggregates of albumin, which lodge in the pulmonary microvasculature. Pulmonary ventilation scintigraphy is a diagnostic imaging test that records the broncho-pulmonary distribution of an inhaled radioactive aerosol within the lungs. A pulmonary embolism will be reported if a pulmonary ventilation/perfusion mismatch of at least one segment or two subsegments conform to the pulmonary vascular anatomy. Lung scintigraphy can be used to diagnose pulmonary embolism, document the degree of resolution of pulmonary embolism, evaluate the cause of pulmonary hypertension, evaluate congenital heart or lung disease, evaluate chronic pulmonary parenchymal disorders such as cystic fibrosis, quantify differential pulmonary function before pulmonary surgery for lung cancer, etc.

 思考题

1. 肺通气和灌注显像的基本原理分别是什么？
2. 为什么推荐联合使用肺通气显像和肺灌注显像？
3. 肺通气 / 灌注显像的主要临床应用有哪些？
4. 肺栓塞肺通气 / 灌注显像的典型表现有哪些？

（杨敏福）

第十三章
消化道显像

消化道显像在消化道疾病诊断中具有重要的作用。唾液腺显像可了解唾液腺位置、大小、形态和功能情况,包括摄取功能、分泌功能和导管通畅情况,为干燥综合征等疾病的诊断及疗效评价提供了一种客观、可定量分析的方法。胃肠道出血显像对下消化道出血的定位诊断有着明显优势,具有灵敏、无创、简便、可长时间观察整个肠道等优点,特别适合慢性间歇性肠道出血和小儿消化道出血的诊断,结合 SPECT/CT 显像可进一步提高定位诊断的准确性。异位胃黏膜显像诊断胃黏膜异位症具有特异性强、准确率高、安全、操作简便等优点,相比其他方法更适合用于婴幼儿检查,可作为首选检查方法。胃排空功能测定具有方法简便、安全、重复性好、能定量以及符合生理状况等特点,是评价胃动力的"金标准"。

第一节　唾液腺显像

- 唾液腺显像可以了解唾液腺摄取、分泌、排泄功能。
- 用于唾液腺功能判断、占位性病变和异位唾液腺的诊断。

一、显像原理

唾液腺显像(salivary gland imaging)是了解唾液腺摄取、分泌、排泄功能及有无占位性病变的常用方法。唾液腺小叶内导管上皮细胞具有从血液中摄取和分泌 $^{99m}TcO_4^-$ 的功能,静脉注射 $^{99m}TcO_4^-$ 后随血流到达唾液腺,被小叶细胞从周围毛细血管中摄取并积聚于腺体内,并在酸性等刺激下分泌出来,随后逐渐分泌到口腔。因而对唾液腺进行显像,可了解唾液腺位置、大小、形态和功能,包括摄取功能、分泌功能及导管通畅情况。

二、显像方法

(一)患者准备

检查前患者无须特殊准备。因腮腺 X 线造影可影响唾液腺摄取 $^{99m}TcO_4^-$ 的能力,故应在造影之前或数日后再行唾液腺显像检查。

(二)显像方法

1. 采集条件　采用低能高分辨型或通用型准直器,能峰140keV,窗宽20%,静态显像矩阵128×128 或 256×256,动态显像矩阵 64×64 或 128×128。

2. 静态显像　静脉注射 $^{99m}TcO_4^-$ 洗脱液185~370MBq(5~10mCi)后,于 5min、10min、20min、40min后分别行前位和左右侧位显像,每帧采集 $5×10^5$ 计数,视野中应包括整个唾液腺和部分甲状腺。然后舌下含服维生素 C 300~500mg,促使唾液腺分泌后,嘱患者漱口清洗口腔,并于清洗口腔前后分别显像。

3. 动态显像　取前后位,静脉弹丸式注射显像剂后以 2s/ 帧共采集 30 帧,以了解唾液腺的血流灌注情况,随后以 30s/ 帧连续采集30min。保持体位不动,嘱患者舌下含服维生素 C 300~500mg,继续采集 5min,观察唾液腺分泌排泄情况。分别勾画出各唾液腺的 ROI,生成时间 - 放射性曲线。

三、适应证

1. 唾液腺功能的判断,如干燥综合征的诊断、唾液腺手术后残留腺体或移植唾液腺功能的判断。
2. 占位性病变的诊断,如淋巴乳头状囊腺瘤的诊断等。
3. 异位唾液腺的诊断。

四、图像分析

正常情况下,唾液腺和甲状腺摄取 $^{99m}TcO_4^-$ 的速率相同,故用甲状腺作为参照。注射 $^{99m}TcO_4^-$ 后 5~10min,唾液腺显像双侧基本对称,随着时间延长腺体内显像剂浓聚增加,分布均匀,轮廓渐清晰。 20~30min 时,摄取达到高峰,以腮腺影像最清晰,颌下腺和舌下腺的影像相对较淡,随后影像缓慢变淡。维生素 C 刺激后腺体影像迅速变淡,口腔内显像剂聚集明显增加,借此可判断腮腺的分泌功能和导管有无阻塞(图 13-1)。当唾液腺功能受损时,唾液腺显影程度及分泌排泄功能会呈现不同程度的改变,肉眼定性分析可分为轻度受损和重度受损。①轻度受损:指唾液腺显影较正常变淡,两侧基本对称,维生素 C 刺激后唾液腺显影变淡速度减慢,口腔内显像剂聚集缓慢增加;②重度受损:指唾液腺显影显著变淡,维生素 C 刺激后唾液腺影像无明显变化,口腔内显像剂分布极少。

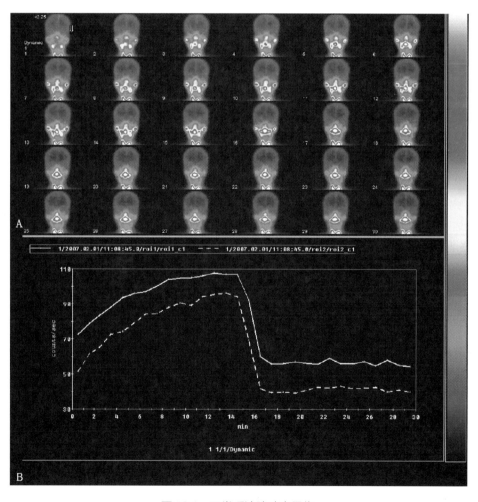

图 13-1   正常唾液腺动态显像

A. 注射显像剂 $^{99m}TcO_4^-$ 后唾液腺动态显像,1min/帧,见两侧唾液腺显影逐渐清晰,口腔内有显像剂浓聚(口腔下方为甲状腺影)。于 14min 时舌下含服维生素 C 300mg 后,见两侧唾液腺显影迅速变淡,至注射后 30min 时仅见轻微显影,同时口腔内显像剂浓聚明显增多;B. 上述唾液腺显像时双侧唾液腺定量分析曲线图,见左右侧唾液腺 ROI 曲线逐渐上升(实线为右侧,虚线为左侧),于 14min 时舌下含服维生素 C 300mg 后,双侧曲线迅速下降。

NOTES

在定性分析的基础上,可对唾液腺功能进行半定量分析。在受检者唾液腺动态系列图像中,选择唾液腺显示最清晰的一帧图像,用 ROI 技术勾画出每侧腮腺和颌下腺的 ROI,并获得时间 - 放射性曲线。唾液腺功能半定量指标包括:①唾液腺相对摄取率(%)=(唾液腺最大放射性计数 – 本底放射性计数)/(甲状腺放射性计数 – 本底放射性计数)×100%;②唾液腺最大摄取指数 =(唾液腺最大放射性计数 – 本底放射性计数)/ 本底放射性计数;③唾液腺排泄率(%)=(含维生素 C 前腺体计数率 – 含维生素 C 后最低计数率)/(含维生素 C 前腺体计数率)×100%。唾液腺相对摄取率和唾液腺最大摄取指数反映了唾液腺的摄取功能,唾液腺排泄率反映了唾液腺的分泌排泄功能。

五、临床应用

1. 唾液腺摄取功能减退　表现为两侧或一侧唾液腺显影呈弥漫性稀疏或不显影,常见于慢性唾液腺炎。干燥综合征(Sjögren syndrome,即口干、眼干、关节炎综合征)是慢性唾液腺炎的一种特殊类型,腺体稍肿大,无肿块。其显影图像变异较大,可表现为摄取正常、减低或不显影,少数病例以一侧改变为主。典型表现为唾液腺显像剂浓聚减少甚至不显影,口腔内显像剂聚集量更少,经酸刺激后口腔内显像剂聚集量无明显增加(图 13-2)。

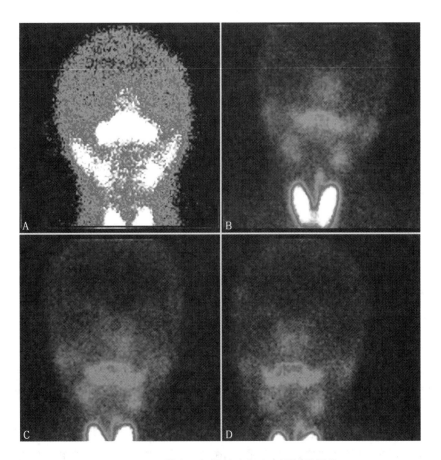

图 13-2　正常人和干燥综合征患者唾液腺显像
A. 正常唾液腺显像,注射显像剂后 30min 显像,两侧唾液腺显影清晰,口腔中有大量显像剂浓聚;B~D. 干燥综合征患者唾液腺显像,分别于 15min、30min、60min 显像,可见两侧唾液腺摄取和分泌均减少。

2. 唾液腺摄取功能亢进　表现为两侧或一侧唾液腺显影呈弥漫性浓聚,常见于病毒、细菌感染引起的急性唾液腺炎、酒精中毒以及放射治疗后的炎症反应。

3. 唾液腺占位性病变　根据肿块部位摄取 $^{99m}TcO_4^-$ 的能力不同,唾液腺占位性病变在影像上可分为"冷结节""温结节"和"热结节"。为了更好地显示唾液腺正常组织和占位性病变,可在注射 $^{99m}TcO_4^-$ 前 30min 皮下注射硫酸阿托品 0.5mg,抑制唾液腺分泌,减少口腔内的放射性干扰。

"冷结节":如稀疏或缺损区的边缘清晰且较光滑,多为良性混合瘤、唾液腺囊肿、脓肿;如缺损区的边缘不清晰、不光滑,多提示为恶性肿瘤。

"温结节":多为腮腺混合瘤或单纯性腺瘤,恶性肿瘤可能性较小。

"热结节":常见于淋巴乳头状囊腺瘤。

4. 涎石症　表现为酸刺激后唾液腺内显像剂聚集不但不减少,反而有不同程度的上升,口腔内显像剂聚集则无明显变化。

5. 其他　唾液腺导管阻塞、异位唾液腺、移植唾液腺等疾病的辅助诊断和疗效观察。

第二节　胃肠道出血显像

- 胃肠道出血显像的显像剂主要有 ^{99m}Tc- 红细胞和 ^{99m}Tc- 胶体。
- 主要用于下消化道出血的定性和定位诊断,对慢性间歇性和多灶性的肠道出血诊断具有优势。

一、显像原理

目前用于胃肠道出血显像(gastrointestinal bleeding imaging)的显像剂有两类:一类是 ^{99m}Tc- 红细胞(^{99m}Tc-RBC),静脉注射后,在血液循环中存留时间较长,可用于持续性或间歇性出血的诊断;另一类是 ^{99m}Tc- 胶体,静脉注射后迅速被肝、脾等网状内皮细胞所摄取,在血液循环中存留时间较短,只能用于急性活动性消化道出血的诊断。

正常情况下,静脉注射显像剂后,腹部可见大血管及血容量丰富的器官显影。当肠壁血管出现破损出血时,显像剂可随血液在出血部位不断渗出而进入肠腔内,导致局部放射性显像剂异常浓聚,通过 SPECT 显像进行定性和定位诊断。

二、显像方法

(一)患者准备

患者一般无须特殊准备。可在注射显像剂之前注射胰高血糖素,以降低小肠张力,减少出血灶部位聚集的血液流动性,有助于出血灶的定位诊断。

(二)显像方法

1. ^{99m}Tc- 红细胞显像　患者取仰卧位,SPECT 探头的视野包括剑突和耻骨联合之间的整个腹部。静脉注射 ^{99m}Tc- 红细胞 370~555MBq(10~15mCi)后,立即以 2~5min/ 帧进行动态采集,或每 5~10min 采集一帧,连续采集 30min。随后每 10~15min 采集一帧。如 60min 时仍为阴性,可于 2h、4h 或 6h 作延迟显像,以捕捉出血机会,若疑为慢性或间歇性出血,则应在 24h 内多次显像。

2. ^{99m}Tc- 胶体显像　静脉注射 ^{99m}Tc- 胶体 370MBq(10mCi)后即刻以 2s/ 帧的速度连续采集 32~64 帧,然后以 1~2min/ 帧的速度采集,共采集 16 帧。由于 ^{99m}Tc- 胶体可被单核吞噬细胞系统迅速自血液中清除,延迟显像至 60min 即可。必要时可重复注射显像剂后再显像。

平面显像发现可疑出血灶时,加做 SPECT/CT 断层融合显像,有助于进一步明确出血部位。

三、适应证

主要用于有消化道出血症状或怀疑有消化道出血的各类急性、慢性下消化道出血的诊断与定位诊断。尤其是在以下情况时更具优势:

1. 胃镜或结肠镜无法达到的出血部位。

2. 临床上有持续出血征象,而常规检查不能确定出血部位者。

3. 小儿消化道出血。

4. 血管造影结果可疑或为阴性。

5. 急性大量出血使内镜视野模糊。

6. 患者拒绝有创性或有痛苦的检查方法。

四、图像分析

正常情况下,静脉注射 ^{99m}Tc- 红细胞后,腹部大血管(包括腹主动脉、左右髂动脉)、肝、脾、肾等血池均显影,膀胱在尿液未排尽时也会清晰显影,而胃肠壁的含血量较低,仅相当于大血管的50%左右,故基本上不显影(图 13-3)。当肠壁有出血灶时,显像剂随血液从血管破裂处逸出进入肠腔内,在局部形成异常的显像剂浓聚灶,出血量较大时,可出现肠影。据此可对胃肠道出血做出定性诊断和定位诊断。

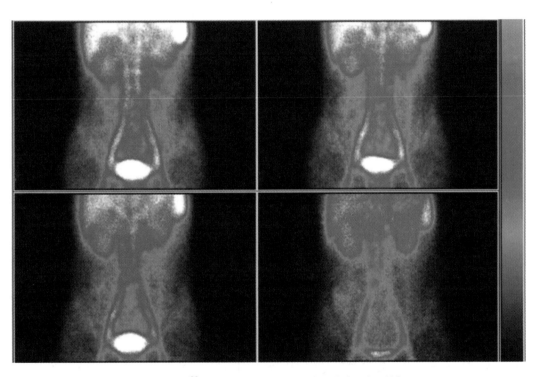

图 13-3 　^{99m}Tc- 红细胞胃肠道出血显像(正常图像)

应用 ^{99m}Tc- 胶体显像时,静脉注射后肝、脾显影清晰,骨盆和脊柱可轻度显影,而肾及腹部大血管均不显影。若胃肠壁有出血灶,则显像剂随血液逸出血管外,在局部形成异常浓聚灶,而未逸出血管外的显像剂则很快被肝、脾等单核吞噬细胞系统所清除,腹部的血液本底明显下降,更有利于出血灶的清晰显示。但因显像剂在血液中清除较快,对间歇性出血的诊断易造成漏诊,故只适合下消化道急性活动性出血的诊断,即注射显像剂时正在出血的病灶才能被显示,而不能作延迟显像,不适用于间歇性出血的诊断。

血液对肠道的刺激作用,会导致漏出的显像剂在肠腔内向前或向后快速移动,使得静态显像有时难以观察到准确的出血部位,而动态显像可明显提高定位诊断的准确率。小肠出血时,在出血灶开始显影后,可出现小肠肠祥影,这可与结肠出血相鉴别。采用 SPECT/CT 有助于鉴别诊断,提高定位诊断的准确性(图 13-4)。

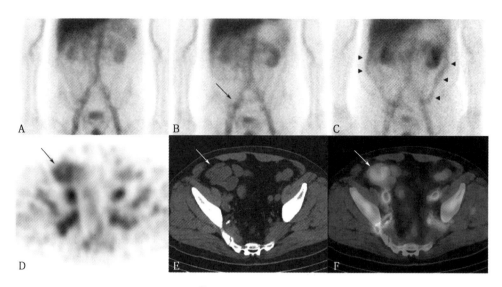

图13-4　^{99m}Tc-红细胞胃肠道出血显像

注射显像剂后3h(A)未见异常放射性集聚灶,6h后右下腹可见局灶性放射性集聚(B),24h后可见升结肠和降结肠影(C);SPECT/CT断层融合图像示局灶性出血灶位于远端空肠(D~F)。

五、临床应用

1. 胃肠道出血的诊断　急性活动性出血常用^{99m}Tc-胶体显像,间歇性出血则常用^{99m}Tc-红细胞显像。两种显像剂诊断胃肠道出血的灵敏度均可达85%~90%及以上,能探测出血率低至0.1ml/min的消化道出血,其灵敏性高于X射线血管造影检查,尤其是可用于间歇性肠道出血的诊断。

腹腔内的异常显像剂浓聚影并不都是出血灶,应注意与假阳性的鉴别。如^{99m}Tc-红细胞显像时位置固定、形态不变的浓聚影,在肠腔内应排除动脉血管畸形或动脉瘤;在胃内应排除胃黏膜充血。此外,随胃液分泌流入肠腔的未标记高锝酸盐以及输尿管影均是常见的伪影。

2. 胃肠道出血显像诊断时应注意的问题　①检查前患者停止用止血药,特别是少量出血的患者,因为应用止血药常容易造成假阴性结果。②怀疑慢性间歇性出血的患者,可延长显像时间或须多次显像,以提高检出阳性率。③在出血量过小时,定位诊断可能会有误差。因为早期在出血灶处浓聚的显像剂的量过低而不易被发现,待显像剂的量聚集到一定程度时,会随肠内容物向前蠕动。④^{99m}Tc标记硫胶体显像只适用于急性活动性胃肠出血,而不适用于间歇性出血的延迟显像及胆道出血显像。⑤怀疑出血点与大血管或脏器重叠时,可加作侧位显像或SPECT/CT融合显像。

3. 胃肠道出血显像与内镜和血管造影的比较　内镜和选择性血管造影也是诊断消化道出血的常用方法,不但具有定位诊断的作用,而且还可同时治疗出血,尤其是在急性消化道出血时优势更为突出,但是当消化道出血为间断性出血,或当急性大量出血使内镜视野模糊时,不易确定出血部位。血管造影仅适用于持续性出血,对末梢小动脉小量出血的显示也很困难。而胃肠道出血核素显像具有灵敏、无创、简便、可长时间观察整个肠道等优点,对慢性间歇性、多灶性肠道出血(尤其是怀疑肠壁静脉曲张出血时)的诊断具有明显优势,同时患者不需要特殊准备,不增加急危重症患者的额外风险,因此同样适合急危重消化道出血的定位诊断。但胃肠道出血显像特异性较差,不能做出病因诊断,因此不能替代内镜和选择性血管造影,而是后两者的有效补充。

第三节　异位胃黏膜显像

• 异位胃黏膜具有快速摄取^{99m}TcO$_4^-$的特性。

• 可作为胃黏膜异位症首选检查方法。

一、显像原理

正常胃黏膜具有快速摄取 $^{99m}TcO_4^-$ 的特性，异位的胃黏膜同样具有这种特性，故在静脉注射 $^{99m}TcO_4^-$ 后异位胃黏膜可很快聚集 $^{99m}TcO_4^-$ 形成放射性浓聚灶，通过 SPECT 显像可以在体外进行诊断和定位。

异位胃黏膜（ectopic gastric mucosa）主要好发于胃以外的消化道，包括巴雷特食管（Barrett esophagus）、梅克尔憩室（Meckel's diverticulum）和小肠重复畸形（duplication of small intestine）。异位胃黏膜同样具有分泌胃酸和胃蛋白酶的功能，可引起邻近食管或肠黏膜产生炎症、溃疡和出血。

二、显像方法

（一）患者准备

检查当日禁食、禁水 4h 以上，检查前应排空大小便。禁用过氯酸钾、水合氯醛等阻滞高锝酸盐吸收的药物，以及阿托品等有抑制胃液分泌作用的药物，或可刺激胃液分泌的药物。检查前 2~3d 内，避免做肠道钡剂检查。

（二）显像方法

用新鲜 $^{99m}TcO_4^-$ 洗脱液作为显像剂，静脉注射 370MBq（10mCi），小儿酌减，不宜口服。患者取仰卧位。探头视野范围：食管显像以剑突为中心；检查肠道病变时视野范围从剑突到耻骨联合。

一般可用动态或间隔静态显像方式检查。动态显像速度为每 5min 一帧，持续 30min，然后在 60min 时再采集一帧。也可分别于 0min、5min、10min、30min、60min 各采集一帧，每帧 5min，总观察时间可为 60~120min。每帧计数 500~1 000k。食管显像可于病灶显示后，饮水 200~300ml，重复显像。

（三）注意事项

1. 严格禁食，停用干扰、阻断胃黏膜摄取及促蠕动、分泌药物。
2. 本法不适用于无异位胃黏膜的憩室检查。

三、适应证

1. 下消化道出血疑有梅克尔憩室和小肠重复畸形。
2. 小儿下消化道出血病因筛查。
3. 小儿慢性腹痛。
4. 肠梗阻或肠套叠疑与梅克尔憩室或小肠重复畸形有关。
5. 不明原因的腹部包块。
6. 成人食管疾病的鉴别诊断。
7. 反流性食管炎患者了解有无巴雷特食管。

四、图像分析

结果判断可采用肉眼定性分析和使用 ROI 技术进行半定量分析。正常时仅见胃显影，食管不显影，肠道可因胃黏膜细胞分泌的显像剂的排入而一过性显影，尤其是十二指肠球部较为明显，脾结肠面及肾脏有时显影。晚期图像上，膀胱影像渐浓（可嘱患者排尿后再做显像检查）。在胃与膀胱影之间，腹部无其他异常浓聚灶。

除上述正常显像位置以外出现位置相对固定不变的显像剂异常浓聚灶或条索状浓聚影，尤其是在食管下段或小肠区出现显像剂异常聚集，均提示为异常，但应注意鉴别假阳性。

五、临床应用

胃黏膜异位症在临床上无特异性的症状和体征，钡剂造影、血管造影准确率低。由于患者多为小儿这一特殊群体,内镜检查的使用明显受到限制,并且检测的阳性率也不是很高,而 $^{99m}TcO_4^-$ 的良好物理特性以及辐射剂量小,检查方法具有特异性强、准确率高、安全、操作简便及无痛苦等优点,相比其他方法更适用于婴幼儿检查,因此可作为胃黏膜异位症首选的检查方法。

(一) 梅克尔憩室

梅克尔憩室是最常见的消化道先天性异常,多发生于回肠,通常在离回盲瓣 10cm 以内,30%~50% 的憩室内有异位胃黏膜,可发生在各个年龄段,约 50% 发生在 2 岁前,可引起消化道出血,少数患者可发生肠套叠或肠扭转。

在腹部脐周,通常在右下腹出现位置相对固定的灶状浓聚影,与胃同步显影,随着时间延长,影像渐浓(图 13-5)。侧位显像时浓聚灶靠近腹侧是诊断要点。45~60min 后,个别病灶因分泌物排出或出血,浓聚范围可有扩大、变形,出现肠影的现象。对于高度怀疑该病而第一次显像阴性者,可重复显像,并于注射 $^{99m}TcO_4^-$ 前 20min 皮下注射五肽胃泌素 6μg/kg 以增强胃黏膜摄取高锝酸盐,从而提高诊断阳性率。本法诊断率约为 75%~85%,有报告显示其灵敏度与特异性可达 90%。

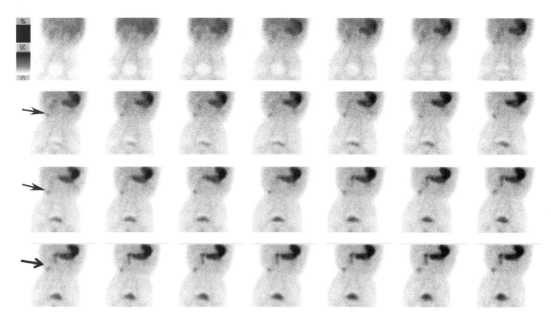

图 13-5   回肠梅克尔憩室 $^{99m}TcO_4^-$ 异位胃黏膜动态显像
箭头所示,距回盲部 25cm。

如果憩室中异位胃黏膜太少,或憩室炎症水肿影响胃黏膜对高锝酸盐的摄取,平面显像可能会出现假阴性。为了提高诊断的灵敏性,对于平面显像下腹部出现模棱两可的放射性浓聚区时加做局部断层显像,显像时间以注射高锝酸盐后 30min 为宜,这样可以减少假阴性的发生。

小肠梗阻、肠套叠、动静脉畸形、血管瘤、溃疡、阑尾炎、节段性回肠炎、小肠肿瘤及上尿路梗阻等,都是造成假阳性的常见原因,应结合临床资料认真鉴别。在分析图像时,要注意浓聚灶出现的部位和时间,如一些血容量高或充血的病变,在血流相内或 10min 内即有明显的浓聚,随后逐渐变淡;而异位胃黏膜显影随着时间延长而逐渐清晰,其显影程度与正常胃黏膜相当。增加检查体位(如侧位等),检查时动态观察影像的演变以及密切结合病史、体征和其他检查可对上述原因引起的假阳性进行鉴别诊断。此外,因正常胃黏膜摄取高锝酸盐较多,可随胃液流入肠腔,造成假阳性,于检查前 2d 开始口服西咪替丁 300mg/d(不影响高锝酸盐的摄取,但是抑制胃液的分泌和胃蠕动),减少这种假阳性。

(二) 巴雷特食管

巴雷特食管好发于食管下端,男性多发,且有随年龄增长而增加的趋势。多为长期的胃食管反流,刺激食管上皮化生,使胃黏膜的壁细胞取代了食管下段的正常鳞状上皮细胞所致。

在胃影上方可见食管下端有异常显像剂浓聚影,与胃同步显影,且随时间延长,局部浓聚影渐浓,饮水后局部影像无明显变化。本方法简便灵敏,无创伤,有定位、定性的作用,临床价值较大。

（三）肠重复畸形

肠重复畸形也是一种好发于空肠、回肠段的先天畸形,腹部出现条状浓聚影,其形态与部位多变。典型表现为浓聚灶呈肠袢状。

第四节 胃肠功能测定

- 放射性核素胃肠道功能测定是在人体正常生理或病理生理状态下观察胃肠道运动功能,在诊断胃肠道动力障碍性疾病中具有独特的价值。
- 胃肠道功能测定主要包括胃排空功能测定、胃食管反流测定、食管通过功能测定、十二指肠胃反流显像、小肠通过功能测定等。

消化道（食管、胃、十二指肠、空肠、回肠、结肠、直肠）管壁的两层或三层平滑肌在神经支配下进行一系列极为复杂的协调性收缩和舒张,完成进食、吞咽、研磨食物,并将其有序地向远端转运,直至排便等过程。胃肠道动力障碍性疾病是一组肠神经肌肉功能障碍造成的消化道疾病,表现为消化道某节段的慢性动力和感觉紊乱。放射性核素胃肠道功能测定是在人体正常生理或病理生理状态下观察胃肠道运动功能,具有无创、无痛的特点,患者易于接受并可重复检查的优势,利用计算机技术可获取一系列生理参数,在诊断胃肠道动力障碍性疾病中具有独特的价值。

一、胃排空功能测定

（一）原理

胃排空功能测定（gastric emptying study）是在生理状态下了解胃排空功能较为理想且常用的方法。将不被胃黏膜吸收的放射性核素标记的食物摄入胃内,经胃的蠕动传送而有规律地将其从胃排入肠腔,应用SPECT显像动态观察胃区放射性计数下降情况,计算出胃排空时间,以反映胃排空功能。具有无创、重复性好、可定量分析,以及符合生理条件等优点。

（二）方法

胃内固体食物的排空速度与液体食物不同,固体 - 液体混合食物与单纯一种状态食物的胃排空速度也不同,为满足不同类型食物检测的需要而建立了液体食物胃排空、固体食物胃排空以及半固体食物胃排空测定法。液体食物胃排空检出敏感性不如固体食物胃排空检查法,一般采用固体食物胃排空测定法。

1. 患者准备 隔夜禁食 8h 以上,检测前 1~2 周应停服影响胃动力的药物。

2. 显像方法

（1）试餐制备:①固体食物的制备:取 37~74MBq（1~2mCi）^{99m}Tc-SC 或 ^{99m}Tc-DTPA,加入到 120g 鸡蛋中搅匀,在油中煎炒至固体状,夹在两片面包中备用。②液体食物的制备:取 37~74MBq ^{99m}Tc-SC 或 ^{99m}Tc-DTPA,加入到 5% 葡萄糖（糖尿病患者用生理盐水）300ml 中混匀备用。③半固体食物的制备:取三乙烯四胺（triethylenetetramine,TETA）树脂 250mg 与 ^{99m}TcO_4^-$ 混合,加生理盐水至 5ml,振荡 10min,获得 ^{99m}Tc-TETA 树脂,然后与 50g 麦片、2g 食盐配制成的麦片粥混匀备用,总体积 300ml。

（2）采集条件:采用低能通用型准直器,能峰 140keV,窗宽 20%,矩阵 128 × 128 或 256 × 256,使胃和大部分小肠位于探头视野中。

（3）空腹服用试餐,要求在 5min 内吃完。从进食开始计时,服完试餐后每 5min 采集 1 帧,随后每 15min 采集 1 帧,每帧采集 60s,连续观察 2h。若 2h 放射性计数尚未下降 50%,可继续延长观察时间。

（4）患者取直立位面向探头，或仰卧于探头下。在两次采集之间的间歇期，允许患者适当走动，但每次显像的体位必须一致。每个时间点的采集，均同时作前位显像和后位显像，然后取平均值。

（5）采用 ROI 技术勾画出胃的轮廓，计算出各时间点全胃内放射性计数，绘出时间 - 放射性曲线，并按下述公式计算出各时间点的胃排空率。也可将胃区划分为近端胃、远端胃，分别计算各自的胃排空率。计算时应行衰减校正和衰变校正。

$$GE_t (\%) = (C_{max} - C_t)/C_{max} \times 100\%$$

式中，GE_t：时间 t 时的胃排空率；C_{max}：胃区内最大计数率；C_t：时间 t 时胃内的计数率（经衰变校正和衰减校正后）。

（三）适应证

1. 胃动力功能的评价。
2. 胃排空障碍原因的探讨。
3. 药物及手术治疗的疗效观察和随访。

（四）图像分析

采用上述方法计算出各时间点的胃排空率，与正常值比较并分析其胃动力功能情况。应根据各自的方法建立自己的正常参考值。正常情况下，胃将其内的食物排入十二指肠的时间为 2~6h（图 13-6）。液体自胃内排空的曲线以指数形式下降，固体则近似直线下降。正常人固体胃排空的 $T_{1/2}$ 平均为 90min（45~110min），液体胃排空的 $T_{1/2}$ 平均为 40min（12~65min）。其排空与下列因素有关：性别，绝经期女性慢于男性；时间，下午较上午慢；体位，卧位慢于坐位；身体状况，运动后加快。

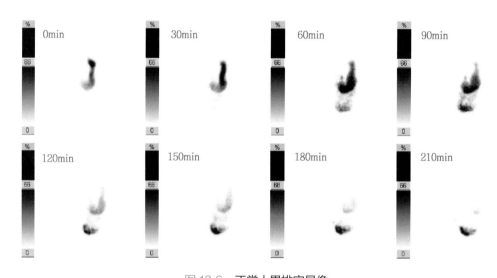

图 13-6　正常人胃排空显像

^{99m}Tc-DTPA 固体试餐胃排空功能正常，胃半排空时间为 90min。

近端胃与远端胃在胃排空中的机制不尽相同。液体成分的排空主要取决于近端胃的作用，而固体成分的胃排空则取决于近端胃和远端胃的协同作用。

（五）临床应用

1. 胃排空延迟　胃排空测定对鉴别胃排空延迟类型有重要意义。胃排空时间延长是由于机械性或功能性梗阻所引起，机械性梗阻多由于解剖学的异常，如幽门肌肉肥厚、溃疡病所致的瘢痕、胃下垂以及肿瘤等，此时胃使固体食物转变成小粒子的能力可能正常，但管腔的狭窄或梗阻可使其流动延缓，其排空较正常明显延迟，而液体食物的排空可以是正常的。

功能性梗阻与胃运动的异常有关，如活动性胃溃疡、非溃疡性消化不良、胃次全切除术后、迷走神经切除术后、反流性胃炎、反流性食管炎、糖尿病胃轻瘫、胶原性疾病、甲状腺功能减退症、脑瘤及电解质紊乱等,由于不能产生足够的腔内压力,胃的搅拌和收缩功能均较差,固体和液体食物的排空均较正常延迟,尤以固体食物更为明显(图 13-7)。

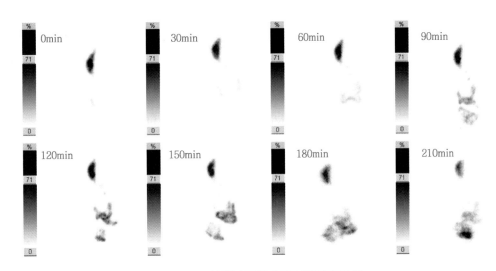

图 13-7　糖尿病胃轻瘫患者胃排空显像
^{99m}Tc-DTPA 固体试餐胃排空延迟,胃半排空时间为 150min。

注入促胃动力药甲氧氯普胺有助于鉴别胃排空延迟类型。如果为机械性梗阻,排空率不增高或仅部分增高;如果为功能性梗阻,排空率则增高,并可恢复至正常范围以内。

2. 胃排空加快　发生胃排空加快可为医源性的原因,如迷走神经切断术后以及幽门成形术后可以出现液体食物排空加快,也可见于十二指肠溃疡、萎缩性胃炎、佐林格 - 埃利森(Zollinger-Ellison)综合征、美洲锥虫病(Chagas 病)、胰腺功能不足以及甲状腺功能亢进症等疾病。

与其他的胃排空检查方法比较,本法无须插管且患者受照剂量比 X 射线照片检查低,具有方法简便、安全、重复性好、能定量以及符合生理状况等特点。

二、胃食管反流测定

（一）原理

胃食管反流测定(gastroesophageal reflux study)是口服不被食管和胃黏膜所吸收的含显像剂的酸性试餐后,于上腹部施加不同压力,同时对食管下段及胃进行连续显像,观察食管下段是否出现显像剂浓聚影及其与压力的关系,即可判断有无胃食管反流及反流程度。

（二）方法

1. 患者准备　受检者应隔夜禁食(4~12h)。

2. 显像方法

（1）显像剂:常用的显像剂为 ^{99m}Tc- 硫胶体或 ^{99m}Tc-DTPA 制成的酸性试餐。

（2）常规显像:①在受检者腹部系带压力装置的腹带,或者系普通腹带,在其下面放置血压计的充气胶囊,连接血压计。②嘱受试者 3min 内饮完 300ml 酸性饮料加上述显像剂制成的酸性试餐,再服 15~30ml 清水以去除食管内残余的显像剂。10~15min 后仰卧于 SPECT 探头下,取前位显像,视野包括食管和胃。③充气腹带逐级加压,分别为 0kPa、2kPa、4kPa、6kPa、8kPa、10kPa、12kPa 和 13.3kPa(100mmHg),每级加压后采集 30s 图像。④采集条件:探头配置低能通用或高灵敏准直器,能峰 140keV,窗宽 20%,矩阵 128 × 128。

（3）婴幼儿显像:①显像剂经鼻饲入胃,拔出鼻饲管;②鼻饲 5~10min 后开始显像,婴幼儿检查可不用腹带加压,2min/ 帧,连续采集 1h,2~4h 内在胸部多次显像。

（4）影像处理：①用 ROI 技术获得各时相食管的计数率，得出时间 - 放射性曲线，观察曲线上是否出现尖峰及其数目。峰的高度与反流量成比例，其宽度反映反流发生的持续时间。②计算胃食管反流指数（gastroesophageal reflux index，GERI）。

$$GERI(\%) = (E_t - E_B)/G_0 \times 100\%$$

式中，G_0 是压力为 0 时，全胃内的放射性计数；E_t 为某压力时食管内的放射性计数；E_B 为食管本底计数。

（三）适应证

1. 食管炎、食管狭窄、胃灼热和反酸症状、小儿反复吸入性肺炎和不明原因的呕吐、一些肺部慢性炎症的病因诊断。

2. 胃大部分切除术后并发症的诊断。

（四）图像分析

1. 正常人食管内不见显像剂浓聚影，但在腹带压力为 13.3kPa 时，可以测量出有微量放射性存在，GERI 为（2.7±0.3）%。当 GERI 在 3%~4% 时为可疑，>4% 时提示有 GER 存在。

2. 贲门上方食管内出现显像剂浓聚影，如仅稍高于本底为弱阳性，明显高于本底但显著低于胃影为阳性，稍低于或等于胃影为强阳性。

3. 在腹部未加压时，反流即为阳性者称为自发性反流；加压后的反流称为诱发性反流。

（五）临床应用

本法诊断胃食管反流的灵敏度为 90% 以上，比测定食管下端括约肌压力、酚红反流试验、X 射线检查、酸灌注试验、内镜检查以及组织学检查（阳性率为 40%~70%）等方法的准确率高，且无创、灵敏。比胃镜、钡餐检查更符合生理状况，因胃镜检查时，可引起逆蠕动，造成假阳性；而钡餐为非生理性。

三、食管通过功能测定

（一）原理

食管通过功能测定（esophageal transit time study）是了解食管运动功能的一种简便易行的方法，可进行定量分析，用于食管运动障碍疾病诊断及临床治疗效果的监测。

当含有放射性显像剂的食物被吞食后，随着食管的蠕动，通过食管并进入胃。用 γ 照相机连续采集此过程，即可获得食团通过食管时的影像变化和相应参数，如食管通过时间，以此来评价食管的运动功能。

（二）方法

1. **患者准备** 检查前应禁食 4~12h。

2. **显像方法** 常用 ^{99m}Tc 标记硫胶体（^{99m}Tc-SC），剂量为 18.5~37MBq（0.5~1.0mCi）。采集视野上界为口咽部，下界为胃底部。动态采集速度为 0.5s/ 帧，共采集 120 帧；随后为 30s/ 帧，共 8 帧。在整个检查过程中，自第一次吞咽以后每隔 30s 干咽一次。

3. **图像处理** 采用 ROI 技术勾画出全食管及分段（分为上、中、下段）食管，处理得到时间 - 放射性曲线，分析其通过时间及通过率，计算公式如下：

$$C_t(\%) = (E_{max} - E_t)/E_{max} \times 100\%$$

式中，C_t 为时间 t 时的食管通过率；E_{max} 为开始吞咽后即刻的食管最大计数率；E_t 为时间 t 时的食管计数率。

（三）适应证

1. 原发性食管运动功能障碍性疾病。

2. 继发性食管运动功能障碍性疾病，如系统性硬化症、糖尿病合并周围神经病变等。

3. 药物、手术等疗效的观察。

（四）图像分析

正常情况下，自咽部起可见一条垂直向下的食管影像，动态显影可清晰显示食团通过全食管的过程。定量分析指标包括：食管总通过时间、食管分段通过时间、食管通过率。

（五）临床应用

食管通过时间测定法是研究食管运动功能和诊断及鉴别诊断食管运动功能障碍性疾病的合乎生理、辐射剂量小、简便的检查方法，较单独的压力试验或 X 线片能更灵敏地检出轻度食管通过障碍的患者。据报道，有 2/3 压力试验检查结果阴性的吞咽困难的患者，采用核素显像检查，其结果为阳性。在临床上，本法可作为药物治疗、内镜检查以及手术治疗后患者的食管通过功能评估。但因其解剖结构显示不清晰，故不能替代食管钡餐造影和内镜等形态学检查。

四、十二指肠胃反流显像

（一）原理

十二指肠胃反流显像（duodenogastric reflux imaging）是在生理条件下了解有无十二指肠胃反流的常用方法，并可定量测定。静脉注射肝胆显像剂后，能迅速地被肝多角细胞摄取，分泌后经胆道系统排至十二指肠。正常时，由于幽门括约肌的控制，已排入肠腔的显像剂不能进入胃内。如有十二指肠胃反流时，显像剂将随十二指肠液进入胃内，通过 SPECT 显像可见胃区出现显像剂分布，甚至全胃显影，借此即可诊断十二指肠胃反流。

（二）方法

1. 患者准备　受检者应禁食、禁烟 4~12h。

2. 显像方法

（1）受检者平卧于探头下或坐位面向探头，视野包括肝区及上腹部。

（2）自肘静脉注射 ^{99m}Tc-EHIDA 3~5mCi（111~185MBq），5~10min 后开始显像，每隔 5~10min 采集一帧，每帧采集 100s（计数应达到 300~500k 以上）。至 30min 时或胆囊放射性计数达最大时，嘱受检者口服牛奶 300ml 或油煎鸡蛋两个，以加速胆汁的排泄，采集至口服脂肪餐后 60min 终止。

（3）计算肠胃反流指数（duodenogastric reflux index，EGRI）。

（三）适应证

1. 判断慢性胃炎、胃切除术后残胃胃炎、胃溃疡、胃癌、反流性食管炎及某些消化不良疾病与胆汁反流的关系。

2. 十二指肠胃反流的疗效观察。

（四）图像分析

1. 正常人十二指肠显影清楚，位于左上腹与肝门水平相当的十二指肠空肠曲显影亦较明显。在十二指肠空肠曲以上的部位为正常胃区，正常时，胃区无显像剂聚集，口服脂肪餐后胃内仍无显像剂出现。

2. 按 EGRI 分度，当 EGRI<5%、5%~10%、>10% 时分别为Ⅰ度、Ⅱ度、Ⅲ度反流。

3. 按影像特点亦可分为三度反流，这种分级仅适用于未作胃切除术的患者。Ⅰ度：胃区有少量一过性显像剂分布，一般在口服脂肪餐后 40~50min 出现，示轻度反流，少数正常人可有此表现，其临床意义不大。Ⅱ度：胃区有明显显像剂分布，并可滞留约 60min，一般在口服牛奶后 30~40min 出现，示中度反流，有明确的临床意义。Ⅲ度：胃区可见明显的显像剂浓聚，并可滞留约 60min 以上，胃影常较完整，有时可见液平面，示重度反流。

（五）临床应用

多种胃肠疾病可出现十二指肠胃反流，如慢性胃炎、胃切除术后残胃胃炎、胃溃疡、胃癌、反流性食管炎及功能性消化不良。十二指肠胃反流显像除可了解是否存在十二指肠胃反流后，还可用于评价这类疾病的治疗效果。

十二指肠胃反流显像对许多胃肠道疾病的发病机制研究、早期诊断、病情观察、疗效随访和临床药理研究均有重要价值。因为胃镜插入时可引起十二指肠胃逆蠕动,可致假阳性,所以本法优于胃液检查和胃镜检查。

五、小肠通过功能测定

(一) 原理

小肠通过功能测定(small intestinal transit time study)通过测定放射性核素标记食物从十二指肠到盲肠的通过时间以了解小肠运动功能。将不被胃肠黏膜吸收的放射性核素标记的食物摄入胃内,经过胃的蠕动排入肠腔,SPECT显像连续观察食物由胃进入小肠、排入结肠的整个过程,通过计算出小肠通过时间和小肠残留率等参数,以了解小肠的运动功能。

(二) 方法

1. 患者准备、试餐制备及服用方法与胃排空功能测定相同。

2. 采集条件　探测视野应包含全腹(胃底至盆腔),采用站立或仰卧体位,从进食开始计时,在第1h内每15min采集1帧,每帧采集60s;在第2~4h每30min采集1帧,根据需要加采延迟图像,直到80%的试餐进入结肠,采集过程中体位应尽量保持一致。

(三) 适应证

1. 小肠运动功能障碍性疾病,如慢性便秘、慢性腹泻、假性小肠梗阻、肠易激综合征、迷走神经切断术后腹泻等。

2. 平滑肌源性疾病,如淀粉样变性、系统性硬化症、皮肌炎等。

3. 周围神经系统疾病。

4. 胃肠运动功能障碍药物治疗前后疗效的观察。

(四) 图像分析

正常影像可见进食试餐后,胃立即显影,随后见到标记食物从十二指肠逐渐到达回盲部及结肠各段。小肠通过时间正常参考值为 4.2h ± 0.5h。当存在小肠运动障碍性病变时可表现为小肠通过时间的延长或通过时间过快。

(五) 临床应用

小肠通过时间加快可见于肠易激综合征、短肠综合征、倾倒综合征、甲状腺功能亢进症、运动功能障碍性疾病。在小肠假性梗阻者,可见扩张的肠管及小肠通过时间明显延长。糖尿病、硬皮病患者可引起肠运动功能障碍,出现小肠通过时间的异常。此外,小肠机械性肠梗阻、克罗恩病、小肠性便秘的小肠通过时间也可见延长。一般对慢性肠梗阻的患者,测量肠通过时间可以了解患者肠动力障碍的程度和部位,特别是对以腹胀和便秘为突出表现者的患者尤为重要。

第五节　^{14}C- 尿素呼气试验

- 口服 ^{14}C- 尿素被胃内幽门螺杆菌产生的尿素酶分解以 ^{14}CO$_2$ 形式经肺呼出。
- ^{14}C- 尿素呼气试验主要用于幽门螺杆菌感染的诊断。

一、原理

当口服一定量的 ^{14}C- 尿素后,如果胃内存在幽门螺杆菌时,示踪尿素被幽门螺杆菌(*Helicobacter pylori*,HP)产生的尿素酶分解,示踪碳以 ^{14}CO$_2$ 形式经肺呼出。定量测定经肺呼出气体中 ^{14}CO$_2$ 含量,以此可判断胃内有无幽门螺杆菌感染。此外,目前也可采用稳定核素碳[^{13}C]标记尿素测定,其原理与 ^{14}C- 尿素相同,只是检测的仪器不同。

二、方法

1. 患者准备 受检者必须停用抗生素和铋剂至少 30d,停用硫酸铝和质子泵抑制剂至少 2 周。检查前禁食 4~12h。

2. 检查方法 检查前采集未服用示踪尿素前的呼气作为本底计数。将 27.8kBq(0.75μCi)的 ^{14}C- 尿素胶囊用 20ml 凉饮用水送服,静坐 20min 后,再一次收集气体样本。采用专用液体闪烁计数仪测量(dpm/mmol CO$_2$),计算试验后与试验前的比值。

三、适应证

1. 有胃部不适,怀疑有幽门螺杆菌感染者。
2. 急、慢性胃炎和胃、十二指肠溃疡患者。
3. 幽门螺杆菌根除治疗后疗效评价和复发诊断。
4. 幽门螺杆菌感染的流行病学调查与筛选。

^{14}C- 尿素呼气试验无明确禁忌证。^{14}C- 尿素虽有少量放射性,在孕妇和儿童中慎用,但并非禁忌。

四、结果判断

当试验后呼气计数与试验前空腹本底计数比值大于 3~5 时为阳性,或按以下公式计算,当 ^{14}C- 尿素呼气试验(UBT)≥100dpm/mmol CO$_2$ 时可诊断为 HP 阳性。

计算公式:

$$^{14}C\text{-UBT}(dpm/mmol\ CO_2)=(试验后\ dpm-试验前\ dpm)/2$$

五、临床应用

^{14}C- 尿素呼气试验主要用于幽门螺杆菌感染的诊断,特别适用于临床上对幽门螺杆菌感染治疗效果的复查和评价。各实验室方法有所不同,一般灵敏度可达 90%~97%,特异度为 89%~100%。^{14}C- 尿素呼气试验是一种简便、无创、无痛、敏感而可靠的诊断幽门螺杆菌感染的方法。

Summary

The clinical application of digestive tract scintigraphy is gaining wide usage as it plays a vital role in the diagnosis and treatment of digestive tract diseases. Gastrointestinal bleeding scintigraphy has apparent advantages in the localization diagnosis of lower gastrointestinal bleeding. It is sensitive, non-invasive, simple, and can observe the whole intestinal tract for a long time. Hence, it is suitable for diagnosing chronic intermittent intestinal bleeding and pediatric gastrointestinal bleeding. Ectopic gastric mucosal scintigraphy has the advantages of strong specificity, high accuracy, safety, simple operation, and pain-free in the diagnosis of gastric mucosal heterotopia compared with other methods. Therefore, it is appropriate for infants and can be the preferred examination method. Radionuclide gastric emptying scintigraphy is the gold standard for evaluating gastric motility due to its simplicity, safety, reproducibility, quantifiability and adapting to physiological conditions. Salivary gland scintigraphy can demonstrate salivary glands' location, size, shape and function; moreover, it can examine the uptake function, secretion function and catheter patency. It provides an objective and quantitative means of diagnosis and therapeutic evaluation in patients with Sjogren' s syndrome or other diseases.

思考题

1. 结合胃肠道出血显像原理和技术特点说明其在消化道出血诊断流程中的作用。

2. 胃肠道功能动力学检查主要内容有哪些? 核素胃肠功能测定在其中的作用及其临床意义。

3. 异位胃黏膜显像为何能作为胃黏膜异位症首选检查方法?

（张祥松）

第十四章
肝胆及胰腺显像

肝脏是人体内最大的腺体和实质性器官,具有双重血供系统(门静脉和肝动脉),新陈代谢活跃,不仅参与多种营养物质的合成、转化和分解,还具有分泌胆汁、吞噬、防御等功能。胆囊作为浓缩和储存胆汁的器官,在维持人体正常消化功能方面发挥着重要作用。利用各种特定的显像剂及显像方法,可以反映肝脏不同的功能状态和病理生理变化,包括肝脏的血流灌注及血池分布、肝细胞和肝巨噬细胞功能、胆囊收缩及胆道排泄状况等。

胰腺是人体第二大消化腺。散在分布于胰腺中的胰岛 β 细胞是人体内唯一能产生和分泌胰岛素的细胞。靶向胰岛 β 细胞特异性标志物的核医学成像有助于可视化和量化评估 β 细胞的数量和功能。

第一节　肝胆动态显像

- 肝细胞以近似处理胆红素的过程摄取肝胆显像剂并通过胆道排泄至肠道。
- 肝胆动态显像分为血流灌注相、肝实质相、胆管排泄相和肠道排泄相四期。
- 用于新生儿黄疸原因的鉴别、胆道通畅状态及梗阻程度的判断、肝胆术后及移植肝的监测、残余肝功能预测、急慢性胆囊炎的诊断等。

一、显像原理

人体衰老的红细胞破坏后生成的血红蛋白分解代谢成胆红素。胆红素被肝细胞(多角细胞)摄取,然后与葡糖醛酸或硫酸结合,最后排入胆道。

肝胆显像剂经静脉注入后,与白蛋白结合并被运送至肝脏,以类似于肝脏处理胆红素的方式,被肝细胞选择性地摄取并分泌入胆道系统,继而排泄至肠道。与胆红素不同的是,肝胆显像剂并不参与葡萄醛酸或硫酸的结合过程而是以原形排出,且没有肠肝循环。应用肝胆动态显像(hepatobiliary dynamic imaging)可观察显像剂被肝脏摄取、分泌、排出至胆道和肠道的过程,获得一系列肝、胆道系统和肠道的连续(或动态)影像,以评价肝细胞和胆道系统的功能。

二、显像剂

目前主要利用 ^{99m}Tc 标记的乙酰苯胺亚氨二乙酸(^{99m}Tc-iminodiacetic acid,^{99m}Tc-IDA)类化合物,因此肝胆显像剂也通常称为 HIDA(hepatic IDA)。国内应用的主要是 ^{99m}Tc-EHIDA,而国外则以 ^{99m}Tc-DISIDA 和 ^{99m}Tc-mebrofenin(BrIDA)最为常用,其中 ^{99m}Tc-mebrofenin 肝脏摄取最高,受高胆红素影响最小,肾脏排泌最少。^{99m}Tc-EHIDA 使用剂量为 185~370(5~10mCi),儿童为 7.4MBq/kg(0.2mCi/kg),最小剂量为 1.0mCi;^{99m}Tc-DISIDA 和 ^{99m}Tc-mebrofenin 使用剂量为 111~185MBq(3~5mCi),儿童为 1.85MBq/kg(0.05mCi/kg),最小剂量为 0.5~1.0mCi。

三、显像方法

(一)患者准备

检查前禁食,成人 2~6h,婴幼儿 2~4h,以避免因进食使胆囊处于排泌期而造成胆囊不显影的假阳性结果。如果禁食时间过长(超过 24h)或使用完全静脉营养,可能因胆汁无法进入过度充盈的胆囊,也会造成胆囊不显影的假阳性结果。对此类患者可于检查前注射胆囊收缩素,同时还应停用对奥迪(Oddi)括约肌有影响的麻醉药物 6~12h。

(二)显像方法

患者取仰卧位,探头视野应包括全部肝脏、部分心脏和肠道。静脉注入显像剂后即刻取得血流灌注像,随后以 1min/帧连续采集至 60min,评估肝功能时可在采集 5min 后插入 SPECT/CT 显像。正常情况下,30min 内可以看到胆囊、胆总管和十二指肠的影像。当怀疑急性胆囊炎而胆囊 60min 内未见显影时,应加做 4h 延迟显像或使用吗啡介入试验替代延迟显像。如果肠道 60min 内未见显影,应加做 2h 及以上延迟显像直至肠道显影。某些病例(如重症患者、严重肝细胞功能障碍、疑似胆总管梗阻或胆道闭锁)可能需要行 18~24h 延迟显像。探查胆漏,需行 2~4h(或更长时间点)的延迟显像和多体位成像。

(三)介入试验

介入试验是利用药物或生理、物理因素的介入引起胆流动力学改变,用以检测胆道功能和提高诊断准确率。常用的介入试验如下:

1. 胆囊收缩试验　胆囊收缩素(cholecystokinin,CCK)或脂餐能够促进胆囊收缩,松弛 Oddi 括约肌,并增加胆汁分泌和肠蠕动,因而可用于评估胆囊收缩功能,具有高灵敏性、高特异性、无特殊禁忌证的优点。相对来说,胆囊收缩素法更易标准化,而脂餐法符合生理过程。

方法:当常规肝胆动态显像胆囊显影达到稳定状态时,静脉滴注 Sincalide(人工合成的含有 CCK 活性成分的多肽类似物)0.02μg/kg,继续肝胆动态显像 30min 或至胆囊缩小到稳定程度。勾画胆囊 ROI,按下列公式计算胆囊排胆分数(gall bladder ejection fraction,GBEF):

$$GBEF = \frac{胆囊收缩前计数率 - 30min(或胆囊缩小至稳定程度)计数率}{胆囊收缩前计数率} \times 100\%$$

另外,对于禁食超过 24h、完全肠外营养或有严重并发疾病的患者,在显像前持续静脉滴注 Sincalide(0.02μg/kg),有助于排出胆囊中过度充盈的胆汁,降低胆囊的假阳性影像,还可用于辅助筛查胆囊切除术后的 Oddi 括约肌功能障碍。

2. 吗啡试验　吗啡可引起 Oddi 括约肌收缩,主要用以缩短急性胆囊炎确诊所需要的时间。在无胆总管梗阻的前提下,如怀疑急性胆囊炎而胆囊 30~60min 内未显影,可静脉注射(2~3min)硫酸吗啡 0.04mg/kg 或 2mg。若胆囊管通畅,吗啡引起 Oddi 括约肌暂时收缩将促进胆汁流入胆囊而使胆囊显影;反之,胆囊管梗阻,胆囊依然不显影,受检者可能存在急性胆囊炎。

3. 苯巴比妥试验　苯巴比妥可促进胆红素与葡糖醛酸的结合,促进结合胆红素分泌入毛细胆管,还可增加肝细胞中 Y 蛋白对胆红素的摄取。新生儿肝炎的患儿,酶活力低下,胆红素清除缓慢,服用苯巴比妥后,黄疸明显消退,伴随血清总胆红素和结合胆红素明显下降。而先天性胆道闭锁患儿的黄疸并不消退。因此,黄疸患儿可在肝胆显像检查前至少 3~5d,口服苯巴比妥 2.5mg/(kg·d)(每日 2 次),以增加胆道胆汁排泄和提高肝胆显像检查结果的特异性。

四、适应证

1. 新生儿黄疸的鉴别(胆道闭锁 vs. 新生儿肝炎综合征)。
2. 胆道梗阻评估。
3. 肝胆术后随访评价及移植肝监测。
4. 胆漏评估。
5. 胆汁十二指肠胃反流评估。
6. Oddi 括约肌功能障碍评估。
7. 预测肝部分切除术后残余肝功能。
8. 异位胆囊诊断。

9. 急慢性胆囊炎诊断。

10. 计算胆囊排胆分数（GBEF）。

五、图像分析

按动态显像顺序,肝胆动态显像分为血流灌注相、肝实质相、胆道排泄相和肠道排泄相四期(图 14-1)。阅片时应注意观察各时相影像的动态变化:心影消退的时间;肝影浓聚和消退的过程以及放射性分布;胆系影像的形态,有无胆管扩张,胆囊是否显影及显影的时间;肠道是否显影及显影的时间等。

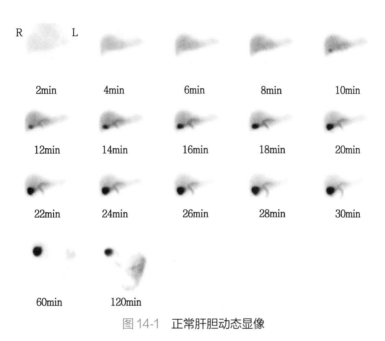

图 14-1　正常肝胆动态显像

1. **血流灌注相**（blood flow phase）　自静脉注射后即刻至 30~45s,心、肺、肾、大血管、肝脏依次显影。

2. **肝实质相**（liver parenchyma phase）　注射后 3~5min 心影迅速消退,肝脏清晰显影,10min 内达高峰,随后肝影逐渐变淡(图 14-1)。正常情况下,心影应在 5~10min 内清除,如持续显影表明肝细胞功能不良。如果肝细胞功能受损,则显像剂经泌尿系统排泌,肾脏和膀胱显影。

3. **胆道排泄相**（bile duct excretion phase）　随着肝细胞将显像剂分泌入胆道,注射后 5min 胆道内即可出现显像剂。逐次显现左右肝管、肝总管、胆总管和胆囊管、胆囊影像。正常情况下,30min 内胆囊、胆总管可见显影。肝影逐渐变淡,胆系影像随肝影变淡而更清晰,有时可见"胆道树"结构。偶尔可见少量胆汁一过性反流进入胃。

4. **肠道排泄相**（intestines excretion phase）　显像剂被排至肠道。正常情况下,30min 内十二指肠可见显影,一般不迟于 45~60min。随后肠道内放射性逐渐增多,形成肠影。

六、临床应用

放射性核素肝胆动态显像具有灵敏、特异、安全和无创的特点,且辐射剂量低,对新生儿适用,是临床诊断肝胆疾病的常用方法之一。

1. **新生儿黄疸的鉴别诊断**　新生儿黄疸多见于先天性胆道闭锁和新生儿肝炎。前者早期诊断和干预至关重要,必须在出生后 60d 内进行,以防止不可逆肝衰竭的发生,且手术治疗的效果在很大程度上依赖于早期干预。肝胆动态显像可通过观察有无胆道、肠道排泄来辅助鉴别诊断,是新生儿黄疸鉴别诊断常用的检查方法。通常需要延迟显像观察至 24h,一旦肠道内出现放射性分布,即可排除胆道闭锁而诊断为新生儿肝炎,如肠道内持续未见显像剂分布,可在苯巴比妥试验后再次行肝胆动态显像,如24h肠道内仍无放射性,则考虑先天性胆道闭锁(图14-2)。该方法的阴性预测值接近100%。

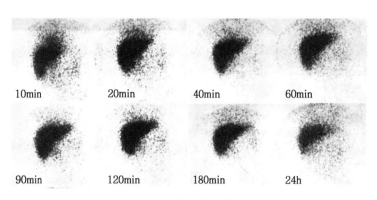

图14-2　先天性胆道闭锁

2. 胆道梗阻的评估　根据致病原因,梗阻可分为机械性梗阻(如结石或肿瘤所致)和功能性梗阻(如上行性胆管炎所致)。通常首选超声、CT或磁共振胰胆管成像(MRCP)来获得解剖信息和诊断。肝胆动态显像可显示胆道通畅状况,尤其在以下情况推荐采用:①发生梗阻前24h胆总管扩张已经发生,此时超声正常,肝胆动态显像已可表现为异常。②对于先前已有胆总管扩张史或外科手术史的患者,胆总管往往难以恢复到原来的正常直径。肝胆动态显像可观察从胆道至肠道显像来鉴别诊断梗阻性或非梗阻性扩张。③小结石等所致的不完全性胆道梗阻,不伴胆总管扩张,其他影像方法难以发现。

肝脏显影良好,但"胆道树"和肠道不显影,是急性胆总管重度梗阻的典型表现,即使延迟显像,甚至延迟至24h依然仅见肝脏显影,与先天性胆道闭锁的影像类似。对于严重程度低一些的胆总管梗阻,在延迟显像时可能出现"胆道树"的影像,但肠道不显影。对于结石造成的不完全性胆总管梗阻,肝胆动态显像可通过显像剂从胆道排至肠道延迟(大于60min)来加以判断(图14-3)。

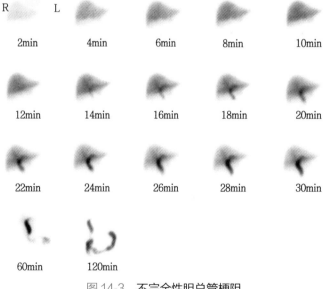

图14-3　不完全性胆总管梗阻

3. 肝胆术后及肝移植后随访评价　肝胆动态显像可用于评估肝胆术后胆道、肠道解剖结构和功能的变化信息。在显像之前,需了解清楚患者的手术类型和术后解剖。肝胆术后,肝胆动态显像能提供下述有用信息：①术后有无胆道闭塞；②胆肠吻合术（Rous-Y手术）后吻合口的通畅性；③比尔罗特（Billroth）Ⅱ式吻合术术后的胆流畅通情况，有无十二指肠胃反流（图14-4）；④有无胆漏（肝门区、右肝周间隙、右侧结肠旁沟、胆囊窝、盆腔等）（图14-5）。SPECT/CT断层融合显像有助于进一步明确反流或胆漏的部位。

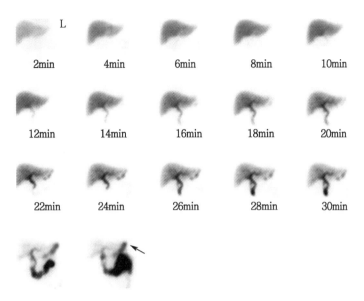

图14-4　胆汁十二指肠胃反流（箭头处为胃区）

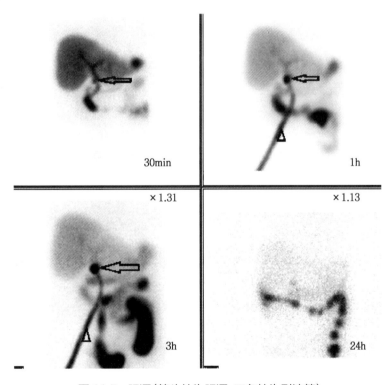

图14-5　胆漏（箭头处为胆漏，三角处为引流管）

　　肝胆动态显像可全面评估移植肝的血流灌注、肝细胞功能、有无排斥反应、有无感染或胆道梗阻，具有无创、早期、动态监测的特点。尤其对于辅助肝移植，可分别评估移植肝、保留肝的功能及胆道排泄，是其他检验和影像手段难以实现的。

4. Oddi 括约肌功能障碍(sphincter of Oddi dysfunction,SOD) SOD 是指与 Oddi 括约肌机械性或功能性异常相关的胆道或胰管梗阻的临床综合征。按发病机制不同分为两类:Oddi 括约肌狭窄和 Oddi 括约肌运动障碍。胆囊切除术后 10%~20% 患者出现反复腹痛或胃肠道症状,可伴酶学改变,称为胆囊切除术后综合征,其中 9%~11% 伴有 SOD;10%~20% 的特发性胰腺炎患者存在 SOD。SOD 首先需通过经内镜逆行胆胰管成像(ERCP)、超声内镜或 MRCP 排除胆总管结石或壶腹肿瘤。既往 SOD 检测的“金标准”为胆道内镜测压法,但由于其侵袭性和约 10% 的胰腺炎风险,大多数研究中心已经放弃使用。肝胆动态显像提供了一种无风险的替代方法,对 SOD 具有良好的阳性预测价值,但灵敏性较低,阴性结果并不排除 SOD 的诊断。通过影像参数如肝峰时间(T_{peak})、胆总管排空百分比、十二指肠出现时间(DAT)和肝门至十二指肠通过时间(HDTT),可评估 Oddi 括约肌功能障碍的可能性。

5. 预测肝部分切除术后肝功能 肝实质聚集显像剂的程度反映了肝细胞从血液中摄取显像剂的能力即肝细胞的功能。可通过勾画肝脏、血池 ROI 来计算反映肝功能的参数如肝脏清除率、肝脏摄取速率、节段肝功能、术后残余肝体积(future remnant liver volume,FRL-V)、术后残余肝功能(future remnant liver function,FRL-F)等。较基于 CT、MRI 的残余肝功能预测更准确。

6. 急性胆囊炎 急性胆囊炎最特异的病理生理表现为结石、炎症、水肿或其他原因所造成的胆囊管梗阻。因此,急腹症患者,肝胆动态显像如表现为肝脏显影正常、肝胆管显影、肠道排泄相正常,但胆囊持续不显影,则提示急性胆囊炎可能(图 14-6)。另外,约 20% 的胆囊炎患者肝胆显像可出现“边缘征”,指胆囊窝上方、右肝下边缘存在曲带状放射性浓聚影,是严重急性胆囊炎的征象,与外科急重症蜂窝织炎或坏疽性急性胆囊炎相关。造成该征象的原因可能是严重的胆囊炎性病变扩散至邻近肝组织,引起局部血流量增加,从而使显像剂摄取增加,也可能是水肿引起局部胆汁排泄延迟所致,或两者兼有。

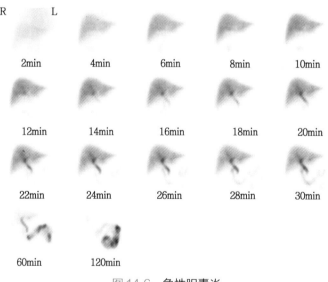

图 14-6　急性胆囊炎

胆囊持续不显影也可能由其他疾病和原因造成,包括:禁食时间小于 4h、禁食时间大于 24h、严重的肝细胞受损、肝衰竭、慢性胆囊炎、营养过度、酒精中毒、胰腺炎等。可通过三种方法予以鉴别:①胆囊收缩试验;②吗啡试验;③延迟显像至注射后 2~4h。一旦胆囊影出现,即可排除急性胆囊炎。

肝胆显像对急性胆囊炎的灵敏度为 96%,特异度为 90%。与之相比,超声对急性胆囊炎的灵敏度为 81%,特异度为 80%,因其临床应用普及方便,常作为首选的诊断方法。当超声不能给出确定的诊断时,肝胆动态显像可作为诊断的可靠手段。

7. 慢性胆囊炎与胆囊收缩功能测定 胆囊延迟 1~4h 显影、肠道先于胆囊显影是慢性胆囊炎的两个特征性表现。此外,慢性胆囊炎患者在使用低剂量吗啡 30min 内或延迟 3~4h 显像后胆囊显影,可与急性胆囊炎相鉴别。

　　慢性无结石性胆囊炎发病率低，包括胆囊慢性炎症、部分梗阻或功能失常（胆囊失运动功能），患者往往表现为胆囊收缩功能异常。

　　胆囊排胆分数（GBEF）反映胆囊收缩功能，其数值不受年龄的影响。建议如 GBEF 低于 40%（脂餐法 35%），表明胆囊收缩功能障碍。图 14-7 及图 14-8 分别为胆囊收缩功能正常及胆囊收缩功能障碍患者。

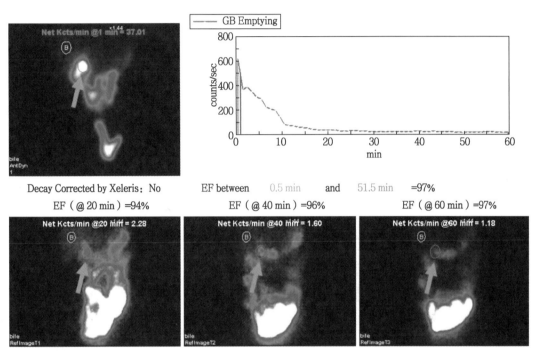

图 14-7　胆囊收缩功能正常

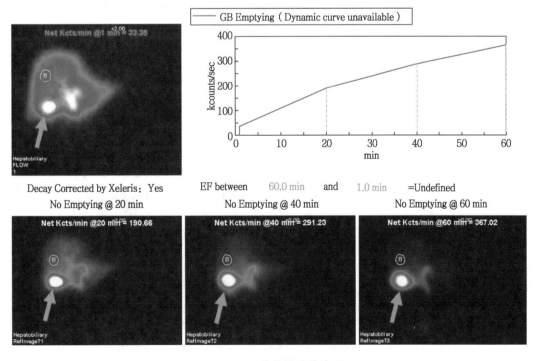

图 14-8　胆囊收缩功能障碍

第二节　肝脏血流灌注、血池显像及分流测定

- 肝血流灌注和肝血池显像正常影像分为动脉期、静脉期和平衡期。
- 门静脉分流指数的测定可以间接反映门静脉压力的高低。
- ^{99m}Tc-MAA 可以嵌顿在肝脏和肺脏毛细血管床和小动脉分支内,通过对肝脏及肺脏放射性分布比较,一方面可以模拟 ^{90}Y 放射性微球在肿瘤、肝脏的分布情况,另一方面可以评价供血动脉的分流和动静脉短路情况。

一、肝血流灌注和肝血池显像

（一）原理和显像剂

肝脏具有双重血供,约 75% 来自门静脉,约 25% 来自肝动脉,肝血流灌注显像(hepatic perfusion imaging)可显示显像剂经静脉注射后首次通过肝动脉和门静脉灌注肝脏的影像。同时由于肝脏含血量丰富,仅低于心腔大血管和脾脏,因此保留在血液循环内的显像剂在肝窦中的分布达到平衡后,可以进行肝血池显像(hepatic blood pool imaging),局部放射性的高低与含血量呈正相关。

肝血流灌注和肝血池显像的显像剂包括 ^{99m}Tc-红细胞、^{99m}Tc-人血清白蛋白(HAS)等,其中以 ^{99m}Tc-红细胞最为常用,标记方法较多,有体内法、半体内法和体外法。

（二）显像方法

静脉弹丸式注射 ^{99m}Tc-红细胞 740~925MBq(20~25mCi),分别采集肝血流灌注相、血池相和延迟相影像。血池相及延迟相建议进行 SPECT 或 SPECT/CT 显像。

（三）适应证

1. 肝血管瘤的诊断,肝血管瘤和肝细胞癌的鉴别诊断。
2. 了解肝脏或肝内局部病变的肝动脉血供和门静脉血供。
3. 进行肝脏的血流灌注评价,如测定肝血流量、肝动脉门静脉血流比等。

（四）图像分析

1. 正常影像

（1）肝血流灌注相动脉期(arterial phase):静脉弹丸式注射后,依次可见显像剂通过心脏各房室,肺及左心显影后 2~4s 腹主动脉开始显影,继续 2~4s 后双肾及脾脏显影,而肝区不出现明显放射性。

（2）肝血流灌注相静脉期(venous phase):双肾显影后 12~18s,肝区放射性持续增加,并逐渐超过肾脏。此为门静脉灌注所致(图 14-9)。

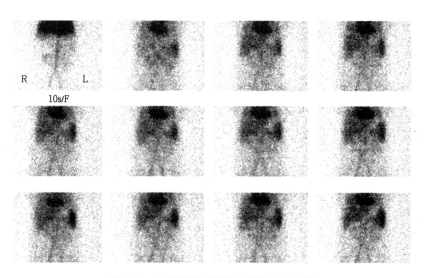

图 14-9　正常肝血流灌注显像(10s/帧)

（3）肝血池相（blood pool phase）：30min 或更长时间后，⁹⁹ᵐTc- 红细胞在循环血液中充分混合，达到平衡状态。通过静态影像可观察到心、脾和肝等血池影像。正常情况下肝区放射性分布均匀，强度一般低于心血池影和脾影（图 14-10）。

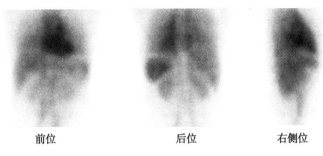

前位　　　　　　　后位　　　　　　　右侧位

图 14-10　正常肝血池显像

2. 异常影像

（1）肝血流灌注相动脉期血流增加：①全肝普遍增高，是肝硬化或门静脉高压形成的表现之一；②肝内胶体显像显示缺损区，而局部肝动脉血供增强时，可视为肝脏实质性肿瘤（原发性肝癌、转移性肝癌、肝腺瘤等）的一个特征，但部分血管瘤也有此表现。

（2）血池相：病变部位的显像剂分布与周围正常肝组织相比较，可有高于、低于、等于正常肝组织水平三种情况，分别称为血池显像剂"过度填充""不填充"和"填充"。"过度填充"往往是肝血管瘤的特征性表现；"不填充"提示肝内病变没有或很少有血液供应，多为肝囊肿、肝脓肿、肝硬化结节等；"填充"表明病变含血量与肝组织相近，可为肝癌、转移性肝癌、良性实质性肿瘤等。

（五）临床应用

肝动脉灌注与血池显像对肝血管瘤（hepatic hemangioma）的诊断具有高度特异性（图 14-11），有时结合肝胶体显像更有利于做出诊断。肝血流灌注相中血流灌注正常或略降低，而肝血池显像病灶局部放射性增多，是肝血管瘤的典型影像特征，对诊断血管瘤的特异度达 100%。SPECT/CT 显像可进一步提高检测肝血管瘤的灵敏性，特别是对于小病灶以及多发病灶更具优势。

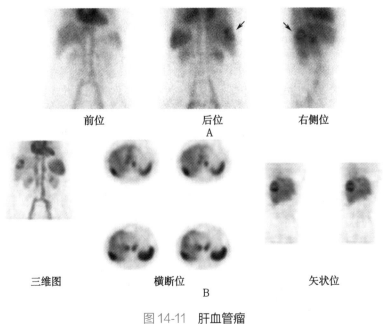

前位　　　　　　　后位　　　　　　　右侧位
A

三维图　　　　　横断位　　　　　　矢状位
B

图 14-11　肝血管瘤
A. 平面；B. 断层。

二、^{99m}Tc-MAA 肝动脉灌注显像

放射性 ^{90}Y- 微球肝动脉栓塞治疗亦称选择性内照射治疗（selective internal radiation therapy，SIRT），是不可切除的结直肠癌肝转移灶和原发性肝癌等的有效治疗手段，但是其疗效和安全性与癌灶血液供应的丰富程度、癌灶与非癌组织对放射性微球的摄取比以及肝脏侧支循环状况相关。因此，SIRT 前有必要对这些指标进行定量测定。^{99m}Tc-MAA 是一种肺灌注显像剂，其粒径与 ^{90}Y- 微球非常相似，可以一过性嵌顿于癌灶供血动脉的小分支内，也可以一过性嵌顿于肺的毛细血管床和肺小动脉。因此，^{99m}Tc-MAA 肝动脉灌注显像可以模拟 ^{90}Y- 微球在肝内的分布情况，同时评价癌灶供血动脉是否存在分流和动静脉短路。

根据患者的癌灶血供情况，通过其供血动脉注入 37~185MBq（1~5mCi）^{99m}Tc-MAA 后，1h 内行平面显像和 SPECT/CT 显像，探头视野应包括肝脏和双肺。如果该供血动脉存在分流或动静脉短路，则部分 ^{99m}Tc-MAA 颗粒会进入肺循环嵌顿于肺的毛细血管床和肺小动脉，使得双肺显影。勾画双肺及肝脏的 ROI 并勾画出肿瘤功能体积，通过以下公式可计算定量指标：

$$LSF = \frac{Lu}{Lu + Li} \times 100\%$$

$$T/N = \frac{Tu/Vtu}{Nor/Vnor}$$

式中，LSF：肺分流指数；Lu：肺 ROI 计数值；Li：肝 ROI 计数值；T/N：肿瘤与正常肝脏组织摄取比值；Tu：肿瘤计数值；Nor：正常肝脏参考区域计数值；Vtu：肿瘤功能体积；Vnor：正常肝脏参考区域体积。

临床上，^{99m}Tc-MAA 肝动脉灌注显像主要用于 SIRT 前对 ^{90}Y- 微球分布情况的预测和调控。一方面，^{9m}Tc-MAA 颗粒可模拟 ^{90}Y- 微球在肝内肿瘤病灶与非肿瘤组织的分布情况；另一方面，SIRT 可耐受的肺内分流率 <20%，如果供血动脉存在过多的分流或动静脉短路，部分 ^{90}Y- 微球会绕过肝毛细血管嵌顿至肺内，其相对较长的半衰期和较高的 β 射线能量易引起放射性肺炎。因此，SIRT 前通过 ^{99m}Tc-MAA 肝动脉灌注显像以模拟 ^{90}Y- 微球在病灶的分布，评价供血动脉的分流或动静脉短路情况，从而及时调整栓塞部位和剂量，优化治疗方案，旨在达到最佳的治疗效果，并避免放射性肺炎的发生。

三、门静脉分流的定量评价

门静脉循环压力的测定和门静脉分流测定是了解许多肝脏疾病病理状况的基础，并有助于选择门静脉高压疾病患者的治疗方案。

^{123}I-IMP、^{201}Tl、^{99m}Tc-MIBI 等显像剂可用于门静脉分流测定，其中 ^{99m}Tc-MIBI 国内更易获得。由于分流的显像剂被心肌摄取，通过评估肝脏、心脏的放射性摄取，可以直观定性分流以及定量分流程度。

患者仰卧，取膀胱截石位，将 ^{99m}Tc-MIBI 通过导管注入距肛门 20cm 以上的直肠肠腔中。正常人及非门静脉高压患者直肠黏膜吸收显像剂后，通过直肠上静脉至肠系膜下静脉进入门静脉而运行到肝脏，因此绝大部分 ^{99m}Tc-MIBI 被肝脏处理，肝脏出现放射性的时间早于心脏，且放射性强度远高于心脏，心前区放射性与肝区放射性比值（H/L）很低，反映心脏摄取显像剂的参数——分流指数（SI）亦很低。相反，门静脉高压病例由于门静脉压力升高，门静脉和体静脉间吻合支呈代偿性扩张，使一部分血液通过吻合支绕过肝脏直接回心。其运行路线为：直肠上静脉→直肠中、下静脉（或肠系膜下静脉末梢处的侧支）→下腔静脉→心。因此，心前区放射性有可能提早出现并显示明显的心影。此时，H/L 值及 SI 值上升。由于该方法 H/L 值及 SI 值在给药后 15min~3h 内基本保持稳定，一般选择在给药后 1.5h 用 γ 照相机或 SPECT/CT 采集一次静态影像，探头覆盖患者腹部和下胸部，即可获得高质量的图像。勾画心脏和肝脏的 ROI，以下述公式计算定量指标：

$$H/L = \frac{经面积校正后的心前区ROI计数}{经面积校正后的肝区ROI计数}$$

$$SI(\%) = \frac{心前区ROI计数}{心前区ROI计数+肝区ROI计数} \times 100\%$$

临床上,随着肝病程度的加重,H/L 值、SI 值呈上升趋势。门静脉分流测定可用于了解患者病情、肝硬化分类以及门静脉高压药物治疗效果的评价。

第三节　其 他 显 像

- 正常肝、脾组织的巨噬细胞系统具有吞噬胶体的能力,放射性核素胶体显像可以反映巨噬细胞的分布与功能,间接代表肝、脾的实质影像。
- ^{99m}Tc-GSA 可以靶向肝细胞表面的 ASGPR,从而反映肝细胞功能。
- 利用靶向胰岛 β 细胞的特异性显像剂,评估 β 细胞的数量和功能状态,监测胰岛细胞移植。

一、肝脾胶体显像

肝脏和脾脏是功能截然不同的器官,然而二者均具有巨噬细胞(肝内的巨噬细胞又称库普弗细胞,Kupffer cell),可吞噬经静脉注射的放射性胶体显像剂(如 ^{99m}Tc- 硫胶体、^{99m}Tc- 植酸盐),从而实现肝、脾的同时显像,称肝脾胶体显像(liver-spleen colloid imaging)。显像剂的摄取和分布反映了肝、脾内功能性巨噬细胞的分布。正常情况下,80%~90% 的显像剂被肝脏摄取,5%~10% 聚集于脾脏,骨髓(含少量巨噬细胞)一般无明显显影(图 14-12)。由于巨噬细胞在肝、脾内均匀分布,其放射性的分布亦可反映肝脾的形态、大小和部位。大多数肝、脾内病变缺失巨噬细胞,在影像上呈放射性缺损("冷区"),也因而缺乏诊断特异性。

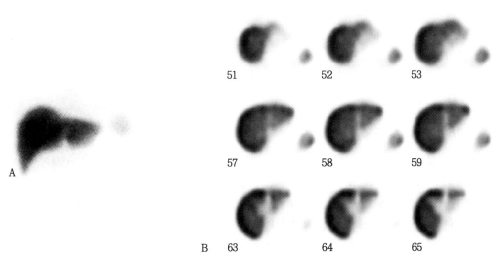

图 14-12　正常肝脾显像
A. 平面;B. 断层。

肝脾胶体显像曾是最早的肝脏成像方法,但由于其较低的诊断特异性,以及 CT、MRI 和超声的广泛应用和更好的解剖结构显示,目前肝脾胶体显像在临床上应用很少,但在以下情形下具有应用价值:①评估肝、脾巨噬细胞的分布及功能,间接用于肝、脾功能的整体和局部评估。②特异性鉴别副脾和脾种植:副脾尤其是异位副脾(如胰尾)及脾损伤后组织播散导致的脾种植(腹盆腔、胸腔)可聚集放射性胶体而显影,较 CT 等影像方法具有诊断特异性。另外,先天性无脾、镰状细胞贫血、功能性无脾时脾脏不显影。③协助鉴别诊断肝脏肿块，尤其鉴别肝脏局灶性结节增生（hFNH）和肝腺瘤。肝腺瘤呈局灶性"冷区"，而 hFNH 和肝硬化再生结节呈局灶性"热区"。另外，"热区"亦可见于上腔静脉综合征（方叶）、巴德 - 基亚里（Budd-Chiari）综合征（尾叶）。

二、^{99m}Tc-GSA 显像

去唾液酸糖蛋白受体（asialoglycoprotein receptor，ASGPR）是一种主要表达于肝窦间隙肝实质细胞表面的受体，能够特异性地识别循环糖蛋白的半乳糖或 N- 乙酰葡萄糖胺残基。人体内很多糖蛋白都含有唾液酸残基，如免疫蛋白、载体蛋白，当这些蛋白质去除唾液酸残基后，在体内的半衰期明显缩短，能迅速经肝细胞表面 ASGPR 的介导被内吞并被溶酶体降解。慢性肝病患者肝细胞表面 ASGPR 数量减少。利用放射性核素 ^{99m}Tc 标记的去唾液酸糖蛋白类似物如半乳糖人血清白蛋白（galactosyl-human serum albumin，GSA）对肝脏进行显像，可以显示 ^{99m}Tc-GSA 与 ASGPR 的结合情况，从而反映肝细胞的功能状态。

适应证：①肝部分切除术术前肝功能评估和肝衰竭预测；②肝部分切除术或门静脉栓塞术后肝再生评估；③移植肝功能评估及活体辅助肝移植供体肝功能的评估。

受检者取仰卧位，静脉弹丸式注射 ^{99m}Tc-GSA 185MBq（5mCi），立即行 30min 动态显像及随后的静态 SPECT/CT 显像，视野包括心脏和肝脏。

常用以下平面影像参数对肝脏功能进行定量分析：

$$HH15 = \frac{H15}{H3}$$

$$LHL15 = \frac{L15}{H15 + L15}$$

$$MRI = \frac{LHL15}{HH15}$$

式中，H3：3min 时心脏 ROI 计数；H15：15min 时心脏 ROI 计数；L15：15min 时肝脏 ROI 计数；HH15：15min 血浆清除比（blood clearance）；LHL15：15min 时肝脏摄取比（hepatic uptake ratio）；MRI：修正受体指数（modified receptor index）

亦可利用 SPECT/CT 影像计算肝脏 SUV 值，定量评估整体或局部肝功能，如融合增强 CT 影像可实现具体肝段的功能分析。

三、胰岛 β 细胞显像

糖尿病是一种常见的慢性病，主要分为 1 型糖尿病（T1DM）和 2 型糖尿病（T2DM）。虽然 T1DM 和 T2DM 的发病机制不尽相同，但两者都存在不同程度的胰岛 β 细胞数量（β-cell mass，BCM）减少和 / 或功能降低，而且往往在血糖异常之前就存在。因此，早期发现和监测 BCM 和功能改变对糖尿病的预防、早期诊断和干预十分有利。另外，BCM 是糖尿病治疗干预中保存和修复的潜在靶点。对 BCM 的评估不仅可以更深入、更精确地认识糖尿病患者的个体化状态，还可以开发和评估旨在保存和恢复 BCM 的治疗糖尿病的方法。胰岛细胞移植是治疗 T1DM 和 T2DM 的新方法，移植后对移植胰岛 BCM 和功能的监测也至关重要。除此之外，与糖尿病相反，胰岛素瘤和先天性高胰岛素性低血糖症则往往是由不同形式的胰岛 β 细胞数量增多和 / 或功能增强导致的，对 β 细胞的数量和功能的了解同样有助于对这两种疾病的诊断。

虽然胰岛 β 细胞能产生人体内唯一的降糖激素胰岛素，但是其只占胰腺总体积的 1%~2%，且散在分布于胰腺各处（直径 40~300μm），常规影像学检查因空间分辨率受限无法识别。由于核医学显像的高灵敏度特性（皮摩尔浓度），可针对 β 细胞的特异性靶点，利用放射性核素标记相应的配体进行胰岛 β 细胞显像，以显示 BCM 和功能状态。

迄今为止,已针对 β 细胞表达的磺酰脲类受体 1(sulfonylurea receptor 1,SUR1)、葡萄糖转运体 2(glucose transporter 2)、电压依赖性钙通道(voltage-dependent calcium channel)、G 蛋白偶联受体 44(G-protein coupled receptor 44,GPR44)、D2 和 D3 多巴胺受体(D2 and D3 dopamine receptor)、5- 羟色胺能系统(serotonergic system)、囊泡单胺转运体 2(vesicular monoamine transporter 2,VMAT2)和胰高血糖素样肽 1 受体(glucagon-like peptide-1 receptor,GLP-1R)进行了诸多研究。其中,由于 GLP-1R 在 β 细胞中表达显著,而在其他内分泌细胞以及外分泌细胞中表达水平较低,因此,GLP-1R 是 β 细胞成像探针研究最可行的靶点。

Exendin-4 是 GLP-1R 激动剂,已成功应用于 T2DM 的临床治疗,这使得基于 exendin-4 的 β 细胞成像具有潜在的临床安全性和应用稳定性。目前,exendin-4 已成为开发用于 β 细胞成像的 GLP-1R 靶向探针的最有前途的先导化合物,尤其正电子核素 ^{68}Ga 标记的 exendin-4 衍生物已经在 β 细胞 PET 显像研究中展示出应用前景,并报道成功用于临床诊断胰岛素瘤。

Summary

The varied radiopharmaceuticals used in radionuclide hepatobiliary imaging have functional uptake, distribution, and localization mechanisms that utilize the complex anatomy and physiology of the liver and spleen.

Hepatobiliary scintigraphy is routinely used to diagnose various acute and chronic hepatobiliary diseases, including biliary atresia, neonatal hepatitis, cholecystitis, biliary obstruction, bile leak, and liver transplant evaluation. ^{99m}Tc-GSA scintigraphy is a receptor-mediated technique that provides visual and quantitative information about total and local liver function. The parameters obtained from planar ^{99m}Tc-GSA scintigraphy have proven useful in assessing liver function in cirrhotic patients and demonstrated a strong correlation with conventional liver function tests. Moreover, radionuclide liver-spleen imaging can confirm splenic remnants, accessory spleens, selenosis, polysplenia, and asplenia syndromes. Liver perfusion and blood pool imaging typically show increased activity in a cavernous haemangioma compared to the adjacent liver, and SPECT/CT allows better anatomical localization.

Y-90 microsphere therapy is shown to be safe and effective for patients with hepatocellular tumors. However, potential patients must be carefully screened before undergoing radiolabelled microsphere therapy. ^{99m}Tc-MAA hepatic arterial perfusion imaging is used as the standard method to quantify lung shunt fraction before therapy to help prevent radiation pneumonitis.

Radionuclide-based imaging using radioligands that directly target β-cells appears promising because the β-cells that exclusively secret insulin usually are lost in patients with diabetes. Further improvement and development in evaluation methods and techniques are desired before clinical application.

思考题

1. 肝胆动态显像的原理是什么?有何临床应用?
2. 肝血管瘤在肝血池显像和肝脾胶体显像上的典型影像表现是什么?试述该影像特征的机制。
3. ^{99m}Tc-MAA 肝动脉灌注显像对 ^{90}Y 放射性微球栓塞治疗有什么价值?

(朱小华)

第十五章
泌 尿 系 统

泌尿系统（urinary system）由肾脏、输尿管、膀胱和尿道组成，主要生理功能是排泄人体代谢的终末产物和维持水、电解质及酸碱平衡，可分为廓清功能、排泄功能和内分泌功能。泌尿系统的核医学检查方法有很多，本章主要介绍肾动态显像（dynamic renal imaging）、肾静态显像（static renal imaging）以及膀胱输尿管反流显像（vesicoureteric reflux imaging），用于评价肾脏血流灌注、皮质功能和尿路通畅情况以及肾脏位置、大小、形态等。

第一节　肾动态显像

- 肾动态显像包括肾血流灌注显像和肾功能动态显像。
- 肾动态显像可判断尿路通畅情况、定量测定左右侧分肾功能。
- 介入试验有助于对功能性与机械性上尿路梗阻进行鉴别诊断。

肾动态显像是泌尿系统疾病的常规核素检查方法，包括肾血流灌注显像（renal perfusion imaging）和肾功能动态显像（dynamic renal function imaging）两部分，可以为临床提供双肾血流、大小、形态、位置、功能及尿路通畅情况，具有无创、安全、简便和信息全面等特点，更有定量测定分肾功能的独特优势，是泌尿系统核医学最主要的检查方法。在肾动态显像的基础上可根据临床需要加做各种介入试验，更有效地对疾病进行诊断和鉴别诊断。

一、显像原理

静脉注射经肾小球滤过或肾小管分泌而不被重吸收的放射性药物（显像剂），用 SPECT 或 γ 照相机快速连续动态采集包括双肾和膀胱区域的放射性影像，可依序观察到显像剂灌注腹主动脉、肾动脉后迅速集聚在肾实质内，随后由肾实质逐渐流向肾盏、肾盂，经输尿管到达膀胱的全过程。应用 ROI 技术对双肾系列影像进行处理，可以分别得到灌注相和功能相的时间 - 放射性曲线（time-activity curve，TAC）。通过对双肾系列影像和 TAC 的分析，可为临床提供双肾血供、肾功能和上尿路通畅性等方面的信息。

二、显像剂

肾动态显像的显像剂根据集聚与排泄机制不同，分为肾小球滤过型和肾小管分泌型两类，常用的有：

1. ^{99m}Tc- 二乙撑三胺五乙酸（^{99m}Tc-diethylene triamine pentaacetic acid，^{99m}Tc-DTPA），是目前肾动态显像最常用的肾小球滤过型显像剂。成人剂量一般为 185~370MBq（5~10mCi）；儿童剂量为 7.4MBq/kg（0.2mCi/kg），最小为 74MBq（2mCi），最大为 370MBq（10mCi）。

2. ^{99m}Tc- 巯乙甘肽（^{99m}Tc-mercaptoacetyltriglycine，^{99m}Tc-MAG$_3$）和 ^{99m}Tc- 双半胱氨酸（^{99m}Tc-ethulenedicysteine，^{99m}Tc-EC）均属肾小管分泌型显像剂，成人剂量为 296~370MBq（8~10mCi）；儿童剂

量为 3.7MBq/kg（0.1mCi/kg），最小为 37MBq（1mCi），最大为 185MBq（5mCi）。

^{131}I- 邻碘马尿酸钠（^{131}I-ortho-iodohippurate，^{131}I-OIH）是经典的肾小管分泌型显像剂，由于 ^{131}I 的物理性能不理想，使用剂量受限，影响图像质量，已被 ^{99m}Tc 标记的药物取代。

三、检查方法

1. 患者准备　一般无须特殊准备，受检者可正常进食和饮水。检查前 30min 常规饮水 300~500ml（或 6~7ml/kg 体重），检查之前排空膀胱，准确记录身高和体重（注意去除衣物重量）。

2. 图像采集　常规肾血流灌注显像和功能显像取坐位或仰卧位，后位采集，探头视野包括双肾、输尿管和膀胱；移植肾的监测取仰卧位，前位采集，探头置于移植肾所在部位（如盆腔），视野包括移植肾和膀胱。静脉弹丸式注射显像剂，同时启动采集程序，行连续双肾动态采集。肾血流灌注显像：1~2s/ 帧，共 60s；肾功能动态显像：30~60s/ 帧，共 20~30min。探头配置低能通用型准直器，能峰为 140keV，窗宽 20%，矩阵 64×64 或 128×128，放大倍数（Zoom）为 1~1.5。

3. 图像处理　应用 ROI 技术分别勾画出腹主动脉区、双侧肾区及本底区，获取双肾血流灌注和功能曲线及相关参数（详见定量分析）。

4. 介入试验　泌尿系统介入试验主要包括利尿剂介入试验和血管紧张素转化酶抑制剂（卡托普利）介入试验。

（1）利尿剂介入试验：常规肾图或肾动态显像结束并发现上尿路梗阻时，保持原有体位，静脉注射呋塞米 0.5mg/kg（儿童肾功能正常者按 1mg/kg 给药），以 1 帧 /20s 继续采集 20min。也可进行二次法利尿试验，即常规肾图或肾动态显像发现上尿路梗阻后，择时先静脉注射呋塞米（剂量同上），3min 后做第二次肾图或肾动态显像。

（2）卡托普利（captopril）介入试验：停服血管紧张素转化酶抑制剂、利尿剂及 β 受体阻滞剂 3~5d。在卡托普利介入试验前，进行常规肾动态显像或肾图检查，作为基础对照。介入试验时，口服卡托普利 25~50mg，饮水 300~500ml，密切监测受检者血压，1h 后进行第二次肾动态显像或肾图检查。

四、适应证

1. 肾脏功能评价（包括肾小球滤过率测定和 / 或肾有效血浆流量测定）及疗效监测。
2. 筛查肾血管性高血压。
3. 上尿路梗阻诊断和鉴别诊断。
4. 肾移植供体的肾功能评价及移植肾的功能监测。
5. 鉴别腹部肿物与肾脏的关系。
6. 探查创伤性尿漏。

五、图像分析

1. 肾血流灌注显像

（1）正常影像：静脉弹丸式注射显像剂后，于腹主动脉上段显影后 2~4s，两侧肾动脉几乎同时显影，随后出现完好肾影，并逐渐变得清晰（图 15-1）。该时相主要为肾内小动脉和毛细血管床的血流灌注影像，双肾影像出现的时间差小于 1~2s。双肾影像大小正常、形态完整、显像剂分布（血流灌注）均匀对称，双肾血流灌注曲线：峰时差小于 1~2s、峰值差小于 25%。

（2）异常影像：可以是双侧性，也可以是单侧性。肾区无血流灌注影像，多见于先天性肾缺如或肾脏无功能。双肾影像出现延迟、显像剂分布稀疏或缺损、灌注曲线幅度减低，通常由双肾血流灌注减低或弹丸式注射质量差所致。单侧肾影出现延迟、肾影小而淡、峰时差大于 2s、峰值差大于 25%，多见于该侧肾血管主干病变或肾萎缩。肾影中局部显像剂分布减低或增高，反映了局部病变的血运情况，有助于良恶性病变的鉴别。

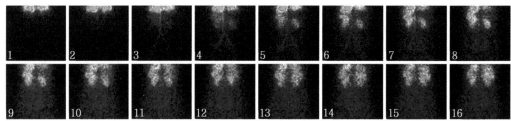

Perfusion 2 Sec/Frame

图 15-1　正常肾血流灌注影像

2. 肾功能动态显像

（1）正常影像：肾血流灌注显像后，肾影逐渐增浓，2~4min 肾实质内放射性活度达到高峰，两侧肾脏影最清晰，双肾大小正常、形态完整呈蚕豆形，显像剂分布均匀且对称，此时为肾实质影像。此后，肾实质内显像剂逐渐减退，肾盏、肾盂处显像剂逐渐增浓，输尿管可隐约显影或不显影，膀胱影像逐渐明显（图 15-2）。

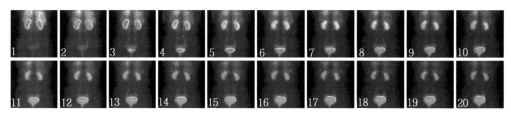

Function 2 min/Frame

图 15-2　正常肾功能动态影像

（2）异常影像：许多肾脏疾病和上尿路病变均可引起肾功能动态像的异常，包括肾皮质的摄取减少，摄取高峰减低、延后或消失，显像剂分布稀疏、缺损或不均匀，排泄延缓或呈梗阻性表现。如肾脏影淡或不显影，表明该肾的功能和 / 或血流灌注明显减低或近于消失。肾影出现和消退延迟提示该肾功能和 / 或血流灌注明显受损等。

六、定量分析

肉眼分析图像往往难以发现轻度的异常表现，需要通过定量分析才能发现相关指标异常。放射性核素显像优势之一，便是可以应用 ROI 技术勾画出特定脏器的轮廓，通过显像仪器所配有的专门程序对动态图像进行处理，获取显像剂在该脏器聚集和排出的时间 - 放射性曲线（TAC），并据此计算相关定量参数。建立在肾动态显像基础之上的定量分析技术主要包括肾图、肾小球滤过率测定和肾有效血浆流量测定。

1. 肾图（renogram）
肾图是指经静脉注射肾动态显像剂后，在体外连续记录并绘制其在肾脏灌注、滤过或摄取、分泌以及排泄的全过程中所得到的 TAC 曲线，可以综合反映肾血流灌注、皮质功能和上尿路通畅情况。肾图通常根据肾动态显像的系列影像，通过 ROI 技术获得。在无核医学显像仪器的单位和床前行移植肾监测时，仍常规应用非显像核素肾图仪检测。

（1）正常肾图：由显像剂出现段（a 段）、显像剂聚集段（b 段）和排泄段（c 段）组成（见图 15-3）。

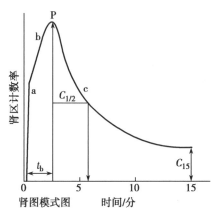

图 15-3　正常肾图曲线模式图

NOTES

a 段:静脉注射显像剂后 10s 左右,肾图曲线出现急剧上升段。此段的高度在一定程度上反映肾动脉的血流灌注量,故又称血管段。应当注意的是,此段的放射性计数其实有 60% 来自肾外血管床。

b 段:a 段之后的斜行上升段,3~5min 达高峰,其上升斜率和高度主要与肾血流量、肾皮质功能(肾小球或肾小管功能)有关。

c 段:b 段之后的下降段,前部下降较快,斜率与 b 段上升斜率相近,后部下降较缓慢。该段反映显像剂经肾集合系统排入膀胱的过程,主要与上尿路通畅程度和尿流量多少有关。因尿流量的多少受肾有效血浆流量、肾小管功能及肾小球滤过率的影响,因此在尿路通畅的情况下,c 段也能反映肾血流量和肾功能。

为客观地判断和分析肾图,肾图定量分析参数见表 15-1。

表 15-1　肾图定量分析参数

指标	计算方法	正常值*
高峰时间 (t_b)	从注射药物到肾内放射性计数最高	< 4.5 min
半排时间 ($C_{1/2}$)	从高峰下降到峰值一半的时间	< 8 min
15min 残留率	(C_{15}/b) × 100%	< 50%
肾脏指数(RI)	$[(b-a)^2+(b-C_{15})^2]/b^2$ × 100%	>45%
分浓缩率	$(b-a)/(a \times t_b)$ × 100%	>6%
峰时差	$\lvert t_{b左}-t_{b右}\rvert$	<1min
峰值差	$\lvert b_左-b_右\rvert/b$ × 100%	<30%
肾脏指数差	$\lvert RI_左-RI_右\rvert/RI$ × 100%	<25%

注:* 该正常值源自经典的 ^{131}I-OIH。① C_{15} 为注射药物后 15min 时的肾内计数率,b 为高峰时的计数率,a 为肾血流灌注峰的计数率;② 20min 残留率:^{99m}Tc-DTPA<60%,^{99m}Tc-EC 等肾小管分泌型药物 <50%。

(2)异常肾图:包括分侧肾图曲线自身异常和双侧曲线对比异常,常见的异常肾图类型有:

1)持续上升型:a 段基本正常,b 段持续上升,未见 c 段出现(图 15-4)。单侧出现时,多见于急性上尿路梗阻;双侧同时出现,多见于急性肾性肾衰竭。

2)高水平延长线型:a 段基本正常,b 段斜率降低,上升较慢,此后基本维持在同一水平,未见明显下降的 c 段(图 15-5)。多见于上尿路梗阻伴明显肾盂积水。

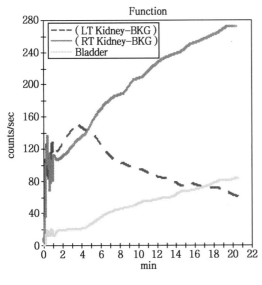

图 15-4　持续上升型肾图

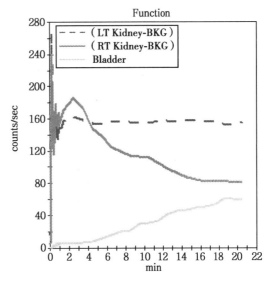

图 15-5　高水平延长线型肾图

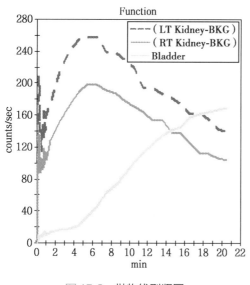

图 15-6　抛物线型肾图

3）抛物线型：a 段正常或稍低，b 段上升缓慢，峰时后延，c 段下降缓慢，峰形圆钝（图 15-6）。主要见于脱水、肾缺血、肾功能受损和上尿路引流不畅伴轻、中度肾盂积水。

4）低水平延长线型：a 段低，b 段上升不明显，基本维持在同一水平。常见于肾功能严重受损和急性肾前性肾衰竭，也可见于慢性上尿路严重梗阻。

5）低水平递降型：a 段低，无 b 段，且显像剂缓慢递减。见于肾脏无功能、肾功能极差、肾缺如或肾切除后。

6）阶梯状下降型：a、b 段基本正常，c 段呈规则的或不规则的阶梯状下降。见于输尿管尿反流和因疼痛、精神紧张、尿路感染、少尿或卧位等所致的上尿路不稳定性痉挛。

7）单侧小肾图型：较对侧正常肾图明显缩小，但其形态正常，a、b、c 段都存在，可见于单侧肾动脉狭窄、先天性小肾脏和游走肾坐位采集肾图。

2. 肾小球滤过率（glomerular filtration rate，GFR）测定　GFR 是指单位时间内（每分钟）两侧肾生成的超滤液量，与肾有效滤过压和血浆流量有关，是衡量肾功能的重要指标之一。肾功能受损时，GFR 的改变要早于外周血肌酐和尿素氮的变化。人的 GFR 不能直接测定，只能通过血浆中某种标志物的清除率而间接估算。经典的菊粉清除率测定方法一直被认为是"金标准"，但其操作烦琐，难以在临床上开展。放射性核素标记物清除率测定方法与菊粉清除率测定方法具有较好的相关性，且易于临床操作。总肾 GFR 的正常参考值：男性为（125 ± 15）ml/（min·1.73m^2）；女性为（115 ± 15）ml/（min·1.73m^2）。分肾功能以分肾 GFR 在总肾 GFR 中所贡献的百分率判断，正常范围：42%~58%。GFR 与年龄有关，随着年龄增长（45 岁以后），GFR 有所下降，大约每年平均下降 1%。

肾动态显像法测定 GFR 主要是通过 Gates 法在静脉注射 ^{99m}Tc-DTPA 后，通过 γ 照相机或 SPECT 及计算机系统采集双侧肾区 TAC 曲线，利用注射后 2~3min 或高峰前 1min 的肾摄取率推算出 GFR。由于方法简便易行而得到广泛的推广，目前一般的 γ 照相机、SPECT 或 SPECT/CT 均有专门测定和计算 GFR 的程序，在做肾动态显像时仅要求输入患者的身高、体重和注射 ^{99m}Tc-DTPA 前后注射器的放射性计数等数据，并从肾动态影像中准确勾画肾脏及本底的 ROI，即可自动计算出分肾和总肾的 GFR 值。其优点是：测定 GFR 的同时可评价分肾及总肾功能、显示泌尿系影像和尿路通畅情况，重复性好、不需要采血，还可以获得肾图曲线及一系列肾脏功能指标。

3. 肾有效血浆流量（effective renal plasma flow，ERPF）　ERPF 是指单位时间内流经肾单位的血浆流量，也是反映肾功能的重要指标，通常采用肾小管分泌型放射性药物 ^{99m}Tc-MAG$_3$ 或 ^{99m}Tc-EC 进行测量。此类药物经静脉注射后，一次流经肾脏时几乎完全被清除而不被重吸收，故单位时间内肾脏对该物质的血浆清除率即相当于肾血浆流量。因肾脏血供量的非泌尿部分（如肾被膜、肾盂等）不参与肾清除作用，所以测得的肾血浆流量称为肾有效血浆流量。

在实际工作中，通常采用肾动态显像法测定 ERPF。一般的 γ 照相机、SPECT 或 SPECT/CT 也通常配有已编制好的 ERPF 处理软件，按其说明进行操作处理即可算出 ERPF 值。除使用的放射性药物不同外，操作程序与肾动态显像法测定 GFR 基本相同。

现有推荐正常参考值为 ^{131}I-OIH 测得：总肾（537.86 ± 109.08）ml/（min·1.73m^2），右肾（254.51 ± 65.48）ml/（min·1.73m^2），左肾（281.51 ± 54.82）ml/（min·1.73m^2）。使用 ^{99m}Tc-MAG$_3$ 和 ^{99m}Tc-EC 测定 ERPF，尚未建立权威的正常参考值。

七、临床应用

1. 肾实质功能的评价　肾动态显像是评价肾实质功能非常灵敏、简便、无创的检查方法,明显优于静脉肾盂造影(intravenous pyelography,IVP),尤其对于严重肾盂积水或其他原因所致的残余肾功能方面。根据肾脏功能受损的程度不同,肾血流灌注和功能动态影像的改变也不同。轻度功能受损可仅表现为肾功能指标的异常,而较严重的功能受损则显示血流灌注减低,肾实质聚集显像剂减少,高峰减低、延后或消失,排泄延缓,甚至整个肾脏不显影(图 15-7)。特别是肾功能指标 GFR,不仅可以评价肾功能损害程度、指导临床分期治疗,而且还可提示慢性肾衰竭患者的透析治疗时机及判断透析患者的残余肾脏功能。当测得 GFR 为 15ml/min 以下时,属于肾衰竭期,应开始行透析治疗。对于透析患者,肾动态显像还有助于判断病情的演变情况。

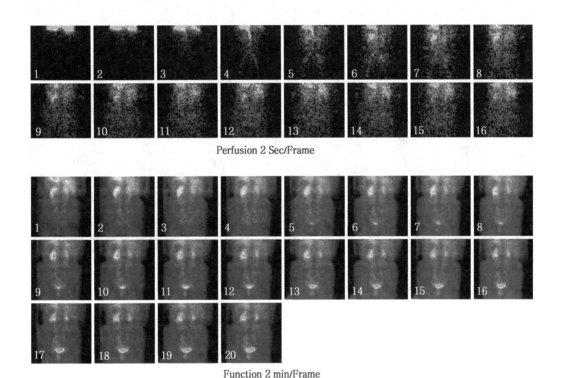

Perfusion 2 Sec/Frame

Function 2 min/Frame

图 15-7　慢性肾功能不全
双肾血流灌注差。功能动态像可见双肾显影欠清晰,体积减小,以右肾明显。

与实验室检查指标反映总肾功能不同,肾动态显像可以评价分肾功能是其独特优势,特别是在肾积水和肾肿瘤的治疗策略中具有重要的指导价值。例如,临床对肾积水通常采用的治疗策略是:受累肾功能 GFR 大于正常 35% 者,可采用保守观察治疗;受累肾功能小于 35% 和两次肾动态显像定量的肾功能下降 10% 以上者,则采用肾盂成形术;肾切除的手术指征则要具体分析,有人主张梗阻解除后患肾功能在 10% 以下者可考虑肾切除术,但要充分考虑年龄等其他因素。另有一项研究显示:肾恶性肿瘤接受肾全切术的患者,术前另一侧残留肾 GFR>30ml/min 时,术后肾功能基本保持正常;而残留肾 GFR<30ml/min 时,则往往出现肾功能不全。

2. 上尿路梗阻的诊断　上尿路梗阻的原因很多,包括机械性梗阻和功能性(或动力性)梗阻,肾动态显像可显示双侧上尿路通畅情况。上尿路梗阻时,因梗阻程度、时间、部位不同,影像表现有所不同。其典型影像特点为:肾盏、肾盂扩张显影,显像剂浓聚、消退延缓,有时可见梗阻上方输尿管扩张显影。部分梗阻、时间较短时,同侧肾功能受损程度较轻;完全梗阻、时间较长,可致该肾功能严重受

NOTES

损或完全丧失。另外,利尿剂介入试验有助于鉴别机械性梗阻和功能性(或动力性)梗阻(图15-8),其基本原理是功能性梗阻的显像剂潴留使其扩张、容积增大所致,当注射利尿剂、增加尿流量后,可迅速将潴留的显像剂排出。而在机械性梗阻时,利尿可增加尿量但尿路不畅,结果导致梗阻部位近端显像剂继续潴留或加重。

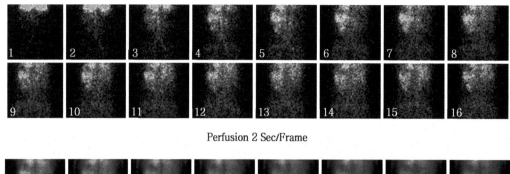

Perfusion 2 Sec/Frame

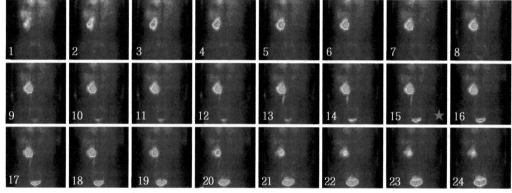

Function 2 min/Frame

图15-8　功能性上尿路梗阻

上排为灌注相,下排为功能相。右肾术后缺如,左肾肾盂扩张,显像剂潴留,膀胱显影延迟,功能相第15帧(★所示)介入利尿剂,之后左肾盂显像剂明显排出。

3. 肾血管性高血压的筛查　肾血管性高血压是由单侧或双侧肾动脉主干或主要分支狭窄引起,狭窄的肾动脉经外科方法矫正后,其高血压可恢复正常或缓解。肾动态显像是无创性筛选肾血管性高血压的理想技术,其影像特点为:患侧肾血流灌注减低,影像延迟,肾实质影像小,多伴有不同程度的肾功能受损,典型肾图曲线呈小肾图型。诊断可疑时,可行卡普托利介入试验,能明显提高单侧肾血管性高血压的诊断率(图15-9),其主要原理在于肾动脉轻度狭窄时,肾小球入球小动脉血流灌注压减低,刺激患侧肾脏的近球小体分泌肾素增多。肾素促进血管紧张素原转换为血管紧张素Ⅰ,后者在血管紧张素转换酶作用下转换为血管紧张素Ⅱ。血管紧张素Ⅱ对肾小球出球小动脉产生收缩效应,从而维持肾小球毛细血管滤过压,使GFR保持正常。卡普托利是一种良好的血管紧张素转换化酶抑制剂,可以阻断血管紧张素Ⅰ转化为血管紧张素Ⅱ,舒张肾小球出球小动脉,降低肾小球毛细血管滤过压,使GFR减少。这种变化可通过卡普托利介入肾动态显像和肾图表现出来:口服卡普托利前,基础肾动态显像和肾图显示患侧肾脏功能正常或轻度异常;卡普托利介入后,肾动态显像和肾图可以显示患侧肾功能异常或原有异常明显加剧,而健侧肾脏功能则无明显变化。这种双侧肾脏功能的不对称性改变,可明显提高肾血管性高血压的检出率。卡普托利介入试验诊断单侧肾动脉狭窄的灵敏度在80%左右,特异度达95%以上,假阳性结果极少。但严重肾动脉狭窄(狭窄超过90%)者,由于肾功能严重下降,对卡普托利反应已不敏感,可出现假阴性。

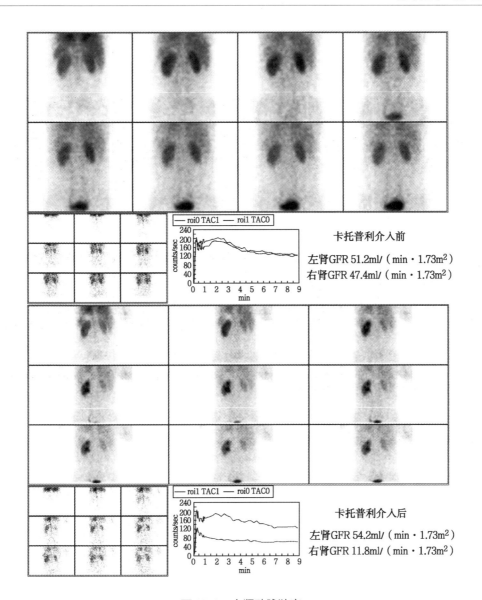

图 15-9　右肾动脉狭窄

上排为常规肾动态显像,右肾体积稍小,GFR 基本正常;下排为卡普托利介入试验,右肾 GFR 较左肾明显减低。

4. 肾移植中的应用

（1）肾移植供者肾功能评估:肾动态显像可以检测供者的总肾及分肾功能状况,在活体供肾的术前评估中占有非常重要的地位。一方面,要保证供体拿出一侧肾脏以后,剩余的肾脏能够维持机体代谢的需要,确保供者的安全;另一方面,取出的供肾功能可以满足受者的需要。目前公认:<40 岁候选供者的 GFR 应不低于 80ml/min,单侧肾 GFR 不低于 40ml/（min·1.73m² ）。

（2）肾移植术后肾功能的评价:移植肾是否成活、功能状况如何、有无排斥反应及合并症的发生,是临床医师非常关注的问题。肾动态显像在移植肾监测方面具有独特的优势:功能良好的移植肾影像表现与正常肾脏相似(图 15-10);肾血管性病变在血流灌注相中肾影出现延迟,影像模糊,轮廓不清;急性肾小管坏死,肾血流灌注仅轻度减少,但肾皮质摄取和清除显像剂明显延缓(图 15-11);超急性排斥反应通常于术后即刻出现,表现为移植肾无血流灌注和功能丧失,显像剂分布缺损;急性排斥反应多发生于术后的 5~7d 内,移植肾血流灌注减低,皮质摄取减慢,清除延缓;慢性排斥反应可发生于移植术后 2 周到半年,可出现各种肾功能受损表现,肾影缩小;尿路梗阻时,肾盏肾盂内可见明显显像剂滞留;发生尿漏时在泌尿系影像外出现异常的显像剂浓聚影并随时间延长而增浓,形状不规则,外缘边界不清。

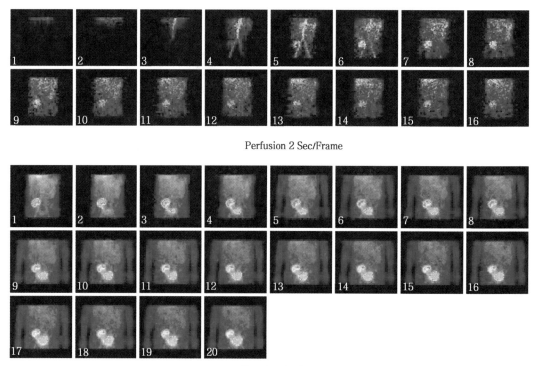

Perfusion 2 Sec/Frame

Function 2 min/Frame

图 15-10　成活移植肾的肾动态显像
血流灌注(上排)、显像剂摄取及排泄良好(下排)。

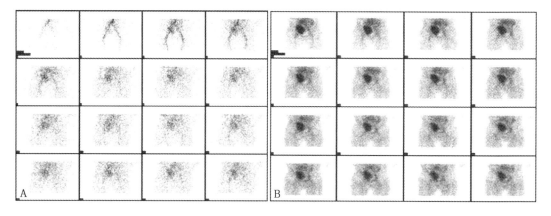

图 15-11　急性肾小管坏死
A. 肾血流灌注相示灌注轻度减少;B. 功能相示肾皮质摄取和清除显像剂明显延缓。

5. 鉴别腹部肿物与肾脏的关系　肾动态功能影像通过显示肾内显像剂的动态分布,可以清楚显示出肾脏的轮廓;而腹部肿物不具有摄取肾动态显像剂的能力,无法观察到显像剂在肿物中的动态分布,因此,通过肾动态功能影像可以准确地鉴别腹部肿物与肾脏的关系。

6. 探查创伤性尿漏　泌尿系统受到外伤或手术创伤后,肾外包膜或输尿管破裂形成尿漏。通过肾动态功能影像可以观察到泌尿系统之外出现不规则的显像剂浓聚影,这有助于创伤性尿漏的确诊。

第二节 肾静态显像

- 肾静态显像可显示肾实质损害,反映肾组织形态学变化。
- 肾静态显像有助于先天性肾脏畸形以及肾脏炎性疾病的诊断与鉴别诊断。

一、显像原理

肾静态显像(static renal imaging)又称肾皮质显像,也是检测存活肾小管细胞功能的核素显影技术,能高度敏感地观察肾实质损害,精确反映肾组织形态学变化。使用慢速通过型肾脏显像剂,与肾动态显像使用的快速通过型肾脏显像剂有所不同,该类显像剂静脉注射后,经血流到达肾脏,被有功能的肾小管上皮细胞特定摄取且能较长时间滞留于肾小管上皮细胞中,因此可以采用静态图像采集方式获得清晰的肾皮质影像,在显示肾脏形态和局部病变信息方面明显优于肾动态显像。

二、显像剂

1. ^{99m}Tc- 二巯基丁二酸(^{99m}Tc-dimercaptosuccinic acid,^{99m}Tc-DMSA) 成人静脉注射 74~185MBq(2~5mCi),儿童静脉注射 1.85MBq/kg(0.05mCi/kg),最小总剂量为 22.2MBq(0.6mCi)。注射后 2h 开始显像。

2. ^{99m}Tc- 葡庚糖(^{99m}Tc-glucoheptonate,^{99m}Tc-GH) 成人静脉注射 370~740MBq(10~20mCi),儿童静脉注射 7.4MBq/kg(0.2mCi/kg),常用剂量为 74~370MBq(2~10mCi)。注射后 2h 开始显像。

三、检查方法

1. **患者准备** 无须特殊准备。不合作者(如儿童、意识障碍者)可给予适量的镇静剂,以确保患者体位不变。

2. **图像采集** 受检者取仰卧位或坐位。探头配置低能通用型或高分辨准直器,能峰 140keV,窗宽 20%。分别行后位、前位、左后斜位、右后斜位平面显像,必要时加做左侧位和右侧位显像。平面显像采集 $3×10^5$~$5×10^5$ 计数,若配置针孔准直器,平面可采集 $1×10^5$ 计数。断层显像:矩阵 64×64 或 128×128,6°/ 帧,20~40s/ 帧,共采集 360°,放大倍数(Zoom)为 1~1.5。平面图像无须特殊处理;断层影像需进行图像重建,选用适当的滤波函数,进行衰减校正,并获得横断面、矢状面和冠状面图像。

四、适应证

1. 诊断先天性肾脏畸形。
2. 肾盂肾炎的辅助诊断以及治疗效果评价。

五、图像分析

1. **正常影像** 双肾呈蚕豆状,影像清晰,轮廓完整(图 15-12)。位于腰椎两侧,肾门面向内侧,与第 1~2 腰椎平齐,其纵轴呈"八"字形。双肾基本对称,右肾多较左肾略低,且宽于左肾,但短于左肾。肾脏大小约 11cm×6cm,两肾纵径差 <1.5cm,横径差 <1.0cm。肾影的外带显像剂较浓,中心和肾门区稍淡,两肾显像剂分布无明显差异。

2. **异常影像** 不同的肾脏疾病会引起局部或整体的肾功能损害,可表现为肾脏位置、形态、数目异常,局部显像剂分布稀疏、缺损或增高,肾影淡或不显影。一侧肾影放射性分布低于对侧,提示减少侧的肾功能降低。双侧肾影显示不良,本底高,甚至肝脏和肠道出现放射性,提示双肾功能减退。

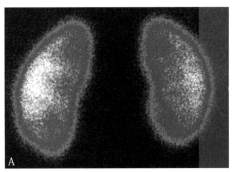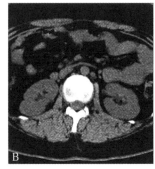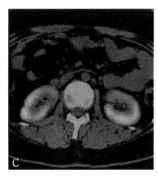

图 15-12　正常肾静态影像
A. 肾静态显像(后位);B.CT 横断面图像;C.SPECT/CT 横断面融合图像。

六、临床应用

1. 先天性肾脏畸形的诊断

（1）肾脏位置异常:肾下垂(或游走肾)多见于一侧肾脏,坐位时肾影中心下降 >3cm,且小于卧位影;卧位时,肾影大小、位置基本与对侧正常肾脏相同。异位肾时,常可见正常肾区仅有一侧肾脏,而在腹、盆腔或胸腔有另一发育欠佳的异位肾影。

（2）肾脏形态及数目异常:先天性肾脏畸形可能引起马蹄肾、单肾、重复肾等。马蹄肾表现为双肾下极相连,跨越脊柱,形似马蹄状(倒 "八" 字形),前位明显。单肾或先天性一肾缺如表现为一侧肾脏不显影,对侧肾脏常代偿性增大,要特别注意与单侧肾功能丧失或肾切除相鉴别。重复肾可见于单侧或双侧,是指肾脏分为上、下两部分,融合为一体,有独立的肾盂,输尿管可以部分融合或独立构成双输尿管,肾显像可分别估计上、下两部分的功能状况。

2. 诊断肾脏炎症性病变
肾静态显像对肾盂肾炎、肾脏瘢痕的阳性诊断率明显高于 B 超、CT、IVP 等影像学检查。急性肾盂肾炎表现为单侧或双侧肾脏的单发或多发显像剂缺损区,也可见弥漫性显像剂分布稀疏。慢性肾盂肾炎显示肾影变小,形成瘢痕的部位显像剂摄取减低,分布稀疏不均。

随着超声和 CT 等影像技术的发展,肾静态显像的临床应用已明显减少。目前,主要用于肾脏畸形、位置异常的诊断和尿路感染的鉴别诊断。

第三节　膀胱输尿管反流显像

• 膀胱输尿管反流显像用于膀胱输尿管反流的诊断及反流程度评价。

一、显像原理

膀胱输尿管反流是由于输尿管膀胱瓣膜机制发生障碍引起,多为先天性异常,患者排尿过程中尿液反流至输尿管和 / 或肾区,是反复尿路感染的重要原因,多见于儿童。膀胱输尿管反流显像(vesicoureteric reflux imaging)是将放射性显像剂引入膀胱,待膀胱充盈后,患者用力排尿或膀胱区加压致使尿液反流到输尿管和 / 或肾区,通过体外显像仪器动态采集该过程,可获得膀胱充盈、排尿过程和排尿后的膀胱输尿管影像。主要用于膀胱输尿管反流的诊断及反流程度评价,为某些泌尿系疾病的诊断和鉴别诊断提供信息。

二、检查方法

1. 直接法
直接法是指通过导尿管将显像剂注入膀胱内,在膀胱不断充盈和排尿过程中观察输尿管和 / 或肾区是否有显像剂的异常出现,由此来判断是否存在膀胱输尿管反流。

（1）患者准备：显像前排尿。按无菌操作将导尿管插入膀胱，导管末端连接一瓶 500ml 生理盐水。在证实生理盐水可顺利进入膀胱和无外漏时，用止血钳夹住导管。

（2）放射性药物：$^{99m}TcO_4^-$ 和其他 ^{99m}Tc 标记药物均可使用，如 ^{99m}Tc-DTPA、^{99m}Tc-硫胶体等，剂量为 37~74MBq（1~2mCi）。

（3）图像采集：受检者取仰卧位，后位采集。视野包括膀胱、双侧输尿管和双肾。探头配置低能通用型准直器，能峰为 140keV，窗宽 20%，矩阵 64×64 或 128×128。膀胱充盈期：将 500ml 生理盐水瓶悬挂于患者上方，松开止血钳，经导管直接注入显像剂，随后快速滴入生理盐水。同时进行动态采集，10s/帧，直至液体滴注明显减慢或反流回输管内，或受检者诉说膀胱已充盈到难以忍受。排尿期：于排尿前采集一帧 30s 静态图像。嘱受检者用力排尿（年龄较大小儿和成人排尿时拔去导管，婴幼儿排尿时不拔导管），同时动态采集排尿全过程，2s/帧。排尿后再采集一帧 30s 静态图像。

本法的优点是与 X 线膀胱造影灵敏度相近且性腺辐射剂量小（仅为 X 线的 1%），结果不受肾功能的影响。缺点是经尿道插管，存在造成尿路感染的可能性；显示膀胱细微结构异常的分辨率较 X 线差。

2. 间接法 间接法是指静脉注射的肾显像剂大部分排至膀胱时，受检者用力憋尿，随后用力排尿，观察该过程中输尿管和肾内有无异常的显像剂增多。

受检者显像前 30min 饮水 300ml，不排尿。检查前半部分同常规肾动态显像。待大部分显像剂排至膀胱，肾影和输尿管影基本消退后，受检者憋尿至无法耐受时开始显像。嘱其用力排尿，并动态采集该过程（同直接法排尿期）。

间接法的优点是不用插导尿管，并能同时提供肾动态影像。缺点是需要长时间憋尿，儿童和尿失禁患者难以接受；检查结果受肾功能影响。

三、适应证

1. 判断反复尿路感染患者是否有膀胱输尿管反流及其反流程度。
2. 了解下尿路梗阻和神经源性膀胱患者是否有尿反流及其反流程度。
3. 评价膀胱输尿管反流的治疗效果。

四、图像分析

用 ROI 技术勾画膀胱、双侧输尿管（全程或某段）和双肾轮廓，获得各自不同时相的放射性计数，绘制 TAC 曲线。观察曲线上是否出现上升段。也可以直接通过对比增强、电影显示动态影像来探测有无反流，此外，利用定量分析及时评价反流量、膀胱容积和排尿速率等，更准确判断反流情况。

直接法中正常影像表现为各期影像中仅见膀胱显影，双侧输尿管和肾区不显影。异常影像时在各期影像中，除膀胱显影外，还可见双侧输尿管和/或肾区出现异常的显像剂分布或显像剂分布明显增多。通过定量分析可判断反流程度，轻度反流仅输尿管显影；中度反流放射性影像到达输尿管和肾盂，无明显扩张；重度反流肾盂、输尿管显影，伴有输尿管明显迂曲、扩张。

间接法中上极集合系统和输尿管的放射性突然升高是膀胱输尿管反流的特征性表现，对反流程度的判断与直接法相同。

五、临床应用

反复尿路感染、下尿路梗阻患者，可用本法判断有无膀胱输尿管反流及其程度，以决定治疗方案。不论在膀胱充盈期或排尿期，输尿管及肾区出现显像剂增高影像或曲线上出现上升段即可诊断膀胱输尿管反流。反流程度分为轻度、中度及重度。本法还可用于抗感染或抗反流手术治疗的疗效评价。

Summary

The main nuclear medicine examinations to detect the urinary system are renal dynamic imaging, static renal imaging, and vesicoureteral reflux imaging. Renal dynamic imaging is a routine radionuclide examination method for urinary system diseases, consisting of renal perfusion imaging and dynamic function imaging. After intravenous injection of ^{99m}Tc-diethylenetriaminepentaacetic acid (^{99m}Tc-DTPA), continuous dynamic radiographic images for the two kidneys and bladder can be acquired by SPECT to obtain information on blood flow, size, shape, location, and kidneys' function. The salient point of renal dynamic imaging is the ability to show the function of the left and right kidneys, respectively. Likewise, static renal imaging is performed by injection of ^{99m}Tc-DMSA. It can observe the damage of renal parenchyma and the morphological changes of renal tissue with high sensitivity and accuracy, as well as derive information including location, size, shape, and kidneys' function. Thus, it is widely used for the diagnosis of congenital renal malformations and renal tumors. Besides, vesicoureteral reflux imaging is commonly utilized for the diagnosis and evaluation of vesicoureteral reflux.

In conclusion, urological nuclear medical imaging is non-invasive, safe, and easy to operate. It provides anatomical and functional information about the kidneys to assess the blood flow, size, shape, location, function, and urinary tract patency of both kidneys, which is helpful for the accurate diagnosis of kidney diseases.

思考题

1. 简要说明肾动态显像的原理、方法及其临床意义。
2. 解释说明肾图的原理及肾图三段的名称及其生理意义。
3. 简要说明利尿介入试验的原理及临床应用。
4. 简要说明卡普托利介入试验的原理及临床应用。

（汪　静）

第十六章
造血与淋巴系统

造血系统由造血器官和造血细胞两部分组成,正常人体血细胞在骨髓及淋巴组织内生成。放射性核素骨髓显像可显示全身骨髓的分布、造血组织容量及骨髓的功能状态,为骨髓功能障碍提供诊断信息,弥补局部骨髓穿刺检查的不足。放射性核素淋巴显像具有灵敏度和特异度高、图像清晰、方法简便等特点,用于淋巴水肿、淋巴液外漏、转移性淋巴结的诊断及前哨淋巴结的检测等。随着显像设备的不断发展和新型显像剂的临床应用,骨髓和淋巴显像已成为研究和诊治造血系统及淋巴相关疾病的重要辅助手段。

第一节 骨髓显像

- 骨髓显像可以无创地显示全身骨髓的分布和骨髓造血功能的变化。
- 骨髓显像有助于诊断再生障碍性贫血、白血病、多发性骨髓瘤和骨髓纤维化等,指导骨髓活检部位,监测骨髓功能的变化。

骨髓是人体重要的造血器官,刚出生时全身骨髓普遍造血,5岁以后由四肢远侧呈向心性退缩,正常成人红骨髓主要见于全身扁平骨,肱骨及股骨近端骨髓中尚残留有红骨髓组织,其余为黄骨髓。红骨髓主要由造血组织和血窦组成,具有造血功能。通常情况下,单核吞噬细胞与红骨髓的各系造血细胞在骨髓腔内的分布一致,因此可以通过其对放射性胶体的吞噬能力间接反映骨髓的造血功能。黄骨髓平时无造血功能,但在生理需要时,黄骨髓、肝、脾甚至淋巴结可恢复造血功能,称为髓外造血(extramedullary hemopoiesis)。

一、显像分类与显像剂

根据作用的靶细胞不同进行以下分类:

1. 单核巨噬细胞骨髓显像 骨髓间质中的单核巨噬细胞系统能够吞噬放射性胶体而使骨髓显像,因此又称为放射性胶体骨髓显像,是目前最常用的骨髓显像方式。通常情况下骨髓的单核巨噬细胞活性与骨髓的红细胞生成活性相一致,可间接反映红骨髓的造血功能和分布状况。临床最常用且效果最好的胶体显像剂是 ^{99m}Tc- 硫胶体(^{99m}Tc-sulfur colloid, ^{99m}Tc-SC),此外还有 ^{99m}Tc- 植酸钠(^{99m}Tc-phytate, ^{99m}Tc-Phy)和 ^{113m}In- 胶体。

2. 红细胞生成骨髓显像 使用可与转铁蛋白相结合并参与红细胞生成代谢的放射性药物(如 ^{52}Fe- 枸橼酸),通过其在红细胞生成细胞中大量聚集而沉积于红骨髓中,直接反映红骨髓的造血功能和分布状况。 ^{111}In- 氯化铟(^{111}In-chloride, ^{111}InCl$_3$)与转铁蛋白有很强的结合能力,也可作为红细胞生成的骨髓显像剂,但它不参与血红蛋白的合成。

3. 粒细胞生成细胞骨髓显像 显像剂包括 ^{99m}Tc- 抗粒细胞抗体和 ^{99m}Tc-HMPAO- 白细胞。非特异性交叉反应抗原95(non-specific-cross-reacting-antigen 95, NCA95)是一种糖蛋白,在粒细胞生成细胞的分化过程中表达于细胞膜表面。 ^{99m}Tc-NCA95 抗体进入体内后与 NCA95 特异性结合,用于骨髓显像。^{99m}Tc-HMPAO-白细胞则是通过标记白细胞而进行骨髓显像。

4. 其他

（1）^{18}F-FDG显像：^{18}F-FDG PET/CT显像能够反映细胞代谢水平,用于检测红骨髓的功能及肿瘤对骨髓的侵袭状况。骨髓出现弥漫性的FDG摄取增加,可能是恶性肿瘤的刺激、造血系统疾病、炎症性反应或近期化疗等所致。此外,也可能是粒细胞集落刺激因子（granulocyte colony-stimulating factor, G-CSF）或粒细胞-巨噬细胞集落刺激因子（granulocyte-macrophage colony stimulating factor, GM-CSF）治疗诱导的结果,因此弥漫性骨髓摄取还应考虑是否处在造血生长因子的治疗期间。

（2）^{18}F-FLT显像：^{18}F-FLT进入细胞,经磷酸胸苷激酶1（TK1）磷酸化后滞留在细胞内,可用于细胞增殖的评价。在急性髓细胞性白血病患者的骨髓和脾脏中,^{18}F-FLT的摄取增加;在难治性、复发或未经治疗的白血病患者中,^{18}F-FLT的摄取也明显升高。此外,^{18}F-FLT PET/CT显像还可在骨髓移植后对骨髓的活性进行无创性的评估。

（3）^{11}C-甲硫氨酸显像：^{11}C-甲硫氨酸显像反映氨基酸的转运、代谢和蛋白质的合成,骨髓中^{11}C-甲硫氨酸摄取增加的机制是细胞增殖和蛋白质合成增加,可用于骨髓活性的评估。

（4）^{68}Ga-Pentixafor显像：^{68}Ga-Pentixafor PET/CT显像是靶向CXCR4的受体显像。CXCR4属于G蛋白偶联受体超家族,在多种血液系统肿瘤细胞中高表达。^{68}Ga-Pentixafor是靶向CXCR4的新型分子探针,对CXCR4有很高的亲和力和特异性,可对多种血液系统肿瘤进行准确诊断、分期及疗效评估,尤其在多发性骨髓瘤中的应用,甚至优于^{18}F-FDG。

二、显像方法

检查前患者无需特殊准备,显像前排空膀胱。对于单光子显像,常规首先行前位和后位全身平面显像,然后根据需要对感兴趣的局部区域进行断层或SPECT/CT断层融合显像。正电子显像方法参见肿瘤章节。

三、适应证

1. 造血功能障碍,需要了解骨髓活性。
2. 某些骨髓增生性疾病的辅助诊断。
3. 选择最佳的骨髓穿刺部位。
4. 骨髓栓塞的诊断。
5. 多发性骨髓瘤的辅助诊断等。

四、图像分析

正常成年人具有造血功能的红骨髓主要分布于中轴骨,称为中央骨髓;少量分布于四肢骨,称为外周骨髓。进行全身骨髓影像分析时,需注意中央骨髓内的显像剂分布情况和浓聚程度、外周骨髓是否扩张和有无髓外造血等;根据所使用的显像剂,对图像进行相应的分析。下面以胶体显像为例。

（一）正常图像

放射性胶体显像时,显像剂的分布与骨髓中具有造血活性的红骨髓的分布一致,主要集中在正常成年人中轴骨及肱骨和股骨的上1/3部位,显像剂均匀性分布（图16-1）。肝、脾聚集大量显像剂,显示清晰。胸骨和肋骨常显示不清晰。正常婴幼儿红骨髓分布于全身,除中央骨髓外,四肢骨髓（包

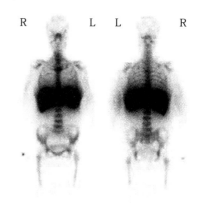

图16-1　正常成人骨髓^{99m}Tc-SC图像

括长骨髓腔及骨骺)也清晰显影。5~10 岁时尺骨、桡骨、胫骨和腓骨部分显影或不显影;10~18 岁时肱骨和股骨下段开始不显影;18~20 岁以上呈现成人骨髓的分布特点。

通常将骨髓影像分为 0~4 级(表 16-1)。

表 16-1　骨髓活性水平分级及其临床意义

分级	骨髓显影程度	临床意义
0 级	骨髓未显影,中央骨髓放射性摄取与周围软组织相当	骨髓功能严重受抑制
1 级	骨髓隐约显影,略高于周围软组织,轮廓不清晰	骨髓功能轻、中度受抑制
2 级	骨髓清晰显影,轮廓基本清晰	骨髓功能正常
3 级	骨髓清晰显影,摄取放射性增多,轮廓清晰	骨髓造血功能高于正常
4 级	骨髓显影十分清晰,与骨骼影像相似	骨髓造血功能明显增强

(二) 异常图像

骨髓显像异常通常表现在骨髓分布和活性异常两个方面。观察骨髓内显像剂分布和聚集情况,判断是否存在:局限性放射性分布缺损区、弥漫性放射性摄取增高或减低、外周骨髓放射性分布范围扩大以及髓外造血等。异常骨髓影像有以下几种常见类型:

1. 中央骨髓和外周骨髓均不显影或明显显影不良,提示全身骨髓量普遍减低或功能严重受抑制(图 16-2)。

2. 中央骨髓和外周骨髓显影增强,影像清晰,甚至向四肢远心端扩张,提示全身骨髓增生活跃,称为骨髓增生活跃型。

3. 中央骨髓显影不良,而肱骨和股骨骨髓显影并向远心端扩张,提示中央骨髓受抑制,外周骨髓功能代偿性增生,称为外周骨髓扩张型。

4. 骨髓局部放射性分布减低、缺损或增高,提示局部骨髓功能减低、缺失或增强。

5. 中央骨髓显影不良,而外周骨髓、肝、脾等其他部位显像剂聚集增加,提示髓外造血,是造血功能代偿的表现。

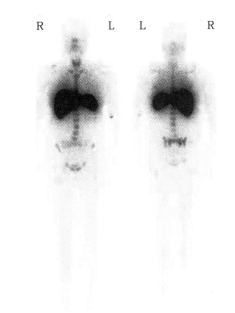

图 16-2　**异常骨髓 ^{99m}Tc-SC 图像**
中央骨髓和外周骨髓功能均受到不同程度抑制。

五、临床应用

(一) 再生障碍性贫血

再生障碍性贫血(aplastic anemia),简称为再障,是一种由多类病因和发病机制引起的骨髓造血功能衰竭症,其病理特点是全身造血组织总容量减少,但在造血功能抑制的骨髓组织中有散在岛状增生灶。放射性胶体骨髓显像呈多样性表现,通常有以下几种类型:

1. **荒芜型**　全身骨髓不显影,仅见肝、脾影像,表明全身骨髓造血功能广泛性严重受抑制,见于重度再障。

2. **抑制型**　全身骨髓活性低于正常,中央骨髓分布稀疏,容量减少,显影不良。骨髓抑制程度与病情轻重一致。

3. 灶型　在全身不同程度受抑制的中央骨髓中可见界限清楚的"灶状"显像剂聚集,或者外周骨髓(如股骨和胫骨干中段)的活性明显扩张,常见于慢性再障和青年再障患者,预后较好。

4. 正常型　少数病情较轻的再障患者,骨髓影像基本正常。该类患者预后佳。

(二)白血病

白血病(leukemia)是起源于造血干细胞的恶性克隆性疾病,白血病细胞在骨髓和其他造血组织中大量增殖集聚,正常造血受到抑制,并浸润其他组织器官。

1. 急性白血病　骨髓显像的主要特点是中央骨髓明显受抑制,而外周骨髓扩张。中央骨髓受抑制的程度与病理类型及年龄无关,而与骨髓内白血病细胞比例有关。有时全身各部位骨髓抑制的程度不一致,出现花斑样骨髓影像。外周骨髓最早出现扩张的部位是膝关节和踝关节的骨骺端,随后沿四肢长骨髓腔由近及远离心式扩张,多见于膝关节、股骨和胫骨等部位。

2. 慢性白血病　骨髓显像的表现与急性白血病相似,均为中央骨髓抑制和外周骨髓扩张。当慢性白血病晚期伴发中轴骨纤维化时,外周骨髓扩张更为明显。部分患者可出现脾大,脾脏的大小及变化是白血病治疗过程中判断疗效的指标之一。

^{18}F-FDG PET/CT 显像也可用于白血病的辅助诊断,既可以观察到慢性髓细胞性白血病治疗结束时骨髓摄取 FDG 的减少,也可以提示急性淋巴细胞白血病局部复发情况。但须与注射促粒细胞生长因子、红细胞生成素(促红素)及近期化疗后骨髓增生活跃相鉴别,应结合病史进行分析。

(三)其他血液系统疾病

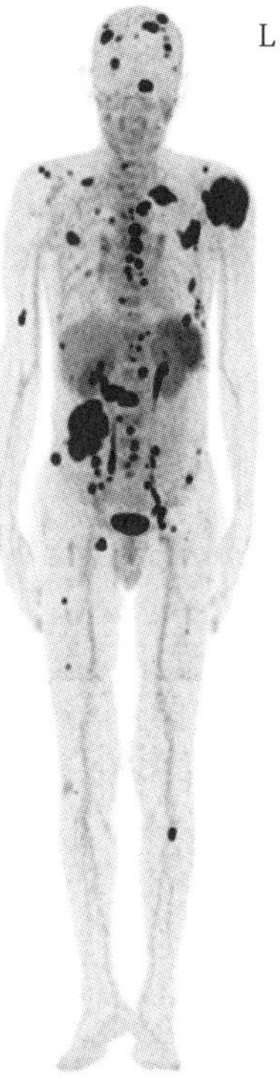

1. 多发性骨髓瘤(multiple myeloma,MM)　MM 是一种克隆浆细胞异常增殖的恶性疾病。^{99m}Tc-SC 骨髓显像可见中央骨髓内单个或多个局灶性放射性分布缺损区,常伴有外周骨髓扩张;该方法较 X 线检查发现溶骨性改变可提前几个月,其诊断灵敏性也高于骨显像。^{68}Ga-Pentixafor PET/CT 显像表现为病变部位明显异常的显像剂聚集(图 16-3)。

2. 骨髓纤维化　早期表现为中央骨髓受抑制,外周骨髓扩张。随着病情发展,当外周骨髓开始纤维化时,其活性也逐渐被抑制。

3. 真性红细胞增多症(polycythemia vera,PV)和骨髓增生异常综合征(myelodysplastic syndrome,MDS)　PV 和 MDS 早期,中央骨髓正常;随病情进展,中央骨髓活性明显增强,外周骨髓扩张(图 16-4);晚期,中央骨髓活性受抑制,外周骨髓纤维化,脾大。继发性红细胞增多症:胶体骨髓显像基本正常;^{18}F-FDG 显像表现为骨髓对 FDG 摄取弥漫性增高,这是因多能造血干细胞的克隆增殖刺激骨髓所致。

4. 贫血　慢性溶血性贫血、慢性失血性贫血和缺铁性贫血骨髓显像可见中央骨髓活性明显增强和外周骨髓扩张及脾大。这不同于白血病的外周骨髓扩张,它是一种生理性代偿反应,病情好转时可恢复正常。急性溶血性贫血,骨髓显像可正常或中央骨髓活性轻度增强。

图 16-3　**多发性骨髓瘤 ^{68}Ga-Pentixafor PET/CT 图像**
全身骨髓多发显像剂异常聚集灶。

(四)骨髓穿刺最佳部位的选择

骨髓显像能显示全身骨髓的分布状况和不同部位的骨髓活性,有助于选择最佳的穿刺部位,提高骨髓穿刺活检的阳性率。

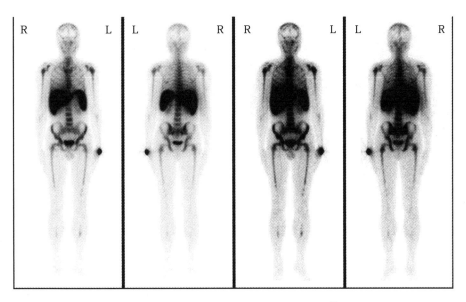

图 16-4　MDS 伴环形铁粒幼细胞贫血（MDS-RS）^{99m}Tc-SC 图像
中央骨髓活性增强，伴双侧肱骨及股骨远段、双侧胫骨中段骨髓扩张（左手腕部为注射点）。

（五）骨髓循环障碍性疾病

1. 骨髓栓塞　多见于双下肢，其次为双上肢。常见于镰状细胞贫血和镰状细胞性血红蛋白病，急性期 X 线检查多无异常。骨髓显像，病灶部位无显像剂摄取，外周骨髓影像正常或增浓。

2. 股骨头无菌性缺血坏死　病变早期 X 线检查多无异常，易误诊。因血供障碍导致股骨头内骨髓受损，骨髓显像可见患侧股骨头放射性分布明显低于健侧，甚至缺损，而周边骨髓显影正常。断层显像可提高诊断的灵敏度。骨髓显像避免了膀胱内放射性对观察股骨头的影响，因此优于核素骨显像。

第二节　淋 巴 显 像

- 淋巴显像是一种反映淋巴结、淋巴管结构及淋巴回流变化的安全、无创的成像技术。
- 淋巴显像可以评估区域淋巴结和淋巴管的分布和功能，诊断淋巴水肿、乳糜漏和恶性肿瘤淋巴转移等。
- 前哨淋巴结显像是显示肿瘤淋巴引流区域中的第一站淋巴结，有助于指导前哨淋巴结的活检，评估肿瘤临床的分期，制订合理的治疗方案。

　　淋巴显像（lymphoscintigraphy）是一种简单、无创的检查方法，可显示淋巴结的分布、功能及淋巴液的动态回流，对于了解淋巴回流通畅情况和评价肿瘤淋巴转移具有较大的临床意义。淋巴显像包括常规的淋巴管和淋巴结显像，以及近年来临床逐步开展的前哨淋巴结显像。

一、淋巴管和淋巴结显像

　　显像剂在引入人体组织间隙后，被毛细淋巴管摄取，随后进入淋巴循环，获得淋巴液循环的动态影像，显示淋巴管的通畅程度和淋巴结的分布及形态。

（一）显像原理与显像剂

1. 显像原理　毛细淋巴管内皮细胞具有主动吞噬、胞饮大分子和微粒物质的特性。在皮下或某一特定区域的组织间隙内注射的淋巴显像剂，被毛细淋巴管吸收进入淋巴循环后，通过 SPECT 或

PET 显像,获得淋巴液循环的动态影像,显示淋巴管的通畅程度以及各级淋巴结和淋巴链的分布、形态和功能状态。当淋巴结的结构受到破坏、吞噬细胞功能受到抑制以及局部淋巴结摄取显像剂的能力下降或消失时,影像表现为该区域淋巴结显像剂聚集减少或不显影;当外伤、癌栓、感染等引起淋巴管阻塞或引流受阻时,会导致显像剂在局部沉积,其远端的淋巴链影像中断。

2. **显像剂** 淋巴显像剂是大分子或胶体物质,不能透过毛细血管基底膜,同时应具有:注射部位滞留少、清除快、颗粒分散度小、淋巴结摄取率高、在淋巴中滞留时间相对较长、稳定性好以及半衰期和能量合适等特点。最适宜的淋巴显像剂颗粒直径范围为 4~5nm 到 25nm。常用的显像剂见表 16-2。

表 16-2　常用淋巴显像剂

显像剂类型	显像剂	颗粒直径/nm	特点	常用剂量
胶体类	^{99m}Tc- 硫胶体(^{99m}Tc-SC)	100~1 000	体内稳定	37~74MBq(1~2mCi)
	^{99m}Tc- 植酸钠(^{99m}Tc-Phy)	4~12		37~74MBq(1~2mCi)
	^{99m}Tc- 硫化锑(^{99m}Tc-ASC)	3~25	颗粒大小适宜,体内稳定	37~74MBq(1~2mCi)
蛋白类	^{99m}Tc- 人血清白蛋白(^{99m}Tc-HAS)		移动快	74~222MBq(2~6mCi)
	^{68}Ga- 伊文思蓝(^{68}Ga-NEB)		颗粒小,移行快,适合动态显像	37~74MBq(1~2mCi)
高分子聚合物类	^{99m}Tc- 脂质体(^{99m}Tc-liposome)		不被肝吸收	37~74MBq(1~2mCi)
	^{99m}Tc- 右旋糖酐(^{99m}Tc-DX)	6~7	颗粒小,移行快,适合动态显像	37~74MBq(1~2mCi)

(二)显像方法

根据怀疑病变区域淋巴管的引流范围,选择该淋巴管收集区域的远端皮下或黏膜下、组织间隙、体腔及器官被膜下注射显像剂(表 16-3)。显像范围较大者,尤其是下肢及腹部淋巴联合显像时,宜用全身显像。根据所使用的显像剂及检查目的,选择最佳图像采集时间,并可以通过同机 CT 进行淋巴结的解剖定位。

表 16-3　常用淋巴显像的注射部位、显示淋巴的范围及适应证

注射部位	显示淋巴范围	适应证
肿瘤内、肿瘤周围、肿瘤周围皮下	前哨淋巴结、病变上行淋巴	经淋巴转移的恶性肿瘤
双手拇、示指间皮下	双上肢、腋窝、锁骨上淋巴结	头颈部肿瘤
双足 1~2 趾蹼间皮下	双下肢、腹股沟、髂外、髂总、腹主动脉旁淋巴结和淋巴管、淋巴干	盆腔恶性肿瘤,乳糜漏、肢体淋巴管炎和淋巴水肿
两侧肋缘下腹直肌后鞘(肋弓下 1~2cm 中线旁 3cm)	内乳及胸骨旁淋巴结	乳腺癌
双耳后乳突尖端皮下	颈部、耳后、锁骨区淋巴结	头面部肿瘤
乳晕、乳腺皮下	腋窝淋巴结	乳腺癌
肛周 3、9 点和 / 或肛 - 尾骨连线中点	盆腔、直肠旁、骶前、髂内、腰干、乳糜池	盆腔恶性肿瘤
局部皮下	该部位局部引流淋巴结	局部皮肤肿瘤
右下腹阑尾点下	纵隔淋巴	纵隔恶性肿瘤

(三)适应证

1. 辅助诊断与淋巴相关的良性疾病,包括肢体水肿、乳糜漏和蛋白丢失性肠病等。

2. 了解恶性肿瘤的淋巴转移,用于肿瘤的临床分期、治疗方案选择以及手术、放疗和化疗疗效的

评估等。

（四）图像分析

1. 正常图像　淋巴影像判读时需考虑淋巴的解剖特点，两侧对比，观察其走行趋势和连贯性，不拘泥于两侧数目、大小、形态和显像剂分布的绝对一致和对称。影响因素有：肝内显像剂的摄取程度、引流区域的炎症、手术或放疗等。

显像剂的注射部位不同，淋巴管和淋巴结的正常影像表现也各不相同，分述如下。

（1）颈部淋巴结：前位相见乳突注射点下方较大的耳后淋巴结（此淋巴结显示与否可作为注射质量的客观判断指标）；向下见左、右侧颈深及颈浅两组淋巴结，每组 2~7 个淋巴结，颈深淋巴结向内下，沿气管两旁走行，颈浅淋巴结在颈外侧皮下向下延伸，两侧大致对称。侧位相见两条淋巴链呈"人"字形，颈深淋巴结在前，颈浅淋巴结在后。

（2）腋窝与锁骨下淋巴结：前位相两侧淋巴结群对称地从腋窝斜向上延伸至颈根部，呈"八"字形分布。侧位相在条件合适时可显示腋窝淋巴结中央群、外侧群、后群等，大致呈菱形分布，形态、数目可有个体差异。锁骨上淋巴结一般不显影。

（3）胸廓内淋巴结：在胸骨旁 1~3cm 肋间隙处，每侧各见 3~7 个淋巴结影，上下排列成链状，在胸廓上部分布较密集。20% 的正常人两侧淋巴结间有横跨交通支。注射点到肋弓水平可见到 1~2 个膈上淋巴结，这是注射是否成功的重要标志。此外，部分正常人可见到位于中线的剑突淋巴结。

（4）腹股沟与腹膜后淋巴结：由腹股沟深组和浅组淋巴结、髂外和髂总淋巴结以及腹主动脉旁淋巴结群组成淋巴链，呈倒 Y 形排列，两侧基本对称，各组、各段之间连贯性好。正常人乳糜池及胸内淋巴基本不显影，部分人左、右腰干之间有交通支，约 1/5 的人两侧髂淋巴结不对称。以 ^{99m}Tc-DX 和 ^{68}Ga-NEB 作显像剂时，双肾及膀胱正常显影。

（5）盆腔淋巴结：常用后位相观察，每侧看到 1~2 个闭孔淋巴结或直肠旁淋巴结；前位相可见髂总和主动脉旁淋巴结显影。

（6）双下肢淋巴结：左右两侧淋巴管序贯显影，基本对称，无明显延迟或中断；沿引流淋巴链的各站淋巴结清晰显示，放射性分布基本均匀（图 16-5）。

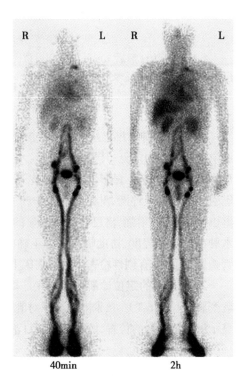

图 16-5　正常双下肢淋巴 ^{99m}Tc-DX 图像

2. 异常图像　淋巴链出现影像中断，引流区域淋巴结出现显像剂摄取增加或减少，淋巴引流区以外部位出现显像剂聚集等，均为异常表现。

（1）显影时间延迟：注射显像剂 2~4h 后仍不见明确的淋巴结或淋巴管显影。

（2）淋巴梗阻：淋巴链中断，局部显像剂淤积，或出现侧支淋巴管影像，淋巴管迂曲、扩张，显像剂外漏或向皮下淋巴管反流，均提示淋巴梗阻（图 16-6）。注射 2~4h 后肝仍不显影，组织内本底不升高，提示淋巴重度梗阻。

（3）淋巴结肿大：一处或多处淋巴结体积增大。

（4）淋巴结影像缺失或淋巴链明显中断。

（5）两侧影像明显不对称：一侧淋巴管扩张或淋巴结明显增大、显像剂聚集明显增多或减少。

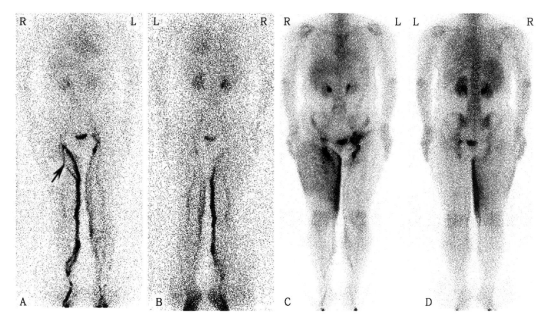

图 16-6　^{99m}Tc-DX 淋巴显像示右下肢淋巴管部分梗阻

A、B. 分别为注射后 10min 前位和后位图像,右下肢侧支淋巴管显影(箭头所指处);C、D. 分别为 2h 前位和后位图像,右大腿皮下显像剂聚集。

（五）临床应用

1. 淋巴水肿　淋巴水肿是由于淋巴液回流受阻或淋巴液反流所致的最常见良性淋巴疾病,以下肢淋巴水肿最为多见,其显像特点是:水肿的下肢显影差且淋巴管影像中断,显像剂滞留,淋巴结摄取显像剂减少,甚至不显影,显像剂向皮下反流、扩散。继发性淋巴水肿可发生于任何部位,呈现局部淋巴引流缓慢甚至停滞,淋巴管影像中断并大多伴有近端淋巴管扩张,可出现侧支淋巴管显影;若局部淋巴回流加快、增强,淋巴管没有明显的中断伴扩张,多提示近期感染。四肢淋巴显像可以明确淋巴水肿的部位和程度,协助临床制订正确的手术方案。用于淋巴水肿的诊断,淋巴显像优于 X 线淋巴管造影,后者为有创性检查。目前临床上尚无其他方法可以取代淋巴显像。

2. 乳糜症的定位诊断　乳糜症是指由各种病因引起的淋巴液外漏,主要包括乳糜尿、乳糜胸和乳糜腹等(图 16-7)。核素淋巴显像对乳糜症的诊断具有优势,不仅可显示乳糜外溢的范围,还可清晰显示淋巴液外漏的位置,协助临床制订治疗方案。

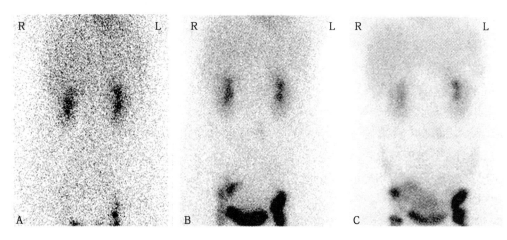

图 16-7　^{99m}Tc-DX 淋巴显像示盆腔乳糜漏

A.10min 图像;B.1h 图像在盆腔右侧见显像剂异常聚集灶;C.2h 图像示聚集灶范围扩大。

3. 恶性肿瘤淋巴转移的辅助诊断 恶性肿瘤淋巴转移的影像表现为受累淋巴结肿大或显影模糊、缺损,形态不规则,边缘不清,淋巴链中断;淋巴引流梗阻时可见淋巴管扩张,局部显像剂滞留等。淋巴显像可用于了解恶性肿瘤的淋巴引流途径、局部与远端淋巴结受累状况,对恶性肿瘤的临床分期、治疗方案的制订、预后的评估具有一定的价值。

4. 淋巴管炎 淋巴管炎的影像表现是炎性淋巴管扩张、显像剂摄取增多、淋巴链影像增粗、淋巴回流加快和淋巴结肿大,与肿瘤、外伤引起的淋巴管阻塞影像表现不同。

5. 协助放疗布野 淋巴显像可以明确局部淋巴结的空间分布和位置,有助于恶性肿瘤放射治疗的靶区勾画和布野设计,保证肿瘤调强适形放射治疗的质量和治疗效果。

二、前哨淋巴结显像

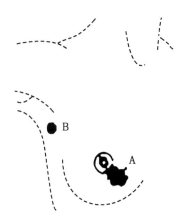

前哨淋巴结(sentinel lymph node,SLN)是肿瘤淋巴引流区域中的第一站淋巴结(图 16-8)。一般情况下,SLN 是最早出现转移的淋巴结,可以是一个或多个。如果 SLN 没有癌细胞转移,则区域中其他淋巴结转移的可能性就非常小;如果 SLN 阳性,则第二站、第三站甚至更远的淋巴结均存在肿瘤转移的风险。因此,从理论上讲,前哨淋巴结病理检查未发现肿瘤转移的患者,可以不进行局部淋巴结的手术清除或放射治疗的预防照射,从而使手术或放疗的范围缩小,减少或避免不必要的淋巴清扫手术或放射治疗所致并发症的出现(如淋巴回流障碍性水肿)。针对分期较早的肿瘤患者,该检查技术具有较高的临床价值。

图 16-8 前哨淋巴结示意图
A. 显像剂注射点;B. 前哨淋巴结

（一）显像原理与显像剂

在肿瘤周围或皮下注射的显像剂,沿局部淋巴管逐级引流到周围的各级淋巴结,最终被单核巨噬细胞系统所捕获和吞噬,聚集于淋巴结,通过显像观察肿瘤局部淋巴引流情况,标定出肿瘤局部区域内首先显影的淋巴结,即为前哨淋巴结。

前哨淋巴结显像剂的颗粒直径一般为 100~200nm。颗粒较小会缩短显像时间,但次级淋巴结可能也会显影,导致前哨淋巴结和二级淋巴结难以区分;颗粒过大(>200nm),显像剂只停留在间质组织,无法进入淋巴结。

目前临床较常用的前哨淋巴结显像剂有 ^{99m}Tc-SC、^{99m}Tc-HSA 和 ^{99m}Tc-DX 等。近年来有一些新型显像剂用于前哨淋巴结显像的临床研究和应用,如 ^{99m}Tc- 利妥昔单抗。

（二）显像方法

1. 显像剂注射方法 于肿瘤周围的皮下分四点(3、6、9、12 点钟方位)注射,或在肿瘤表面正中皮下或肿瘤内单点注射,总注射剂量为 1~2mCi(37~74MBq)。

2. 定位方法

（1）术前显像:患者仰卧位,充分暴露检查部位;应用 SPECT 配低能高分辨平行孔准直器,动态采集或间隔、多次静态采集,矩阵 256×256。大多数 SLN 在注射显像剂后 30min 内显影,若未显影则需延迟显像。对所有显影的淋巴引流区域及显像剂聚集灶(即前哨淋巴结)进行定位,并在相应的皮肤做标记,以协助术中定位。通过 SPECT/CT 进行断层融合显像,可以对 SLN 进行准确定位,获得更高的诊断阳性率(图 16-9)。

（2）术中探测:术中在手持式 γ 探测仪指引下,寻找最高放射性计数的淋巴结,判定 SLN,并对其进行活检。若病理结果未发现肿瘤转移,可不必对引流区域的淋巴结进行彻底清扫;若 SLN 有肿瘤细胞浸润,则必须对该区域淋巴结进行清扫。联合术中注射蓝染料,可以提高 SLN 探测的准确性。

NOTES

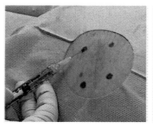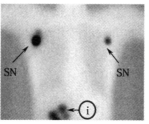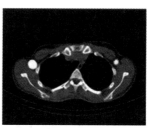

图 16-9　前哨淋巴结的 SPECT/CT 图像

注:SN 表示显影的前哨淋巴结,i 表示注射位点。

（三）临床应用

1. 乳腺癌　目前国内外报道最多的是乳腺癌前哨淋巴结的研究。腋窝淋巴结的状况是决定乳腺癌患者分期和预后的主要因素,而腋窝淋巴结清扫术是引起上肢水肿、疼痛、感觉及功能障碍等乳腺癌术后并发症的主要原因,不必要的淋巴结预防性放射治疗也会造成局部损伤。通过对前哨淋巴结的探测,可以评估乳腺癌淋巴转移情况,有助于临床更精准的分期,从而为患者选择合理的治疗方案,提高其生活质量。

2. 其他肿瘤　前哨淋巴结显像还可以应用于黑色素瘤、妇科恶性肿瘤、头颈部肿瘤、前列腺癌等恶性肿瘤的诊断与治疗中,定位 SLN,指导活检,进而对肿瘤进行准确分期和预后判断,为患者制订更为合理的治疗方案。

除上述放射性核素显像以外,还有生物染料法、生物染料法联合放射性核素显像、CT、MRI、超声造影技术和荧光纳米影像技术等多种方法用于前哨淋巴结的定位。

 Summary

Bone marrow imaging can non-invasively display the distribution of functional bone marrow and the changes in bone marrow hematopoietic function throughout the body. It is helpful to diagnose aplastic anemia, leukemia, multiple myeloma, and myelofibrosis, guiding bone marrow biopsy, and monitor the changes in bone marrow function.

Lymphatic imaging is a safe and non-invasive imaging technique. It reflects not only the structural changes in the lymph nodes and lymphatic vessels but also the changes in lymphatic drainage. Lymphatic imaging is applied to evaluate the distribution and function of regional lymphatic nodes and vessels, diagnose lymphedema, chylous leakage, and lymph node metastases of malignant tumors, and assist in tumor staging and formulating the treatment plan.

Sentinel lymph node imaging can show that the first lymph node in the local region of the tumor is involved. It helps to guide the biopsy of the sentinel lymph nodes, and then evaluate the tumor stage and formulate a reasonable treatment plan.

 思考题

1. 骨髓显像有哪些临床应用?
2. 再生障碍性贫血骨髓显像的常见表现类型有哪些?
3. 淋巴显像的原理是什么? 有哪些临床应用?

（缪蔚冰）

第十七章
炎 症 显 像

炎症（inflammation）是具有血管系统的活体组织对生物病原体、物理、化学、免疫、异物或缺血（缺氧）等损伤因子所产生的自动防御性反应，也是人体十分常见而又重要的基本病理过程。生物病原体（细菌、病毒、真菌等）是炎症最常见的原因，其引起的炎症又称为感染（infection），而由其他损伤因子所致的炎症称为非感染性炎症。炎性疾病由于病因不同和种类繁多，不同病程病理变化和临床表现复杂多变，常给临床诊治带来困难。其中炎症的早期定位诊断及鉴别诊断是临床亟待解决的问题。

目前，医学影像诊断和定位炎症性病变的技术主要有两类：一类是形态学或解剖影像技术如 X 线、超声、CT 和 MRI，然而在炎症早期阶段，由于病变组织结构改变尚不明显，应用此类影像技术常难以准确诊断；另一类是以放射性核素显像为代表的功能影像技术，核素炎症显像基于炎症的病理和病理生理变化，利用不同显像剂探测炎症病灶，具有发现病变早和全身显像的优点，有助于临床及时了解病变的部位和范围，制订合理的治疗方案，减少并发症和提高治愈率。放射性核素显像诊断和定位炎症或感染病灶已有近 50 年的历史，并已成为临床炎症性疾病诊疗的有效方法之一。随着新型炎症/感染特异显像剂的成功研制和推广，以及 SPECT/CT、PET/CT、PET/MRI 应用的普及，可以预见核医学显像技术在炎症性疾病诊疗中将发挥日益重要的作用。

第一节　常用显像剂和显像方法

- 常用的炎症显像剂包括：^{18}F-FDG、放射性核素标记的白细胞（^{99m}Tc-HMPAO 或 ^{111}In-oxine 标记白细胞）、非特异人免疫球蛋白、抗人粒细胞单克隆抗体等。
- 核素标记抗人粒细胞单克隆抗体为特异性炎症显像剂，其余均为非特异性显像剂。

尽管不同的显像剂的显像原理和方法不同，但多数以示踪炎症中的白细胞及白细胞表面的标志物为主。

一、^{18}F-FDG

（一）原理

^{18}F-FDG 结构与葡萄糖类似，可经细胞膜葡萄糖转运蛋白（glucose transporter，GLUT）介导进入细胞内，受己糖激酶作用磷酸化成为 ^{18}F-FDG-6-PO$_4$，其不能被后续葡萄糖分解代谢的酶催化而滞留在细胞内，故葡萄糖代谢率高的组织细胞摄取 ^{18}F-FDG 增加，通过 PET 可敏感探测具有高葡萄糖代谢的病灶。除恶性肿瘤外，炎性病灶摄取 ^{18}F-FDG 也可增加。炎症细胞主要为活化的白细胞（中性多核粒细胞、单核巨噬细胞、淋巴细胞等），这些细胞将葡萄糖作为其主要能量来源，具有高葡萄糖代谢水平。因此，炎性病灶 ^{18}F-FDG PET 显像表现为放射性异常浓聚。

（二）显像方法及正常影像

^{18}F-FDG 显像方法和正常影像见第十章。

二、放射性核素标记白细胞

(一)原理

当机体组织发生炎症时,炎症部位内皮细胞和炎症细胞释放多种细胞因子、化学增活素和白细胞三烯类,导致病变局部血管通透性增加。同时,白细胞(中性粒细胞、单核细胞等)结合于炎症部位高表达黏附分子的血管内皮,随后通过细胞渗出过程穿过通透性增加的内皮细胞和基底膜,在化学趋化性(chemotaxis)机制的作用下迁移至炎症病灶,吞噬、消化病原体和坏死组织。静脉注入体内的核素标记白细胞,随血液循环以同样的机制迁移、聚积于炎症病灶,通过体外显像即可显示病灶部位。本方法仅反映病变局部白细胞浸润聚集的病理变化,属于炎症非特异性显像。

(二)显像剂及显像方法

1. 显像剂制备 采集受检者静脉血 40~60ml,分离白细胞,标记制备 ^{99m}Tc-HMPAO- 白细胞(^{99m}Tc-HMPAO-WBC)、^{111}In-oxine- 白细胞(^{111}In-oxine-WBC)或 ^{18}F-FDG- 白细胞(^{18}F-FDG-WBC)。

2. 显像方法 患者无需特殊准备。

(1) ^{99m}Tc-HMPAO-WBC 显像:静脉注射显像剂 370MBq 后,分别于 1h、4h 和 24h 显像。常规 ^{99m}Tc 采集条件,全身前后位和后前位显像,可疑病灶部位加做局部平面显像或断层显像。

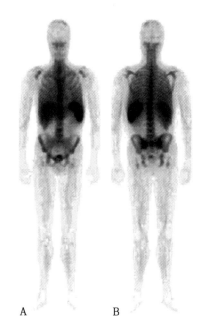

图 17-1 正常 ^{99m}Tc-HMPAO-WBC 全身显像(30min)
A. 前后位;B. 后前位。

(2) ^{111}In-oxine-WBC 显像:静脉注射显像剂 18.5~37.0MBq 后,分别于 4h 和 24h 显像,必要时 48h 延迟显像。采集条件:中能平行孔准直器,能峰置于 173keV 和 247keV,窗宽 20%。预置计时(20min)采集全身各部位前、后位图像。

(3) ^{18}F-FDG-WBC 显像:静脉注射显像剂 120~270MBq,于 1~3h 后行 PET/CT 采集,每床位采集 1.5~4min,全身显像。

(三)正常影像

这几种显像剂的体内正常分布相似,放射性主要分布于肝、脾、骨髓;早期可见肺部放射性摄取,并随时间逐渐减少。 ^{99m}Tc-HMPAO-WBC 在注入体内后,部分解离产生的 ^{99m}Tc-HMPAO 经肝胆系统和肾脏排泄。肾脏和膀胱可早至 1h 显影;1h 和 24h 分别有 4% 与 10% 患者胆囊显影;肠道放射性大多在 2h 出现并随时间增强(图 17-1)。 ^{111}In-oxine-WBC 显像胃肠道和肾内无明显放射性浓聚。 ^{18}F-FDG-WBC 标记率、稳定性较前两者差,有时在体内易脱标,因此,脑、心肌等部位有时可见显影。

三、放射性核素标记非特异人免疫球蛋白

(一)原理

放射性核素标记的非特异人免疫球蛋白 G(human immunoglobulin G,hIgG)在炎症病灶浓聚的机制,主要与炎症部位毛细血管通透性增加,使静脉注入的核素标记 hIgG 随血液循环漏出至病变局部细胞外间隙增多,从而使病灶部位放射性增高有关。hIgG 无免疫源性,不会产生人抗鼠抗体(HAMA)反应,然而血液清除缓慢,所需显像时间较长。

(二)显像剂及显像方法

1. 显像剂 ^{99m}Tc-hIgG 已有商品化试剂盒供应;^{111}In-DTPA-hIgG 制备后需经 Sephadex G25 分离纯化和 0.22μm 微孔滤膜过滤。

2. 显像方法 患者无需特殊准备。静脉注射 ^{99m}Tc-hIgG 370~740MBq 或 ^{111}In-DTPA-hIgG 74MBq 后,分别于 4h 和 18~24h 进行显像,必要时行 48h 显像。采集条件和显像方式:^{99m}Tc-hIgG 与 ^{99m}Tc-HMPAO-WBC 相同,^{111}In-DTPA-hIgG 同 ^{111}In-oxine-WBC。

（三）正常影像

注射显像剂后,体内血容量丰富的组织器官有不同程度的放射性浓聚。由于血液中 IgG 清除缓慢,延迟显像心血池和肺影逐渐减弱,肝、脾、肾等始终有较多的放射性摄取,肠道内放射性分布则不明显,骨髓摄取通常接近本底水平。如果在正常生理性摄取部位之外出现放射性浓聚,并随时间逐渐增强,则可提示为炎性病变的部位。

四、放射性核素标记抗人粒细胞单克隆抗体

（一）原理

经静脉引入体内的 ^{99m}Tc 标记抗人粒细胞单克隆抗体（anti-granulocyte antibody,AGAB）部分与血液循环内的粒细胞结合,部分以未结合形式存在于血液循环中,其余分布于骨髓、肝、脾、肾等组织器官。^{99m}Tc-AGAB 在炎症或感染部位的浓聚机制:①血液中与粒细胞结合的 ^{99m}Tc-AGAB 在炎症趋化因子作用下,迁移至炎症部位,穿过通透性增加的毛细血管积聚于病灶内;②血液循环中未结合 ^{99m}Tc-AGAB 经局部通透性增加的毛细血管渗漏进入病灶内,与病灶内中性粒细胞及粒细胞碎片结合。

（二）显像剂及显像方法

目前,临床应用的 ^{99m}Tc-AGAB 商品化试剂药盒有 LeukoScan 及 Scintimun,其诊断炎症及感染病灶的作用类似于标记白细胞,但避免了核素标记白细胞制备的复杂过程。

1. ^{99m}Tc-sulesomab（LeukoScan） Sulesomab 是抗非特异性交叉反应抗原 90 IgG Fab'（抗 -NCA-90 Fab'）,分子量为 50kDa。^{99m}Tc-Sulesomab 选择性与粒细胞 NCA-90 高亲和力结合,其分子量较小,免疫源性低,血液清除快,可快速完成显像检查。静脉给药后 1h,循环血中未结合放射性占 25%~34%,血液中粒细胞结合放射性为 3%~6%,骨髓约为 43%,其余分布于肝、脾和肾等组织器官;24h 后,41% 放射性经尿液排出,体内残留放射性约 35% 位于骨髓。

2. ^{99m}Tc-besilesomab（Scintimun） Besilesomab 是抗 -NCA-95 IgG（BW250/183）,分子量为 150kDa。^{99m}Tc-Besilesomab 与粒细胞和粒细胞前体细胞 NCA-95 特异性结合。静脉给药后 45min,约 10% 放射性结合于循环血的中性粒细胞,20% 以未结合形式存在于血液循环中,40% 积聚在骨髓。其主要缺点是产生 HAMA,首次注射 125μg 单抗者 HAMA 发生率 <5%,再次注射者 >30%,反复注射可引起过敏反应,同时引起标记单抗的体内分布发生变化。因此,抗体最大注射剂量应 <250μg,并避免同一患者再次给药。

3. 显像方法 患者应接受抗体过敏试验。静脉缓慢滴注 ^{99m}Tc-AGAB 555~740MBq（15~20mCi）,密切观察患者有无发热、呼吸困难等症状和体征;给药后 1h、3~4h 和 24h 行全身前后位及后前位显像,对病灶部位加做局部平面或断层显像,断层显像通常在 4~6h 进行。图像采集使用常规 ^{99m}Tc 条件。

（三）正常影像

^{99m}Tc-AGAB 经静脉注入体内后,最初放射性分布呈血池影,骨髓、肝和脾、甲状腺放射性随时间逐渐增加（图 17-2）。延迟显像放射性主要浓聚于骨髓、肝和脾、肺及大血管影减退接近本底;由于体内放射性主要经泌尿系统排泄,肾脏和膀胱显影。

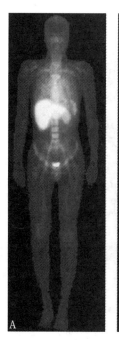
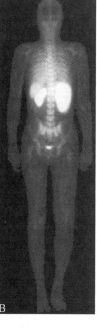

图 17-2 正常 ^{99m}Tc-Sulesomab 全身显像（30min）

A. 前后位;B. 后前位。

第二节　临 床 应 用

- 核医学炎症显像可用于感染或炎症疾病的探测及疗效评价。
- ^{18}F-FDG PET/CT 显像对结核、不明原因发热、结节病、血管炎等炎症的探测灵敏度较高，但诊断缺乏特异性。
- ^{99m}Tc 标记抗人粒细胞单克隆抗体是特异性显像，可反映病灶中白细胞分布情况，对鉴别诊断无菌性炎症和感染有较高的准确性。

临床常用的不同炎症显像剂，因各自的体内生物分布特点及其在炎症病灶浓聚机制的不同，应根据临床实际需要选择相应的显像剂，用于不同类型炎症、感染病灶的诊断。

1. 不明原因发热　不明原因发热（fever of unknown origin，FUO）是指发热持续 3 周以上，体温≥38.3℃，经详细询问病史、体格检查和常规实验室检查仍不能明确诊断，并排除免疫功能缺陷者。其主要病因有感染（21%~54%）、肿瘤（6%~31%）和非感染性炎性疾病（13%~24%）等。常规形态学影像手段常作为 FUO 的首选，但对于早期阶段的炎症缺乏灵敏性。功能性影像如 ^{18}F-FDG、核素标记白细胞或粒细胞抗体有着较高的灵敏度和准确度，可作为补充手段。

^{18}F-FDG 可使 38%~75% 的 FUO 患者获得有助于诊断的结果，尤其是红细胞沉降率和 C 反应蛋白增高的患者，其灵敏度更高（图 17-3）。虽然 ^{18}F-FDG PET 不能有效区分炎症与恶性肿瘤，但在条件允许情况下可作为成人及儿童 FUO 病因筛查的常规方法，其费效比相对较高。相对于其他炎症显像方法，^{18}F-FDG 显像图像分辨率好、可及性强（易获取），尤其是对慢性炎症的探测灵敏度较高。但局限性在于：脑部、心肌、肾脏、肠道有生理性浓聚，发热时受白介素刺激作用，骨髓可出现弥漫性反应性增高，以上部位炎性病变探测效果受限。

^{99m}Tc-HMPAO-WBC 和 ^{111}In-oxine-WBC 诊断 FUO 感染灶亦有相对较高的灵敏度和特异度。由于 ^{99m}Tc-HMPAO-WBC 可在体内解离，对疑有肾脏、膀胱、胆囊和肠道感染者宜选用 ^{111}In-oxine-WBC。现有资料提示，临床高度怀疑感染引起的 FUO 患者，推荐使用标记白细胞；对于怀疑非感染引起者，宜选用 ^{18}F-FDG PET/CT。

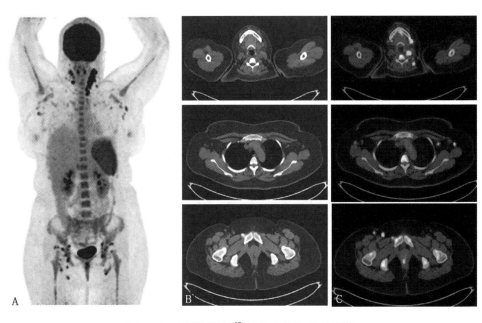

图 17-3　FUO 患者 ^{18}F-FDG PET/CT 显像
Kikuchi 病（组织细胞性坏死性淋巴结炎），淋巴结、骨髓及脾脏高代谢
（A.MIP；B.CT；C. 融合图像）。

2. 结核病 结核病（tuberculosis）在我国仍为常见病。在病理上结核病是由结核分枝杆菌引起的肉芽肿性炎性病变,典型的结核性肉芽肿中央为干酪样坏死,周围伴有增生的上皮样细胞和朗汉斯巨细胞,并伴有淋巴细胞和成纤维细胞围绕。结核灶中炎症细胞葡萄糖代谢高而导致对 ^{18}F-FDG 高摄取（图 17-4）。 ^{18}F-FDG PET/CT 对于肺外结核灶的探测具有优势,如结核性心包炎、腹膜结核、深部脓肿、脊柱结核等。肺结核 ^{18}F-FDG 图像上呈多样性,结核病灶多表现为斑片状,边界较模糊,病灶内放射性分布欠均匀,结合好发部位和相关临床资料有助于判断。但肺部球形结核灶呈均匀高放射性摄取并不少见,与肿瘤鉴别困难。有研究认为陈旧性结核与稳定期结核病灶一般不摄取或很少摄取FDG,显像阳性的结核病灶往往是活动期病灶。

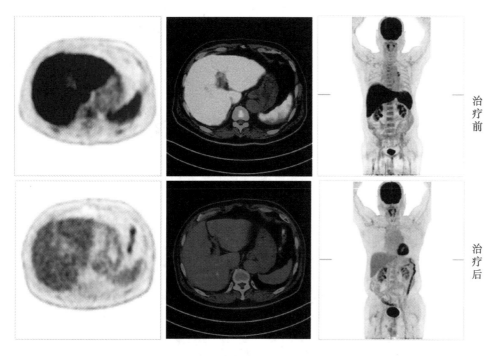

图 17-4　TB 治疗前后 ^{18}F-FDG PET/CT 显像对比

男性,70 岁,间断发热 1 个月,最高达 39.4℃,肝脏及脾脏弥漫性浓聚,肝脏穿刺活检为结核病,抗结核病治疗后恢复。

3. 结节病 结节病（sarcoidosis）是一种累及多系统多器官的肉芽肿性疾病,好发于肺和双侧肺门淋巴结,其次是皮肤和眼,几乎全身每个器官均可受累。结节病是 ^{18}F-FDG PET 成功应用的另一领域,最常见双侧肺门及纵隔淋巴结对称肿大及摄取 ^{18}F-FDG 明显增高,伴或不伴有肺内结节状或片状浓聚灶（图 17-5）。 ^{18}F-FDG PET 在初诊并不具有特异性,难以可靠地与肿瘤（如淋巴瘤）相鉴别,需结合临床资料和其他检查综合分析。 ^{18}F-FDG 价值在于能高灵敏性地反映病变的活动性和明确病变范围,指导选择活检病灶而获得正确诊断,并有助于治疗随访评价。

4. 大血管炎 大血管炎包括巨细胞动脉炎和大动脉炎（Takayasu arteritis）,病理表现为血管壁炎症和坏死伴白细胞浸润,以及反应性损伤血管壁结构和周围组织,通常与缺血有关。 ^{18}F-FDG 显像表现为边缘光滑的条索状放射性高摄取,临床研究显示 ^{18}F-FDG PET 探测大血管炎明显优于 MRI。通过半定量方法可对炎症血管摄取 ^{18}F-FDG 强度进行分级,有助于确定疾病严重程度。此外, ^{18}F-FDGPET/CT 能全面地显示病变范围,且有利于治疗随访评价（图 17-6）和监测疾病活动程度,并在鉴别进展期血管并发症高危患者方面具有预测作用。动脉粥样硬化斑块摄取 ^{18}F-FDG 增高呈斑点状,易与大血管炎相区别。

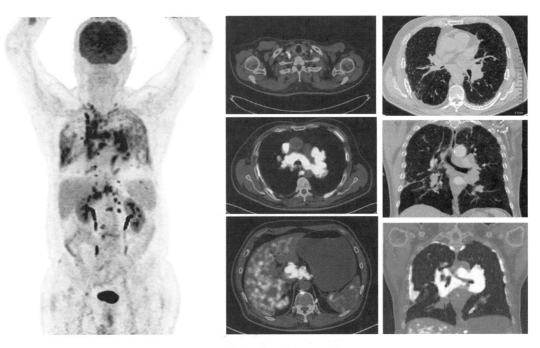

图 17-5　结节病 ^{18}F-FDG PET 显像

颈部、纵隔及上腹部多发淋巴结、双肺病变。

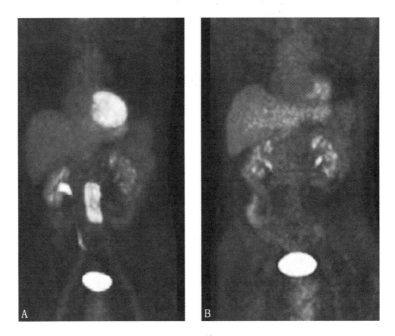

图 17-6　腹主动脉炎治疗前、后 ^{18}F-FDG PET 显像（MIP 图）

　　5. IgG4 相关性疾病　IgG4 相关性疾病（IgG4-related disease，IgG4-RD）是一种与 IgG4 相关、累及多器官或组织、慢性进行性的自身免疫病，又称为 IgG4 阳性多器官淋巴细胞增生综合征。其特征性病理改变为组织及多个器官中广泛的 IgG4 阳性淋巴细胞浸润，进而导致硬化和纤维化。IgG4-RD 最常累及胰腺，又称为自身免疫性胰腺炎（autoimmune pancreatitis，AIP）。AIP 是一种特殊类型的慢性胰腺炎，以血清 IgG4 升高、胰腺肿大、主胰管不规则狭窄、淋巴浆细胞炎性浸润及纤维化为特征。AIP 主要的 PET/CT 表现为胰腺实质弥漫性或局灶性 FDG 高代谢，相应 CT 表现为胰腺头、颈、体尾部弥漫性肿大,轮廓平直,胰腺"羽毛状"结构消失,代之"腊肠样"外观。此外,IgG4-RD还可以单独或同时累及淋巴结、唾液腺、胆道、肾脏、肺、垂体、动脉、前列腺等组织器官。相应地,在FDG PET/CT上可表现为相应受累器官的弥漫或局灶性FDG摄取增高,不仅可结合临床提供诊断线索,还有助于选取活检部位(图17-7)。

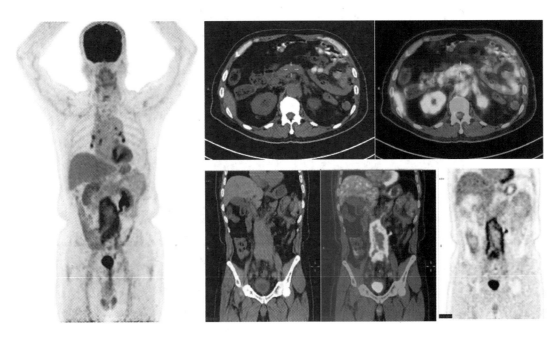

图17-7　IgG4相关性疾病 ^{18}F-FDG PET显像
纵隔淋巴结、胰腺受累,腹膜后纤维化。

6. 人工关节感染　感染是人工关节(joint prosthesis)术后的严重并发症,临床诊断通常较为困难,常规MRI及CT成像因金属伪影,往往难以鉴别假体感染与无菌性松动,而两者的治疗原则和预后不同,早期诊断尤为重要。假体感染炎症显像的特征影像为沿假体及骨骼接触面放射性异常浓聚,而无菌性松动则表现为无明显浓聚或仅有软组织和/或关节面的轻度浓聚。^{18}F-FDG PET/CT诊断人工髋关节/膝关节、脊柱假体感染有很高的临床价值,总体灵敏度可达91%~100%,是有效鉴别人工关节感染与松动的方法,但缺点是显像不具有特异性。白细胞显像是诊断人工关节感染较特异的影像方法,其诊断准确率为90%(图17-8)。

7. 骨髓炎　CT、MRI能准确判定骨髓炎的病变范围,但对慢性骨感染的准确率有限,且难以区别潜在感染与单纯骨折修复。^{18}F-FDG PET/CT能够准确诊断急性骨髓炎,但与临床查体、实验室检测、核素三相骨显像和MRI综合诊断相比并无明显优势,而慢性骨髓炎的诊断往往更为复杂,^{18}F-FDG PET/CT诊断慢性骨髓炎的准确率与 ^{99m}Tc-AGAB 和 ^{111}In-oxine-WBC 相当,对于中轴骨的病灶具有更高的准确性。

8. 腹腔感染或炎症　腹腔感染或炎症由腹腔脓肿、急性胆管炎、腹膜后纤维化、炎症性肠病等多种因素引起,通常表现为腹部不适、疼痛、腹泻等症状。

腹腔感染(abdominal infection,AI)是腹部手术后死亡的主要原因,早期诊断至关重要。炎症显像除诊断病灶外,还能监测和判断腹腔感染对治疗的反应及疗效。^{18}F-FDG PET/CT在诊断活动性腹腔感染方面也显示出良好前景,能够准确定位感染病灶,并指导穿刺活检。核素标记白细胞显像目前仍常用于腹腔感染的诊断(图17-9)。

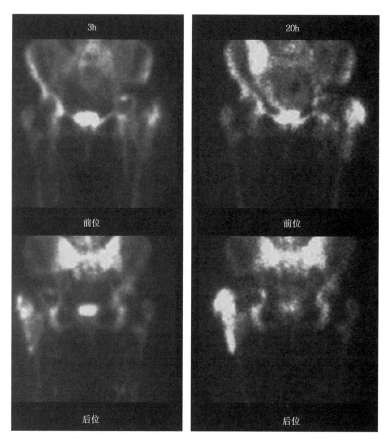

图 17-8　双侧人工髋关节置换术后

左侧假体感染 ^{99m}Tc-HMPAO-WBC 局部显像。

炎性肠病（inflammatory bowel disease，IBD）包括溃疡性结肠炎（ulcerative colitis，UC）和克罗恩病（Crohn disease，CD），是病因不明的慢性复发性肠道炎症性疾病。UC 好发于乙状结肠和直肠，病变呈连续性分布，病理以黏膜溃疡形成为特征；CD 即节段性回肠炎，好发于回肠末端及右半结肠，病变呈节段性分布，病理以透壁性炎症和非干酪样肉芽肿为特征。炎症显像能够敏感探测 IBD，并可判断病变范围与炎症活动情况，有助于这两种疾病的诊断和鉴别诊断，以及监测对治疗的反应和评价疗效。显像剂可选用标记白细胞、^{18}F-FDG、标记 hIgG 或 ^{99m}Tc-AGAB 等，活动性肠炎部位表现为沿肠型分布的异常浓聚。^{18}F-FDG PET/CT 诊断 IBD 有极高的灵敏度和高准确率，且能精确显示病变范围，但应注意区别生理性肠道摄取，结合临床资料和延迟显像结果有助于鉴别。白细胞显像评价 IBD 的范围和活动情况与消化内镜和组织学检查结果具有极好的相关性。IBD 活动期，显像表现为病变部位摄取放射性显著增加，UC 病灶呈连续性分布，而 CD 则呈节段性分布（图 17-10），且浓聚部位不随时间变化；病变为非活动期时显像呈阴性。

9. 关节炎　核素炎症显像可敏感探测类风湿关节炎、强直性脊柱炎等关节炎症病变。^{18}F-FDG PET/CT 能全面显示关节、肌腱及关节囊病变，有助于评估疾病的严重程度。此外，^{18}F-FDG 摄取在疾病治疗后可迅速改变，可用于临床疗效判定及预后评估，比常规炎症标志物测定或临床检查更准确和灵敏。^{99m}Tc-HMPAO-WBC SPECT/CT 亦是区别感染与非感染性关节炎和评价其治疗反应的可靠方法。

10. 人工血管感染　感染是人工血管（vascular prosthesis）移植术后严重的并发症，虽然发生率仅为 0.4%~3%，但死亡率高达 25%~75%。最常见的病原体为金黄色葡萄球菌。临床诊断极为困难，CT 扫描除血管假体移植床和积气征象外，其他表现均为非特异。炎症显像能早期诊断移植血管感染，为临床及时处置提供客观依据。

NOTES

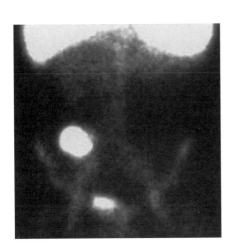

图 17-9　回肠末端脓肿
^{99m}Tc-HMPAO-WBC 局部 3h 显像。

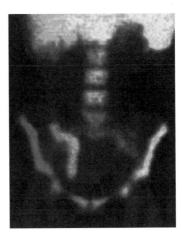

图 17-10　活动性回肠克罗恩病
^{99m}Tc-HMPAO-WBC 局部 3h 显像。

^{18}F-FDG PET/CT 对可疑移植血管感染的灵敏度明显优于常规影像检查。此外,PET/CT 还能精确定位移植血管周围组织对 ^{18}F-FDG 的摄取。血管内感染,如感染性动脉炎、感染性血栓静脉炎等,均可异常浓聚 ^{18}F-FDG,而单纯急性或慢性血栓形成处则无 ^{18}F-FDG 摄取增加。^{99m}Tc-HMPAO-WBC 显像是评价移植血管感染的可靠方法,特别对有免疫功能改变的患者。正常情况下,术后 1 周内显像移植血管处可见标记白细胞摄取,甚至可长达术后 3 个月,假阳性可见于术后移植血管周围炎症、动脉瘤或血肿处活动性出血、囊性淋巴管瘤等。

11. 免疫抑制及免疫缺陷患者感染　器官移植、抗肿瘤药物或放射治疗、粒细胞减少症及获得性免疫缺陷综合征(acquired immune deficiency syndrome,AIDS)等患者由于免疫力低下,容易发生卡氏肺孢菌、弓形体、分枝杆菌及真菌等对正常人不致病或很少致病的病原体引起的感染。此类感染临床表现通常不典型,诊断困难,炎症显像有助于早期发现感染病灶,评估病变范围,观察治疗反应和判断疗效。^{18}F-FDG PET/CT 显像有助于鉴别 AIDS 相关性机会性感染与恶性肿瘤。

Summary

Infection remains a significant contributor to global mortality and morbidity. Inflammation represents the host' s response to dangerous stimuli, so it may be accompanied by any pathogen invasion or occur in the absence of any pathogen as sterile inflammation.

Currently, the pathogen and inflammation can be identified and monitored by non-invasive imaging. The gold standard for nuclear medical imaging of infection is using radiolabelled leukocytes. Other often clinically applied radiopharmaceuticals are ^{18}F-FDG, ^{99m}Tc-human immunoglobulin-G, and ^{99m}Tc-anti-granulocyte antibody.

Radionuclide imaging with single photon-and positron-emitting tracers are vital in evaluating inflammation and infection, which reflect the physiological changes that are part of the inflammatory process. It provides nuclear physicians with a versatile tool for various clinical applications (e.g., fever of unknown origin, spinal osteomyelitis, vasculitis and sarcoidosis, tuberculosis, and skeletal infections).

NOTES

思考题

1. 炎症显像主要有哪几种方法？各自原理是什么？
2. 简述 ^{18}F-FDG PET/CT 在 FUO 中的临床应用价值。
3. 炎症显像有哪些临床应用？

（何　勇）

第十八章
放射性药物治疗概论

放射性药物治疗(radiopharmaceutical therapy,RPT)是指在临床应用放射性药物(含放射性核素本身),通过体内或体外手段进行疾病治疗的方法。1901 年,法国医师 Danlos 和 Bloch 使用封闭的镭源与皮肤接触的方式治疗结核的皮肤病变,由此开启了核医学临床工作篇章。1941 年,Hertz 医生首次采用放射性碘(radioactive iodine,RAI)成功治愈了一例格雷夫斯甲状腺功能亢进症(Graves' hyperthyroidism,GH)患者。在该患者的治疗前和治疗期间,Hertz 医生及其团队采用射线探测技术监测体内 RAI 分布和排泄变化,优化放射性核素治疗剂量,由此开创和建立了核医学诊疗一体化医疗模式,并逐步形成独具特色的放射性诊疗学(radiotheragnostics,RTGs),成为许多疾病治疗的重要方法之一。放射性诊疗学强调,核医学显像和非显像诊断技术不但关注疾病的诊断和鉴别诊断,同时也为治疗用放射性药物临床应用的决策与方案制订、治疗剂量的调整以及个体化治疗提供了重要依据。

放射性药物治疗已广泛应用在多种常见病、多发病和重大疾病的治疗中。以肿瘤治疗为例,可有手术治疗、化学药物治疗、靶向药物治疗和肿瘤放射治疗等。肿瘤靶向治疗可分为物理性靶向治疗、化学性靶向治疗和生物性靶向治疗等三大类,其中放射性药物治疗属于物理性靶向治疗。

依据在治疗时是否需将放射性药物引入体内,将放射性药物治疗分为体内方法和体外方法。前者主要包括放射性药物靶向治疗、放射性药物介入治疗,后者包括放射性核素药物敷贴治疗。

我国应用放射性药物进行疾病治疗的工作始于 20 世纪 50 年代,经过几代核医学人的不懈努力和卓越工作,放射性药物治疗已成为我国核医学临床工作的主要内容之一,通过设置核医学门诊和放射性药物治疗专用病房,为多种常见病、多发病和重大疾病的治疗提供了安全有效的医学技术手段,常规开展了甲状腺疾病、转移性骨肿瘤、肿瘤粒子植入、皮肤疾病敷贴、^{99}Tc-MDP 治疗、肝癌钇 -90 微球治疗及镭 -223 前列腺癌治疗。截至 2019 年末,我国共有 770 所医疗机构开展放射性药物治疗,设置床位 2 544 张,2019 年全年治疗各类患者 52.8 万例次。以最常用的放射性药物 ^{131}I 为例,2008—2018 年,我国学者发表的 ^{131}I 治疗相关学术论文数量居全球第二位。这些都充分彰显了我国放射性药物治疗不仅在临床应用规模上,在学术研究水平方面也走在全球的前列。

第一节　放射性药物治疗的原理

• 放射性核素衰变过程中发射的射线粒子在组织中运动时具有能量传递和电离激发的作用。

• 放射性药物通过利用病变组织细胞特有的生理或病理性摄取、特异性结合和借助介入手段等机制,高选择性地定位在病变组织,达到安全有效治疗疾病的目的。

• 放射性药物治疗具有高选择性、无间断照射、胞外杀伤、方案个体化和无药物毒性等特点。

一、放射性药物治疗的生物学基础

放射性核素衰变过程中发射的射线粒子在组织中运动时具有能量传递和电离激发作用。一方面,射线粒子直接作用于生物大分子,如核酸、蛋白质及多肽等,使其化学键断裂,引起分子结构和功能改变,从而抑制或杀伤病变细胞。DNA 对射线非常敏感,是射线粒子的靶点,其结构断裂和功能改变可导致细胞周期阻滞或细胞凋亡。另一方面,在射线的作用下,水分子发生电离和激发,形成自由基,产生细胞毒作用;此外,由于辐射作用引起病灶局部的神经体液失调,生物膜和血管壁通透性改变,某些物质被氧化形成过氧化物,产生细胞毒作用。放射性药物通过射线或粒子产生的一个直接作用、两个间接作用,可在特定的空间准确消灭病变。

二、放射性药物治疗的定位机制

放射性药物主要通过以下机制高选择性地定位在病变组织,达到安全有效治疗疾病的目的。

1. 利用病变组织细胞特有的生理性摄取　以放射性核素 ^{131}I 治疗格雷夫斯甲状腺功能亢进症(GH)为例。正常情况下,碘是甲状腺合成甲状腺激素的主要原料之一,可由甲状腺滤泡上皮细胞通过基底侧细胞膜上表达的钠碘同向转运体(NIS)逆电化学梯度将循环在血液中的绝大部分碘主动摄取和浓聚至甲状腺组织。在类 TSH 生物活性物质的作用下,GH 患者甲状腺滤泡上皮细胞 NIS 过表达,功能活跃,加速且过量合成甲状腺激素。^{131}I 生物学和化学特性与普通食用的非放射性 ^{127}I 完全相同。在临床上,将放射性核素 ^{131}I 引入体内后,GH 患者的甲状腺可大量摄取 ^{131}I。^{131}I 衰变发射的β⁻射线在组织内平均射程为 0.8mm,其能量几乎全部释放在甲状腺组织内,形成放射性核射线“切除”部分甲状腺组织,从而达到治疗 GH 的目的。

2. 利用病变组织器官特有的病理性摄取　病变组织可出现某些代谢过程的增强。以放射性药物治疗恶性肿瘤骨转移为例,骨转移肿瘤病灶部位因骨组织受到破坏,骨修复及骨盐代谢异常活跃。放射性核素锶 -89(strontium-89,^{89}Sr)体内代谢特点与钙相似,放射性药物钐 -153- 乙二胺四甲基膦酸(samarium-153 ethylene diamine tetramethylene phosphonic acid,^{153}Sm-EDTMP)以膦酸盐类似物为载体,两个放射性药物可直接参与骨代谢,利用转移灶对放射性药物的高摄取和浓聚,达到抑制甚至杀灭转移病灶肿瘤细胞的目的。

3. 利用特异性结合　某些肿瘤中过表达的受体也可成为放射性靶向治疗基础,利用放射性核素标记的特异配体,通过配体与受体之间的特异结合,使多量放射性药物浓聚于病灶。例如,多达 90% 以上的前列腺癌细胞膜上可高表达前列腺特异性膜抗原(prostate specific membrane antigen,PSMA)。应用放射性核素镥 -177(lutetium-177,^{177}Lu)标记 PSMA 的配体制备而成的放射性药物 ^{177}Lu-PSMA-617 已获 FDA 批准,在 PSMA 阳性、出现骨转移的去势抵抗前列腺癌治疗中取得了良好效果。

4. 借助介入手段　通过人为干预,利用穿刺、插管、植入及 3D 打印等技术手段,经血管、体腔、囊腔、组织间质或淋巴收集区,以适当的载体将高活度的放射性药物引入病变部位,形成持续照射,达到精准治疗的目的。例如,可将具有一定放射性活度的放射性核素制成密封籽源,通过施源器或施源导管直接放置到肿瘤组织中,对肿瘤组织进行近距离、较高剂量的持续核射线内照射治疗。

三、放射性药物治疗的特点

1. 高选择性　借助生理性或病理性摄取、特异性结合及介入技术,放射性药物可高选择性地靶向分布和浓聚在病变组织,达到高靶组织 / 非靶组织摄取比,既达到有效的治疗效果,又对邻近和其他组织器官产生较小的影响。

2. 无间断照射病变　浓聚或置放在病变组织中的放射性药物具有恰当的有效半衰期或物理半衰期,即根据放射性药物的特点,在病变组织中可驻留足够长的时间,形成射线对病变组织细胞的足量持续照射,使病变组织丧失修复的时间和机会。根据射线粒子特点,超短距离高能量传递或持续低剂量射线照射,可很好地保护病灶周围的剂量限制组织器官,使患者对放射性药物治疗有更好的耐受性,达到安全有效治疗疾病的目的。

3. 细胞外照射　放射性药物在细胞外即可对病变组织细胞起到杀伤作用,常常不受细胞膜上受体、转运体等生物特性的制约。

4. 病灶的个体化施治　对位置、大小和累及范围不同的病变,可选择合适射线能量和射程的放射性药物,达到合理的照射范围和吸收剂量。

5. 无药物毒性　与普药完全不同,放射性药物的化学量甚微,可以忽略不计,这使得放射性药物在临床使用中,方便了许多具有特殊身体状况或其他合并症患者的治疗。

第二节　放射性药物治疗的关键问题

- 放射性药物的靶向性和稳定性、病变部位的辐射能量沉积、相对生物效应、有效半衰期、作用容积和肿瘤大小等是影响放射性药物治疗效果的关键因素。
- 治疗用放射性核素主要是利用其衰变时发出的 α 粒子、β 粒子、俄歇电子或内转换电子等带电粒子所产生的辐射生物效应杀伤病变细胞和组织。
- 内照射吸收剂量已成为评价放射性药物安全性和有效性的主要指标。

一、影响治疗效果的主要因素

1. 放射性药物的靶向性和稳定性　这是影响放射性药物治疗效果的重要因素之一。只有保证放射性药物有很好的病变靶向性,才能保证应用的放射性药物高活度集中在病变组织而尽可能减少对正常组织器官的损伤。另外,放射性药物要同时具有良好的稳定性,否则由放射性药物解离出来的放射性核素可能会给正常组织器官带来损伤。放射性核素因衰变产生的子核素如仍是放射性核素,则要充分评估其在体内的分布和排泄,避免其对正常组织器官的损害。

2. 病变部位的辐射能量沉积　放射性药物的治疗效果与病变部位辐射能量沉积(deposition)的多少密切相关。射程短且传能线密度(linear energy transfer,LET)高的放射性核素,如 α 粒子和 β 粒子,是理想的治疗用放射性核素。α 粒子在组织中的射程是 50~100μm,LET 为 100~200keV/μm,在病变组织内辐射能量沉积非常高,射程轨迹沉积的辐射能量是 β 粒子的 100~1 000 倍。α 粒子造成的辐射损伤主要是双链 DNA 断裂,使 DNA 完全丧失自我修复的能力,而且 α 粒子的辐射杀伤效果不易受到组织缺氧的影响。

3. 相对生物效应(relative biological effectiveness,RBE)　以低 LET 的 X 射线或 γ 射线外照射为参照,测定放射性核素的生物效应。实验研究表明,相对于 β 粒子,当 β 粒子的 RBE 为 1 时,α 粒子的 RBE 则在 3~7。RBE 主要取决于 LET、肿瘤细胞生长状态和病灶大小等。

4. 有效半衰期(T_{eff})　放射性药物驻留在病灶内的 T_{eff} 应足够长,常以数天为宜。这样施与病变的放射性药物才能达到足够的辐射吸收剂量,从而有效杀灭病变组织细胞。

5. 作用容积(volume of interaction)　放射性核素衰变时射线呈 4π 空间射线照射,射线粒子的能量释放在以射线粒子最大射程为半径的球形空间内,即为作用容积。作用容积越小,射线越能高效杀伤病变组织细胞。

6. 肿瘤大小　由于放射性核素发射粒子的能量和射程不同,临床上可根据肿瘤大小的不同灵活选择射程和能量相应的放射性药物。

二、治疗用放射性核素的主要类别

(一)治疗用放射性药物的选择

理想的治疗用放射性药物须具备以下特点:①通常选择发射纯 α 或纯 β 射线粒子的放射性核素。但随着核技术的不断发展,内照射治疗时,同时可发射适宜显像的 γ 射线的放射性药物越来越受到临床的关注,且在临床的应用过程中形成了诊疗一体化的核医学诊疗模式,即放射性诊疗学;②根据治疗方式(例如,是体内法还是体外法,是介入植入法还是静脉注入法),分别选择发射中高能量射线粒子的放射性核素或低能射线粒子的放射性核素;③具有适宜的有效半衰期,常为数天;④靶/非靶比值高;⑤对患者和医务人员的辐射剂量较低;⑥放射性药物的化学量甚微,"药理作用"可以忽略不计,临床使用安全性好;⑦放射性药物容易获取,便于临床常规使用;⑧如需现场制备,其制备方法简易,质控过程简便易行。

（二）治疗用放射性核素的分类

根据衰变发出的射线不同,可将治疗常用的放射性核素分为三类。

1. 发射 α 射线的核素　α 射线在生物组织内的射程为 50~100μm,约为 10 个细胞的直径。α 射线在超短射程内可释放传递的能量高。例如,^{223}Ra 在生物组织内的射程 <0.1mm,其发射的高能 α 射线可致双 DNA 链断裂。

2. 发射 β 射线的核素　根据 β 射线在生物组织内的射程可分为短射程(<200μm)、中射程(200μm~1mm)、长射程(>1mm)。目前 ^{131}I、^{32}P、^{89}Sr、^{90}Y 等已广泛应用于临床。

3. 发生电子俘获或内转换的核素　发生电子俘获或内转换时产生的俄歇电子或内转换电子,其射程多为 10nm,只有当衰变位置靠近 DNA 时,才产生有效的治疗作用。如 ^{125}I 位于细胞膜时,其杀灭细胞的效率仅为在 DNA 附近时的 1/300。

三、治疗剂量计算与内照射剂量估算

如何准确施用放射性药物的治疗剂量,展开有效且安全的疾病治疗,自放射性药物临床应用的初期即得到了有关专家学者和管理部门的高度重视。早在 1941 年进行首例 ^{131}I 治疗 GH 和 1943 年进行首例 ^{131}I 治疗分化型甲状腺癌的过程中就采用了射线探测技术,观察分析 ^{131}I 在体内的摄取和排泄特点,不断探索放射性药物在体内正常组织器官及病变内的分布和代谢特点,适时调整放射性药物使用剂量,建立临床使用放射性药物治疗各种疾病的规范,避免和减少不必要的损伤,以达到安全有效治疗疾病的目的。

在研究放射性药物体内组织器官摄取、分布和代谢特点的同时,旨在评估组织器官内照射吸收剂量及辐射生物效应,监测及控制组织器官内照射吸收剂量的学科,即内照射剂量学(internal radiation dosimetry)应运而生。内照射吸收剂量已成为评价放射性药物安全性和有效性的主要指标之一,在审批放射性新药时,要求在新药应用评价中全面完整提交内照射剂量学数据。在本节中,以放射性药物内照射治疗为例,基于我国相关的规范,简要介绍和阐述放射性药物治疗剂量计算和辐射剂量评估的基本知识。

（一）治疗剂量计算

应用放射性药物治疗各种疾病时,常根据疾病的严重程度和临床分期、组织器官来源和部位、患者的临床表现和相关检查化验指标、患者自身基础状态等因素,建立规范的治疗剂量计算方法及公式,既严格遵守放射性药物治疗的基本原则,又根据患者的具体情况,实施个体化的精准治疗方案。放射性药物治疗剂量等相关具体内容,将在放射性药物治疗的各论章节中详细介绍。

保障正常组织器官免受放射性药物辐射损伤是放射性药物广泛应用和有效治疗的重要前提之一。做好非靶组织器官的保护,首先要明确每一种放射性药物的摄取及特点。

直接测量技术通常用于某些发射特征 X 射线的 α 粒子和高能 β 粒子在全身或某一器官中的放射性核素的含量或摄入量。当体内某一放射性核素(j)是 M(Bq)时,该放射性核素摄入量 $A_{j\cdot 0}$(Bq)的计算公式为:

$$A_{j\cdot 0}=M/m(t) \qquad (18\text{-}1)$$

式中,$m(t)$:摄入 1Bq 某放射性核素 t 天时体内或器官内该放射性核素的放射性活度(Bq),无量纲;

M:放射性核素 t 天时的放射性活度测量结果,单位为贝可(Bq); t:摄入某放射性核素到测量时的天数。

（二）内照射剂量估算及方法

1. 常用的术语和定义

（1）摄入量:进入人体的放射性核素的量。

（2）吸收量:摄入体内后进入细胞外液的放射性核素的量。

（3）滞留量:摄入放射性核素后不同时间,滞留在器官、组织或全身的放射性核素的量。被体液摄取的放射性核素的量称作系统滞留量。系统滞留量和在呼吸系统及胃肠道内的滞留量之和称为全身滞留量。

（4）沉积:摄入人体后,在摄入器官内沉积下来的放射性核素的量。

2. 内照射剂量估算

（1）待积有效剂量 $E(\tau)$ 和待积器官剂量 $H_T(\tau)$ 的估算分别采用式（18-2）和式（18-3）计算:

$$E(\tau) = A_0 e(\tau) \tag{18-2}$$

$$H_T(\tau) = A_0(\tau) h_T(\tau) \tag{18-3}$$

式中, A_0:放射性核素的摄入量,单位为 Bq; $e(\tau)$:每单位摄入量引起的待积有效剂量,单位为 Sv/Bq; $h_T(\tau)$:每单位摄入量的待积组织或器官的辐射权重剂量,单位为 Sv/Bq。

（2）测量和估算时应对不同核素（ j ）分别测量,用式（18-1）估算摄入量,用式（18-2）和式（18-3）进行待积器官剂量 $H_T(\tau)$ 和待积有效剂量 $E(\tau)$ 的估算后,按式（18-4）式（18-5）估算总剂量:

$$H_T(\tau) = \sum_j A_{j\cdot0}(\tau) h_{j\cdot T}(\tau) \tag{18-4}$$

$$E(\tau) = \sum_j A_{j\cdot0} e_j(\tau) \tag{18-5}$$

Summary

Radiopharmaceutical therapy is widely used to treat various common, frequently occurring, and major diseases. Radiopharmaceuticals can be divided into in-vivo and in-vitro methods depending on whether radiopharmaceuticals are introduced into the human body.

According to the principle of radionuclide decay, energy transfer and ionization excitation occur as radiation particles move in the tissue, radiopharmaceuticals produce one direct and two indirect actions through rays or particles, which can accurately eliminate lesions in a specific space.

Radiopharmaceutical therapy allows high selectivity and uninterrupted irradiation of lesions; radiopharmaceuticals have extremely low or no toxicity, and they cause killing effects on pathological tissues and extracellular cells. The ideal therapeutic radiopharmaceuticals should have an appropriate, effective half-life, a high target/non-target ratio, and a low radiation dose to patients and medical personnel.

When using radiopharmaceuticals to treat diseases, standardized methods and formulas for calculating therapeutic dose are often established based on the severity, clinical stage of the disease, the source and location of tissues and organs, clinical manifestations of patients, related examination and test indicators, and basic status of patients.

思考题

1. 通过本章的学习,结合已学习到的知识,请思考一下为什么我们可以把核医学放射性核素治疗方法称为器官靶向、组织靶向、细胞靶向和分子靶向治疗?

2. 根据你自己对某一疾病的认识,请设计出应用放射性核素靶向治疗的方法对其进行治疗的步骤。

(李亚明)

第十九章
甲状腺疾病的 ^{131}I 治疗

甲状腺疾病的 ^{131}I 治疗至今已有80余年的历史,是放射性核素治疗疾病最成功的临床应用之一。甲状腺功能亢进症(hyperthyroidism),简称甲亢,其临床一线治疗方法有抗甲状腺药物治疗、^{131}I 治疗和手术。在很多情况下,^{131}I 治疗甲亢具有明显优势,如甲亢伴有白细胞或血小板减少、肝功能受损或甲亢性心脏病。分化型甲状腺癌 ^{131}I 治疗是目前术后重要的治疗手段,可以有效改善患者的预后,尤其是在高危患者中,总生存期有明显获益。

第一节　甲状腺功能亢进症

- Graves 甲亢是最常见的甲亢类型。
- ^{131}I 治疗是成人甲亢一线治疗方法之一。
- ^{131}I 治疗甲亢后患者甲状腺功能恢复正常或发生甲减均是 ^{131}I 治疗的目的。
- ^{131}I 治疗甲亢应注意同时运用综合治疗措施。

一、病因与临床表现

甲状腺毒症(thyrotoxicosis)指各种原因导致的血液循环中甲状腺激素过量,引起以神经、循环、消化等系统兴奋性增高和代谢亢进为主要表现的一系列临床综合征。甲亢是甲状腺毒症的类型之一,是因甲状腺自主持续性合成和分泌甲状腺激素增多而引起的甲状腺功能亢进。

（一）病因

导致甲亢的疾病主要有:毒性弥漫性甲状腺肿(格雷夫斯病,Graves' disease,GD)、毒性结节性甲状腺肿(toxic nodular goiter,TNG)、毒性甲状腺腺瘤(toxic thyroid adenoma)、碘甲亢、垂体性甲亢和绒毛膜促性腺激素(hCG)相关性甲亢等。来自全国31个省市78 470名受试者的调查显示,临床甲亢患病率为0.78%、亚临床甲亢患病率为0.44%,GD 患病率为0.53%。临床甲亢和 GD 多见于女性,患病高峰在30~60岁,60岁后患病率显著降低。甲亢以 GD 最为常见,占所有甲亢的85%左右。因此,本节主要介绍 Graves 甲亢的 ^{131}I 治疗。

（二）临床表现

1. 症状　怕热、多汗、易激动、烦躁失眠、心悸、乏力、消瘦、食欲亢进、大便次数增多或腹泻、女性月经稀少。可伴发周期性瘫痪(亚洲、青壮年男性多见)和近端肌肉进行性无力、萎缩,称为甲亢性肌病(hyperthyroid myopathy),以肩胛带和骨盆带肌群受累为主。有1%的 GD 患者伴发重症肌无力。少数老年患者高代谢的症状不典型,可表现为乏力、心悸、厌食、抑郁、嗜睡、体重减轻,称为淡漠型甲亢(apathetic hyperthyroidism)。

2. 体征　多数 GD 患者的甲状腺呈不同程度的弥漫性肿大,少数 GD 患者的甲状腺不肿大;甲状腺上下极可能触及震颤和闻及血管杂音。GD 患者并发甲状腺相关眼病可见相应的眼征。部分患者胫骨前皮肤可见黏液性水肿。TNG 患者可触及结节性肿大的甲状腺。TA 患者的甲状腺可扪及孤立结节。部分患者可有心率增快、心脏扩大、心律失常(如心房颤动)、脉压增大等。

二、诊断与鉴别诊断

(一) 诊断

1. 怕热、多汗、心悸、易激动、消瘦等高代谢症状。

2. 甲状腺弥漫性肿大(少数病例可无甲状腺肿大)。

3. 血清 TSH 降低、甲状腺激素(FT_4、FT_3、TT_4、TT_3)升高。

4. TRAb 阳性。

血清 TSH 水平对于 GD 的诊断,具有高的敏感性和特异性;血清 TRAb 是诊断 GD 的特异性指标;甲状腺摄 ¹³¹I 率、甲状腺超声检查可辅助 GD 的诊断。

(二) 鉴别诊断

临床上最主要是与非甲亢型甲状腺毒症进行鉴别诊断。甲状腺炎是非甲亢型甲状腺毒症的主要病因,包括桥本甲状腺炎、亚急性甲状腺炎、无痛性甲状腺炎及产后甲状腺炎等。与 GD 相比,此类疾病表现为 FT_4 的一过性增高、甲状腺摄 ¹³¹I 率(radioactive iodine uptake,RAIU)降低、TRAb 阴性且不伴有浸润性突眼和胫前黏液性水肿。亚急性甲状腺炎患者,特征性表现为血清 FT_4 水平升高,RAIU 下降或甲状腺核素显像弥漫减低的"分离现象"。

三、治疗方法的选择

¹³¹I、抗甲状腺药物和手术治疗均为治疗甲亢的一线方法,都可用于甲亢的初始治疗。这三种治疗方法各有特点。

1. **¹³¹I 治疗**   ¹³¹I 治疗甲亢疗效确切、安全方便,以达到非甲状腺功能亢进状态(non-hyperthyroid status)为治疗目标,即患者恢复正常甲状腺功能或发生甲减后经补充甲状腺激素达到并维持正常甲状腺功能状态为目标。¹³¹I 治疗的一次治愈率高,复发率低,治疗结果可预期。妊娠和哺乳的甲亢患者禁用 ¹³¹I 治疗。

2. **抗甲状腺药物治疗**   常用的抗甲状腺药物(antithyroid drug,ATD)为甲巯咪唑和丙硫氧嘧啶,二者都可抑制甲状腺激素合成,丙硫氧嘧啶还可抑制外周 T_4 转换为 T_3。抗甲状腺药物治疗的优点为疗效肯定,不破坏甲状腺组织,不会造成永久性甲减,但缺点为所需疗程较长、停药后复发率较高。少数患者可有严重药物不良反应,如白细胞减少、皮疹和肝功能损害等,严重者可致粒细胞缺乏症。

病情较轻、甲状腺肿大不明显、TRAb 阴性或滴度较低的 GD 患者,可选用抗甲状腺药物进行初始治疗。并发中度或重度活动性眼病的 GD 患者应优先选择抗甲状腺药物治疗。

3. **外科手术治疗**   非甲亢首选治疗方法。手术治疗甲亢,超过 85% 的甲亢患者可达到永久性治愈。可能发生喉返神经或甲状旁腺损伤,术后瘢痕影响美观等是外科手术治疗的主要缺点。

4. **甲亢治疗方法的选择**   选择治疗方法主要应考虑患者的甲状腺大小、病情轻重、病程长短、有无并发症、精神及心理状况、是否在妊娠或哺乳期、生育计划、治疗费用和可能利用的医疗条件等。GD 可选择以上三种方法中的任何一种治疗,采用这三种方法治疗的 GD 患者的生活质量没有差异。医师应向患者说明各种方法的优缺点及可能的毒副作用及并发症,根据患者的病情和意愿及可利用的医疗条件给予适当的建议,由患者选择和决定使用哪一种治疗方法,并签署知情同意书。

对于病程较短、甲状腺体积较小、FT_4 轻度增高、TRAb 滴度较低,无 ATD 禁忌者,可优先考虑 ATD 治疗。对甲状腺明显肿大伴有压迫症状、合并甲状腺癌或原发性甲状旁腺功能亢进症、¹³¹I 治疗效果不佳者,需考虑手术治疗。对于 ATD 治疗效果差或伴有明显不良反应,停用 ATD 复发,伴随并发症如心房颤动、周期性瘫痪、肺动脉高压者,应优先考虑 ¹³¹I 治疗。

四、¹³¹I 治疗甲亢的原理、目标、适应证和禁忌证

(一)¹³¹I 治疗甲亢的原理

碘是合成甲状腺激素的原料之一,甲状腺滤泡细胞通过钠碘同向转运体(NIS)摄取 ¹³¹I。GD 患

者的甲状腺滤泡细胞膜 NIS 高表达,摄取 ^{131}I 明显高于正常甲状腺组织。^{131}I 发射的 β 射线在生物组织内平均射程为 1mm,摄入甲状腺组织的 ^{131}I 释放的 β 射线能量几乎全部被甲状腺组织吸收,使得甲状腺滤泡细胞变性和坏死,甲状腺激素合成、分泌减少,甲状腺体积缩小,由此达到治疗 GD 的目的。

（二）^{131}I 治疗甲亢的目标

通过 ^{131}I 治疗使患者达到非亢状态,即恢复正常甲状腺功能,或发生甲减后经补充甲状腺激素达到并维持正常甲状腺功能状态。达到这两种状态之一均可视为达到治疗目标。

（三）^{131}I 治疗甲亢的适应证

^{131}I 是成人 GD 一线治疗方法之一,尤其适用于下述情况:

1. ATD 疗效差或多次复发。

2. ATD 过敏或出现其他治疗不良反应。

3. 有手术禁忌证或手术风险高。

4. 有颈部手术或外照射史。

5. 病程较长。

6. 老年患者(特别是伴发心血管疾病者)。

7. 合并肝功能损伤、白细胞减少或血小板减少。

8. 合并骨骼肌周期性瘫痪。

9. 合并心房颤动。

10. 计划半年后妊娠的患者。

（四）^{131}I 治疗甲亢的禁忌证

1. 妊娠期和哺乳期患者。

2. 确诊伴有甲状腺癌患者。

五、^{131}I 治疗方法

（一）患者的准备

1. ^{131}I 治疗前 1~2 周内应避免食用富含碘的食物及海藻类的保健品。须避免使用含碘的造影剂和药物(如胺碘酮等)。

2. 精神紧张或静息心率超过 90 次 /min 者,尤其是老年患者,或合并有心血管等全身性疾病者,如无用药禁忌,可给予 β 受体阻滞剂。

3. 如患者症状明显,或 FT_4 高于正常参考值上限 2~3 倍,可用抗甲状腺药物预治疗(首选甲巯咪唑),^{131}I 治疗前 2~3d 停用。对于临床症状不显著的中青年 GD 患者,即使 FT_4 水平较高,也可直接行 ^{131}I 治疗,无需 ATD 干预。

4. 对伴有严重基础疾病和 / 或并发症的患者,^{131}I 治疗前应与相关学科合作,给予规范的治疗,使其病情相对稳定后行 ^{131}I 治疗。

5. 完善相关实验室和影像学检查。如甲状腺激素、TSH、TRAb、TgAb、TPOAb;测定 RAIU,行甲状腺核素显像或超声检查等。育龄期女性患者 ^{131}I 治疗前 48h 内行 hCG 检查排除妊娠。

6. 签署知情同意书。

（二）确定治疗用 ^{131}I 剂量

确定 ^{131}I 治疗剂量的方法可分为计算剂量法和固定剂量法两大类。

1. **计算剂量法**　根据甲状腺质量和 RAIU 进行计算,通常每克甲状腺组织的剂量范围为 2.59~5.55MBq（70~150μCi）。

$$口服^{131}I剂量(MBq或μCi) = \frac{计划量(MBq或μCi / g)×甲状腺质量(g)}{最高RAIU或24h\ RAIU(\%)}$$

这一公式是假定 131I 在甲状腺的有效半衰期为 5d,如有效半衰期差异较大,应相应调整 131I 剂量。

2. 固定剂量法　根据甲状腺的体积、质地和临床症状,一次给予固定的剂量。一般为 185~555MBq(5~15mCi)。

(三)131I 剂量的修正

很多因素可能影响 131I 的疗效,所以应根据患者的具体情况对计算的 131I 剂量进行调整。

1. 增加 131I 剂量的因素　①甲状腺体积较大、质地较硬者;②年龄大、病程较长、长期 ATD 治疗者;③有效半衰期较短者;④首次 131I 治疗疗效差或无效者;⑤伴有心脏、肝脏等合并症者。

2. 减少 131I 剂量的因素　①病程短、甲状腺体积较小、质地较软者;②未进行任何治疗或术后复发者;③131I 治疗后疗效明显但未完全缓解者;④有效半衰期较长者。

(四)给药方法

空腹单次口服 131I,服 131I 后应适量饮水,2h 后进食。

(五)131I 治疗后注意事项

嘱患者注意休息,避免感染、劳累和精神刺激,不要揉压甲状腺。治疗后 1 周内避免与婴幼儿及孕妇长时间密切接触,应告知患者 131I 发生疗效的时间及治疗作用可能持续的时间。一般情况下建议患者 131I 治疗 1~3 个月后复查,如病情较重或临床表现变化较大时,应根据需要密切随诊。治疗后半年内应避孕。

(六)综合治疗措施

131I 治疗是以 131I 为主的综合治疗,根据患者的具体情况应采用相应的辅助手段,以提高疗效和降低并发症发生的风险。病情较重的患者可用抗甲状腺药物进行预治疗,待病情减轻后再行 131I 治疗,也可于口服 131I 2~3d 后使用抗甲状腺药物治疗,直到 131I 发生明显疗效为止。131I 治疗前后如无用药禁忌,都可用 β 受体阻滞剂缓减症状和体征。伴有活动性突眼的患者应采用包括糖皮质激素在内的治疗预防突眼加重。

(七)再次治疗

131I 治疗 3 个月后无明显疗效或加重的患者,治疗 6 个月后有好转但未痊愈的患者,都可再次行 131I 治疗。无效或加重的患者再次治疗应适当增加 131I 剂量,少数患者经多次 131I 治疗后才获痊愈。

六、特殊情况甲亢的 131I 治疗

(一)儿童和青少年甲亢的 131I 治疗

儿童和青少年甲亢约 95% 是 GD,其临床症状通常不典型,不易发现,如学习障碍、行为改变、情绪异常或睡眠障碍,往往待出现明显的高代谢症状、颈粗和体重减轻时才开始就医。儿童及青少年 GD 甲亢抗甲状腺药物治疗疗效不及成年人,疗程长且缓解率低(通常 <25%)。目前仍将抗甲状腺药物治疗作为初诊初治青少年 GD 患者的一线治疗,然而大多数患儿在数年后最终需要采用 131I 治疗或手术治疗。

131I 治疗在儿童青少年患者中已广泛应用,但对 131I 治疗后继发肿瘤的担心,使得在儿童 GD 患者中的应用相对谨慎。尽管目前缺乏有效证据,但对 5 岁以内的儿童应避免使用 131I 治疗。对符合 131I 治疗适应证的 5~10 岁儿童 GD 患者,131I 治疗剂量建议不超过 370MBq(10mCi)。

儿童青少年 GD 患者 131I 治疗的适应证:抗甲状腺药物治疗无效,或有严重副作用;有手术禁忌证或不宜手术。131I 治疗的禁忌证:确诊为甲状腺癌的患者。

儿童青少年 GD 患者 131I 治疗前的准备、确定 131I 剂量的方法与成人 GD 相同。除了甲减外,青少年 131I 治疗的副作用并不常见。不足 10% 的儿童在 131I 治疗 1 周后有甲状腺轻微的触痛,服用非甾体抗炎药可以在 24~48h 内有效缓解疼痛。

(二)老年 GD 甲亢的 131I 治疗

老年甲亢常见病因包括 GD、TNG 和 TA。碘充足地区老年人甲亢的病因主要是 GD,碘缺乏地区

老年人甲亢主要是 TNG。碘致甲亢在老年人中常见,老年人使用含碘造影剂引起碘致甲亢的风险增大。6%~10% 服用胺碘酮的患者会出现甲状腺毒症,在碘缺乏地区更易发生。

老年甲亢患者起病隐袭,缺乏典型的高代谢症候群,心血管相关症状常为首发和主要表现,如心悸、心房颤动、收缩压增高、脉压增宽、心力衰竭及在冠心病基础上诱发的心绞痛。老年人以淡漠型甲亢更常见,常表现为体重减轻、抑郁和躁动,缺乏交感神经兴奋的症状;可伴有疲倦、厌食、冷漠、认知功能减退和肌无力。老年甲亢患者可有非特异性表现,如虚弱、持续性呕吐、高钙血症等。

甲亢在增加老年患者心血管疾病风险的同时,还可导致老年人注意力减退、情绪和认知改变;增加老年人骨质疏松和骨折的风险。老年 GD 甲亢患者甲状腺肿大程度低于年轻患者,但老年 TNG 患者可有巨大甲状腺肿或胸骨后甲状腺肿,常出现呼吸困难等压迫症状。

老年 GD 患者,特别是伴有心血管疾病者是 ^{131}I 治疗优先考虑的适应证。因为老年 GD 患者常伴有心血管疾病或其他合并症,在 ^{131}I 治疗后存在短期甲状腺毒症加重的风险,如无用药禁忌,所有老年 GD 患者在 ^{131}I 治疗前宜使用 β 受体阻滞剂。

老年 GD 患者 ^{131}I 治疗剂量的计算方法与成人相同。年龄是调整 ^{131}I 治疗剂量的影响因素,在同等情况下,治疗剂量较成人有所增加。^{131}I 治疗后需密切观察患者的症状变化,及时发现甲减并予以纠正。可依据治疗后甲状腺功能等变化,在无禁忌证的情况下,继续予以 β 受体阻滞剂,或在 ^{131}I 治疗 3~7d 后继续应用抗甲状腺药物治疗控制症状。

七、治疗后常见反应及处理

(一) 早期反应及处理

患者 ^{131}I 治疗后短期内可出现乏力、心悸、纳差、皮肤瘙痒、甲状腺肿胀、颈部疼痛等症状,建议观察并对症处理。少数患者 ^{131}I 治疗后出现暂时性白细胞降低或肝损伤,给予升白细胞或保肝药物对症治疗后可恢复正常。静息心率超过 90 次 /min 或并存心血管疾病的 GD 患者可用 β 受体阻滞剂。重症 GD 患者,应在 ^{131}I 治疗 3~7d 后继续应用 ATD,当 FT_4 趋向正常时逐渐减量、停药。

^{131}I 治疗后发生甲亢危象(thyroid storm)极罕见,如发生则多见于 ^{131}I 治疗后 1~2 周,以多系统受累为特征,可危及生命,多器官功能衰竭是其常见死因,需要早期识别和紧急治疗。可能诱发的原因:①^{131}I 治疗后合并感染、腹泻、较强烈的精神刺激或过度劳累等应激状态使儿茶酚胺释放增多;②^{131}I 治疗前病情重而未作适当预治疗;③患者心脏和神经系统的儿茶酚胺受体过表达,导致对血中儿茶酚胺过度敏感;④甲状腺滤泡破坏导致血液中甲状腺激素水平增高;⑤患者重要器官的功能已发生严重障碍,如心功不全、肝功损害等。过去认为 ^{131}I 治疗后,射线破坏甲状腺滤泡使血液中甲状腺激素水平增高是导致甲亢危象的原因,但长期临床观察发现,^{131}I 治疗后血中甲状腺激素水平不升高,或仅轻度升高,不足以导致甲亢危象的出现,至少不是导致甲亢危象的主要原因。

甲亢危象应以预防为主,包括在 ^{131}I 治疗前的预治疗、避免常见诱发因素和甲亢危象识别。可采取以下措施:病情严重的患者应用抗甲状腺药物进行预治疗,^{131}I 治疗后应用抗甲状腺药物控制症状。较衰竭的患者应加强支持疗法,注意休息,防止感染、劳累和精神刺激。如有危象先兆,则应及时处理,密切观察。

甲亢危象主要表现为高热、心动过速、烦躁和大量出汗等,以及消化系统、神经系统和循环系统的功能障碍。治疗原则:使用大剂量的硫脲类药物和无机碘,抑制甲状腺激素的合成和分泌;β 受体阻滞剂和抗交感神经药物,降低体内儿茶酚胺的数量并阻断其作用;糖皮质激素的使用等。物理降温,给氧,纠正电解质及调节酸碱平衡,控制感染(详细内容请参考内科相关书籍)。

(二) 甲状腺功能减低症

^{131}I 治疗甲亢后发生甲状腺功能减低症(甲减)与患者对射线的个体敏感性差异和其自身免疫功能紊乱有关,目前不能有效地预防,不存在既可以纠正甲亢又不会造成甲减的绝对理想剂量。使用较低剂量 ^{131}I 治疗,仅能降低早发甲减的发生率,而且是以降低一次性治愈率为代价。晚发甲减的发生

与 ^{131}I 使用剂量无关,尤其是同时合并 TPOAb 阳性的 GD 患者,即使 ^{131}I 治疗后甲状腺功能恢复正常,甲减发生率每年为 2%~3%。甲减通过补充甲状腺激素可获得理想的控制。早发甲减、晚发甲减和亚临床甲减,都应及时给予甲状腺激素制剂治疗,部分患者的甲状腺功能可能恢复正常,部分患者需长期甚至终身给予甲状腺激素替代治疗。

(三)甲状腺相关眼病

不伴有突眼的 GD 甲亢患者,^{131}I 治疗后发生突眼的概率较小;中度 - 重度活动性突眼的患者,^{131}I 治疗后眼病可能加重。甲状腺功能长期异常是导致眼病恶化的主要因素之一。为了防止眼病的加重,活动性突眼的患者于 ^{131}I 治疗后血清甲状腺激素水平降至正常时,应密切观察 TSH 水平的变化,适时补充左甲状腺素(L-T$_4$)避免 TSH 水平升高。L-T$_4$ 既可抑制 TSH 升高,还可能抑制抗甲状腺抗体的产生。如发生甲减后才用 L-T$_4$ 纠正,眼病恶化的概率增高。合并有突眼的亚临床甲减患者,应及时给予甲状腺激素制剂抑制 TSH,防止临床甲减状态的出现。如伴活动性突眼的甲亢患者必须采用 ^{131}I 治疗,则应联合使用糖皮质激素防止突眼加重。

(四)生殖遗传及辐射安全问题

卵巢和睾丸低摄取或不摄取 ^{131}I,^{131}I 在 GD 患者体内排泄快,患者的生殖能力不会受到影响。接受 ^{131}I 治疗的儿童及青少年 GD 患者的后代中,先天畸形的比例并未增加。考虑到甲状腺功能异常可能对妊娠的影响,接受 ^{131}I 治疗的 GD 患者,应在至少 6 个月后,待甲状腺激素水平调整至正常时再考虑妊娠。

有关 ^{131}I 治疗甲亢是否引发患者肿瘤发生率及其肿瘤特异性死亡率增高的问题,一直备受关注。一项甲亢治疗随访协作研究的系列报告,时间跨度 70 余年,包括 26 家医疗中心(美国 25 家,英国 1 家),覆盖了 1946—1964 年进行治疗的甲亢患者 35 000 余人。结果显示,甲亢患者接受 ^{131}I 治疗后,白血病发生率、甲状腺肿瘤发生率及癌症总体死亡率均未见增高。另一项研究对 479 452 例患者进行了分析,显示进行或未进行 ^{131}I 治疗的甲亢患者相比较,肿瘤总体发病率和死亡率无显著性差异。这些均表明甲亢 ^{131}I 治疗是一种安全的治疗方法。

八、^{131}I 治疗甲亢的疗效评价

^{131}I 治疗后一般 2~3 周才出现疗效,症状缓解,甲状腺缩小,体重增加。部分患者 ^{131}I 的治疗作用可持续半年以上。一个疗程 GD 的治愈率为 52.6%~77.0%,有效率为 95% 以上,无效率为 2%~4%,复发率为 1%~4%。如患者甲状腺过大过硬,常需多个疗程才能治愈。

^{131}I 治疗甲亢的疗效评价标准:

1. 完全缓解 治疗后随访半年以上,甲亢症状和体征完全消失,患者达到非甲亢状态,即甲状腺功能恢复正常或发生甲减后通过补充甲状腺激素达到并维持甲状腺功能水平正常。

2. 部分缓解 甲亢症状减轻,体征部分消失或减轻,血清甲状腺激素水平明显降低,但未降至正常水平。

3. 无效 症状和体征均无改善或反而加重,血清甲状腺激素水平无明显变化。

第二节 分化型甲状腺癌

- 甲状腺癌是内分泌系统和头颈部肿瘤中最常见的恶性肿瘤,其中分化型甲状腺癌占 95% 以上。
- ^{131}I 治疗是分化型甲状腺癌术后重要的治疗方法,可有效降低疾病特异性死亡率,改善患者的预后。
- 甲状腺癌术后、^{131}I 治疗前和 ^{131}I 治疗后,需动态评估患者的复发风险和治疗效果评价。
- DTC 术后 ^{131}I 治疗方法包括清甲治疗、辅助治疗和清灶治疗,需根据 ^{131}I 治疗前评估的结果,

选择对应的 ^{131}I 治疗方法。

一、甲状腺癌的组织学分类

甲状腺癌（thyroid cancer）是一种起源于甲状腺滤泡上皮或滤泡旁上皮细胞的恶性肿瘤，是内分泌系统和头颈部肿瘤中最常见的恶性肿瘤。2019 年国家癌症中心根据 2015 年全国肿瘤流行情况测算出我国甲状腺癌发病数为 20.1 万，发病率为 14.6/10 万，在所有恶性肿瘤中位居第 7 位，在女性恶性肿瘤中位居第 4 位。2015 年我国甲状腺癌死亡率为 0.48/10 万，5 年生存率为 84.3%，与美国（98.7%）等发达国家仍存在差距。

甲状腺癌按肿瘤起源及分化程度分为甲状腺乳头状癌（papillary carcinoma of thyroid）、甲状腺滤泡状癌（follicular carcinoma of thyroid）、甲状腺髓样癌（medullary carcinoma of thyroid，MTC）和甲状腺未分化癌（anaplastic thyroid carcinoma，ATC），其中甲状腺乳头状癌和甲状腺滤泡状癌合称为分化型甲状腺癌（differentiated thyroid carcinoma，DTC）。DTC 占所有甲状腺癌病例数的 95% 以上，其中又以甲状腺乳头状癌最多见，占甲状腺癌的 85%~90%。大部分 DTC 进展缓慢，经规范化综合治疗后可达到临床无瘤状态。但某些组织学亚型如甲状腺乳头状癌的高细胞型、柱状细胞型、鞋钉亚型等和甲状腺滤泡状癌的广泛浸润型以及嗜酸细胞癌（Hürthle 细胞癌）等易发生腺外侵犯、血管侵袭和远处转移，复发率高，预后相对较差。

甲状腺乳头状癌多发生于 30~50 岁，女性患者占 60%~80%。20%~80% 甲状腺乳头状癌患者在病变的对侧叶有微小的甲状腺乳头状癌病灶，多发的病灶可能起源于不同的克隆。约 15% 的甲状腺乳头状癌患者初始手术治疗时就发现已侵犯甲状腺邻近组织，35%~50% 确诊时就有淋巴结侵犯和 1%~7% 已发生远处转移。17 岁以下的 DTC 患者 90% 有淋巴结侵犯。

甲状腺滤泡状癌是无甲状腺乳头状癌特征的甲状腺滤泡上皮细胞起源的肿瘤，甲状腺滤泡状癌几乎都是单克隆起源。甲状腺滤泡状癌可能侵犯甲状腺被膜、血管或甲状腺邻近组织，这是甲状腺滤泡状癌与甲状腺滤泡腺瘤鉴别的要点。甲状腺滤泡状癌男女发病率之比为 1 : 2，发病的平均年龄为 50 岁。确诊甲状腺滤泡状癌时 4%~6% 患者发生颈部淋巴转移，5%~20% 的患者已发生远处转移，常转移到肺和骨。

二、DTC 的初始手术治疗与术后危险度分层

DTC 治疗是以手术为主，辅以 ^{131}I 治疗和 TSH 抑制的综合治疗。手术作为甲状腺癌初始治疗最为重要，通过规范的手术完整切除原发病灶、周边可能被累及的组织以及淋巴转移灶，可降低复发和转移风险，是开展后续治疗的关键，并为临床分期及风险分层提供依据。

目前公认的甲状腺癌手术方式为甲状腺全切或近全切除术、腺叶加峡部切除术。DTC 手术切除范围需要考虑多种因素，权衡各种术式的利弊和患者意愿，细化外科处理原则，不可一概而论。手术范围确定影响因素包括以下方面：患者的年龄和性别、甲状腺癌家族史、颈部放疗史（尤其是青少年时期）；肿瘤大小、是否多灶、肿瘤位于一侧腺叶还是累及双侧腺叶；甲状腺包膜外软组织被侵犯（影像学征象或声嘶、吞咽困难等发生）、临床可疑淋巴转移；特殊类型的 DTC，合并 *BRAF*、*ras* 突变和 / 或 TERT 融合等分子改变；合并有其他基础疾病，以及患者由于职业、性格、意愿等原因做出的倾向性选择等。

目前有多个 DTC 的分期系统，最常使用的美国癌症联合委员会（AJCC）与国际抗癌联盟（UICC）联合制定的 TNM 分期，此系统是基于病理学参数（pTNM）和年龄的分期体系，主要用于癌症相关死亡风险的评估。自 2018 年 1 月 1 日，开始执行第 8 版 AJCC 甲状腺癌 TNM 分期系统（表 19-1、表 19-2）。但这些分期系统主要侧重预测 DTC 的死亡相关风险，均未将近年来逐渐引人关注的与 DTC 复发、死亡率密切相关的分子特征（如 *BRAF*^{V600E} 突变等）纳入评估范围。对于 DTC 这种长期生存率很高的恶性肿瘤，更应对患者进行复发危险度分层。目前尚无公认的"最佳"分层系统，多采用下述的 3 级复发风险分层（表 19-3）。

NOTES

表 19-1　甲状腺癌的 TNM 分期（AJCC，第 8 版）

分类	定义
原发病灶（T）	
T_x	原发肿瘤灶无法评估
T_0	无原发肿瘤灶证据
T_1	肿瘤最大直径≤2cm 且局限于甲状腺内
T_{1a}	肿瘤最大直径≤1m 且局限于甲状腺内
T_{1b}	肿瘤最大直径>1cm 但≤2cm 且局限于甲状腺内
T_2	肿瘤最大直径>2cm 但<4cm 且局限于甲状腺内
T_3	肿瘤最大直径>4cm 且局限于甲状腺内，或任意大小肿瘤出现肉眼可见的甲状腺外侵犯且只侵犯带状肌群
T_{3a}	肿瘤最大直径>4cm 且局限于甲状腺内
T_{3b}	任意大小肿瘤，伴有肉眼可见的甲状腺外侵犯且只侵犯带状肌群（胸骨舌骨肌、胸骨甲状肌、甲状舌骨肌或肩胛舌骨肌）
T_4	肉眼可见的腺体外侵犯且范围超出带状肌群
T_{4a}	任何大小的肿瘤，伴有肉眼可见甲状腺外侵犯累及皮下软组织、喉、气管、食管或喉返神经
T_{4b}	任何大小的肿瘤，伴肉眼可见甲状腺外侵犯累及椎前筋膜或包绕颈动脉或纵隔血管
区域淋巴结（N）	
N_x	区域淋巴结无法评估
N_0	无区域淋巴转移
N_{0a}	细胞学或组织学病理证实一个或多个淋巴结均为良性
N_{0b}	无区域淋巴转移的放射学或临床证据
N_1	区域淋巴转移
N_{1a}	Ⅵ和Ⅶ区淋巴转移（气管前、气管旁、喉前/Delphian 淋巴结、上纵隔淋巴结），可为单侧或双侧病变
N_{1b}	单侧、双侧或者对侧的侧颈部淋巴转移（Ⅰ、Ⅱ、Ⅲ、Ⅳ或Ⅴ区）或咽后淋巴结
远处转移（M）	
M_0	无远处转移
M_1	伴有远处转移

表 19-2　分化型甲状腺癌的预后分期（AJCC，第 8 版）

	分期	T	N	M
年龄 <55 岁	Ⅰ	任何 T	任何 N	M_0
	Ⅱ	任何 T	任何 N	M_1
年龄 ≥55 岁	Ⅰ	T_1、T_2	N_0、N_x	M_0
	Ⅱ	T_1、T_2	N_{1a}	M_0
		T_{3a}/T_{3b}	任何 N	M_0
	Ⅲ	T_{4a}	任何 N	M_0
	Ⅳ A	T_{4b}	任何 N	M_0
	Ⅳ B	任何 T	任何 N	M_1

表19-3　分化型甲状腺癌的初始复发危险度分层

复发危险度	符合条件
低危	甲状腺乳头状癌（符合以下全部条件者）： 　　无局部或远处转移 　　所有肉眼可见的肿瘤均被彻底清除 　　无肿瘤侵及甲状腺外组织 　　原发病灶为非侵袭性病理亚型 　　如果给予 ^{131}I 治疗，治疗后显像无甲状腺外碘摄取 　　无血管侵袭 　　cN_0 或 ≤5 个淋巴结微小转移（<2mm）pN_1 滤泡型甲状腺乳头状癌：腺内型、包裹性滤泡型甲状腺乳头状癌 甲状腺滤泡状癌：腺内型、分化良好的侵及包膜的甲状腺滤泡状癌，无或仅有少量（≤4 处）血管侵犯 PTMC：腺内型、单灶或多灶，无论 *BRAF* 突变是否阳性
中危（所有 DTC）	符合以下任一条件者： 　　原发病灶向甲状腺外微小侵犯 　　首次 RAI 治疗后显像提示有颈部摄碘灶 　　侵袭性病理亚型（如高细胞型、鞋钉型或柱状细胞型等） 　　伴血管侵袭的甲状腺乳头状癌 　　cN_1 或 5 个以上微小淋巴结（最大直径均 <3cm）pN_1 　　伴有腺外侵袭和 *BRAF*^{V600E} 突变的多灶性 PTMC
高危（所有 DTC）	符合以下任一条件者： 　　原发病灶向甲状腺外肉眼侵袭 　　原发病灶未能完整切除 　　有远处转移 　　术后血清甲状腺球蛋白提示有远处转移 　　pN_1 中任何一个转移淋巴结直径 ≥3cm 　　伴广泛血管侵袭（>4 处）的甲状腺滤泡状癌

三、DTC 的 ^{131}I 治疗

（一）^{131}I 治疗 DTC 的原理

分化型甲状腺癌的原发病灶和转移灶癌细胞具有正常甲状腺滤泡细胞的部分功能，其细胞膜表面表达钠碘同向转运体（NIS）并具有摄碘能力，通过 NIS 可将 ^{131}I 从血液中主动性地浓聚到甲状腺癌细胞及残留的正常甲状腺滤泡细胞中。在高水平 TSH 刺激下，DTC 细胞（包括局部区域病灶和远处转移灶）可获得较高的摄 ^{131}I 率，利用 ^{131}I β 射线的辐射生物效应清除甲状腺癌组织及残留甲状腺组织，达到降低肿瘤复发率、转移率和病死率，提高无病生存期、疾病特异性生存期和总生存期的目的。

（二）DTC ^{131}I 治疗方法的定义

^{131}I 治疗是 DTC 术后综合治疗的主要措施之一。根据治疗目的可分为 3 个层次：①采用 ^{131}I 清除手术后残留的甲状腺组织，称为清甲（remnant ablation）治疗；②采用 ^{131}I 清除手术后影像学无法证实的可能存在的转移或残留病灶，称为辅助治疗（adjuvant therapy）；③采用 ^{131}I 治疗手术后已知存在的不宜手术切除的局部或远处 DTC 转移灶和复发灶，称为清灶治疗（therapy of known disease）。根据治疗前评估结果选择相应的治疗方法。

（三）^{131}I 治疗 DTC 的适应证和禁忌证

1. 清甲治疗适应证　①复发风险为中危的患者；②便于长期随访及肿瘤复发监测，且本人有意愿的低危 DTC 患者；③甲状腺大部切除术后评估有补充全切的临床需求，不愿或不宜再次手术的患

者;④经评估诊断性 ^{131}I 全身显像(DxWBS)仅甲状腺床有 ^{131}I 浓聚且 TgAb 阴性和术后刺激性甲状腺球蛋白(stimulated thyroglobulin,sTg)<1.0μg/L 复发风险为高危的患者。

2. 辅助治疗适应证　①DTC 术后复发风险高危或中危,且 sTg>1.0μg/L 的患者;②不明原因高血清甲状腺球蛋白(Tg)水平或 TgAb 持续升高的患者。

3. 清灶治疗适应证　①经治疗前评估存在摄碘功能的局部和远处转移性病灶或复发性病灶;②前次治疗后 ^{131}I 全身显像(RxWBS)提示存在摄碘病灶。

4. ^{131}I 治疗 DTC 禁忌证　①妊娠期或哺乳期妇女;②甲状腺术后创口未愈合者;③计划 6 个月内妊娠者。

四、^{131}I 治疗 DTC 的方法

(一) ^{131}I 治疗前准备

1. 低碘准备　^{131}I 治疗的疗效与进入残留甲状腺组织及 DTC 细胞内的 ^{131}I 的剂量呈正相关。为尽量减少患者体内稳定性碘对 ^{131}I 的竞争性抑制作用,提高残留甲状腺组织和转移灶对 ^{131}I 的摄取量,服 ^{131}I 前 2~4 周嘱患者低碘饮食(碘摄入量 <50μg/d)。如食用无碘盐,禁食海带、紫菜及海鲜等高碘食物,暂停服用胺碘酮等含碘类药物,避免用碘伏消毒皮肤等。

2. 升高血清 TSH 水平　一般认为血清 TSH 水平升高至 30mU/L 以上,残留甲状腺组织和 DTC 转移灶 NIS 对 ^{131}I 的摄取量明显增加,可取得较好的 ^{131}I 治疗效果。提高 TSH 的方法有两种:一是提高内源性 TSH 的分泌,即停服左甲状腺素(L-T$_4$)2~4 周,在 TSH>30mU/L 后行 ^{131}I 治疗;二是给予外源性 TSH,即肌内注射重组人 TSH(rhTSH)0.9mg,每天 1 次,连续 2d,第 3 天行 ^{131}I 治疗。

3. 治疗前的常规检查　主要包括血清甲状腺激素、TSH、Tg、TgAb、血常规、尿常规、肝肾功能、甲状旁腺激素、电解质、心电图、颈部超声、胸部 CT 等。育龄期女性患者,应行人绒毛膜促性腺激素(hCG)测定,排除妊娠。哺乳期患者,如决定行 ^{131}I 治疗,应中断哺乳。

^{99m}TcO$_4^-$ 甲状腺显像或甲状腺摄 ^{131}I 率测定可以了解残留甲状腺组织的多少。选择性行诊断性 ^{131}I 显像,推荐用低剂量的 ^{131}I(<185MBq),并在显像后 72h 内实施 ^{131}I 治疗。

4. 医患沟通、患者教育、签署知情同意书　应向患者及家属介绍治疗目的、实施过程、治疗后可能出现的不良反应等,并对住院期间和出院后辐射安全防护注意事项进行指导,获得患者及家属的认可后签署 ^{131}I 治疗知情同意书。

(二) 服用 ^{131}I 方法和注意事项

1. 空腹一次性口服治疗所需剂量的 ^{131}I 溶液,2h 后可正常饮食。

2. 口服 ^{131}I 后适量多饮水。勤排大小便,以减少对生殖腺、膀胱、肠道和全身的照射。

3. 口服 ^{131}I 24h 后,嘱患者常含话梅或维生素 C 或咀嚼口香糖,按摩唾液腺或补液等,以促进唾液分泌,预防或减轻辐射对唾液腺的损伤。

4. 口服 ^{131}I 24h 后,常规口服泼尼松 10~30mg/d,预防和减轻 ^{131}I 可能引起的颈部水肿、疼痛。1周后开始逐渐减量至停服。再次 ^{131}I 治疗时因常无明显残留甲状腺组织,可视患者症状临时口服泼尼松。

5. ^{131}I 治疗后 2~7d 行全身显像,了解有无转移灶及其摄碘功能状态,为进一步随访和治疗方案的制订提供依据。因 RxWBS 可发现更多 ^{131}I 治疗前未知的转移灶,因此 RxWBS 是对 DTC 进行再分期和确定后续 ^{131}I 治疗方案的基础。采用 ^{131}I SPECT/CT 检查可以进一步提高 RxWBS 诊断的准确性和灵敏度。

6. ^{131}I 治疗后 24~72h 开始口服甲状腺素,常规用药为 L-T$_4$,空腹顿服。如清甲治疗前残留较多甲状腺组织者,因 ^{131}I 破坏甲状腺组织后使甲状腺激素释放入血,造成血液中甲状腺激素水平短期升高,故服用甲状腺素的起始时间可适当推迟。年长或伴有基础疾病者补充甲状腺素的剂量宜逐步增加。服用甲状腺素 1 个月后根据血清甲状腺激素和 TSH 水平调整剂量。

7. 口服 ^{131}I 后患者应住院隔离治疗,当体内残留 ^{131}I 剂量≤400MBq(10.8mCi)时方可出院。

8. ^{131}I 治疗后半年内患者均须避孕。

（三）^{131}I 清甲治疗

如临床有需要了解 DTC 术后患者血清 Tg 的分层,进一步了解 DTC 术后分期,可建议行清甲治疗。尽管大部分低危或中危伴有低危特性的 DTC 患者并不能通过 ^{131}I 清甲而降低肿瘤复发及死亡风险,但可便于随访监测病情及可能发现隐匿的转移灶,及时进行临床再分期,指导后续的治疗决策。

如患者经评估后符合如下所有条件:①没有甲状腺癌家族史;②既往无头颈部照射史;③肿瘤分期 $T_{1a}N_0M_0$;④ TgAb 阴性,sTg<1.0μg/L。这类患者复发风险极低,无须行 ^{131}I 清甲治疗,可以积极随访监测。

1. ^{131}I 清甲治疗剂量　常规给予 ^{131}I 1.11~3.7GBq(30~100mCi)。对于青少年和高龄患者可酌情减少 ^{131}I 剂量。

对于低危 DTC 患者,使用低剂量 ^{131}I(30~50mCi)或高剂量 ^{131}I(100mCi)清甲,清甲成功率及疾病复发率差异均无统计学意义。对于中危和高危 DTC 患者,患者间的疾病异质性较大,从颈部淋巴结转移数量来看,差异尤为显著。现有的关于 ^{131}I 清甲剂量与疗效的研究,纳入的中危 DTC 患者,其颈部淋巴结转移的数量较少,属于中危患者中疾病复发风险相对较低者。因此,清甲治疗剂量的确定应结合患者临床病理学特征、死亡及复发风险及实时动态评估结果等,遵循个体化原则,而非固定低剂量或高剂量。清甲治疗剂量的增量因素主要包括:残留甲状腺组织较多(基于治疗前甲状腺超声、吸碘率测定或甲状腺显像等评估结果)、较高 Tg 水平、伴有其他危险因素(如年龄≥55 岁、肥胖)。

2. 再次清甲治疗　如首次清甲后仍有残留功能性甲状腺组织,并影响 Tg、TgAb 的监测及疗效反应评估的判断,可进行再次清甲。再次清甲时,^{131}I 剂量确定原则同首次清甲。

如首次清甲时 RxWBS 未见甲状腺床外有异常 ^{131}I 摄取,且血清刺激性 Tg<1ng/ml、颈部超声未见明显异常,则无须进行再次清甲治疗。

（四）^{131}I 辅助治疗

术后影像学检查无明确肿瘤残留或转移,但是基于患者手术病理特征、血清学指标或 DxWBS 而高度怀疑局部复发或残存病灶的患者适合行 ^{131}I 辅助治疗。

对于复发风险高危的患者,^{131}I 辅助治疗可有效改善总生存期及无病生存期,因此可作为常规推荐。对于复发风险中危的患者,^{131}I 辅助治疗在综合获益上尚存争议,已报道在侵袭性病理亚型、淋巴结转移灶直径 >1cm 或结外侵犯、年龄 >55 岁、病灶摄碘阳性的情况下,总生存期可能获益,未来还需更多高质量研究证据证实。因此,对复发风险中危的患者,在综合考虑患者的意愿、权衡不良反应与获益的情况下可采取选择性推荐。

在排除了残留甲状腺组织的影响时,不能解释的血清 Tg 水平增高或 TgAb 持续升高是危险因素之一,应警惕可能存在目前影像学无法探测或显示的微小癌灶或隐匿癌灶。^{131}I 辅助治疗有助于降低这类患者的复发及肿瘤相关死亡风险。

^{131}I 辅助治疗剂量:常规给予 ^{131}I 3.70~5.55GBq(100~150mCi)。对于青少年和高龄患者可酌情减少 ^{131}I 剂量。

辅助治疗的对象是隐匿的 DTC 组织。DTC 细胞的摄碘能力一般低于正常甲状腺组织,需给予更高剂量的 ^{131}I 才能达到相同的吸收剂量,因此辅助治疗的剂量通常高于 3.70GBq(100mCi)的清甲治疗剂量,具体剂量取决于存在的危险因素(年龄、侵袭性病理类型、淋巴结转移的数目和大小、血管侵犯、腺外软组织侵犯、结外侵犯等)。

（五）^{131}I 清灶治疗

对于单发远处转移性病灶、单发局部复发或持续性病灶及转移性病灶,应根据情况考虑能否进行再次手术或局部治疗等。如病灶较大、影响患者生活质量、可能危及生命或进展较快,经外科评估后为可切除病灶,应首选再次手术治疗(直接手术或者结合新辅助治疗手段),术后可辅以 ^{131}I 治疗;如为非可切除病灶,应考虑局部治疗,包括局部外照射治疗(EBRT)、^{125}I 粒子植入治疗等。局部治疗后评估疗效,如转变为可切除病灶,可考虑再次行手术治疗,术后可辅以 ^{131}I 治疗。

^{131}I 清灶治疗剂量:制订 ^{131}I 剂量的方法大致有 3 种,即经验性固定剂量法、器官最大耐受剂量法以及基于病灶吸收剂量的计算剂量法。经验性固定剂量法是目前临床应用最广泛且最简便的方法,但经验性固定剂量法没有考虑个体间或个体内对碘摄取的差异,而 ^{131}I 清灶治疗的效果最终取决于病灶获得的吸收剂量及其对电离辐射的敏感性。因此,为获得肿瘤致死性效应和提高 ^{131}I 疗效,在综合考虑病灶碘摄取情况、治疗不良反应等因素的基础上,可适当增加 ^{131}I 口服剂量。肿瘤亚致死剂量可能导致更多放射性碘抵抗的肿瘤细胞克隆存活,并降低后续 ^{131}I 治疗效果。提倡基于病灶吸收剂量的个体化治疗的临床研究,实现精准治疗,避免治疗剂量不足或过度治疗。具体治疗剂量见下面各分类。

1. 淋巴转移病灶的 ^{131}I 治疗　颈部淋巴结是 DTC 最常见的转移部位,既可以发生肿瘤同侧淋巴转移,也可发生双侧淋巴转移。锁骨上区、纵隔区也是淋巴转移的好发部位。经过治疗后多数患者病情得到缓解,转移的淋巴结病灶部分或全部消失。常用的 ^{131}I 治疗剂量为 3.7~5.55GBq(100~150mCi)。

较大的淋巴结转移病灶,或 DxWBS 提示摄 ^{131}I 率低的淋巴结转移病灶,宜采用手术切除。

2. 肺转移病灶的 ^{131}I 治疗　DTC 肺转移时只要病灶能摄取 ^{131}I,就是治疗的指征,常用的 ^{131}I 治疗剂量为 5.55~7.4GBq(150~200mCi)。对 70 岁以上的高龄患者,治疗剂量一般不宜超过 5.55GBq(150mCi),如因病情需要增加剂量,需进行综合评估,慎重处理。

肺转移有多种表现:①单发结节;②多发小结节(直径≤1cm);③多发大结节;④双肺弥漫性转移等。单发结节转移病灶可考虑手术切除。多发小结节 ^{131}I 治疗效果较好,大多数患者经过多次治疗后转移病灶消失,达到临床治愈。多发大结节转移病灶治疗效果不如多发小结节,但大多数患者治疗后结节体积缩小,部分消失,临床病情得到明显缓解。双肺弥漫性转移者,经过多次治疗后,病情常可得到明显缓解,但由于肺组织受到弥漫性照射,可能导致肺纤维化,在多次治疗后应注意减少 ^{131}I 治疗剂量。

3. 骨转移病灶的 ^{131}I 治疗　^{131}I 对 DTC 骨转移病灶治疗的疗效不如肺转移病灶,但大部分患者经过治疗后可实现病情稳定、症状缓解的目标,部分患者的转移病灶数量可减少或消失。常用的 ^{131}I 治疗剂量为 5.55~7.4GBq(150~200mCi)。

对孤立的有症状且可切除的转移病灶应考虑外科手术治疗。不能手术切除的疼痛病灶或多发骨转移时可以单独行 ^{131}I 治疗或 ^{131}I、外照射、二膦酸盐药物等联合治疗,联合治疗可提高患者总生存期。此外,对于骨痛患者还可以给予 ^{89}Sr 等放射性药物治疗。无症状、不摄碘、对邻近关键组织结构无威胁的稳定期骨转移病灶,目前无充分证据支持进行 ^{131}I 治疗。

4. 脑转移病灶的 ^{131}I 治疗　DTC 脑转移者预后很差。手术切除和外照射是主要治疗手段。无论转移病灶是否摄取 ^{131}I,都应当首先考虑外科手术,不适合手术切除的转移病灶应考虑立体定向放射治疗。如转移病灶能聚 ^{131}I,在手术切除或外照射治疗后可考虑用 ^{131}I 治疗,但在 ^{131}I 治疗时应同时使用糖皮质激素,以减轻或预防治疗前 TSH 刺激下的可能肿瘤增大及治疗后放射性炎症反应导致的脑水肿发生。

5. ^{131}I-WBS 阴性和 Tg 升高的 DTC 患者的经验性 ^{131}I 治疗　DxWBS 阴性,而其他检查方法(X 线、超声检查等)未发现 DTC 病灶,如停用 L-T$_4$ 后患者 Tg≥10μg/L 时高度提示体内有弥散的微小 DTC 病灶,可经验性给予 3.7~7.4GBq(100~200mCi) ^{131}I 治疗。如 RxWBS 发现有摄碘功能的责任病灶或治疗后 Tg 水平下降,说明治疗有效,可进一步实施经验性 ^{131}I 治疗。如经治疗后疗效评估判断为无效,则停止进一步的 ^{131}I 治疗,此后采取以 TSH 抑制治疗为主的综合治疗。如 RxWBS 阴性,而其他影像检查发现转移病灶,提示转移病灶癌细胞已转化为未分化或低分化状态,应采用其他治疗措施。经验性治疗前可行 ^{18}F-FDG PET 显像,阳性提示病灶摄取 ^{131}I 能力差,患者预后不佳;阴性患者可行经验性 ^{131}I 治疗。

（六）^{131}I 治疗后不良反应及处理

口服 ^{131}I 治疗后，早期可出现甲状腺部位肿痛、上腹不适、恶心，部分可见唾液腺肿痛、呕吐，应作对症处理。较常见的后期副作用包括慢性唾液腺损伤、龋齿、鼻泪管阻塞或胃肠道反应等。弥漫性肺转移患者多次 ^{131}I 治疗可能导致放射性肺炎或肺纤维化，这类患者每次治疗应控制在治疗 48h 后体内 ^{131}I 滞留量低于 2.96GBq，并监测患者肺功能。^{131}I 治疗罕见引起骨髓抑制、肾功能异常，可通过治疗前后监测血常规和肾功能来及时发现。没有足够证据表明 ^{131}I 治疗影响生殖系统功能，未导致患者不育、流产、胎儿先天畸形等风险增高。患者继发第二肿瘤的发生率及癌症总体死亡率均未见增高。

五、增强转移病灶摄取 ^{131}I 功能的措施

DTC 病灶摄取 ^{131}I 的量和 ^{131}I 在病灶内的有效半衰期，是直接影响 ^{131}I 清灶治疗疗效和患者预后的关键因素。采用以下方法可提高 DTC 转移病灶摄取 ^{131}I 的能力，从而提高疗效。

（一）提高血 TSH 水平

TSH 调控甲状腺滤泡细胞碘代谢的多个关键环节。TSH 升高可促使 DTC 细胞摄取 ^{131}I 增加，当 TSH 水平 >30mU/L 以上时，DTC 细胞摄碘能力显著提高，因此把 TSH 水平 >30mU/L 作为 ^{131}I 治疗的前提条件。部分患者因残留甲状腺组织较多或广泛转移导致体内肿瘤负荷过大时，停用甲状腺激素后 TSH 升高不明显，或部分患者不能耐受甲减的反应，对这样的患者可用重组人 TSH（rhTSH），肌内注射 0.9mg/d，连续 2d，第 3 天行 ^{131}I 治疗。

（二）降低体内碘池

限制碘的摄入和促进碘的排出，可使 DTC 病灶摄取 ^{131}I 增加。有效的低碘饮食 2 周以上，可明显降低体内碘池含量，提供摄取 ^{131}I 能力和延长 ^{131}I 在病灶内的有效半衰期。服用利尿剂双氢克尿噻 25mg tid，7d 就可使 DTC 病灶摄取 ^{131}I 增加，此法尤其适用于低碘饮食控制不理想者。低碘饮食与促排碘相结合具有协同效应，可测量尿碘、监测体内碘池含量情况。

（三）延长 ^{131}I 在 DTC 病灶内的滞留时间

锂制剂通过延缓甲状腺激素释放入血使 ^{131}I 在 DTC 病灶内的有效半衰期延长，增加 ^{131}I 吸收剂量，从而可提高疗效。这些作用与锂离子阻断 TSH 对甲状腺腺苷酸环化酶的作用有关。碳酸锂剂量可采用 250mg tid 或 qid，或按体重 10mg/kg 给予。碳酸锂有一定的毒副作用，使用时应注意。

（四）维 A 酸诱导再分化

发生转移的 DTC 患者中约有 1/3 未分化，病灶摄取碘的能力降低或丧失，而不能有效应用 ^{131}I 治疗。维 A 酸（retinoic acid，RA）是维生素 A 的代谢物，可抑制细胞增生和诱导细胞分化。用 RA 治疗未分化 DTC（dDTC），6%~50% 的转移病灶恢复摄碘的功能，^{131}I 治疗后病灶缩小 12%~38%。常用剂量为 1~1.5mg/（kg·d），一疗程 1.5~3 个月。RA 治疗，常见的副作用有皮肤和黏膜干燥、皮肤脱屑、肝功能受损、白细胞和血脂升高、头痛等。降低 RA 的剂量或暂停 RA 治疗，上述反应可缓解，或可用糖皮质激素治疗。

（五）PPARγ 受体激动剂诱导再分化

研究显示，合成类 PPARγ 受体激动剂环格列酮可以抑制表达 PPARγ 受体的甲状腺癌细胞从 G_1 期向 S 期的转化，并且 $p27$ 表达增加，因此可通过上调 $p27$ 表达而抑制细胞周期进展。PPARγ 配体还可上调 $p21$ 的表达，而诱导细胞的凋亡。$p21$ 的表达的增加在放射治疗中有重要作用，因此可以推测 PPARγ 配体也可能增加甲状腺癌对放射性碘和外照射治疗的敏感性。PPARγ 激动剂不仅可以通过抑制甲状腺癌细胞的细胞周期进展、促进甲状腺癌细胞凋亡而发挥治疗甲状腺癌的作用，还可诱导其分化，促进甲状腺癌细胞摄碘而增加甲状腺癌细胞对 ^{131}I 治疗的敏感性。罗格列酮的一般推荐剂量为 4mg qd×1 周，8mg qd×7 周，2 个月为一疗程。

（六）司美替尼

司美替尼（selumetinib）可使一些晚期甲状腺癌患者克服 ^{131}I 耐药性。细胞吸收 ^{131}I 的能力是由

促分裂原活化的蛋白激酶(MAPK)通道来控制的,司美替尼(一种 MAPK 抑制剂)在这个通道上通过抑制遗传突变信号来逆转 ¹³¹I 耐药性,特别是在含有 *ras* 基因突变(MAPK 通道的一个组成部分)的甲状腺癌患者中。目前的研究显示,司美替尼可有效改善 ¹³¹I 难治性甲状腺癌细胞的摄碘能力。

(七)*BRAF*^{V600E} 突变抑制剂诱导再分化

BRAF^{V600E} 突变是甲状腺乳头状癌中最常见的基因突变,我国甲状腺乳头状癌患者中突变发生率为 72.4%。*BRAF*^{V600E} 突变与甲状腺癌侵袭性病理类型、肿瘤复发、肿瘤组织未分化及患者预后相关,可作为靶向治疗的靶点。达拉非尼(dabrafenib)、维莫非尼(vemurafenib)是 *BRAF*^{V600E} 突变基因的抑制剂,既可抑制肿瘤增殖转移,也可不同程度地促进了 *BRAF*^{V600E} 突变型 RR-DTC 患者病灶的摄碘功能恢复,展示了这类靶向药物治疗、诱导分化与 ¹³¹I 联合治疗模式在 RR-DTC 的应用前景。

六、随访及疗效评价

(一)随访

¹³¹I 治疗后 1~3 个月应常规随诊,调整甲状腺激素剂量,以控制 TSH 至合理的抑制水平;及时了解 ¹³¹I 治疗后 Tg 及 TgAb 的变化以及有无治疗后不良反应,并作相应处治。在 ¹³¹I 治疗 6 个月后可考虑针对前次 ¹³¹I 治疗进行疗效评估,为是否进行再次 ¹³¹I 治疗或其他治疗提供依据。

(二)疗效评价体系

DTC 患者手术后和 ¹³¹I 治疗后应采用 DTC 疗效反应评价体系,进行动态疗效评估及动态随访 DTC 是否持续存在或有无复发风险。评估体系包括血清学及影像学两方面结果。

1. 血清学评估指标   包括 TSH、Tg、TgAb,分析其动态变化及趋势。

2. 影像学评估指标   主要是评估有无结构性病灶及其变化趋势,主要包括颈部超声和 DxWBS,必要时进行 CT、MRI、全身骨显像、PET/CT 等检查。

(三)疗效动态评价

DTC 术后 ¹³¹I 治疗前及 ¹³¹I 治疗后应对患者的治疗反应进行评价,以动态、实时了解患者复发风险,并进行预后生存评价,从而指导患者的后续随访及治疗方案,实现个体化精准治疗,避免过度治疗及治疗不足的问题。

疗效评价体系包括上述两类指标,即血清学评价和影像学评价。根据不同评价结果分为疗效满意(excellent response,ER)、疗效不确切(indeterminate response,IDR)、生化疗效不佳(biochemical incomplete response,BIR)及结构性疗效不佳(structurally incomplete response,SIR)四类。仅有血清学结果异常而影像学检查未见明确病灶称为生化疗效不佳;无论血清学结果如何,若局部病灶持续存在或有新发病灶,或有远处转移病灶称为结构性疗效不佳;血清学结果或影像学结果均不能明确是否存在病灶称为疗效不确切。具体描述如表 19-4 所示。

表 19-4   DTC 患者甲状腺全或近全切除术和 ¹³¹I 治疗后的疗效分层

疗效分层	定义	
	血清学检查	影像学检查
疗效满意（ER）	抑制性 Tg<0.2μg/L,或刺激性 Tg<1μg/L(TgAb 均阴性)	阴性
疗效不确切（IDR）	0.2μg/L≤抑制性 Tg<1μg/L,或 1μg/L≤刺激性 Tg<10μg/L,或 TgAb 稳定或下降	无影像学证实的结构性或功能性病灶存在;DxWBS 示甲状腺床微弱显影
生化疗效不佳（BIR）	抑制性 Tg≥1μg/L,或刺激性 Tg≥10μg/L,或 TgAb 逐渐上升	阴性
结构性疗效不佳（SIR）	Tg 和 TgAb 可呈任何水平	存在结构性或功能性病灶

（四）DTC 患者 ^{131}I 治疗后疗效分层后的管理及再次 ^{131}I 治疗

1. 疗效满意的患者预后良好，无须行进一步 ^{131}I 治疗。患者的复发率为 1%~4%，疾病特异性死亡率 <1%，在早期随访阶段可降低随诊频率和 TSH 抑制程度。

2. 疗效不确切的患者有 15%~20% 在随访期间可出现结构性病灶，疾病特异性死亡率 <1%；应持续动态主动监测影像学与血清学指标，随访期间如出现结构性或功能性可疑病灶，应进一步行其他影像学检查或活检。

3. 生化疗效不佳的患者有 30% 以上可以自发缓解，20% 的患者经治疗后缓解，20% 的患者会出现结构性病灶，疾病特异性死亡率 <1%；如随访期间 Tg 水平稳定或下降，应在 TSH 抑制状态下长期随访监测，若 Tg 或 TgAb 呈上升趋势，应有进一步检查和治疗。

4. 结构性疗效不佳的患者经后期治疗，有 50%~85% 仍为病灶持续存在，局部转移患者的疾病特异性死亡率高达 11%，远处转移患者高达 50%；根据病灶的大小、位置、生长速度、摄碘能力、^{18}F-FDG 代谢、病理特征等制订下一步治疗或随诊方案。

如 ^{131}I 治疗有效（血清 Tg、TgAb 持续下降，影像学检查显示转移病灶缩小、减少），可再次行 ^{131}I 治疗。再次治疗间隔为 6~12 个月。若清灶治疗后血清 Tg 仍持续升高或无明显下降，或影像学检查显示转移病灶增大、增多，或 ^{18}F-FDG PET 发现新增的高代谢病灶，应重新评估患者病情后决定是否停止 ^{131}I 治疗。

再次 ^{131}I 治疗的次数和累积接受的 ^{131}I 总活度没有明确的限制，根据上次治疗的效果和副作用、本次治疗希望达到的目的以及患者身体状况而定。但随 ^{131}I 治疗次数增多和 ^{131}I 的累积活度越高，发生毒副作用和并发症的风险也越高，所以应慎重评估再次 ^{131}I 治疗的风险与效益。

（五）临床无肿瘤残存的标准

DTC 患者在 ^{131}I 治疗后，如同时满足以下条件，可判断为临床无肿瘤残存：①无肿瘤存在的临床证据；②无肿瘤存在的影像学证据，即初次术后 RxWBS 没有发现甲状腺床外的异常 ^{131}I 摄取，或既往发现甲状腺床外有 ^{131}I 摄取而近期的 DxWBS 和颈部超声均未发现肿瘤的存在；③在 TgAb 为阴性的情况下，TSH 抑制状态下 Tg<0.2μg/L 或刺激状态下 Tg<1μg/L。

（六）^{18}F-FDG PET/CT 显像的指征和在疗效评价预后中的价值

1. ^{18}F-FDG PET/CT 显像的指征　①血清 Tg 水平增高（>10μg/L）而 ^{131}I-WBS 阴性时，协助寻找和定位病灶；②评估和监测病灶不摄碘患者的病情；③针对侵袭性或转移性 DTC 者，评估和监测病情；④协助诊断碘难治性甲状腺癌，并指导靶向药物治疗。

2. ^{18}F-FDG PET/CT 显像在评价预后中的价值　^{18}F-FDG PET/CT 显像阳性的患者预后较差，可根据显像结果改变治疗方案，做到个体化治疗，有助于改善预后。

^{18}F-FDG PET/CT 在 RxWBS 阴性而 Tg 阳性患者的管理中具有重要作用，其检查的阳性率与 Tg 水平呈正相关，随着 Tg 值升高，诊断的灵敏度相应增加；在刺激性 Tg>20μg/L 时，其阳性率明显提高。TSH 水平对 ^{18}F-FDG PET/CT 检查结果是否产生影响尚无定论。在 RxWBS 阴性而 Tg 阳性、但 ^{18}F-FDG PET/CT 阴性时，^{18}F（^{11}C）- 胆碱 PET/CT 可获得阳性结果，可作为 ^{18}F-FDG PET/CT 结果阴性时的补充检查手段。

七、TSH 抑制治疗

（一）TSH 抑制治疗的原理

垂体分泌的 TSH 对甲状腺细胞的生长有正向促进作用。DTC 细胞并未完全丧失正常甲状腺细胞的分化特征，仍可表达 TSH 受体，因此 TSH 也能刺激 DTC 细胞的生长，成为肿瘤进展、复发和转移的病理生理基础。鉴于 DTC 的这种"激素（TSH）依赖性"特点，术后 TSH 抑制治疗应运而生。

TSH 抑制治疗是指手术后或 ^{131}I 治疗后应用甲状腺激素将 TSH 抑制在正常低限或低限以下甚至检测不到的程度。一方面可补充手术造成的甲状腺激素缺乏；另一方面抑制 DTC 细胞生长。

（二）TSH 抑制治疗的目标

TSH 抑制治疗是 DTC 术后管理的重要环节之一。TSH 抑制水平与 DTC 的复发、转移和疾病特异性死亡的关系密切，是独立预测因素，特别是对高危 DTC 者，这种关联性更加明确。TSH>2mU/L 时甲状腺癌相关死亡率和复发风险增加。高危 DTC 患者术后 TSH 抑制至 <0.1mU/L 时，肿瘤复发转移显著降低。非高危 DTC 患者术后 TSH 抑制于 0.1~0.5mU/L 即可使总体预后显著改善，而将 TSH 进一步抑制到 <0.1mU/L 时，并无额外收益。低危 DTC 患者的 TSH 抑制治疗获益可能有限。而某些低分化 DTC 的生长、增殖并非依赖于 TSH，对此类患者，即使将 TSH 抑制到很低水平，仍难减缓病情进展。

2015 版美国甲状腺学会（ATA）指南和 2021 版中华医学会核医学分会 ^{131}I 治疗 DTC 指南，都推荐在设定 DTC ^{131}I 治疗前、后的 TSH 抑制治疗目标时，均应结合患者的初始复发风险、TSH 抑制治疗不良反应风险和治疗疗效分层进行个体化控制。在 DTC 患者初治期和随访期中，设立相应的 TSH 抑制治疗目标。

当 TSH 长时间被抑制到低于正常下限（即亚临床甲状腺毒症），特别是 <0.1mU/L 时，可能带来 TSH 抑制治疗的不良反应，主要表现为对心血管系统和骨骼系统的影响。TSH 长时间过低会加重心脏负荷，引发或加重心肌缺血（老年人尤甚）和心律失常（特别是心房颤动），引起静息心动过速、平均动脉压增大、舒张和/或收缩功能失调等，甚至导致患者心血管病相关事件住院和死亡风险增高。同时，也会影响患者体内钙代谢，加大绝经后女性骨质疏松症的发生率，导致骨折风险增加。因此，在进行 TSH 抑制治疗时，应注意上述并发症的预防与治疗，应适时采用 β 受体阻滞剂等措施治疗或预防心血管系统不良反应，采用包括活性维生素 D 在内的抗骨质疏松正规治疗，改善患者的生活质量。

八、辐射防护原则

根据相关法规，^{131}I 单次治疗剂量超过 400MBq 时，应为患者建立辐射隔离区。辐射隔离的时间至少不低于 48h。为保证患者以及医疗工作人员的辐射安全，^{131}I 治疗场所设计要符合相关法规的要求。为了保障放射工作人员和公众人群的安全，需对治疗病房的设置和管理、患者和家属的放射防护、^{131}I 治疗患者出院时间的确定等做相关的规定和限制。

1. 做好甲状腺癌 ^{131}I 治疗病房的选址、设计和建造，有相应的仪器设备及防护设施。核素治疗病房应设有患者及医护人员出入双通道，配备电子门禁系统以防止患者随意出入，配备高清电视监控系统以便在隔离期间医护人员对患者进行实时监控和病情观察。住院隔离区的设计和监控基本要求：隔离区患者间宜有适当的距离防护。为方便应急处理，应设计紧急隔离病室，方便在屏蔽防护下对患者的紧急情况进行处理。病房区应有专用的下水管和一定容量的衰变池，放射性污物处理装置需符合相关法规要求。

2. ^{131}I 治疗患者辐射剂量约束及出院时间的确定。对于接受 ^{131}I 治疗的患者何时允许解除隔离，国际原子能机构（IAEA）、中华人民共和国生态环境部及国家卫生健康委员会都制定了相应的法律法规，并提出了界限标准及应采取的措施。我国《核医学放射防护要求》（GBZ 120—2020）、《核医学辐射防护与安全要求》（HJ 1188—2021）规定，接受 ^{131}I 治疗的患者，当其体内的放射性活度降至 400MBq 时即可出院。

Summary

The ^{131}I treatment of thyroid disease has a history of more than 80 years and is the most successful clinical application of radionuclide treatment for diseases. Graves hyperthyroidism is the most common cause of hyperthyroidism. The first-line treatments for GD involve anti-thyroid drugs, ^{131}I treatment, and surgery. ^{131}I treatment has obvious advantages in many aspects, such as in hyperthyroidism with leukopenia or thrombocytopenia, liver dysfunction, or hyperthyroidism heart disease. The purposes of ^{131}I treatment of hyperthyroidism include euthyroid or hypothyroidism. Thyroid cancer is the most common malignant tumor in the endocrine system tumors and head and neck tumors, among which differentiated thyroid cancer (DTC) accounts for more than 95%. ¹³¹I treatment is an important postoperative treatment for DTC, which can effectively reduce disease-specific mortality and improve patient prognosis. The ¹³¹I treatment methods include residual ablation, adjuvant therapy, and treatment of known disease. According to the results of the ¹³¹I pre-treatment evaluation, the corresponding method is selected for ¹³¹I treatment.

思考题

1. 甲状腺毒症和甲亢是一个概念吗？
2. 简述 ¹³¹I 治疗 GD 的适应证及禁忌证。
3. 简述 ¹³¹I 治疗 DTC 的原理。
4. ¹³¹I 治疗 DTC 的目的分为哪三个层次？

（高再荣）

第二十章

放射性核素靶向治疗

放射性核素治疗是利用荷载放射性核素的放射性药物能高度集中在病变组织中的特性,以放射性核素衰变过程中发出的射线近距离照射病变组织,使之产生电离辐射生物效应从而治疗疾病,达到较好的治疗效果,提升患者的生活质量。

放射性核素衰变发出射线直接作用于生物大分子,如 DNA 和蛋白质等,使其化学键断裂,导致分子结构和功能的改变,起到抑制或杀伤病变细胞的作用;射线也可引起水分子的电离和激发,形成自由基,造成细胞毒性;另外,由辐射作用引起的病灶局部神经体液失调、生物膜和血管壁通透性改变、过氧化物的形成等均具有细胞毒性。因此,放射性核素内照射引起的生物效应是物理、化学和生物学综合反应的复杂过程。

本章阐述的"放射性核素靶向治疗"是指通过载体将发射 β 或 α 射线的放射性核素特异性运载并相对固定在靶器官或靶病灶上的核素治疗方法,这些载体是利用病变分子生物学特点,根据受体 - 配体、抗原 - 抗体、基因修复等方法设计出来的分子结构,通过载体与病变细胞的特异性结合,使放射性核素 - 载体组成的放射性药物具有靶向性,这种载体介导的放射性核素靶向治疗极大地拓宽了核素治疗的应用领域,成为近年来核医学技术临床应用中较活跃和前沿的领域之一。

根据载体与肿瘤细胞结合机制的不同,可将放射性核素靶向治疗分为受体介导靶向治疗、放射免疫靶向治疗和基因靶向治疗等。除基因靶向治疗尚处于研究阶段,临床数据尚少外,受体介导和放射免疫靶向治疗已成为神经内分泌肿瘤、前列腺癌、嗜铬 / 神经母细胞瘤以及血液系统肿瘤等部分晚期肿瘤患者的治疗新手段,相比其他治疗方法,患者生存期显著延长,临床症状及生活质量明显改善,为晚期肿瘤患者带来了新的希望。

本章将对放射性核素靶向治疗及其在神经内分泌肿瘤、前列腺癌、嗜铬 / 神经母细胞瘤中的应用做详细介绍。随着核医学诊疗一体化的发展,这种精准的肿瘤治疗方法不仅逐渐为临床医生接受,成为晚期转移性肿瘤患者安全有效的治疗方式,还将有助于拓宽肿瘤治疗研究与应用思路。

第一节 放射性核素靶向治疗的特点及主要方法

- 放射性核素靶向治疗具有高度精准性、高吸收剂量以及持续低剂量率照射的特点。
- 目前受体介导核素靶向治疗、放射免疫靶向治疗已广泛应用于临床。

放射性核素靶向治疗具有精准性、高吸收剂量以及持续低剂量率照射的特点。精准性与载体有关,根据肿瘤特异性靶点(如受体、抗体、基因等),通过受体 - 配体、抗原 - 抗体等特异性结合的方式,将与载体结合的核素精准运送到肿瘤病灶。肿瘤细胞的异常增殖使病灶中的肿瘤相关特异性靶点有合成数量增多、功能上调 / 亢进等异常表现,导致病灶与载体结合数量增多,与载体连接在一起的放射性核素被特异性地带到细胞表面,呈现病灶内放射性核素异常浓聚的特点。除与细胞膜固定结合外,部分放射性核素还可以随载体内化进入细胞内,在肿瘤病灶局部持续保持高浓度,发挥射线对肿瘤的照射作用。肿瘤病灶被射线持续低剂量率照射,虽然其射线强度不如放疗等外照射方法,但照射持续时间长,因此保证了在持续低剂量照射率情况下的肿瘤杀伤效应。另外,射线剂量率低,瘤周正常剂量限制器官或组织如肾脏、骨髓对放射性核素内照射有更好的耐受性。

一、受体介导的放射性核素靶向治疗

20 世纪 80 年代,研究者发现一些多肽可以与肿瘤过表达的受体相结合,研究较多的多肽是生长抑素,它可以与神经内分泌肿瘤(neuroendocrine tumor,NET)表达的生长抑素受体(somatostatin receptor,SSTR)结合,抑制肿瘤的生长以及酶的释放,达到治疗作用。其他多肽研究还包括铃蟾素、血管活性肠肽等。放射性核素与这些多肽类似物结合后,就可以用于相关肿瘤的特异性治疗,这就是放射性核素肽受体介导治疗(peptide receptor radionuclide therapy,PRRT)的雏形。

随着分子核医学的发展,多种多肽类似物不断研发。PRRT 所用的多肽类似物多通过化学合成,制备技术较为简单,理化和生物性能稳定,且无抗体免疫原性问题;多肽类似物的分子量较小,可通过生物屏障,组织渗透迅速,更重要的是血液清除快,使其具有靶 / 本底比值高的优势。需要注意的是在 PRRT 治疗过程中,放射性药物在非靶组织如骨髓、肾脏、肝脏、胃肠道、肺内的滞留,会导致这些脏器功能损伤,产生严重毒副作用,临床使用中应予以重视。

目前临床上最成熟也最为经典的受体介导放射性核素靶向治疗是靶向 NET SSTR 的 PRRT 治疗,在临床中应用广泛(该内容将在下一节进行详述)。其他受体靶向多肽研究多为临床小样本研究结果或动物实验结果,包括:①胃泌素释放肽受体-铃蟾素核素靶向治疗,动物实验中证实乳腺癌、胰腺癌、胃肠道肿瘤、小细胞肺癌、前列腺癌病灶摄取 ^{177}Lu-PESIN、^{177}Lu-AMBA 等明显增高;②胆囊收缩肽 2 受体靶向核素治疗,绝大多数甲状腺髓样癌、某些胃肠道肿瘤、小细胞肺癌、卵巢癌、星形细胞瘤中均有靶向胆囊收缩肽 2 受体表达,可摄取靶向胆囊收缩肽 2 受体的放射性核素标记物;③胰高血糖素样肽 1 受体靶向治疗,研究显示肠促胰岛素类似物 4(exendin-4)对胰岛素瘤的诊断特异性很高,临床前研究证实 ^{177}Lu-exendin-4 能够有效抑制鼠胰岛素瘤的生长;④ $\alpha_v\beta_3$ 整合素受体-RGD 类似物靶向核素治疗,可通过抑制肿瘤新生血管生成达到治疗肿瘤的目的。

二、放射免疫靶向治疗

放射免疫治疗(radioimmunotherapy,RIT)是用放射性核素标记肿瘤相关抗原的特异性抗体,通过抗原抗体结合,将放射性核素带到肿瘤组织内达到治疗目的的一种具有高度特异性的靶向治疗方法。

20 世纪 50 年代就发现放射性核素标记的抗鼠骨肉瘤抗体能够在骨肉瘤组织内浓聚,但是直到 1975 年,随着人源化单克隆抗体制备技术的逐渐建立及成熟,这一领域才取得飞跃性的进步。人源化单克隆抗体解决了鼠源性单克隆抗体多次给药所造成的人抗鼠抗体反应的问题,有助于提高靶组织与非靶组织摄取以及降低周围组织辐射及毒副作用,同时还具有易于标记、标记物在体内稳定性好的特点。

RIT 在血液系统肿瘤上获得了较好的治疗效果,但在实体瘤中的疗效较为有限。二者的疗效差异与细胞对放射线的敏感性、放射性核素标记抗体的组织渗透性、安全剂量范围内的标记抗体对肿瘤有效辐射剂量、未结合的放射性核素标记抗体从血液中的清除速度等因素相关。目前临床应用中尝试采用多次重复给药(增加有效照射时间)、局部注射给药(增加肿瘤病灶内的药物浓度)、联合疗法(化疗、放疗或免疫治疗药物,提高实体肿瘤的治疗敏感性)、应用放射性核素标记的抗体片段、应用预靶向放射免疫治疗等,达到提高实体瘤 RIT 疗效的目的。

研发放射性核素标记肿瘤相关抗原特异性抗体的技术仍在不断发展和进步。IgG 片段、基因工程研发的嵌合性抗体或人源性抗体,较传统抗体分子量小,血液清除快,从血液向肿瘤组织扩散快,肿瘤亲和力高,能够进一步提高肿瘤组织与非肿瘤组织摄取的比值。

三、基因靶向治疗

20 世纪 70 年代,美国医生 Stanfield Roger 提出利用"好的 DNA"去替代缺陷基因,用来治疗遗传性疾病。在此后的几十年里,基因疗法逐步成为人类对抗疾病的一项重要创新。美国 FDA 定义基因治疗为:一项通过修改个体基因从而改善或治疗疾病的技术。目前基因治疗包含以下三种机制:①利用正确基因片段替换致病基因片段;②通过对失活非正常工作基因片段进行治疗;③引入或添加新的基因片段进行疾病治疗。基因治疗的目标是实现治疗基因或"转基因"的持久表达,其水平足以改善或治愈疾病症状,同时将不良事件降至最低。目前有两种基本策略:将载体整合引入前体细胞或干细胞,以便将基因传递给每个子细胞;或者将基因以非整合载体的形式传递给长寿命有丝分裂后细胞或者缓慢分裂的细胞,确保该基因在细胞的生命周期内表达。

基因治疗作为精准医学的代表与核心环节,目前有利用核医学影像进行基因治疗预后评估与治疗监控,观测基因治疗后特定蛋白表达的改变,并提供有效的定量数据,但尚无直接靶向基因的核素治疗研究。自 2015 年以来,全球已经有超过 20 种基因治疗药物通过 FDA 批准,除此之外,还有 800 多个包括细胞和基因治疗项目处于临床开发阶段,这些基因治疗药物的开发为靶向基因的核素治疗提供了基础,故作为前沿热点方向之一,在此做简要介绍。

第二节 放射性核素靶向治疗的临床应用

• 目前放射性核素靶向治疗常用于神经内分泌肿瘤、前列腺癌、嗜铬细胞瘤及神经母细胞瘤、血液系统肿瘤及其他实体瘤。

一、靶向神经内分泌肿瘤生长抑素受体的核素治疗

神经内分泌肿瘤(NET)是一组起源于内分泌细胞的高度异质性肿瘤,主要来源于胃、肠、胰和支气管,其他发病部位包括泌尿生殖系统、乳腺和皮肤等。功能性 NET 如类癌、血管活性肠肽瘤、胃泌素瘤、胰岛素瘤、胰高血糖素瘤等,会导致潮红、腹泻、高血糖或低血糖等相应的临床症状;非功能性 NET 在早期不会出现明显临床症状,因此其早期诊断率较低,很多患者确诊时已处于晚期。

NET 是最早应用 PRRT 治疗的瘤种,其 PRRT 治疗始于 20 世纪 90 年代。首个尝试的 PRRT 药物是 ^{111}In- 奥曲肽,但由于其疗效欠佳且毒副作用明显(在接受累积剂量 90~110GBq 的 6 例患者中,有 3 例发生了白血病或骨髓增生异常综合征),而逐渐被临床淘汰。随后进入临床研究的是 ^{90}Y- 奥曲肽,虽然其疗效较好,但无法进行肿瘤显像以及毒副作用较大,临床应用相对受限。自 2000 年以来,^{177}Lu-DOTATATE 逐渐进入临床研究,充分发挥核医学诊疗一体化特色,取得很好疗效的同时,还可使治疗可视化。2018 年这种精准诊疗一体化的特色方法获得美国 FDA 批准,进而在临床推广,为晚期 NET 患者带来了福音。

(一)靶向 SSTR 治疗原理

多数 NET 细胞表面高表达 SSTR,属于 G 蛋白偶联受体家族,包含 5 个亚型(SSTR1~5)。人体内天然存在与 SSTR 结合的生长抑素,又称奥曲肽(octreotide,OC),其在体内迅速被酶降解,生物半衰期短,且不易被放射性核素标记,对其进行结构改造后的生长抑素类似物(somatostatin analogue,SSA)生物学特性及代谢途径与 OC 相近,作为其载体,易于被放射性核素标记用于 NET 治疗。最常用的是 OC 的衍生物,也是 SSTR 激动剂如 TOC(Tyr3-octreotide)和 TATE(Tyr3-octreotate),它们与 SSTR 的结合能力均高于 OC;另外,SSTR 拮抗剂如 JR11、LM3 近期也被研发,可能亦是未来理想的靶向治疗药物。需要注意的是,OC 及其衍生物不能被放射性核素直接标记,需要通过中间体(又称螯合剂)进行连接并稳定其物理化学性质,常用的螯合剂包括四氮杂环十二烷四乙酸(tetraazacyclododecane-tetra-acetic acid,DOTA)和二亚乙基三胺五乙酸(diethylenetriamine penta-acetic acid,DTPA)。

(二)适应证

1. 在 SSTR 功能影像(如 SPECT 或 ^{68}Ga-DOTATATE/^{68}Ga-DOTATOC PET)中提示肿瘤病灶高表达 SSTR2(病灶的示踪剂摄取强度大于正常肝组织)。

2. 组织学证实肿瘤为高分化或中分化 NET。

3. 晚期转移性或手术不可切除 NET。

（三）禁忌证

1. 绝对禁忌证

（1）孕妇；

（2）合并严重急性并发症者。

2. 相对禁忌证

（1）哺乳。

（2）骨髓储备不足（白细胞低于 $2.0 \times 10^9/L$、红细胞低于 $3.0 \times 10^{12}/L$ 或血红蛋白低于 8g/dl、血小板低于 $7.5 \times 10^{10}/L$）。

（3）血肌酐高于 150μmol/L。

（4）总胆红素高于 3 倍正常上限，血清白蛋白低于 3.0g/dl。

（5）卡氏远期生活质量评分低于 60 分或 ECOG 评分高于 2 分。

（四）患者准备

1. 病史及相关检查

（1）采集病史并详细记录。

（2）治疗前开具的实验室检查包括血常规、肾功能（血肌酐、GFR）、肝功能、凝血功能、相关肿瘤标志物。

2. 肾脏保护 将赖氨酸和精氨酸各 18~24g 溶解在 1.8~2.2L 生理盐水中，静脉滴注 30~60min 后开始滴注 ^{177}Lu-DOTATATE，滴注 ^{177}Lu-DOTATATE 结束后，赖氨酸/精氨酸混合液再持续滴注约 3h，减少肾小管对放射性药物的重吸收，可以显著降低肾脏的辐射吸收剂量。滴注肾脏保护液前半小时，可给予患者口服止吐药物，并可在滴注过程中酌情重复使用。

3. 停用生长抑素类似物 PRRT 前一般需停用长效制剂 4~6 周，短效制剂 24h。

（五）治疗方法

缓慢静脉滴注给药，将放射性药物溶于 50~100ml 生理盐水中，30~60min 滴注完成。给药时密切监测患者生命体征，积极采取相应措施进行干预。

1. ^{90}Y-DOTATATE/^{90}Y-DOTATOC 每次 2.78~4.44GBq（75~120mCi），2~4 个疗程，每疗程间隔 8~12 周。

2. ^{177}Lu-DOTATATE/^{177}Lu-DOTATOC 每次 5.55~7.4GBq（150~200mCi），3~5 个疗程，每疗程间隔 8~12 周。

（六）注意事项

应用 ^{177}Lu 治疗的患者应在输注药物后进行 SPECT 显像，确定肿瘤病灶的有效剂量及重要脏器的吸收剂量，以评估疗效及监测毒副作用。根据疗效、重要脏器累积剂量、患者病情进展和身体状况，决定是否需要重复治疗。重复治疗的方案确定原则与首次治疗相同。

（七）疗效评价

PRRT 延长了晚期转移性 NET 患者的生存期。PRRT 治疗后的患者中位无进展生存期（progression free survival，PFS）为 16~36 个月，中位总生存期（overall survival，OS）为 55~95 个月。高达 30% 的晚期转移性 NET 患者经 PRRT 后得到完全缓解或部分缓解，大部分患者（70%~90%）表现出病情稳定，少部分患者（4%~10%）出现疾病进展。胃肠道及胰腺 NET 疗效最佳，其次为肺 NET，胸腺 NET 和甲状腺髓样癌对治疗反应欠佳。另外，对于有症状的 NET 患者，绝大部分（90% 以上）经 PRRT 后症状改善。

^{177}Lu-DOTATATE 较 ^{90}Y-DOTATOC 疗效更好，副作用更轻，目前临床应用最为广泛，已被 FDA 批准用于胃肠胰神经内分泌肿瘤（gastroenteropancreatic-NET，GEP-NET）。NETTER-1 研究是一项双盲、

随机、对照Ⅲ期临床试验研究,为 NET PRRT 疗效提供了高水平证据。该研究结果显示,与高剂量奥曲肽治疗组相比,^{177}Lu-DOTATATE 组的 PFS 明显延长,患者的整体生活质量及晚期肿瘤相关症状明显改善。因此,目前临床推荐接受过一线 SSA 治疗后再次出现进展的患者应选择 ^{177}Lu-DOTATATE PRRT 治疗。

(八)临床应用新模式

PRRT 可与化疗、靶向治疗、介入治疗等方法联用以提高疗效。卡培他滨、替莫唑胺和 5- 氟尿嘧啶作为 DNA 合成抑制剂,可与 PRRT 联用。一项联合应用卡培他滨、替莫唑胺和 ^{177}Lu-PRRT 的研究显示,患者 4 年内的肿瘤完全缓解率达到 13%,显著高于 PRRT 单一治疗,且其急性和慢性毒副作用并未增加。mTOR 抑制剂依维莫司联合 ^{177}Lu-PRRT 治疗也取得了较好的结果。GEP-NET 常出现肝转移,经肝动脉途径介入给药进行 PRRT 可提高肝脏病灶对放射性药物的摄取,减少正常肝组织的摄取,显著提高肿瘤靶本底比值。拮抗剂与 SSTR 的结合位点比激动剂多 8~9 倍,病例报道研究显示,^{177}Lu-DOTA-JR11 较 ^{177}Lu-DOTATATE 具有更高的靶本底比值、更长的肿瘤滞留时间。^{177}Lu-DOTA-JR11 的病灶有效剂量高于 ^{177}Lu-DOTATATE 1.7~10.6 倍,靶本底比值高 1.1~7.2 倍,但血液系统不良反应较激动剂大。另外,发射 α 射线的核素如 ^{225}Ac、^{213}Bi 的 PRRT 治疗是未来的研究方向,其中,^{225}Ac 射程 47~85μm,射线能量 5.8~8.4MeV,动物实验及小样本临床报道证实了其用于治疗的可行性,前景可期。

(九)毒副作用

1. 急性毒副作用　PRRT 通常耐受性良好。早期可能发生恶心、呕吐、腹痛等胃肠道反应,一般较为轻微,呈自限性。需要注意的是,极少数(1%)类癌患者可能出现类癌危象,嗜铬细胞瘤 / 副神经节瘤患者可能出现肾上腺素能危象,肿瘤体积很大的患者可能出现溶瘤综合征,治疗时需密切监测患者情况并对症处理。

2. 慢性毒副作用　10%~13% 接受 ^{90}Y-DOTATOC 治疗的患者、2%~3% 接受 ^{177}Lu-DOTATATE 治疗的患者可能会出现不同程度的血细胞下降,常发生于治疗后 4~8 周,大多是可逆的,临床对症处理即可。2% 的患者可能会出现急性白血病或骨髓异常增生综合征。年龄 >70 岁、基线血象低、存在骨转移、既往接受过放疗、复治等,均会增加患者白血病或骨髓增生异常综合征的风险。接受 ^{90}Y-DOTATOC 治疗的患者肌酐清除率每年下降为 7%,接受 ^{177}Lu-DOTATATE 治疗的患者每年下降为 4%。在糖尿病或高血压控制不佳的患者中,PRRT 后肾功能受损更为明显。PRRT 导致的严重肾脏毒性仅出现于 1.5% 的患者,终末期肾衰竭极为罕见。另外,肝脏具有高瘤负荷的患者可能出现肝毒性。其他慢性毒副作用包括脱发、乏力和食欲下降。

二、前列腺癌膜抗原的靶向治疗

靶向前列腺癌细胞表面前列腺特异性膜抗原(prostate specific membrane antigen,PSMA)的 RIT 和 PRRT 治疗可以有效延长晚期转移性去势抵抗性前列腺癌(metastatic castration-resistant prostate cancer,mCRPC)生存期,已被美国 FDA 列为突破性疗法,有望获批。靶向 PSMA 的精准诊疗一体化的临床应用成为 mCRPC 领域最热点的研究。

(一)前列腺特异性膜抗原及其治疗原理

PSMA 是一种Ⅱ型跨膜蛋白,以单体或二聚体形式存在于细胞膜表面,包含胞外段、跨膜段及胞内段三个部分。与特异性分子结合后,PSMA 及其结合分子通过网格蛋白介导的内吞作用进入细胞,在胞质或溶酶体中存留。PSMA 表达量与前列腺癌分级和侵袭性呈正相关。其他实体肿瘤,如膀胱癌、胰腺癌、肺癌、肾癌等癌组织内的新生血管内皮细胞,以及正常组织器官,如唾液腺、泪腺、肾小管、小肠等也有少量 PSMA 的表达。

目前主要应用 2 种靶向 PSMA 的小分子抑制剂 PSMA-617 和 PSMA I&T 行放射性核素靶向治疗。其对 mCRPC 疗效显著,副作用较小,逐渐广泛进入临床应用。

与神经内分泌肿瘤的治疗策略类似，临床上应用 ^{68}Ga-PSMA PET 筛选高表达 PSMA 的 mCRPC 患者，评估后进行 ^{177}Lu-PSMA 或 ^{225}Ac-PSMA 治疗，由于 ^{225}Ac-PSMA 尚处于临床研究阶段，下文对 mCRPC 的 PRRT 介绍主要围绕 ^{177}Lu-PSMA。

（二）适应证

1. 功能影像（如 ^{99m}Tc-PSMA SPECT 或 ^{68}Ga-PSMA/^{18}F-PSMA PET）中提示肿瘤病灶高表达 PSMA（病灶的示踪剂摄取强度大于正常肝组织摄取的 1.5 倍）。

2. mCRPC 患者。

3. 无法或不愿进行传统治疗（包括化疗、放疗及雄激素去势治疗）。

（三）禁忌证

1. 绝对禁忌证

（1）局部可行根治性手术切除或放疗的病灶。

（2）严重的急性并发症。

2. 相对禁忌证

（1）ECOG 评分 >2 分。

（2）严重的肾功能损伤 $[GFR<40mL/(min \cdot 1.73m^2)]$。

（3）尿路梗阻。

（4）骨髓储备不足（白细胞低于 3.0×10^9/L、血红蛋白低于 9g/dl、血小板低于 7.5×10^{10}/L）。

（四）患者准备

1. 病史及相关检查

（1）采集病史并详细记录。

（2）治疗前开具的实验室检查包括血常规、肾功能（血肌酐、GFR）、肝功能、凝血功能、血清 PSA 水平。

2. 肾脏保护　适当使用呋塞米即可。

3. 唾液腺保护　唾液腺组织有 PSMA 的表达，一定程度上摄取放射性药物导致干燥综合征或其他消化道症状。国外报道有使用冰袋冷敷或注射肉毒杆菌可能会减轻唾液腺毒性，国内有单位使用过氯酸钾，但均无大型临床研究的进一步验证。

（五）治疗方法

缓慢静脉滴注给药，将 ^{177}Lu-PSMA 溶于 50~100ml 生理盐水中，一般可在 30~60min 内滴注完成。给药时密切监测患者生命体征，积极采取相应措施进行干预。每疗程给药 3.7~9.3GBq（100~250mCi），治疗 2~6 个疗程，每疗程间隔 6~18 周。

（六）注意事项

应用 ^{177}Lu 治疗的患者应在输注药物后进行 SPECT 显像，确定肿瘤病灶的有效剂量及重要脏器的吸收剂量，以监测疗效及毒副作用。每 2 个治疗疗程复查血清 PSA 水平及影像学检查，评估疗效。根据疗效、重要脏器累积剂量、患者病情进展和身体状况决定是否需要重复治疗，重复治疗的方案确定原则与首次治疗相同。

（七）疗效评价

血清 PSA、影像学及生活质量常作为治疗评估指标。mCRPC 患者对 ^{177}Lu-PSMA 治疗反应好，显著优于化疗、免疫治疗和雄激素去势治疗。多中心回顾性临床研究发现，在 PRRT 治疗后至少 8 周的随访过程中，45% 患者的血清 PSA 水平至少下降了 50%，在第 1 个疗程后即达到了生化缓解；60% 患者的血清 PSA 水平不同程度地下降。与已获批的抗雄激素治疗药物阿比特龙相比，^{177}Lu-PSMA 治疗组的血清 PSA 下降 >50% 患者的比例、总生存期均显著提高（血清 PSA 下降 >50% 患者比例分别为 44% vs.21%；OS 分别为 14 个月 vs.11 个月）。与化疗药物卡巴他赛相比，^{177}Lu-PSMA 同样具有显著优势。另外，^{177}Lu-PSMA 组的毒副作用更少见。

总之,进行 ^{177}Lu-PSMA-PRRT 后的 mCRPC 患者,半数以上血清 PSA 下降至少 50%,表现为生化缓解。影像学评估中,半数患者能够达到客观缓解,少部分患者(约 20%)仍出现病情进展。患者的 PFS 平均为 3~13.7 个月,OS 为 7.3~27.1 个月。就患者主观感受来说,大多数患者疼痛明显减轻,体力状态及生活质量得到提升。

(八)临床应用新模式

临床推荐应用 ^{177}Lu-PSMA-PRRT 治疗的同时进行基础的一线雄激素去势治疗。研究表明,一线雄激素去势治疗药物可能提高了肿瘤病灶的 PSMA 表达量,这两种协同疗法的安全性相当可靠。但 PRRT 与其他疗法联合治疗如二线雄激素去势治疗或化疗的效果尚无评价。

^{177}Lu-PSMA 治疗后仍无法控制疾病进展的患者,可尝试应用发射 α 射线的核素 ^{225}Ac-PSMA 进行治疗,尤其是对于广泛骨转移的患者。射程短、能量高的 α 射线能够提高骨转移灶的有效剂量,并降低血液系统毒性。

(九)毒副作用

1. 急性毒副作用　与 NET 的 PRRT 类似,急性毒副作用包括轻微的恶心、呕吐等,对症处理即可。另外,对于脑、脊髓转移的患者,可给予糖皮质激素以降低水肿的风险。

2. 慢性毒副作用　与 ^{177}Lu-DOTATATE 的 PRRT 类似,^{177}Lu-PSMA 通常耐受性良好。血液系统毒性是最常见的较为严重的慢性毒副作用。前列腺癌常发生骨转移,骨转移病灶周围的正常骨髓受到较大辐射剂量,因此广泛骨转移的患者更容易出现血液系统毒性。据研究,10%~25% 具有广泛骨转移或骨髓储备相对不足的患者可能会出现不同程度的血液系统毒性。另外,由于唾液腺摄取 ^{177}Lu-PSMA,治疗后的唾液腺毒性见于 8%~30% 的患者,主要表现为口干。

三、^{131}I-MIBG 治疗嗜铬细胞瘤和神经母细胞瘤

肾上腺素能肿瘤起源于交感神经胚细胞,主要包括嗜铬细胞瘤、神经母细胞瘤和交感神经母细胞瘤等。嗜铬细胞瘤多发生于肾上腺髓质,也可发生于交感神经节或副神经节等嗜铬组织,过量分泌儿茶酚胺类物质而导致高血压,成人发病率为 0.001%~0.01%,占高血压患者的 0.6%~1%,10%~20% 为恶性。10% 的嗜铬细胞瘤患者为儿童患者。

神经母细胞瘤是高度恶性的肾上腺素能肿瘤,多发生于肾上腺髓质,发病年龄小,多于 6 岁前出现症状,患者确诊时约 70% 已有广泛转移。神经母细胞瘤细胞虽不合成儿茶酚胺类物质,但能合成其前体多巴胺和排泌其代谢产物,因此,多数神经母细胞瘤能摄取儿茶酚胺类物质。

(一)^{131}I-MIBG 及其治疗原理

^{131}I- 间位碘代苄胍(^{131}I-MIBG)的化学结构与去甲肾上腺素和胍乙啶相似,静脉注射后的 ^{131}I-MIBG 随血液循环进入突触间隙(神经元间、神经元 - 效应器间)后,与突触前膜上的肾上腺素受体特异性结合,被重吸收入突触前细胞内,并储存于囊泡中,这是嗜铬细胞瘤及神经母细胞瘤细胞摄取 ^{131}I-MIBG 的主要机制,除此之外,还包括浓度差所致的被动扩散及肿瘤细胞主动重吸收。

静脉输入的 ^{131}I-MIBG 大约 33% 分布在肝,正常肾上腺分布很少,但以单位重量计算肾上腺髓质摄取最高。肝脏和膀胱是 ^{131}I-MIBG 治疗的剂量限制器官。

嗜铬细胞瘤和神经母细胞瘤能高度选择性地摄取 ^{131}I-MIBG,^{131}I 衰变发射 β 射线杀伤或抑制肿瘤细胞,发挥治疗作用。

(二)适应证

1. 不能手术治疗的患者。

2. 术后复发或广泛转移的患者。

3. 预期存活 1 年以上的患者。

4. 示踪剂量 ^{131}I-MIBG 显像病灶摄取放射性药物。

5. 广泛骨转移所致剧烈骨痛者。

6. 高血压不能控制者。

（三）禁忌证

1. 孕妇及哺乳患者。

2. 白细胞低于 $4.0 \times 10^9/L$。

3. 红细胞低于 $3.5 \times 10^{12}/L$。

4. 血小板低于 $9.0 \times 10^{10}/L$。

（四）患者的准备

1. 停用可卡因、利血平、苯丙醇胺（N-去甲麻黄碱）等影响 ^{131}I-MIBG 被摄取的药物。

2. 治疗前 3d 开始用鲁氏碘液封闭甲状腺，每日 3 次，每次 5~10 滴，直到治疗后 4 周。

（五）治疗方法

^{131}I-MIBG 活度一般采用固定活度法，治疗用 ^{131}I-MIBG 的活度在 3.7~11.1GBq 之间。^{131}I-MIBG 的比活度至少应达到 1.48GBq/mg。也可根据 ^{131}I-MIBG 显像的结果估算治疗用 ^{131}I-MIBG 的活度，以肿瘤吸收剂量为 100~200Gy 计算 ^{131}I-MIBG 用量。缓慢静脉滴注给药，一般可在 60~90min 滴注完成。给药时应监测脉搏、血压和心电图。

（六）注意事项

患者应多饮水，及时排空小便可降低膀胱的吸收剂量。患者应住院隔离至少 5~7d，观察并严格记录患者临床一般情况及体征，特别是血压波动、心律等心血管系统及消化系统（如便秘）等情况，根据疗效、病情的发展和患者的身体状况决定是否需要重复治疗，如需重复治疗，应在至少 3~5 个月后进行，剂量的确定原则与首次治疗相同。

（七）疗效评价

1. 嗜铬细胞瘤 外科手术是治疗嗜铬细胞瘤的首选方法。95% 以上的嗜铬细胞瘤病灶能摄取 ^{131}I-MIBG，治疗目的：①缓解症状和改善患者生活质量；②抑制肿瘤分泌儿茶酚胺类物质的功能，降低血压，延长生存期；③控制肿瘤的发展，改善患者预后；④重复 ^{131}I-MIBG 治疗可能会完全消除肿瘤，但应权衡缩小或消除肿瘤与多次 ^{131}I-MIBG 治疗的毒副作用之间的效益与风险。虽然获得完全缓解是肿瘤治疗追求的目标，但能有效控制肿瘤是更易实现的目标。

多中心研究报道 ^{131}I-MIBG 治疗恶性嗜铬细胞瘤的总有效率为 70%。荟萃分析的结果显示 ^{131}I-MIBG 治疗恶性嗜铬细胞瘤的客观反应率为 30%~47%，生化指标反应率为 45%~74%，症状缓解率为 75%~90%。能提高 ^{131}I-MIBG 疗效的方法，如使用钙通道阻滞剂和血管扩张剂能增加病灶的 ^{131}I-MIBG 摄取，以提高疗效；肿瘤中心部位乏氧，则可给予放射性增敏剂来增加肿瘤细胞对射线的敏感性。

放射治疗和化疗联合治疗嗜铬细胞瘤的总有效率约为 57%，所以只有当嗜铬细胞瘤不摄取 ^{131}I-MIBG 或用 ^{131}I-MIBG 治疗失败后才应考虑采用放疗或化疗。

2. 神经母细胞瘤 神经母细胞瘤患者的临床分期决定其预后和治疗方法的选择。局部病变无远处转移者（TNM Ⅰ~Ⅱ期）手术切除，预后较好（2 年存活率为 90%）；已发生淋巴转移或其他部位转移者（TNM Ⅲ~Ⅳ期），预后差。手术、化疗和 ^{131}I-MIBG 等多种方法结合，初始治疗的有效率约为 80%。随着病程的进展，由于抗药性的产生，5 年存活率仅为 10%~20%。其他影响预后的因素有原发肿瘤部位、分泌儿茶酚胺的类型和速率、血清铁蛋白水平及肿瘤细胞的组织学特点等。

Troncone 等的多中心研究纳入 TNM Ⅲ~Ⅳ期的 47 例神经母细胞瘤患者，^{131}I-MIBG 治疗后 22 例获得完全或部分缓解。荟萃分析的结果显示，^{131}I-MIBG 治疗神经母细胞瘤患者获得客观反应加病情稳定者为 59%。与化疗相比，患者更易于耐受 ^{131}I-MIBG 治疗。

临床一般是将 ^{131}I-MIBG 治疗作为一种辅助治疗方法，只有当其他方法治疗效果差时才采用。在下列情况中，^{131}I-MIBG 可作为神经母细胞瘤的一线治疗方法：①术前用 ^{131}I-MIBG 治疗可明显缩小肿瘤体积，有利于手术全部切除肿瘤；②治疗活度 ^{131}I-MIBG 显像可提供更多更确切的关于肿瘤大小、位

NOTES

置、是否转移及转移部位等信息,有助于进一步治疗和随访方案的制订;③ ^{131}I-MIBG 的毒副作用较小,不影响或可改善术前患者的身体状况,有利于手术治疗;④术后行化疗对术后残留的微小病灶可能疗效更好。

（八）毒副作用

^{131}I-MIBG 治疗很少发生严重毒副作用。给药后 1~3d 内可能发生恶心、呕吐等胃肠道反应,一般较轻微,可对症处理。可见暂时的骨髓抑制,如白细胞和血小板降低,儿童、化疗后的患者、骨髓转移的患者更易发生骨髓抑制,一般经处理后能恢复或接近治疗前的水平。治疗过程中如未成功封闭甲状腺可能发生甲减。

四、血液系统肿瘤及其他实体瘤的放射免疫治疗

RIT 在血液系统肿瘤上获得了令人瞩目的结果。放射性核素标记的抗 CD20 单克隆抗体 ^{131}I-Bexxar 和 ^{90}Y-Zevalin 应用于非霍奇金 B 细胞淋巴瘤（non-Hodgkin B-cell lymphoma,NHL）的治疗已得到美国 FDA 的批准。^{131}I-Bexxar 治疗对化疗耐受的 NHL 患者,反应率为 65%,完全缓解率为 30%;应用 ^{131}I-Bexxar 和自体骨髓干细胞移植联合治疗,反应率高达 86%,完全缓解率高达 79%。^{90}Y-Zevalin 治疗复发或对化疗耐受的 NHL 患者,反应率分别为可达 80%。上述两种抗体主要的毒副作用是骨髓抑制,10%~20% 的患者需要进行输血或促血细胞生成药物的治疗。放射性核素标记的抗 CD38、CD22、CD25、CD45、CD37 等抗体的临床应用研究也取得了较好的治疗效果。

RIT 在多种实体瘤中均有所应用。^{131}I-chTNT 是首个肺癌放射免疫治疗新药,是放射性核素标记的人鼠嵌合单克隆抗体,靶向肿瘤细胞核的抗原。实体瘤中心部位常有自发性缺血坏死,^{131}I-chTNT 与坏死肿瘤细胞核抗原结合,利用 β 射线的生物效应杀伤坏死区周围的活细胞,造成新的坏死,使得坏死区不断扩大,最终起到由内到外的肿瘤杀伤作用。^{131}I-chTNT 的给药方式分为静脉注射和瘤内注射。应用静脉注射的患者大多表现为疾病稳定,极少能达到部分缓解或完全缓解;瘤内注射的疗效相对更好,但临床操作烦琐。^{131}I-chTNT 可作为晚期肺癌患者在放化疗失败后的另一选择,已被中国 SFDA 批准。其他应用于肺癌放射免疫治疗的药物也逐渐被研发,如靶向纤维连接蛋白胞外域的 $^{124/131}$I-L19SIP,靶向癌胚抗原的 ^{177}Lu-IMP288 和 ^{90}Y-M5A,靶向肌腱蛋白 C 的 ^{131}I-F16SIP 等,上述药物已逐渐进入临床研究进行疗效评估。

RIT 用于乳腺癌的研究取得了一定的结果。曲妥珠单抗是靶向人表皮生长因子受体 2（HER2）的重组人源化单克隆抗体,已被批准用于治疗 HER2 阳性的晚期乳腺癌。^{177}Lu 标记的曲妥珠单抗的 Ⅰ 期临床试验发现,肝脏是治疗的剂量限制器官,该药物导致的肝毒性影响了给药剂量,进而影响疗效。动物实验证实了 ^{131}I、^{90}Y、^{225}Ac 标记的曲妥珠单抗靶向性高,毒副作用轻微,具有明显的肿瘤抑制作用,但尚未有相关的临床研究结果报道。

另外,其他 RIT 药物如针对癌胚抗原的 ^{177}Lu-IMP288、针对黏蛋白的 ^{111}In/^{90}Y-m170、针对 CA19-9 的 ^{177}Lu-5B1 以及针对 PSMA 的 ^{177}Lu-J591 在小样本研究中取得了一定的临床疗效,但总体效果欠佳。

如前所述,单克隆抗体药物组织渗透性差,实体瘤病灶的有效辐射剂量不足,难以充分杀伤肿瘤细胞。放射免疫靶向治疗的固有缺陷在一定程度上限制了其临床应用。放射性核素标记的新型单克隆抗体片段的应用、与放化疗及免疫治疗的联合应用在未来可能更具有前景。

Summary

Radionuclide therapy uses radioactive sources as a therapeutic radionuclide attached to a targeting vector to deliver therapeutic doses of ionizing radiation to specific disease sites for curative intent or disease control. This approach employs systemic administration to treat disseminated diseases, especially in advanced metastatic malignant tumors which are not sensitive to traditional treatment like chemotherapy or external beam radiotherapy. Furthermore, specific radioactive antibodies (radioimmunotherapy, RIT) or peptides (peptide receptor radionuclide therapy, PRRT) targeting tumor cells have been increasingly developed as a promising application for clinical nuclear medicine. PSMA-targeting in mCRPC and SSTR-targeting in NET radionuclide therapy provides an effective therapeutic approach and offers new hope for many patients at the end stage of the disease. Good clinical efficacy has also been reported in hematological or other solid tumors (e.g., lung and breast cancer).

To conclude, this chapter introduces the principle, methods, clinical applications, and latest progress in radionuclide therapy with a series of tumor-targeting probes. Radionuclide therapy has shown the significant clinical value and has achieved remarkable results in various tumor types. This precise theranostics strategy in clinical nuclear medicine will become an individualized approach to tumor treatment in the future.

思考题

1. 受体靶向治疗及放射免疫靶向治疗有何异同？
2. 患者应用放射性核素靶向治疗需关注哪些问题？

（霍　力）

扫码获取
数字内容

第二十一章
放射性粒子植入治疗

放射性粒子植入治疗（radioactive seeds implantation therapy）是组织间插植治疗术的一种，属于近距离治疗的范畴，用于肿瘤治疗已有 100 多年的历史。1901 年 Pierre Curie 首先提出近距离治疗（brachytherapy）的术语，其定义为将具有包壳的放射性核素埋入组织内进行局部放射治疗。1914 年法国的 Pasteau 和 Degrais 医师首次报道使用镭管经尿道植入治疗前列腺癌，开创了组织间近距离治疗的先河。之后众多的科学家，尝试了多种放射性核素（如 ^{226}Ra、^{222}Rn、^{192}Ir、^{198}Au）及其植入治疗方式，但均因放射防护、尿道并发症发生率高、疗效不太满意等问题而一度走进低谷。20 世纪 80 年代后，随着医学影像引导技术、计算机三维治疗计划系统和模板定位技术的出现和发展，使放射性粒子治疗重新焕发青春，在前列腺癌、肺癌和头颈部肿瘤等肿瘤治疗上显示了非常好的应用前景。2001 年我国成功研制具有独立知识产权的 ^{125}I 粒子，并实施了全国首例经直肠超声引导计算机辅助放射性粒子植入治疗前列腺癌。随后众多的中国学者们将这一技术逐步扩展、创新和推广，在头颈、肺、胰腺、直肠和脊柱等部位恶性肿瘤治疗中取得了重要进展，在此治疗领域做出了创造性的工作。目前，随着影像导航技术更加多元化、智能化及 3D 打印模板技术的引入，使得放射性粒子治疗过程变得更加规范、可控，粒子植入治疗精度得到进一步提高。

第一节　治疗原理与方法

• 放射性粒子植入治疗是通过手术或经皮穿刺等方式将放射性粒子植入肿瘤组织内，通过低剂量率的持续辐射杀死肿瘤细胞。

• 该治疗可以起到抑制肿瘤生长、缓解疼痛、改善生活质量，提高患者生存率和病变局部控制率的作用。

一、治疗原理

放射性粒子植入治疗与其他外照射和高剂量率后装治疗不同，是将一定活度的放射性核素标记在胶体、微球或金属丝上，再密封于用特殊材料制作的外壳中，制成体积很小的针状或颗粒状放射源，这种放射源被称为放射性粒子（radioactive seed）。通过手术或影像引导下的经皮穿刺等方式，将一定数量的粒子植入肿瘤实体内或肿瘤浸润的组织中（含恶性肿瘤沿淋巴途径扩散的组织），利用放射性粒子持续发出的低能量和低剂量率的射线，杀死肿瘤细胞或抑制肿瘤细胞生长，以消除、控制肿瘤的发展，达到治疗或缓解症状的目的，属于一种内照射治疗技术。由于放射性粒子被植入病变组织内，可使治疗靶点局部获得更高的辐射剂量，而周围正常组织受照剂量较低，并且治疗靶点内部剂量分布均匀，无须考虑靶器官的运动、仪器设施的变化以及摆位时的误差，对于那些手术难以切除的及术后和放疗后复发的肿瘤，放射性粒子植入治疗是一种有效的方法。

与传统外照射相比，放射性粒子植入治疗具有以下优点：①放射源活度低，辐射距离短，大部分能量可被组织吸收；②放射源直接植入肿瘤，肿瘤吸收剂量远远高于周围正常组织；③持续性照射，放射生物效应明显提高；④高度适形，降低了对正常组织的损伤。放射性粒子植入治疗具有抑制肿瘤生长、缓解疼痛、改善生活质量、提高患者的生存率和病变的局部控制率的作用，已受到国内外学者的普遍重视和认可。

放射性粒子植入治疗是一种局部治疗手段,单纯的放射性粒子植入治疗不能解决所有肿瘤治疗问题,需要与手术治疗、外照射治疗、化疗、靶向治疗等相结合,最大限度地发挥其优势。

二、放射性粒子的种类及物理特性

目前所用放射性粒子主要有以下几种:

1. **^{125}I 粒子**　^{125}I 的物理半衰期为 59.6d,通过电子俘获的衰变方式,伴随有特征 X 射线和内转换电子,其中电子被 ^{125}I 密封籽源的钛壁所吸收。射线主要包括有 27.4keV、31.4keV 的特征 X 射线和 35.5keV 的 γ 射线。^{125}I 粒子呈长 4.5~5mm、直径 0.8mm 的小圆柱体。^{125}I 粒子临床常用的放射性活度为 14.8~27.2MBq,适用于对放射低或中等敏感性的局限性肿瘤进行永久性植入治疗。

2. **^{103}Pd 粒子**　^{103}Pd 的物理半衰期为 16.96d,通过电子俘获的方式衰变,γ 射线平均能量为 23keV,适用于治疗分化程度较差、增殖迅速的肿瘤。临床常用的放射性活度为 37.0~66.6MBq。

3. **^{131}Cs 粒子**　^{131}Cs 的物理半衰期为 9.7d,通过电子俘获的方式衰变,γ 射线能量为 29~34keV。临床常用的放射性活度为 40.7~62.9MBq。相比 ^{103}Pd 及 ^{125}I,^{131}Cs 兼具高活性剂量及较短的半衰期。

三、植入程序

放射性粒子植入治疗需要核医学科、其他影像科、外科等学科的配合,保证粒子治疗的质量。

(一) 术前准备

1. **制订治疗计划**　可以通过常规影像学检查如超声、CT、MRI,以及多模态影像学检查如 PET/CT 及 PET/MRI 等,明确肿瘤临床靶区及周围正常组织位置、形态、与邻近器官及大血管的关系,测得反映肿瘤体积的三维径线,将数据输入治疗计划系统(treatment planning system,TPS),得出植入粒子的总放射性活度、粒子数量、粒子植入的准确位置。

治疗剂量取决于肿瘤体积、肿瘤位置以及接受放射治疗的历史。实际操作时其植入量应建立在植入的总活度(处方剂量)计算、组织内植入的确切部位和放射剂量的分布评价等基础上。每个籽源的剂量分配并非相同,这种差别应该在计算用量时加以考虑,同时应考虑放射性粒子的半衰期。

以 ^{125}I 粒子为例,根据 B 超或 CT 扫描获得的靶区图像,计算机模拟出粒子植入的空间分布,同时决定 ^{125}I 粒子植入数量及其活度(一般植入 ^{125}I 粒子的放射性活度为 0.4~0.8mCi,1mCi 能产生 182cGy 的吸收剂量)和总活度[肿瘤所需总活度(mCi) = 期望肿瘤吸收剂量(Gy) × 肿瘤重量(g)/182],了解靶区及周围危险器官的剂量分布情况,调整 ^{125}I 粒子植入器及粒子位置,以获得最佳的剂量分布。

2. **粒子的测试与消毒**　植入前应对 10% 的粒子(不能少于 3 颗)或全部粒子(植入粒子数 <5 颗时)进行随机源活度检测。

用擦拭法或水测试法检查粒子有无放射性泄漏,确认无泄漏后进行严格灭菌。^{125}I 粒子可用高压蒸汽灭菌(121℃,15kPa,15~30min;操作中要防止粒子从装置的引出孔丢失)或用 2% 戊二醛浸泡 20min 备用。

(二) 植入方法

1. **植入类别**　粒子的植入方式分为永久性植入和暂时性植入,二者的术前计划是相似的。永久性植入是按照 TPS 制订的计划,将粒子通过导管(针)植入预定位置,移去导管(针),粒子则永久留在组织内。暂时性植入是先将导管(针)插入组织内,粒子通过后装技术放入,在组织存留一定时间实施照射后,将导管(针)和粒子取出。根据需要,暂时性植入可高剂量率多次间隔施行,也可低剂量率一次长时间使用。

2. **植入方式**　推荐模板引导下的粒子植入,特殊部位建议三维打印模板引导的粒子植入治疗,可经超声、CT 及 MRI 经皮穿刺或通过腔镜等方式引导将粒子植入肿瘤实体内。在保证粒子植入质量的前提下不排斥徒手操作,如手术直视下粒子植入。

　　中国学者在借鉴美国前列腺癌模板基础上,研发出人体各部位粒子植入治疗引导装置、肋骨打孔技术、3D打印共面模板(3D-printing coplanar template,3D-PCT)和3D打印非共面模板(3D-printing non-coplanar template,3D-PNCT),使粒子植入治疗成为可计划、可控制、可评估的技术,粒子植入治疗精度进一步提高。

　　3D-PCT是利用影像引导将肿瘤信息通过数字化处理后传输到计算机TPS,医生和物理师定义靶区和危及器官、剂量,设计针道信息,3D打印机打印数字化引导模板。模板包括3D-PCT和3D-PNCT。3D打印具备针道信息、激光定位坐标系统和标识系统。3D-PCT适用于全部针道平行插植部位肿瘤治疗,3D-PNCT适用于不同平面针道无法保持平行插植肿瘤治疗。通过3D打印技术可实现不同部位、运动器官和不规则形状肿瘤粒子植入剂量的最佳适形度(图21-1)。

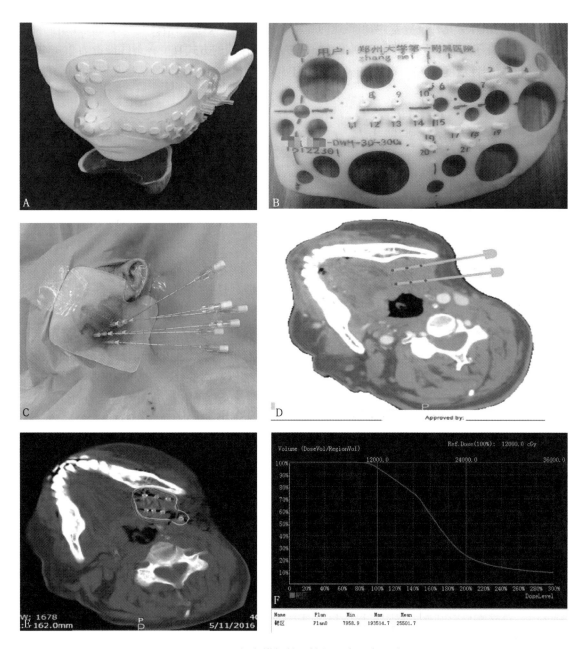

图 21-1　3D 打印模板粒子植入手术及术后验证

A、B.3D 打印模板制作;C. 术中植入;D、E. 术前计划及术后验证;F. 术后即刻剂量体积直方图。

(三)术后验证

粒子植入术后,可通过 CT 或 MRI 检查,三维重建进行术后剂量验证,应用等剂量曲线和剂量体积直方图(dose volume histogram,DVH)等来评估粒子在靶组织内的分布以及粒子与邻近重要脏器和组织的关系;明确治疗剂量有无不足,不足者需立即或择日补充治疗。对植入术后患者可择期行 SPECT ^{125}I 粒子全身显像(低能高分辨准直器,能峰 29keV,窗宽 50%,矩阵 256×1 024,采集速度 20cm/min),有条件者可行粒子所在部位的局部 SPECT/CT 断层融合显像,以评价是否有粒子的偏移、远处游离或迁移。

剂量学评估参数包括 90% 的靶体积受照剂量(D_{90})≥100% 处方剂量,100% 靶体积受照剂量(D_{100})≥90% 处方剂量,接受 100% 处方剂量的肿瘤体积百分比(V_{100})≥95%,接受 90% 处方剂量的肿瘤体积百分比(V_{90})=100%,接受 150% 处方剂量的肿瘤体积百分比(V_{150})<60%,接受 200% 处方剂量的肿瘤体积百分比(V_{200})<40% 等。

治疗剂量优化的目标是使靶区的剂量分布能满足临床要求,基本原则是:在计划靶区(planning target volume,PTV)产生均匀剂量;限制 PTV 以内超高剂量范围;在 PTV 以外区域达到较为陡峭的剂量衰减。

四、适应证与禁忌证

(一)适应证

1. 局部晚期肿瘤已失去手术机会(前列腺癌除外)。

2. 肿瘤最大径≤7cm。

3. 手术后、放疗后肿瘤复发或转移,肿瘤转移灶数目≤5 个,单个转移灶直径≤5cm。

4. 患者一般身体状况卡氏评分在 70 分以上。

5. 拟经皮穿刺者有进针路径。

6. 肿瘤空腔脏器(食管、胆道、门静脉等)出现恶性梗阻。

7. 无严重穿刺禁忌证。

8. 患者预计生存期≥3 个月。

9. 患者拒绝其他治疗。

1~3 项指标中至少符合 2 项,且 4~9 项指标中至少符合 3 项,即为适应证选择正确。

(二)禁忌证

1. 有严重出血倾向,血小板≤50×10⁹/L 和凝血功能严重紊乱者(凝血酶原时间 >18s,凝血酶原活动度 <40%)。抗凝治疗和 / 或抗血小板凝聚药物应在粒子植入治疗前至少停 1 周。

2. 肿瘤破溃或合并感染的病灶。

3. 严重糖尿病。

4. 没有合适的穿刺路径。

5. 预计划靶区剂量达不到处方剂量设计要求。

第二节 临床应用

- 放射性粒子植入治疗作为治疗前列腺癌的一种主要方法,疗效可靠、副作用较少。
- 放射性粒子植入治疗非小细胞肺癌、胰腺癌、头颈部治疗等实体肿瘤,都有显著的局部控制率。
- 3D 打印技术以及各种支架联合粒子链等技术的应用,扩展了粒子植入的治疗领域,并取得了显著的临床疗效。

一、前列腺癌

前列腺癌的治疗方法包括:经尿道前列腺切除术、根治性前列腺切除术、放射治疗、内分泌治疗和综合治疗等。放射性粒子植入治疗用于早期局限性前列腺癌患者,因其治愈率与外照射治疗和根治手术基本相当,且并发症少,在美国放射性粒子植入治疗已经成为早期前列腺癌的标准治疗手段之一。同时该治疗方法也被国家卫生健康委员会发布的《前列腺癌诊疗指南(2022年版)》和中国临床肿瘤学会的《CSCO前列腺癌诊疗指南(2022年版)》推荐使用。

国内在放射性粒子植入治疗前列腺癌的临床实践中,积累了大量的临床治疗经验,总体疗效优于单纯外照射治疗,接近于手术切除,尤其副作用明显减低。

(一)适应证及禁忌证

1. 适应证

(1)单纯放射性粒子植入治疗:临床分期为 T_1~T_{2a} 期;Gleason 评分为 2~6 分;PSA<10ng/ml。

(2)符合联合外照射治疗的适应证:临床分期为 T_{2b}~T_{2c} 期;PSA>20ng/ml;Gleason 评分为 8~10 分;明确有前列腺包膜外侵犯和/或周围神经受侵犯;多点活检病理结果为阳性。

(3)Gleason 评分为 7 分,或者 PSA 为 10~20ng/ml 则要根据具体情况决定是否联合外照射治疗。

(4)近距离照射治疗(或联合外照射治疗)联合雄激素阻断治疗的适应证:术前前列腺体积>60ml,可以使用雄激素阻断治疗使前列腺缩小;局部晚期及中高危前列腺癌可用放射性粒子治疗联合内分泌治疗。

2. 禁忌证

(1)主要禁忌证:预计生存期少于 5 年;经尿道前列腺切除术后缺损较大或预后不佳;一般情况差,不能耐受手术;有远处转移。

(2)相对禁忌证:有下列情况时可能会出现技术操作困难、剂量分布不满意、术后并发症发生率高等风险,技术操作不熟练者,也应避免选择下列情况患者:腺体体积>60ml;既往有经尿道前列腺切除术史;中叶突出,精囊受侵;严重糖尿病;多次盆腔放疗及手术史。

但是对于局限性极低危、低危及部分经过选择的中危前列腺癌患者的治疗,若无近期经尿道前列腺切除术(TURP)且国际前列腺症状评分(IPSS)评分良好的患者,可推荐行低剂量放射性粒子植入治疗。近期文献提示,小通道 TURP 或者 TURP 间隔 3 个月以上者,并不增加粒子植入尿道不良反应,不应成为低剂量放射性粒子植入治疗的禁忌证。

(二)治疗方法

1. 植入前准备 临床上多采用全麻下进行手术,因此改善患者心肺功能非常重要,按照诊疗常规测定患者心肺功能;合并糖尿病者,积极控制血糖;术前患者或家属签署放射性粒子植入治疗同意书;术前 24h 进流食,术前 3h 可以进水;术前 2 周停服抗凝类药物;常规肠道准备保证术中无肠内容物流出,以防污染伤口。

2. 植入中 临床多采用经直肠超声引导下行经会阴插植,推荐使用高分辨率的双平面(双极)探头,并配备完备的前列腺近距离治疗软件。CT(或 MRI)可替代经直肠超声引导插植,如果经直肠超声影像质量较差,应当改用 CT 或 MRI 引导插植。粒子植入方法可选择针内预置粒子技术和自由布源法等。

(1)植入过程

1)患者麻醉后采取截石位,体位固定、术前留置导尿管,便于术中超声识别尿道,防止穿刺过程损伤尿道以及粒子种植在尿道上。

2)安装步进器、模板及固定架。

3)连接经直肠超声探头,获取图像数据,即时传入 TPS,制订植入方案。

4)于尿道两侧穿入两支固定针固定前列腺。

5）根据所制订的植入治疗计划和植入针的位置图,进行超声引导下的植入针穿刺,保证每支针不穿出前列腺包膜。

6）植入粒子期间超声实时获取图像,实施术中治疗计划。

（2）治疗计划的处方剂量推荐:单用前列腺粒子植入治疗时,^{125}I 的处方剂量为 140~160Gy,^{103}Pd 为 110~125Gy;联合外照射治疗时,建议给予前列腺及前列腺周围区域外照射 20~46Gy。全盆放疗可用于盆腔淋巴结转移风险高的病例,全盆放疗 40~50Gy,^{125}I 的处方剂量推荐为 100~110Gy,^{103}Pd 为 80~90Gy。

3. 植入后　应当及时行膀胱镜检查,清理凝血块或误置入膀胱、尿道内的粒子。

粒子植入术后须行剂量学验证与治疗质量评估,可通过 CT 或 MRI 检查,进行剂量学验证与质量评估(图 21-2)。建议每个病例术后的影像学检查时间保持一致,同时考虑到粒子植入术后由于前列腺水肿和出血所致的前列腺体积增大,建议以种植后 4 周左右行剂量评估最合适。术后剂量分布计算时必须报告以下参数:①处方剂量;②D_{90} 和 V_{100};③其他与靶区或正常组织和器官相关的剂量参数。

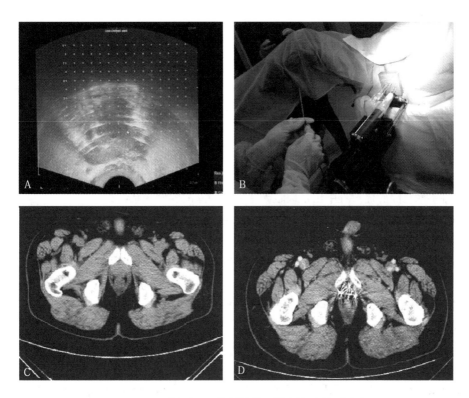

图 21-2　B 超引导下放射性粒子植入治疗前列腺癌
A、B. 在 B 超模板引导下放射性粒子植入术中;C、D. 术前及术后 4 周的疗效评价。

4. 安全防护　放射性粒子植入治疗医师在实施治疗前,应当穿戴好防护用品,佩戴个人剂量卡/计;植入粒子术后,若患者需进一步行其他临床治疗,医护人员可穿戴必要的防护用品进行操作。粒子植入治疗后通过放射性探测器检测患者周边和治疗室以防粒子遗失,检测包括患者的体表、术中邻近区域、地板、手术的废弃液体和材料、纱布和所有器具。治疗后应当为患者提供书面的辐射防护指南,告知患者近期注意尿液有无粒子排出,避免性生活,减少与未成年人和孕妇的密切接触等。

（三）并发症

并发症包括短期并发症和长期并发症。通常将 1 年内发生的并发症定义为短期并发症,而将 1 年以后发生的并发症定义为长期并发症。

1. 短期并发症　尿频、尿急及尿痛等尿路刺激症状,排尿困难和夜尿增多。大便次数增多及里急后重等直肠刺激症状、直肠炎(轻度便血,严重时可能出现直肠溃疡或尿道直肠瘘)等,但其发生率低于外科手术。

2. 长期并发症   以慢性尿潴留、尿道狭窄、尿失禁为常见。

(四)疗效评价

前列腺癌的放射性粒子植入治疗,其临床疗效和 5 年生存率均高于根治术和外照射治疗。Sharkey 报道,对 1 305 例分期为 $T_1 \sim T_2$ 的前列腺癌放射性粒子植入术后患者,根据局部病变和生化指标 PSA 值判断疗效,结果显示局部肿瘤控制率与根治术手术相差无几。应当注意前列腺癌粒子植入治疗后 18~30 个月 PSA 反弹或突然升高的现象,如发现有复发表现,可考虑选择其他治疗手段。放射性粒子植入治疗联合外照射治疗,同时加入雄激素阻断治疗(2 或 3 年)是治疗高危患者的常见方案。三者联合治疗效果较好,有研究表明 9 年无病进展生存率和疾病特异性生存率分别达 87% 和 91%。

总之,前列腺癌放射性粒子植入术是继前列腺癌根治术及外照射治疗外的又一种有望根治局限性前列腺癌的方法,疗效肯定、创伤小,尤其适合于不能耐受前列腺癌根治术的高龄前列腺癌患者。

二、非小细胞肺癌

CT 引导下经皮穿刺 ^{125}I 粒子植入肺癌借鉴了放射性粒子植入前列腺癌的成功经验和治疗原理,1999 年日本 Imamura 等率先报道经皮穿刺高剂量率插植治疗肺癌的技术可行性,结果证明该技术安全、有效,且未出现严重并发症。自 2002 年以来在我国逐步开展,其短期疗效显著,但仍需注意治疗程序规范化、植入器械标准化、适应证的选择等。

(一)适应证及禁忌证

1. 适应证

(1)肿瘤直径 <7cm 的患者。

(2)外科手术切除肿瘤过程中出现肉眼无法完全切除的肿瘤残余组织。

(3)肿瘤侵犯周围重要组织及器官、肿瘤侵犯胸壁等组织无法切除者。

(4)不能耐受或拒绝放、化疗的患者。

(5)肺转移癌如为单侧肺转移,病灶 <3 个;如为双侧病灶,每侧肺转移病灶 <3 个,应分侧、分次治疗。

对放、化疗不敏感或放、化疗后复发的小细胞肺癌可试用。

2. 禁忌证

(1)主要禁忌证:一般情况差,KPS 评分 <60 分、不能耐受手术者;已确认全身广泛转移、预计生存期 <3 个月者。

(2)相对禁忌证:侵犯大血管及主支气管的中央型肺癌,手术风险大,操作不熟练者慎用。

(二)治疗程序

1. 植入前   改善患者心肺功能,必要时测定患者肺功能;术前常检查凝血功能,停服抗凝药物至少 1 周;术前患者或家属签署放射性粒子植入治疗知情同意书。

根据患者术前的 CT 图像制订治疗计划,如邻近心脏、纵隔大血管者,应首先明确肿瘤与血管的位置;如合并明显肺不张,推荐行局部 PET/CT 显像,明确肿瘤和肺不张组织的界限。一般制订术前计划时,计划靶区为影像学边界外放 0.5~1.0cm。放射性 ^{125}I 粒子的处方剂量推荐单纯粒子治疗靶区剂量 D_{90} 为 110~160Gy;联合外照射治疗时,治疗靶区剂量 D_{90} 为 90~110Gy。临床通常选用的放射性 ^{125}I 粒子,活度为 0.7mCi/ 颗。

2. 植入中

(1)CT 定位常规层厚 0.25~0.5cm,扫描确定肿瘤部位并在体表标记范围,尽量选择病灶的中心层面作为穿刺植入的首选层面,确定进针的位置、角度和深度。

(2)对于行模板种植者,在常规消毒和局麻后,将固定支架调整至肿瘤体表标记区,旋转模板与肋骨走向平行且与 CT 扫描平面垂直,固定支架和植入模板旋钮,使用数字化导航仪测量,精确进针。对于病灶部位、体积及形态等因素导致使用模板种植困难者,可采用徒手单针或多针多角度穿刺操作。

（3）粒子的植入按照 TPS 计划插植粒子植入针,待插植结束后再次行 CT 扫描确定进针是否达到肿瘤内,利用粒子植入器按照 TPS 计划将放射性粒子植入瘤体内,务必使粒子分布均匀。

（4）术后补救措施及验证:植入完成后,重复 CT 扫描,确定各层面植入的粒子分布情况及数目,进行粒子植入术后剂量验证,如有遗漏应立即补种,以期与术前计划相符(图 21-3)。

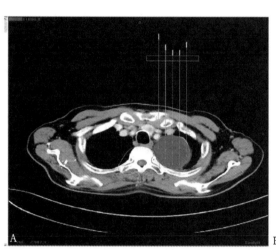

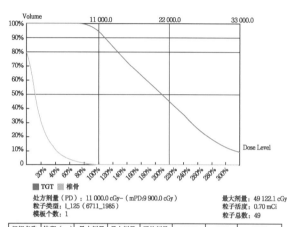

处方剂量（PD）：11 000.0 cGy-（mPD:9 900.0 cGy)　　　　最大剂量：49 122.1 cGy
粒子类型：L_125（6711_1985)　　　　　　　　　　　　　粒子活度：0.70 mCi
模板个数：1　　　　　　　　　　　　　　　　　　　　　粒子总数：49

组织名称	体积（cc)	最小剂量	最大剂量	平均剂量	D100	D90	V100
TGT	59	5 553.8	49 122.1	21 029.5	5 553.8	11 880.0	89.9（94.1%)
椎骨	86.4	0.0	11 398.7	1 798.9	0.0	0.0	0.0（0.0%)

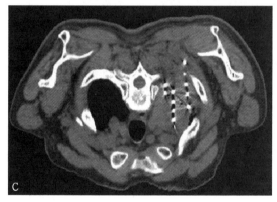

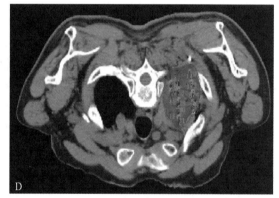

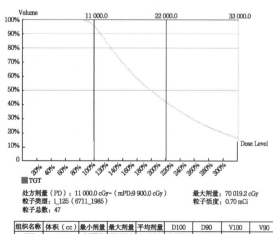

处方剂量（PD）：11 000.0 cGy-（mPD:9 900.0 cGy)　　　　最大剂量：70 019.2 cGy
粒子类型：L_125（6711_1985)　　　　　　　　　　　　　粒子活度：0.70 mCi
粒子总数：47

组织名称	体积（cc)	最小剂量	最大剂量	平均剂量	D100	D90	V100	V90
TGT	59.0	8 277.5	70 019.2	21 128.8	8 277.5	11 990.0	56.5	58.4

图 21-3　肺癌放射性粒子植入术前计划、术中及术后剂量验证

A、B. 粒子植入术前 TPS 计划及术前 TPS 计划 DVH 图;C.CT 扫描所示植入术中粒子分布;D. 粒子植入术后剂量验证;E. 粒子术后剂量验证 DVH 图,与术前计划相差控制在 ±10% 以内。

3. **植入后**　患者术后 24~48h 拍摄 X 线胸片或 CT,排除迟发性气胸、血胸或粒子移位。术后需定期随访,一般术后 1 个月复查胸部 CT,必要时可行 PET/CT 评估疗效。疗效显著且病情稳定者,治疗后半年内每 2 个月 1 次,治疗后半年至 2 年内每 3 个月 1 次,治疗后 2~5 年每半年 1 次,5 年后每年 1 次。

（三）并发症处理

1. **咯血**　穿刺时注意避开血管和气管,出现咯血时应及时给予止血药物治疗,注意观察患者生命体征变化,必要时考虑介入栓塞止血。

2. **气胸和血气胸**　术中出现气胸时,应及时处理,少量气胸时可观察,给予吸氧和心电监护等;中等量时,可胸腔穿刺抽气;大量者则植入闭式引流灌洗。

3. **感染**　肺或胸腔感染、发热,应及时采取抗感染和对症治疗。

4. **粒子移位或迁移**　一般无须特殊治疗,但要密切随诊观察。

（四）疗效评价

文献报道 35 例 T_1N_0 和 T_2N_0 无法根治切除患者进行局部切除联合放射性粒子植入治疗残留病灶,结果显示 5 年生存率分别为 67% 和 39%,全组生存率为 47%,疾病特异生存率分别为 77% 和 53%,达到与根治切除同样的疗效。

三、其他部位肿瘤

（一）胰腺癌

胰腺癌是恶性程度极高的消化系统肿瘤,患者的 1 年生存率低于 25%,可手术切除者的 5 年生存率也不超过 5%,局部进展期和伴转移的胰腺癌患者中位生存期分别为 6~10 个月和 3~6 个月。

胰腺癌主要是以外科手术为主,结合放化疗等综合治疗手段。胰腺癌起病隐匿,81.6% 患者就诊时已属于晚期,根治性手术难以彻底切除肿瘤;胰腺癌生物学行为活跃、恶性度高,局部治疗风险大、并发症多,并且近年来患者群体年龄明显上升,加之胰腺癌对射线也不够敏感,所以外照射放疗效果亦不佳,因此胰腺癌的治疗成为临床难点。为了提高胰腺癌患者的生存和生活质量,放射性粒子植入治疗胰腺癌的方法首先应用于无法手术切除的胰腺癌患者。放射性粒子对于有丝分裂周期各时相的肿瘤细胞均有效,并能克服乏氧肿瘤细胞对射线的抗拒性,因此对胰腺癌具有局部控制和止痛的效果。

1. **适应证和禁忌证**

（1）适应证:①预计生存期 >3 个月,不能手术切除者;②胰腺癌转移灶及局部转移淋巴结;③不愿意和 / 或因其他伴随疾病不能接受根治性手术者;④胰腺肿瘤切除术中残留病灶和 / 或瘤床位置;⑤预计生存期 <3 个月,为缓解疼痛可慎重选择本治疗。对于原发肿瘤最大径 >6.0cm 者应慎重选择本治疗。

（2）禁忌证:①有证据证明肿瘤已广泛转移者;②严重出血倾向,肿瘤伴发急性胰腺炎、腹膜炎、大量腹水者;③严重的恶病质。

2. **治疗程序**

（1）术前计划:根据影像学资料进行三维立体数字化影像重建,使得靶区设计的放射性剂量更加均匀,能最大程度地减少周围正常组织的放射剂量分布,而且可以精确地显示粒子植入的部位。

（2）植入方式

1）开放式手术:包括胆肠吻合旁路手术加放射性粒子植入术、剖腹探查放射性粒子植入术等。推荐使用术中超声,可明确肿瘤的侵犯范围、位置、与重要血管和脏器的关系,同时可探查到术前难以发现的转移肿瘤,在穿刺过程中术中超声可实时观察穿刺针的位置,防止误穿大血管、胰管。

2）非开放式手术:包括经皮穿刺放射性粒子植入术联合或不联合胆道支架置入术。由于胰腺肿瘤经常有一部分位于胃大弯侧后方,为了达到术前治疗计划要求,穿刺路径常需通过胃壁,术前检查预计穿过胃壁的病例手术前应给予抑制胃肠动力药物及解痉药物,减少胃肠蠕动,利于手术操作。

(3)植入后:超声或CT引导下行放射性粒子植入术后,应即刻完成治疗剂量验证,验证有问题时立即根据TPS的指示进行补种粒子,避免多次操作增加患者的心理和经济负担。

3. 并发症处理

(1)胰瘘、少量出血(<50ml)、疼痛、少量气腹、胃肠道穿孔、急性胰腺炎、乳糜瘘、感染等并发症,经对症治疗后一般均可治愈。

(2)粒子迁徙至肝、肺,是穿刺植入粒子时粒子误入门静脉和下腔静脉系统所致,临床上未观察到因此而产生的肝、肺功能损害,无须特殊处理。

(3)术后腹胀、恶心、呕吐、食欲减退、胃瘫等胃肠道症状,与传统胰腺癌胆道旁路手术相比症状重,持续时间长,其原因为:放射性粒子植入区域距胃、十二指肠及胆肠吻合口较近,可引起胃、十二指肠及小肠的放射性炎症,使用胃肠动力药物及胃肠道黏膜保护剂治疗,症状可在短期内缓解。

4. 疗效评价 放射性粒子植入治疗后患者应于术后1、2、4个月进行疗效评估,评估内容主要包括超声、CT、MRI和CEA、CA19-9等肿瘤标志物,以及患者的疼痛缓解程度等,明确患者是否有进展、复发、转移,之后的2年内每3个月复查1次。

对于局部晚期胰腺癌的治疗,目前相关文献报道的放射性粒子植入治疗的中位生存期为9~10个月,已超出标准同步放化疗治疗手段,且对癌性疼痛的疗效和缓解更占优势。

(二)头颈部肿瘤

头颈部肿瘤的传统治疗方式以手术为主,不能手术者行外照射治疗。但由于头颈部解剖结构复杂,同时血管和神经走行密集且对射线不耐受,导致外照射治疗受到限制。放射性粒子术中植入是对外科很好的补充和发展。国外多项研究报道术中对肉眼或镜下残存部位进行粒子植入可明显降低局部复发率、延长生存期。

目前随着粒子植入技术的发展,CT引导下3D打印模板辅助穿刺技术的使用使粒子植入变得更为精准,能较好地符合术前TPS计划,有效缩短手术时间。对于头颈部位置固定且浅表的肿瘤使用3D打印模板辅助穿刺可较好地完成手术。

对于复发性头颈部肿瘤的治疗,由于再次手术机会较少,利用超声和CT引导定位行放射性粒子植入治疗头颈部复发癌,结果中位局部控制时间可达20个月,5年局部控制率达40%,作为一种局部治疗,显示了很好的疗效。

(三)食管癌

国内学者对食管癌术后复发的患者,采用将放射性粒子根据计划挂靠在记忆金属支架上,将二者植入食管内,通过放射性粒子释放射线达到杀伤肿瘤细胞的目的,减少了支架再狭窄的发生,同时提高了局部控制率,明显改善了患者的生存质量并延长了生存期(图21-4)。

(四)脊柱原发肿瘤和转移癌

脊柱原发肿瘤和转移癌的治疗主要依靠外科手术及术后联合外照射治疗,由于脊髓的剂量限制,外照射剂量进一步提升困难,导致疗效一般。患者术后在CT或MRI等影像学引导下将放射性粒子植入肿瘤区,同时避开脊髓等危险器官,很好地解决了因脊髓剂量限制而带来的外照射剂量无法提升的难题,临床数据表明肿瘤局部控制时间可达33个月,3年局部控制率高达33%,症状缓解明显。

在原发性肝癌合并门静脉癌栓、复发宫颈癌、难治性甲状腺癌、前列腺肉瘤等方面,国内学者都进行了大量卓有成效的工作,取得了不错的临床疗效。

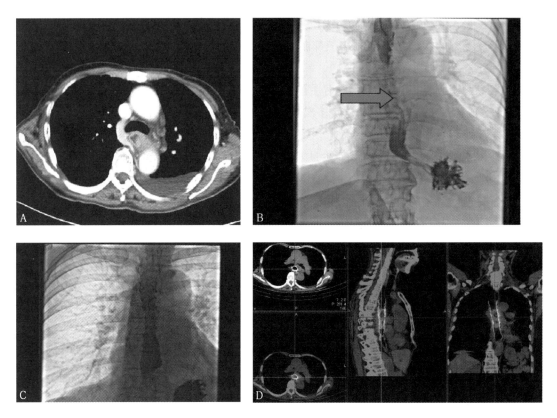

图 21-4　放射性粒子支架在食管癌中的应用

A. 术前 CT 示局部管壁增厚；B. 术中 X 线透视下碘水造影提示食管局部管壁充盈缺损；C. X 线透视下放射性粒子支架置入；D. 术后 SPECT/CT 局部断层融合显像示：支架放射性充盈良好，放射性分布与食管肿块匹配良好。

总之，放射性粒子植入治疗恶性肿瘤的疗效肯定，表现为症状改善，肿瘤缩小甚至基本消失，转移和复发病灶减少，生存率提高。粒子植入治疗副作用较少，部分患者有一过性乏力、白细胞减少、胃肠不适等。

Summary

Radioactive seed implantation is a medical internal irradiation treatment technology performed according to an established treatment plan. The radionuclides seeds (^{125}I and ^{103}Pd, etc.) are implanted into the tumor by surgery or percutaneous puncture. It produces low radiation energy but has a relatively longer half-life and thus can act continuously on tumor cells. Long-term administration with sufficient dosage can render tumor cells biologically inactive while preserving the physiological function of organs.

Radioactive seed implantation therapy is an effective and practical therapy. The advantages of radioactive seed implantation include the following: due to the radioactive seed implantation into the diseased tissue, the local dose at the treatment target is high, and the radiation dose of surrounding normal tissue is low; continuous irradiation and fractionated irradiation are available; and the internal dose distribution of the treatment target can be uniform. There is no necessity to consider the movement of the target organ, the changes in instrumentations and facilities, and the errors in positioning. For tumors that are difficult to remove by surgery and relapse after surgery and radiotherapy, strict control of indications, careful selection of distribution and dosage, and optimal therapeutic schedule are required.

思考题

1. 放射性粒子植入治疗的原理及基本操作步骤是什么?
2. 与传统外照射治疗相比,放射性粒子植入治疗具有哪些优点?
3. 简述放射性粒子植入治疗前列腺癌的适应证及疗效。

(韩星敏)

第二十二章
转移性骨肿瘤的放射性核素治疗

骨骼是除肝脏和肺以外,各种恶性肿瘤最易转移的部位,晚期肺癌、乳腺癌和前列腺癌患者骨转移的发生率可高达 70%~85%。骨转移好发于中老年,男女总体比例约为 3:1。

转移性骨肿瘤病灶常多发,50% 以上患者顽固性骨痛不能得到有效控制,严重影响患者的生活质量及预后。镇痛药虽然使用简便,但顽固性疼痛往往需要阿片类镇痛药才能奏效,需持续用药,长期使用会出现诸多不良反应,且镇痛药对骨转移灶无治疗作用。放疗亦为常用的姑息疗法,能有效缓解疼痛并可控制骨转移灶的进展,但对于多发性骨转移患者的治疗受辐射剂量的约束。因此,转移性骨肿瘤伴顽固性疼痛是晚期肿瘤患者治疗的一个临床难题。

目前肿瘤骨转移常用的治疗方法有手术治疗、放疗、化疗、激素疗法、放射性核素治疗及中医药治疗,其中放射性核素治疗又称放射性药物内照射治疗,近年来取得了较大进展,总有效率超过80%,现已成为治疗转移性骨肿瘤伴骨痛的有效方法。骨放射性核素治疗的主要优势包括:①同时治疗多个骨转移灶;②无严重不良反应及副作用;③可多次重复治疗;④可以联合其他方法实施综合治疗。

第一节　治疗原理及方法

- 临床上常用的几种治疗骨转移肿瘤的放射性药物包括 ^{89}Sr、^{153}Sm、^{223}Ra 等,主要发射 β 射线或 α 射线。
- 此类药物一般是钙的类似物(^{89}Sr、^{223}Ra),或其配体是与 ^{99m}Tc-MDP 同属双膦酸盐(EDTMP、HEDP),可选择性浓聚在骨转移灶。
- 放射性药物发射的射线对局部肿瘤病灶发挥内照射治疗作用。

转移性骨肿瘤(metastatic tumors of bone)的早期表现为疼痛、肿块和功能受限。脊柱、骨盆和长骨干骺端是转移性骨肿瘤的好发部位。转移性骨肿瘤患者就诊时可表现为单发或多发,肿瘤侵犯骨骼可导致溶骨、成骨或溶骨成骨混合改变。多数病例为多发骨破坏。常见临床表现包括:①疼痛(50%~90%);②病理性骨折(5%~40%);③高钙血症(10%~20%);④脊柱不稳和脊髓、神经根压迫症状(<10%);⑤骨髓抑制(<10%)。

自 1936 年 J. H. Lawrence 和 J. Hamilton 首次利用 ^{32}P 的亲骨髓性治疗白血病以来,经过几十年的研究和探索,放射性核素治疗已经成为临床重要的治疗手段之一,是核医学的主要组成部分。1939年 C. Pecher 观察到 ^{89}Sr 在骨转移病灶中的摄取,并于 1941 年利用 ^{89}SrCl$_2$ 治疗一例前列腺癌骨转移患者,获得较好疗效,但直到 20 世纪 70 年代才开始大量临床应用。1976 年 N. Firusian 等首次报道 ^{89}SrCl$_2$ 在前列腺癌骨转移患者进行姑息治疗中的优势,随后在英国、加拿大、美国的系列临床研究也证实 ^{89}SrCl$_2$ 是安全和有效的,1993 年美国 FDA 批准应用。除了 ^{89}Sr 以外,目前常用的治疗骨转移疼痛的放射性药物还有 ^{153}Sm-EDTMP、^{186}Re-HEDP、^{188}Re-HEDP 以及 2013 年美国 FDA 批准的全球首个 α 核素药物 ^{223}RaCl$_2$。

一、原理

用于治疗转移性骨肿瘤的放射性药物与骨组织具有较高的亲和性,骨组织代谢活跃的部位可浓聚更多的放射性药物。转移性骨肿瘤病灶部位因骨组织受破坏,成骨修复过程非常活跃,故能大量聚集放射性药物。肿瘤细胞并不能直接浓聚放射性药物,这种浓聚是由于肿瘤部位骨组织代谢活跃形成的,是一种间接浓聚。放射性药物发射的射线对局部肿瘤病灶发挥内照射作用,导致病灶内毛细血管扩张、细胞水肿、细胞核固缩、炎症细胞浸润、肿瘤细胞核空泡形成或消失、肿瘤细胞坏死或纤维化形成等辐射生物效应,起到不同程度的抑制、缩小或清除肿瘤病灶及缓解疼痛的作用。

放射性药物治疗骨肿瘤转移灶缓解疼痛的机制尚不完全明确,可能与以下因素有关:①病灶缩小,减轻了骨膜和骨髓腔的压力;②肿瘤侵蚀骨的重新钙化;③电离辐射作用影响神经末梢去极化过程,干扰疼痛信号转导;④抑制缓激肽、前列腺素等疼痛介质的分泌。

二、治疗方法

(一)临床上常用的几种放射性药物

不同放射性核素可按其物理特性分为 α 核素和 β 核素,广泛用于临床治疗实践的放疗性核素主要有 ^{89}Sr、^{153}Sm、^{223}Ra、^{186}Re 和 ^{188}Re。目前,临床上常用的用于骨转移癌治疗的放射性核素有 ^{89}Sr、^{188}Re-HEDP 等,其中以 ^{89}Sr 疗效最好且副作用小,在临床上应用最为广泛(表 22-1)。$^{223}RaCl_2$ 是美国FDA 批准的第一个常规用于临床实践的 α 核素,有较强的镇痛疗效,能有效提高患者的生存率,国内的 α 核素研究较少,有很大的发展空间。

表 22-1　治疗骨转移肿瘤的常用放射性核素

核素	物理半衰期 /d	β 射线最大能量 /MeV	组织中最大射程 /mm	γ 射线能量 /keV	α 粒子能量 /MeV
^{89}Sr	50.5	1.49	6.7	—	—
^{153}Sm	1.93	0.81	3.4	103	—
^{223}Ra	11.4	0.49	<0.1	154~820	5~7.5
^{188}Re	0.7	2.12	3.0	155	—
^{186}Re	3.8	1.07	4.7	137	—
^{117m}Sn	13.6	0.13 *	0.22	159	—
		0.15 *	0.29		

注:*内转换电子。

1. **^{89}Sr- 氯化锶($^{89}SrCl_2$)** ^{89}Sr 的物理半衰期为 50.5d,发射纯 β 射线,最大能量为 1.49MeV,组织中最大射程为 6.7mm。^{89}Sr 是第一种被批准用于转移性骨肿瘤的放射性药物,与钙具有相似的化学性质及体内生物学行为,静脉注射后很快自血液中廓清而在成骨活跃的骨组织中聚集,骨转移肿瘤病灶聚集量是正常骨的 2~25 倍。Breen 等计算出骨肿瘤病灶的辐射吸收剂量为 21~231cGy/MBq,肿瘤与骨髓的吸收剂量之比为 10:1。^{89}Sr 进入体内后,除聚集于骨组织和骨转移病灶之外,10% 通过肾脏排泄,其余经胆道排泄。$^{89}SrCl_2$ 的半衰期比较长,注射 90d 后在转移灶内的滞留量仍有 20%~88%,可持久地维持药效。^{89}Sr 还可降低碱性磷酸酶和前列腺素水平,有利于减轻骨质的溶解,修复骨质,达到降低血钙和止痛的目的。

2. **^{153}Sm- 乙二胺四甲撑膦酸(^{153}Sm-ethylenediaminetetramethylene phosphonate,^{153}Sm-EDTMP)** ^{153}Sm(钐)主要来源于核反应中的热中子俘获反应,其物理半衰期较短(46.3h)。^{153}Sm 能发射 β 射线和 γ 射线,其中 β 射线能量分别为 0.805MeV(20%)、0.710MeV(50%)和 0.640MeV(30%),

组织中最大射程为 3.4mm,而同时发射的能量为 103keV 的 γ 射线,可在治疗给药后进行显像观察。

^{153}Sm-EDTMP 在体内的生物分布与 ^{99m}Tc-MDP 相似,静脉注射后主要聚集在骨及骨转移肿瘤病灶,骨转移肿瘤病灶与正常骨组织摄取量比值最高可达 16:1,未被摄取的部分很快通过肾脏排泄。注射后 3h 骨组织摄取量达到最高,注射后 5d 骨中仍有较高的滞留,而非骨中放射性在注射 6~8h 后几乎被完全清除。

3. ^{223}Ra- 氯化镭(^{223}RaCl$_2$)　^{223}Ra 可模拟钙与骨的矿物质羟基磷灰石形成复合物。^{223}RaCl$_2$ 可以通过 ^{227}Ac-^{223}Ra 发生器制得,^{223}Ra 的物理半衰期为 11.4d,在生产和应用之间提供了足够的时间进行运输。^{223}RaCl$_2$ 能发射 α 射线,同时还能发射 β 射线和 γ 射线,其中 α 射线占 95.3%(能量范围在5~7.5MeV), α 射线是高能量转换线密度(80keV/mm)的射线,可以使被照射细胞的双链 DNA 发生高频断裂,发挥抗肿瘤作用。 α 射线在生物体内的射程小于 100μm(小于 10 个细胞直径),使其对周围正常组织的损伤很小,与 β 射线相比,其引起的造血系统不良反应相对较低。静脉注射后,^{223}Ra 从血液中清除迅速,主要分布至骨或排泄至肠道。注射后 4h,骨中放射剂量占总量的 44%~77%,同时未见其他器官如心脏、肾、膀胱和脾明显摄取。注射后 7d,接近 76% 的放射性被排出体外。

4. ^{188}Re-1- 羟基亚乙基二膦酸(^{188}Re-hydroxyethylidene diphosphonate,^{188}Re-HEDP)　^{188}Re 可由 ^{188}W-^{188}Re 发生器获得,其中 ^{188}W(钨)的半衰期为 69.4d。^{188}Re(铼)的物理半衰期为 16.9h,其发射的 β 射线最大能量为 2.12MeV,组织中最大射程 3.0mm,并同时发射能量为 155keV 的 γ 射线,故在给药治疗的同时可进行骨显像。^{188}Re-HEDP 的体内生物学行为与 ^{99m}Tc-MDP 相似,静脉注射后迅速被骨组织摄取,且大多数滞留在骨及转移肿瘤灶内,未被摄取的部分由肾脏排泄。^{188}Re-HEDP 在体内的有效半衰期为 11.4h ± 2.8h,而在转移性骨肿瘤灶的有效半衰期为 15.3h ± 3.0h。^{188}Re-HEDP 可用于显像,并可估算内照射吸收剂量。^{188}W-^{188}Re 发生器可连续使用半年之久,便于边远地区使用。

^{186}Re-HEDP 也是一种用于骨转移肿瘤治疗的放射性药物,^{186}Re 的物理半衰期为 3.8d,β 射线最大能量为 1.07MeV,γ 射线能量为 137keV。^{186}Re 由反应堆生产。

5. ^{117m}Sn- 二乙三氨五乙酸(^{117m}Sn-DTPA)　^{117m}Sn(锡)的物理半衰期为 13.6d,以内转换电子的形式发射能量,可发射能量为 0.13MeV 和 0.15MeV 的 β 射线,组织中最大射程分别为 0.22mm 和0.29mm,同时发射能量为 158.6keV 的 γ 射线。^{117m}Sn 的生产需要反应堆照射富集靶 ^{116}Sn。动物实验显示,骨骼是主要摄取 ^{117m}Sn-DTPA 的器官。显像证实 ^{117m}Sn-DTPA 和 ^{99m}Tc-MDP 在转移性骨肿瘤患者体内的分布相同,能清晰显示转移病灶,是一种新型放射性药物。

(二)适应证和禁忌证

1. 适应证

(1)凡临床、X 射线、CT、MRI、病理检查证实,尤其是全身骨显像可见多发性放射性异常浓聚区的转移性骨肿瘤者。

(2)骨转移引起的骨痛。

(3)原发骨肿瘤伴有骨内多发性转移者。

(4)白细胞计数 >3.5 × 10^9/L,血小板 >80 × 10^9/L 者。

2. 禁忌证

(1)骨显像为"冷区"者。

(2)放、化疗后有严重骨髓功能障碍或近期(6 周)进行过细胞毒素治疗者。

(3)合并有严重肝、肾功能受损者。

(4)妊娠期妇女。

(5)预期寿命短于 4 周者。

(6)脊柱破坏伴病理性骨折和 / 或截瘫的患者疗效较差,慎重使用。

(三)患者准备

1. 治疗前应采集完整的病史,详细的体检资料(包括身高、体重),全身骨显像、X 线和 CT 影像结果,病理诊断,血常规,肝、肾功能检查等,签署放射性核素治疗知情同意书等。

2. 若转移性骨肿瘤患者接受化疗或放疗,应至少停用6周,并查血常规符合治疗适应证时方可治疗。

（四）给药剂量

1. $^{89}SrCl_2$ 的治疗　$^{89}SrCl_2$ 的治疗剂量为1.48~2.22MBq（0.04~0.06mCi）/kg体重,成人注射剂量通常为111~148MBq（3~4mCi）,3~6个月一次,为一个疗程,可根据患者具体情况连续治疗多个疗程。也有报道采用2.22~2.96MBq（0.06~0.08mCi）/kg体重的剂量可产生更好的效果。大量实践表明,小于1.11MBq/kg（0.03mCi/kg）的剂量疗效差,但过大的剂量不但加重经济负担和毒副作用,而且疗效并不随剂量的增加而明显升高。

2. ^{153}Sm-EDTMP　可按以下方法确定给药剂量:

（1）按体重计算给药剂量:22.2~37MBq（0.6~1.0mCi）/kg体重,是临床上最常用方法。

（2）固定剂量法:每次给予1 110~2 220MBq（30~60mCi）。

根据病情需要间隔1~3个月重复1次,最多重复8个疗程。

3. $^{223}RaCl_2$ 的治疗　给药量为50kBq/kg体重,治疗方案为每间隔4周给药一次为一个疗程,连续治疗6个疗程。

4. ^{188}Re-HEDP 的治疗　一般治疗剂量为14.8~22.2MBq（0.4~0.6mCi）/kg体重。在确定给药剂量时,应考虑患者的具体临床情况。如对于巨大骨转移病灶和转移灶数量多的患者宜增加用药剂量;肾功能不良患者宜减少用量;晚期癌症患者,尤其是经过多个周期化疗、大剂量多野放疗或已用过细胞毒素治疗的患者,由于骨髓储备功能较差,应慎重考虑用药方案。

5. ^{186}Re-HEDP 的治疗　一般治疗剂量为925~1 295MBq（25~35mCi）,可使大多数患者获得良好的止痛效果,转移灶的平均辐射吸收剂量为10~140Gy,而红骨髓仅为0.25Gy。

（五）给药途径

上述几种药物均采用静脉途径给药,可在室温下使用,通常建立静脉通道后一次性静脉缓慢推注,然后用0.9%生理盐水冲洗来进行给药。使用前仔细观察药液颜色有无变化、包装有无破损、有无混浊或沉淀。仔细核对并记录药物名称、放射性活度、药液体积及生产日期与批号。注射时要求一次性全部进入血管,避免外漏,如果发现外渗,应停止输注,并应撤回尽可能多的放射性药物。

（六）重复治疗

1. 骨痛未完全消失或有复发。

2. 第一次治疗反应较好,效果明显,随访中外周血象变化不明显（白细胞≥$3.5×10^9$/L,血小板≥$80×10^9$/L）。

3. 重复治疗的间隔时间应根据不同放射性药物的半衰期、病情的需要和患者的身体状况允许而定。一般 $^{89}SrCl_2$ 间隔3个月或更长时间, ^{153}Sm-EDTMP 间隔4周, ^{188}Re-HEDP 间隔1~4周。

（七）综合治疗

转移性骨肿瘤的放射性核素治疗与外照射治疗、双膦酸盐治疗、激素和化学治疗药物等方法联合治疗多发性骨转移,不仅可以更加有效地缓解疼痛,而且还可改善患者的生存质量。

1. 外照射治疗　肿瘤放射治疗是利用放射线治疗肿瘤的一种局部治疗方法,放射线包括各类X射线治疗机或加速器产生的X射线、电子线、质子束及其他粒子束等。局部放疗是治疗转移性骨肿瘤的常用方法,对延缓肿瘤的发展,缓解肿瘤引起的疼痛,减少病理性骨折的发生及对减轻肿瘤对脊髓的压迫等有明显疗效。

2. 双膦酸盐治疗　双膦酸盐（bisphosphonates）是一种内源性焦磷酸盐类似物,可与骨表面的羟基磷灰石强有力地结合,抗骨重吸收,是重要的骨转移治疗剂,其作用机制与直接抑制破骨细胞的黏附、分化,阻碍其介导的骨吸收有关。双膦酸盐已被证实可有效治疗骨质疏松、骨重吸收加速性疾病和肿瘤相关的骨并发症,能有效治疗骨破坏,缓解骨痛,预防和推迟骨相关不良事件的发生。

3. **免疫治疗**　地舒单抗是一种骨靶向药物,最初是用于治疗不可手术切除或者手术切除可能导致严重功能障碍的骨巨细胞瘤,2020 年获批新适应证,即用于预防实体瘤骨转移和多发性骨髓瘤中骨相关事件。地舒单抗的作用机制是在阻止破骨细胞溶骨作用的同时,还能影响破骨细胞前体的形成,并影响了破骨细胞的存活,以此阻断骨吸收、增加骨密度,达到减少骨质破坏、预防骨相关事件的作用。

4. **手术治疗**　转移性骨肿瘤的外科治疗包括肿瘤病灶清除和骨骼稳定性重建。手术治疗在骨转移瘤的综合治疗中占有特殊的地位,特别是骨转移瘤引起的病理性骨折、脊柱不稳、脊髓压迫和疼痛,非手术治疗往往难以达到确切的疗效。

5. **化学治疗**　化学治疗是针对原发肿瘤的全身治疗,通过使用化学治疗药物杀灭癌细胞达到治疗的目的,根据原发病灶选择相应的治疗方案。全身化疗对实体瘤的原发病灶与转移灶都有一定效果,但对部分患者转移性骨肿瘤疼痛的止痛效果不佳。

6. **内分泌治疗**　内分泌治疗(endocrine therapy)又称激素治疗,适用于前列腺癌、乳腺癌等激素依赖患者,可对特定的组织或细胞(称为靶组织或靶细胞)发挥特有的效用。激素剥夺疗法可以降低睾酮水平,对前列腺癌有较好疗效。常用的前列腺癌内分泌治疗药物有黄体生成素释放激素类似物、甾体类及非甾体类抗雄激素药物。雌激素受体和/或孕激素受体阳性的乳腺癌患者内分泌治疗有效,预后较好。常用的乳腺癌内分泌治疗药物有芳香化酶抑制剂类、抗雌激素类等。

第二节　临床应用及评价

- 转移性骨肿瘤治疗的评价标准包括:临床分级标准、骨痛治疗反应评价标准和转移灶疗效评价的影像学标准。
- 放射性药物治疗骨肿瘤转移灶具有非常明确的缓解骨痛的治疗效果,部分药物还能产生抑制骨转移病灶的作用。
- 主要不良反应是轻度一过性骨髓抑制,^{223}Ra 的骨髓抑制作用更轻微。

一、评价标准

(一)临床分级标准

根据转移性骨肿瘤患者的食欲、睡眠、疼痛及活动能力等主观感受,可将其临床情况分为五级(表22-2)。放射性核素治疗转移性骨肿瘤患者的主要目的之一,是减轻其痛苦的临床感受,因此在治疗前后都应根据此标准进行评估,以判断其治疗效果。

表 22-2　转移性骨肿瘤患者临床情况分级标准

指标	I级	II级	III级	IV级	V级
食欲	正常	食量减少 1/3	食量减少 1/2	食量减少 2/3 或无食欲	
睡眠	正常	睡眠略差,但不需服用安眠药	服安眠药后方能入睡	服用安眠药物也难入睡	
疼痛	无疼痛	轻度疼痛,但不需服用止痛剂	中度疼痛,生活和睡眠受到干扰,要求用止痛剂	重度疼痛,生活和睡眠受到严重干扰,须用止痛剂	
活动能力	正常	能自由走动,从事较轻体力劳动	能走动,生活能自理,但丧失工作能力	生活仅能部分自理,日间一半时间卧床或坐轮椅	卧床不起,生活完全不能自理

（二）骨痛治疗反应的评价标准

Ⅰ级：所有部位的骨痛完全消失。

Ⅱ级：有 25% 以上部位的骨痛消失或者骨痛明显减轻，必要时服用少量的止痛剂。

Ⅲ级：骨痛减轻不明显，或无任何改变，或加重。

（三）转移灶疗效评价的影像学标准

1. 完全缓解（complete response，CR）　X 射线或骨显像检查证实所有部位的转移灶出现钙化或消失。

2. 部分缓解（partial response，PR）　X 线检查证实转移灶的体积减小或其钙化 >50%，或者骨显像显示转移灶数目减少 50% 以上。

3. 稳定（no change，NC）　X 线或骨显像检查转移灶无明显变化。

4. 病情进展（progressive disease，PD）　X 线或骨显像检查有肿瘤增长或新的转移。

（四）随访观察指标

1. 观察期间应密切注意和记录骨痛消失、开始缓解、缓解维持和复发的时间。

2. 观察和记录食欲、睡眠和生活质量的变化，并和治疗前比较。

3. 治疗后血象检查 1 个月内每周 1 次，2~3 个月每 2 周一次，以后每月 1 次。

4. 3~6 个月进行 X 线或骨显像检查。

5. 治疗后 1 个月内行一次生化检查（肝功能、肾功能、血钙和电解质），如有异常则继续观察。

二、疗效评价

（一）缓解骨痛效果

1. ^{89}SrCl$_2$　^{89}Sr 已被用于前列腺癌、乳腺癌、肺癌、肾癌、鼻咽癌等所致骨转移疼痛的治疗，对前列腺癌和乳腺癌骨转移疼痛的疗效尤为显著。一般情况下，给药后 10~20d 疼痛开始减轻，6 周内症状明显改善，一次注射后镇痛效果可维持 3~6 个月，表现为减少对止痛药的依赖，改善活动能力和睡眠，减少对再次放疗的需求。国外报道 1 097 例转移性骨肿瘤患者，^{89}SrCl$_2$ 的剂量为 37~372.95MBq（1.0~10.8mCi），以前列腺癌和乳腺癌骨转移疼痛的疗效最好，有效率分别为 80% 和 89%，疼痛缓解维持时间 3~12 月（平均 6 个月），行为评分（Karnolsky 评分）改善增加 20% 以上，止痛药用量减少 25% 以上。疼痛明显改善者占 7.6%，轻度改善者占 40.7%，明显减轻者占 47.5%，4.2% 无效。首次治疗有效的患者，重复治疗时疼痛缓解的时间可能逐渐延长。研究数据显示，^{89}SrCl$_2$ 也可抑制骨转移瘤新发病灶的比率，阻止病程进展，但无法明显提高患者的预计生存期。

将 ^{89}SrCl$_2$ 用于治疗不伴疼痛的转移性骨肿瘤患者，可以预防和延缓骨痛的发生。有研究结果显示，接受安慰剂治疗的病例中，发生新的疼痛部位的概率是接受 ^{89}SrCl$_2$ 治疗病例的 2 倍。

少数患者（5%~10%）在给予 ^{89}SrCl$_2$ 后 5~10d 可出现短暂的疼痛加重现象，持续 2~4d，呈一过性，称为"反跳现象"或"骨痛闪烁"（pain flare）现象。这种反应的出现预示着将会有较好的疗效。"骨痛闪烁"现象的机制还不明确，可能与放射性药物在病灶部位的辐射作用所致的局部充血、水肿、炎症细胞浸润、炎性介质释放和局部压力增加等因素有关。

^{89}SrCl$_2$ 联合双膦酸盐治疗：一项研究采用唑来膦酸钠联合 ^{89}SrCl$_2$ 治疗无症状非小细胞肺癌骨转移，治疗 12 个月后，首次骨相关事件的中位时间为 14 个月（95%CI 为 11.8~16.2 个月），总生存期为 16 个月。研究使用 ^{89}Sr 和伊班膦酸钠联合应用，其疼痛有效率和生活质量改善率分别为 86.7% 和 93.3%，优于单药治疗。

2. ^{153}Sm-EDTMP　综合国内外文献报道，^{153}Sm-EDTMP 对癌性骨痛的总有效率为 65%~92.7%，止痛效果出现时间为 7.9d ± 6.8d，疼痛缓解维持时间 1~11 月（平均 2.6~3 个月）。在不同肿瘤所致的癌性骨痛中，对乳腺癌和前列腺癌所致的癌性骨痛疗效最好，肺癌和鼻咽癌次之。少数患者可在给药后 2~3d 出现前述的"骨痛闪烁"现象。

3. **[188]Re-HEDP**　关于该药治疗癌性骨痛已有许多报告,显示了良好的缓解骨痛效果。一组 61 例转移性骨肿瘤患者使用 [188]Re-HEDP 治疗,随访一年的结果显示,80% 患者的骨痛在治疗后出现迅速而显著的减轻,20% 患者可以停用止痛药。对于不同原发肿瘤类型的缓解率,肺癌为 77%,前列腺癌为 80%,乳腺癌为 83%,膀胱癌为 100%,肾癌为 50%,其他类型肿瘤为 87%。

4. **[186]Re-HEDP**　[186]Re-HEDP 治疗骨转移骨痛的止痛有效率可达 70%~90%。Maxon 对一组转移性骨肿瘤患者给予 1 100~1 295MBq(30~35mCi)的 [186]Re-HEDP,红骨髓的平均辐射吸收剂量为 0.75Gy,转移部位为 10~140Gy。20 例患者中,5 例疼痛消失,11 例疼痛减轻,总止痛有效率达 80%。用药 1 周后疼痛改善,止痛作用维持时间为 7~8 周。

5. **[223]RaCl_2**　[223]Ra 可以模拟钙离子的特性而竞争性地被骨组织摄取浓聚,注射 1h 后骨骼吸收达峰值。静脉注射后,其血浆清除率极快,总骨吸收率约为注射剂量的 40%~60%。[223]RaCl_2 目前被批准用于治疗有骨转移病灶但无内脏转移的去势抵抗性前列腺癌(castration resistant prostate cancer,CRPC)患者,据大量临床病例报道,[223]RaCl_2 的骨痛缓解作用最大达 71%,常于治疗 2 周后显现。最新的研究表明,[223]Ra 是迄今为止已知的唯一一种除了缓解疼痛外还能使患者生存受益的骨止痛剂,有研究表明 [223]Ra 治疗显著改善了骨转移 CRPC 患者的总生存期(中位数为 14.9 个月)。

(二) 对骨转移肿瘤病灶的作用

1. **[89]SrCl_2**　[89]Sr 发射的 β 射线能杀死肿瘤细胞,因而除了发挥镇痛的效果外,还能产生抑制骨转移病灶的作用,使其缩小或消失(图 22-1)。国内报道,用 [89]SrCl_2 治疗 120 例转移性骨肿瘤患者,在显示良好镇痛疗效的同时(总有效率 80.8%),部分患者 X 线检查显示病灶部位治疗后出现明显的骨小梁修复。另一组国外报道,10 例患者在 [89]SrCl_2 治疗前后的 ^{99m}Tc-MDP 骨显像对比观察显示,一次治疗后 4 个月,同一部位病灶在骨显像上的放射性摄取下降 80%,病变区与正常骨的放射性比值降低,血清碱性磷酸酶水平降低。X 线检查显示,部分患者原有的溶骨性损害转为硬化型,并有再钙化征象,对于前列腺癌转移性骨肿瘤患者,[89]Sr 内照射治疗结合化疗能改善患者生存率。

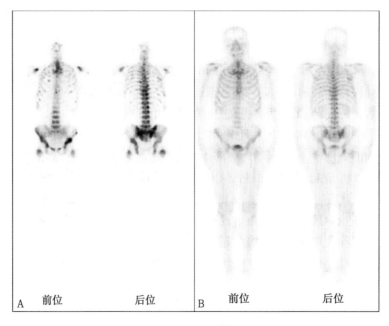

图 22-1　前列腺癌骨骼广泛转移患者 [89]SrCl_2 治疗前后骨显像对比
A. 治疗前骨显像;B.[89]SrCl_2 治疗后 5 个月,骨显像可见部分病灶缩小、消失。

2. **[153]Sm-EDTMP**　国内学者对于 [153]Sm-EDTMP 治疗骨转移肿瘤灶的作用研究较为深入。有研究报道用 [153]Sm-EDTMP 治疗一组 300 例转移性骨肿瘤患者,除了止痛有效率达 90% 之外,其中 29 例病灶完全消失,51 例转移灶数量减少或病灶缩小。还有研究报道对 6 例患者的全身 104 个转移病灶进行了治疗追踪随访,用 ^{153}Sm-EDTMP 治疗后,45 个转移灶消退,59 个转移灶缩小变淡。国外报道,骨转移灶消失的患者占 10%~20%。

使用放射性药物治疗后,在以 ^{99m}Tc-MDP 骨显像进行随访过程中,发现部分患者在治疗后早期(3 个月以内),其转移灶在骨显像上呈放射性摄取较治疗前增高,而这些患者在延长随访、复查骨显像(6 个月)时原放射性摄取增高的病灶摄取减少,且无新病灶出现,表明治疗是成功的。这种治疗后早期在骨显像上显示原有转移性骨肿瘤灶放射性摄取增强的表现被称为"闪烁"(flare)现象,其机制与治疗后成骨作用增强有关,在随访评价疗效时应予以注意。

3. ^{188}Re-HEDP　关于 ^{188}Re-HEDP 治疗后骨转移灶形态学变化的报告尚少见到,但已有报道在前列腺癌骨转移患者经 ^{188}Re-HEDP 治疗后血清前列腺特异性抗原水平显著下降,提示癌细胞受到抑制。

三、不良反应

1. ^{89}SrCl$_2$　仅有轻度一过性骨髓抑制的不良反应。20%~30% 的患者治疗后出现白细胞和血小板轻度减少,下降幅度一般小于治疗前基础值的 20%,上述反应常在治疗后 4 周出现,一般 2~3 个月恢复,因此建议治疗后应每周监测外周血象变化,直至恢复正常。^{89}Sr 治疗后一般无恶心、呕吐、腹泻、便秘等消化道反应及蛋白尿、皮疹或其他过敏反应等。

2. ^{153}Sm-EDTMP　急性不良反应少见,仅局限于造血系统,治疗后白细胞和血小板可呈一过性降低,一般在 3~4 周降至最低,多数不严重,严重降低者比例 <10%,8 周后恢复到治疗前水平。个别患者在接受治疗后可出现恶心、呕吐、蛋白尿或血尿、皮疹、发热、寒战等。一般症状轻微,对症处理即可。

3. ^{188}Re-HEDP　无急性不良反应,一般不产生明显的骨髓抑制反应。Li 等报告 61 例患者治疗后未见严重不良反应。有研究报道治疗 22 例中,仅发现 1 例前列腺癌骨转移患者在使用 1 110MBq(30mCi)^{188}Re-HEDP 治疗 1 周后,白细胞计数由治疗前 4.3×10^9/L 降至 3.0×10^9/L,4 周后恢复治疗前水平,所有患者均未出现血小板下降。^{188}Re 发射的 β 粒子能量高达 2.12MeV,对骨髓有一定的毒副作用,由于其半衰期短,故采用多次小剂量的"滴定"给药方式,可能会在一定程度上减轻对骨髓的抑制作用。

4. ^{186}Re-HEDP　自血液中清除较慢,肾脏残留多,骨髓抑制作用相对较强。

5. ^{223}RaCl$_2$　由于 ^{223}Ra 在组织中的作用范围明显变短,血液毒性较小,静脉注射 2~4 周后,轻度和可逆的骨髓抑制达到最低水平,并约在 6 周后消失,骨髓抑制包括血小板减少症、中性粒细胞减少症、白细胞减少症和全血细胞减少症。此外,部分患者出现腹泻、恶心、呕吐的症状。

四、影响疗效的因素

1. 原发肿瘤的类型和骨转移灶的表现形式对疗效有直接影响。原发癌为乳腺癌和前列腺癌的患者疗效最好,肺癌和鼻咽癌次之。转移性骨肿瘤为散发性局灶型小病灶,病灶在中轴骨的疗效较好。如骨转移为巨块型,位于四肢或骨盆等部位,疗效较差。

2. 病情的严重程度。已形成病理性骨折,或除骨转移以外还有其他多脏器的转移患者,止痛效果较差。

3. 长期用止痛药物已成瘾的患者,单独使用放射性核素治疗效果较差。

Summary

Metastatic tumors of bone are systemic diseases, and most patients usually endure varying degrees of bone pain and other symptoms related to body movement, sensor, and autonomous dysfunction.

Radionuclide therapy aims for patients to mitigate pain, prevent or treat pathological fractures, relieve neurodejust, improve quality of life, and prolong survival while preserving the completeness of bones without affecting function.

^{89}Sr, ^{153}Sm, and ^{223}Ra are common medical radionuclides with favorable applications in reducing bone pain and inhibiting bone metastasis lesions. The features of radiopharmaceuticals for metastatic bone tumors are as follows: 1) good targeting: The lesions can be highly concentrated radiopharmaceuticals with excellent efficacy and low toxic side effects; 2) continuous low dose rate irradiation: the radionuclide is concentrated to the region of the lesion to emit rays during decay and irradiated at a continuous low dose rate to avoid repair of lesions; 3) high absorbent dose: the absorbed dose of internal radionuclide therapy is associated with the uptake of radionuclide and the effective half-life of radionuclide in the lesions. Therefore, radionuclides can be used in various malignant metastatic bone tumors, especially in cases that are impossible for excision, total excision, or multiple metastases, as they can be applied repeatedly to achieve optimal therapeutic results. Although the current radionuclide treatment still needs further improvement and normalization, it is undeniable that radiopharmaceuticals for metastatic bone tumors have a broad clinical application prospect.

 思考题

1. 简述放射性核素治疗转移性骨肿瘤的常用药物、适应证及禁忌证。
2. 放射性核素药物治疗转移性骨肿瘤的原理有哪些?
3. 放射性核素药物治疗转移性骨肿瘤的常见不良反应有哪些?

（赵长久）

第二十三章

其 他 治 疗

在临床治疗中,还有很多放射性核素应用得比较广泛并取得了良好的治疗效果。例如,在皮肤病的治疗中,核素敷贴治疗具有重要的应用价值;钇-90微球(^{90}Y-微球)已经被推荐为肝癌的局部微创治疗方法;锝亚甲基二膦酸钠(^{99}Tc-MDP)是我国研制的治疗类风湿关节炎等自身免疫病及骨科疾病的药物。

第一节 皮肤病变的核素敷贴治疗

- 皮肤病的核素敷贴治疗多使用半衰期足够长、产生足够能量的纯β射线核素(如^{90}Sr-^{90}Y、^{32}P)。
- 核素敷贴治疗对于皮肤血管瘤、瘢痕疙瘩、局限性慢性湿疹等效果明显。

核素敷贴治疗是将发射β射线的放射性核素制成被称为敷贴器(applicator)的封闭型放射源,利用β射线电离能力强、穿透力弱、组织内射程短的特点,将其贴敷于皮肤病变表面,通过电离辐射的生物效应,引起皮肤浅表病变的局部组织和细胞的生长与增殖受到抑制或凋亡,从而达到治疗作用。由于敷贴器使用方便、造价低廉、疗效可靠,并且β射线容易屏蔽,对深部组织和周围正常组织的损伤小,因而在临床上得到广泛应用。

一、常用放射性核素敷贴器

一般使用半衰期足够长且能产生足够能量的纯β射线核素作为照射源来制作敷贴器,常用放射性核素敷贴器是^{90}Sr-^{90}Y敷贴器和^{32}P敷贴器。

(一)^{90}Sr-^{90}Y敷贴器

^{90}Sr(锶)半衰期为28.5年,其子体^{90}Y(钇)半衰期为64.2h。^{90}Sr发射纯β射线,最大能量为0.6MeV,平均能量为0.2MeV,组织内平均射程约为0.42mm(组织内最大射程为2.25mm)。^{90}Y的β射线最大能量为2.27MeV,平均能量为0.94MeV,组织内平均射程约为3.7mm(组织内最大射程为12.2mm)。商品化的^{90}Sr-^{90}Y敷贴器,可以制成形状、大小、放射性活度满足临床不同需求的专用敷贴器,如皮肤科、眼科和耳鼻喉科专用敷贴器。这类敷贴器的优点是^{90}Sr的物理半衰期长,使用过程中每年只需一次衰减校正即可。

(二)^{32}P敷贴器

^{32}P(磷)发射纯β射线,最大能量为1.71MeV,平均能量为0.69MeV,组织内平均射程为4mm,物理半衰期为14.3d。^{32}P敷贴器多自制:用厚薄、密度均匀的高级滤纸,裁剪成与病灶大小一致的形状,取所需活度的Na$_2$H^{32}PO$_4$溶液稀释后均匀滴在滤纸上,待其扩散均匀后,烤干或晾干,封装于塑料薄膜袋中备用,使用时须按^{32}P的衰变率(4.7%/d)每日进行校正。这类敷贴器的优点是适形性好、制备简单。

二、适应证和禁忌证

(一)适应证

1. 皮肤血管瘤、瘢痕疙瘩。

2. 局限性的慢性湿疹、银屑病、扁平苔藓、神经性皮炎。

3. 翼状胬肉、角膜和结膜非特异性炎症、溃疡、角膜移植后新生血管形成等眼部疾病。

4. 浅表鸡眼、胼胝。

（二）禁忌证

1. 日光性皮炎、复合性湿疹等过敏性皮炎。

2. 广泛性神经性皮炎、湿疹、银屑病。

3. 开放性皮肤损伤与感染。

三、治疗方法

（一）皮肤血管瘤

根据患者年龄设置给予的疗程总剂量：1 岁以内的乳儿 12~15Gy，1~6 岁幼儿及学龄前儿童 15~18Gy，7~17 岁儿童 15~20Gy，成人 20~25Gy。可以采取一次大剂量给予，也可分次给予（每日 1 次 2~3Gy，连续 10 次）。如一疗程未愈，间隔 3~6 个月可行第二疗程。

（二）瘢痕疙瘩

单纯手术切除有一定的复发率，手术联合核素敷贴治疗可取得更满意的效果。核素敷贴治疗总剂量可以给予 20Gy，每周 2 次或每周 1 次。若瘢痕明显，可以考虑增加给予剂量。若在一个疗程后，瘢痕有所改善，可以考虑在间隔 3 个月后再次治疗。

（三）局限性慢性湿疹、银屑病

1. 一次大剂量法在一次治疗中，将敷贴器持续放在病灶部位，完成疗程总剂量，常用剂量为 5~10Gy；如无效，可在间隔 2~3 个月左右，再追加给予 4~6Gy。

2. 分次治疗法每次治疗给予 1~3Gy，一个疗程总剂量为 6~15Gy。

四、临床应用与评价

1. 皮肤血管瘤　皮肤血管瘤的治疗方法包括外涂药、手术、激光、冷冻、核素敷贴治疗等。核素敷贴治疗操作简单，但影响疗效的因素较多，如病理类型：毛细血管瘤多居于皮内，其主要成分为生长期的幼稚血管，对射线敏感；而海绵状血管瘤面积大而厚，由疏松基质和具有较成熟内皮细胞的血管共同组成，周边有厚薄不一的纤维组织包绕，对射线不敏感。再如年龄：对乳儿，面积小的毛细血管瘤、鲜红斑痣，或者略高出皮肤 1~2mm 的小面积皮内型毛细血管瘤，早期治疗可完全治愈且不留瘢痕；1 岁以下儿童治愈率达 70%~80%；但成人及其他类型的皮肤血管瘤疗效稍差。疗程结束后，血管瘤颜色变淡，可出现持续 1~3 个月的薄片状脱屑，这是干性皮炎（乏脂性皮炎）的表现。若治疗后出现湿性皮炎（放射性皮炎）的表现，如明显充血、水肿、灼痛、渗出和水疱形成，则应及时处理，避免发生感染或皮肤损伤扩大。

2. 瘢痕疙瘩　瘢痕疙瘩是皮肤受损后的过度修复，是结缔组织对创伤的超反应表现，实质上是胶原纤维过度增生及透明性变所形成的病变。瘢痕疙瘩好发于胸部、肩胛部或易受外伤处。核素敷贴治疗对于治疗扁平瘢痕效果较好；对于较厚的瘢痕，因 β 射线穿透能力较弱，采用手术、激光、冷冻或激素封闭，联合核素敷贴治疗，可获得更好的效果。

3. 局限性慢性湿疹、银屑病　核素敷贴治疗总体治愈率达 70%~80%、有效率达 98%~100%。治疗期间局部皮肤会出现痒感，还可能出现轻度充血、脱屑、蚁行感、色素沉着等干性皮炎反应；有些患者局部痒感较重，病灶可能会有水肿、渗出液等湿性皮炎反应。治疗后 1~3 周可发生干性皮炎，大多 1 个月内消退，病变皮肤逐渐软化、变平，色素沉着消退需更长时间，或遗留不同程度色素沉着而治愈。个别敏感者若出现湿性皮炎，应立即终止核素敷贴治疗，可给予 3% 硼酸溶液或者 1/（5 000~8 000）高锰酸钾溶液湿敷，配合含氧化锌成分的药膏帮助收敛渗出。

第二节 肝癌的 ^{90}Y- 微球治疗

- 不可手术切除的原发性或转移性肝癌是 ^{90}Y- 微球治疗的适应证。
- 治疗前,进行肝动脉 ^{99m}Tc-MAA 显像,计算肝 - 肺分流百分数。

一、原理

^{90}Y- 微球放射性栓塞治疗,是按照肿瘤血供特点,将放射性物质选择性地滞留在肿瘤组织中,利用 β 射线近距离杀伤肿瘤细胞。^{90}Y- 微球由放射性核素 ^{90}Y 和微球载体两部分组成。^{90}Y 的辐射作用对肿瘤细胞造成不可逆损伤直至细胞坏死。常用的微球有两种,即玻璃微球和树脂微球。玻璃微球直径为 20~30μm,核素融合在玻璃基质中,比重约为 3.6g/dl,每个微球加载 2 500Bq 剂量。树脂微球直径为 20~60μm,核素附着在树脂表面,比重约为 1.6g/dl,每个微球加载 50Bq 剂量。

二、适应证与禁忌证

(一) 适应证

1. 不可手术切除的原发性或转移性肝癌。
2. 年龄 ≥18 岁。
3. 体力状况 ECOG 评分 ≤2。
4. 预计生存期超过 3 个月。
5. 血液学指标要求血红蛋白 ≥90g/L、中性粒细胞数 >1.5 × 10^9/L、血小板数 ≥80 × 10^9/L、谷丙转氨酶和谷草转氨酶 <5 倍正常值上限、总胆红素 <3 倍正常值上限、肌酐 <1.5 倍正常值上限、凝血功能 <1.5 倍正常值上限。
6. 有适合选择的插管动脉。

(二) 禁忌证

1. 严重肝、肾功能障碍。
2. 严重凝血功能障碍。
3. 合并活动性肝炎或严重感染。
4. 肿瘤弥漫转移或广泛远处转移,预期生存期 <3 个月。
5. ECOG 评分 >2 分。
6. 肝动脉血管解剖结构异常,存在严重的肝动脉 - 门静脉瘘、肝动脉 - 肝静脉分流。
7. 门静脉主干癌栓、栓塞,不能行门静脉支架复通门静脉主干。
8. 不可纠正的肝动脉 - 胃肠动脉分流。
9. 严重碘对比剂过敏。
10. 肝 - 肺分流百分数(lung shunt fraction,LSF)超过安全阈值(LSF>20% 禁用 ^{90}Y- 树脂微球、LSF>10% 禁用 ^{90}Y- 微球),或单次肺部辐射剂量超过 30Gy。
11. 妊娠、哺乳。

三、治疗流程

(一) 术前评估

1. 实验室检查 治疗前应检测并了解患者的一些实验室检查指标水平,包括血清肿瘤标志物,如甲胎蛋白(AFP)或癌胚抗原(CEA)等,血清转氨酶和胆碱酯酶、血细胞计数、凝血功能和肌酐等。

2. 影像学检查 治疗前对肝脏进行三期增强 CT 或 MRI 扫描测量肝脏体积、肿瘤体积以及门静

NOTES

脉通畅情况。对转移性肝癌,做 PET/CT 进行分期、评估肝脏转移灶并排除肝外转移灶。做诊断性肝动脉造影、进行血管评估,确定注射 ^{90}Y- 微球的最适导管位置。

3. 肝外分流评估　肝外分流会增加相应脏器的辐射损伤风险。例如,肺组织对辐射敏感,LSF 超过安全阈值 20% 时会增加放射性肺炎风险。^{90}Y- 微球栓塞治疗前 2 周内,用与微球大小相当的 ^{99m}Tc-MAA(大颗粒聚合人血清白蛋白)模拟实际治疗。将 ^{99m}Tc-MAA 注射至选定血管,平面成像和 SPECT/CT 显像观察放射性分布情况,用下列公式计算肝 - 肺分流百分数(LSF),评价肝肺分流和肝脏内肿瘤摄取情况。

$$肝-肺分流百分数(LSF) = \frac{肺计数}{肺计数+肝脏计数} \times 100\%$$

4. 术前谈话及知情同意。

(二) 治疗剂量确定

^{90}Y- 微球剂量确定法有多种,分为经验法和基于 MIRD 的剂量计划方法,以后者最为常用。

1. 非分割 MIRD 剂量法仅用于玻璃微球。

$$放射性活度(GBq) = \frac{剂量(Gy) \times 靶肝质量(kg)}{50(Gy \cdot kg / GBq) \times (1 - LSF)}$$

靶肝质量以 CT 或 MRI 图像为依据,肝脏的推荐剂量为 80~150Gy。

2. 分割 MIRD 剂量法可用于两种微球。

$$放射性活度(GBq) = \frac{正常肝脏吸收剂量(Gy) \times \left[TNR \times 肿瘤质量(kg) + 正常肝脏质量(kg) \right]}{50(Gy \cdot kg / GBq) \times (1 - LSF)}$$

其中,

$$TNR(肿瘤与正常肝脏比值) = \frac{肿瘤放射性计数 \div 肿瘤质量}{正常肝脏放射性计数 \div 正常肝脏质量}$$

(三) 手术流程

放射性微球的注入应该在 ^{99m}Tc-MAA 颗粒模拟后进行,准备 ^{90}Y- 微球给药装置和透视引导下注射微球时要特别小心。除放射性微球给药装置和注入不同外,其他流程与传统肝动脉化疗栓塞过程相同(具体流程略)。

一般患者玻璃微球仅需注射 $(1\sim2) \times 10^6$ 粒微球,此数量不足以导致肝动脉栓塞,所以处方剂量瓶内的微球可以全部注射。树脂微球的治疗剂含 $(4\sim6) \times 10^7$ 粒微球,此数量可导致肝动脉栓塞,当目标肝动脉血流减慢时应停止注射。

(四) 术后评估

^{90}Y- 微球治疗后再行实验室检查和影像学检查评价疗效及安全性。后者包括 ^{90}Y- 微球 SPECT/CT 韧致辐射显像、PET/CT 显像、CT、MRI,可根据实体瘤治疗疗效评价标准的修订标准(mRECIST)做评估。

四、临床应用与评价

^{90}Y- 微球治疗在国外已有 20 多年历史,并已被欧洲和美国指南推荐治疗原发性肝癌及结直肠癌等肝转移。对于肝癌,^{90}Y- 微球治疗疗效优于经导管动脉化疗栓塞术(肿瘤进展时间分别为 26 个月和 6.8 个月),而两组并发症发生率无显著差别。有临床试验对比了 ^{90}Y- 微球治疗和索拉非尼对于晚期肝癌患者的疗效,两组患者中位生存期无显著差异,而前者严重不良反应更少,两者联合应用有助于延长生存期。对于结直肠癌肝转移,^{90}Y- 微球联合一线化疗能显著延长无进展生存期至 20.5 个月(一线化疗为 12.6 个月),提高缓解率至 76.4%(一线化疗为 68.1%),显著延长已接受多线化疗患者总生存期。

第三节 ^{99}Tc-MDP 治疗

- ^{99}Tc-MDP 用于治疗类风湿关节炎等自身免疫病及骨科疾病,具有消炎镇痛和免疫调节等作用。
- ^{99}Tc-MDP 治疗甲亢突眼、强直性脊柱炎、骨转移癌也有一定的效果。

一、原理

^{99}Tc-MDP 是我国自主研制的主要用于治疗类风湿关节炎的药物,不仅具有非甾体药物的消炎镇痛效果,而且具有抗风湿药的免疫抑制效果,其确切机制尚不清楚,可能与调节人体免疫功能有关。^{99}Tc 在低价态时容易通过得失电子清除人体自由基,防止免疫复合物形成,保护超氧化物歧化酶活力,抑制免疫调节因子如白介素-1 和肿瘤坏死因子-α 的产生,缓解炎症发展和组织损伤。MDP 对骨关节炎部位和骨生成区有靶向性,能抑制破骨细胞活性和骨吸收、促进成骨细胞分裂增殖和新骨形成,改善骨质疏松。^{99}Tc 是 ^{99m}Tc 衰变的产物,半衰期为 2.11×10^5 年,通过发射 β 射线(能量 0.292MeV)而衰变成 ^{99}Ru。尽管 ^{99}Tc 本身是一种放射性核素,但是由于其半衰期极长,β 射线的能量和剂量率很低,因此 ^{99}Tc-MDP 的治疗作用是依赖其分子的化学性质,而非 β 射线的辐射生物效应。

二、适应证与禁忌证

1. 适应证　类风湿关节炎等自身免疫病及骨科疾病,对属于上述疾病范畴的甲亢突眼、强直性脊柱炎、骨转移癌也有一定的效果。

2. 禁忌证　过敏体质,血压过低,严重肝、肾功能损伤。

三、治疗方法

1. 类风湿关节炎　^{99}Tc-MDP 静脉注射液由 A 剂(高锝酸钠注射液,含 0.05μg 的 ^{99}Tc)和 B 剂(亚锡亚甲基二膦酸盐冻干品,含 5mg 的亚甲基二膦酸和 0.5mg 的氯化亚锡)组成,使用前将 A 剂瓶中的 5ml 液体注入 B 剂瓶中,充分振摇均匀,室温静置 5min,即可获得 ^{99}Tc-MDP 注射液。

使用剂量和疗程,根据个体情况和各家医院的经验确定。一般采用静脉给予 ^{99}Tc-MDP 注射液,每日 1 次,20 次为一个疗程,然后根据疗效决定是否继续治疗、增加用量或延长疗程。

2. 甲亢突眼　^{99}Tc-MDP 注射液的配制方法同上。

使用剂量和疗程,根据个体情况和各家医院的经验确定。临床经验方法:每次 4 套,配以 0.9% 氯化钠注射液 250ml,缓慢静脉滴注,每天 1 次,8d 为一疗程,间隔 2~3 个月后,根据患者反应情况决定是否再次治疗。

四、临床应用与评价

^{99}Tc-MDP 治疗类风湿关节炎具有消炎镇痛和免疫抑制双重作用,一个疗程有效率达 80% 左右,总有效率达 80%~90%。对活动性类风湿关节炎,合理加用激素或非甾体药物会有更好疗效。研究表明,在改善晨僵、减少肿胀关节数、压痛关节数、增加握力、减轻关节肿胀程度等方面,^{99}Tc-MDP 治疗优于萘普生治疗;在改善休息痛、关节压痛指数及 25m 行走时间上两者相当。不良反应有皮疹、恶心、呕吐,注射部位局部红肿、静脉炎,纳差、乏力、女性月经增多等,但较少出现且症状轻微、耐受性好。若症状明显或出现罕见的全身水肿,须及时停药。

Summary

In radionuclide therapy, many therapeutic options have achieved good clinical results; for instance, radionuclide applicators for skin diseases still play an important clinical role. In particular, ^{90}Sr-^{90}Y or ^{32}P applicator for treating cutaneous haemangioma and keloid is well recognized with good therapeutic outcomes. Yttrium-90 microsphere (^{90}Y-microsphere) has been recommended as a local minimally invasive treatment for primary and metastatic hepatocellular carcinoma. ^{90}Y-microsphere therapy is a complex procedure that requires multi-disciplinary management for safety and success. It is worth noting that the lung shunt fraction should be calculated in advance to avoid exceeding the radiation safety threshold of other organs.Technetium methylene diphosphonate (^{99}Tc-MDP) is a novel drug developed in China to treat autoimmune disorders such as rheumatoid arthritis, orthopedic diseases, or Graves' ophthalmopathy. The mechanism of action of ^{99}Tc-MDP includes anti-inflammatory and analgesic effects and immune-suppressing. In addition, ^{99}Tc-MDP can target and repair skeletal lesions.

思考题

1. 简述核素敷贴治疗皮肤血管瘤和瘢痕疙瘩的方法和临床评价。
2. 简述原发性或转移性肝癌 ^{90}Y- 微球治疗的原理和方法。
3. 简述 ^{99}Tc-MDP 治疗类风湿关节炎的原理和方法。

（孟召伟）

第二十四章
辐射生物效应与辐射防护

电离辐射广泛存在于人类生活的自然环境中,甚至在人体内也含有微量的放射性核素。随着经济和社会的发展,核科学技术在能源、医学、科技以及工农业等各个领域应用越来越广泛,为人类社会的进步和公众健康水平的提高做出了重要的贡献。在核医学临床工作中必然使用到医用放射性核素,工作人员不仅应掌握核射线辐射的基本知识和防护措施,在日常工作中严格执行安全操作规范,使辐射对人体的影响降到尽可能低的水平,还需要教育患者和公众科学正确认识辐射生物效应,克服对核医学诊疗工作的恐惧心理。

第一节 辐射生物效应

- 辐射生物效应是放射性核素治疗的理论基础。
- 辐射的来源复杂,医疗辐射只是人工辐射源中的一部分。
- 辐射生物效应分为确定性效应和随机性效应。

辐射(radiation)是一种物理现象,是电磁波和粒子(如 α 粒子、β 粒子等)向外传递能量的一种方式,根据其能量的高低及电离物质的能力分为电离辐射与非电离辐射。人们通常提到的"辐射"概念,一般特指电离辐射。

凡能使受作用物质发生电离现象的辐射称为电离辐射。辐射生物效应(radiation biological effect)是指电离辐射将辐射能量传递给有机体所引起的任何改变的统称。辐射生物效应的产生与辐射剂量的大小有直接的关系,人们在自然环境中所接受到的电离辐射,并不会引起生物机体发生明显改变。然而当机体受到一次性大剂量照射或者较大剂量的累积照射时,会在生物大分子、细胞、组织,乃至器官和生物整体等各个层次上,引起结构与功能的变化。这种生物效应对于公众和从事放射性工作的人员来说,无疑是一种有害的效应,应当采取各种必要措施加以避免,但是从另一方面来说,它又是疾病放射治疗(包括放射性核素治疗)、辐射育种、辐射灭菌的理论基础。此外,小剂量、低剂量率的持续照射,还有可能诱导机体产生适应性反应,增强机体免疫功能。

一、辐射来源

辐射由天然辐射和人工辐射两部分组成。天然辐射源存在于宇宙空间和地壳物质中,人工辐射源来自人类的一些辐射实践、生产活动或辐射事件。

(一)天然本底辐射

生活在地球上的人类每时每刻都会受到天然存在的各种辐射的照射。这些辐射有的来自外层空间,有的来自地球岩石、土壤、水体、空气中存在的天然放射性核素。天然本底辐射(natural background radiation)是指自古以来各种天然存在的电离辐射源对人类的照射,包括地球辐射(earth radiation)、宇宙辐射(cosmic radiation)和宇宙射线感生放射性核素(cosmogenic radionuclide)辐射。

1. 地球辐射 地球辐射是指地球上天然存在的放射性核素对人体产生的辐射,包括系列衰变放

射性核素和 ^{40}K 等单独存在的原生放射性核素。地球辐射对人体既存在外照射又存在内照射。

系列衰变有铀系、锕系和钍系三种，其共同特征包含以下几点：①起始衰变的母体核素（parent nuclide）半衰期极长，如 ^{238}U 的半衰期为 4.47×10^9 年；②系列衰变的中间子体核素也都是放射性核素，递次衰变最终变成稳定性铅，如 ^{238}U 经过经 8 次 α 衰变和 6 次 β 衰变后，最终成为 ^{206}Pb；③在三种放射系的子体核素中，只有氡（Rn）是气体元素，它是室内放射性污染的主要来源。

非系列衰变的天然放射性核素中，^{40}K 的半衰期为 1.28×10^9 年。

由于全球各地地壳成分的差别，不同地区的天然放射性水平略有差异，个别地区的放射性水平可比平均水平高出数倍，称为高本底地区，如巴西 Espirito Santo 的年平均剂量是其他地区的 17.5 倍。世代生活在这些地区的人群已经能够适应这种环境，未见特殊的有害效应发生。

2. 宇宙辐射　宇宙辐射来自宇宙空间，包括多种带电粒子，其来源和能量各不相同。宇宙射线的特点是能量范围宽，强度随海拔高度、纬度的不同而变化，一般海拔越高，强度越大。宇宙射线对人体产生外照射。

（1）初级辐射：银河宇宙射线、太阳粒子等初级宇宙射线对地球形成的辐射称为初级辐射。地球上的人类和生物由于受到大气层、电离层和电磁层的保护而免受初级宇宙射线的直接作用。

（2）次级辐射：当初级宇宙射线进入大气层后与空气中的氮、氧等原子核发生反应而释放出次级质子、中子、介子、重离子等形成次级宇宙射线，由后者形成的辐射称为次级辐射，可使商业飞行和空中旅行人员受到一定的外照射伤害。

3. 宇宙射线感生放射性核素辐射　宇宙射线在大气层、生物圈和岩石圈中通过不同的核反应而产生的放射性核素称为宇宙射线感生放射性核素，简称宇生核素，主要包括 ^{7}Be、^{22}Na 和 ^{24}Na，它们对地球表面的 γ 外照射的剂量贡献甚微。宇宙射线与大气层中的气体相互作用产生的放射性物质是宇生核素的主要来源，对人类的影响同宇宙射线，但部分核素随着尘埃或雨雪降落到地表，也可能产生内照射。

全球天然本底辐射的平均年剂量为 2.4mSv，其中来自地面 γ 射线的约为 0.5mSv，吸入（主要是室内氡及子体）产生的约为 1.5mSv，放射性核素摄入体内后导致的剂量约是 0.3mSv。对于正常的天然本底水平的辐射照射，不需要采取特殊的防护措施。

（二）人工辐射

人工辐射来源主要有职业照射、医疗照射、非医疗核技术应用、电力生产与矿石开采、核事故照射等。

1. 职业照射　职业照射是指以放射性工作为职业的人员（如从事核医学、放射诊断、放射治疗的工作人员）在其日常工作中受到的电离辐射照射，其中不包括天然本底照射和医疗照射。为了保护放射工作人员及其后代，以及公众的健康，国家制定了严格的法律文件、管理制度以及剂量限值。

2. 医疗照射　医疗照射是指个人接受伴有电离辐射的医学检查或治疗时受到的电离辐射照射。医疗照射在公众受到的人工辐射源照射中居首位，受照剂量随照射目的和照射方式不同而有很大差异。由医疗照射所致人体的有效剂量当量，其中 90%~95% 来自 X 射线诊断及治疗、^{60}Co 及直线加速器放疗等，核医学诊断与治疗对医疗照射整体剂量的贡献不到 5%~10%。对于医疗照射所导致的人体危害不可估计过高，而且接受医疗照射主要是患病个体，满足实践正当化的要求，我国每年约有数百万人次接受核医学诊治。

3. 非医疗核技术应用

（1）示踪技术的应用：利用微量的短半衰期放射性核素动态追踪，探寻示踪物质的运动过程及规律。这一技术广泛用于医药、农药、兽药、肥料等机制研究，人畜疾病的诊断及高新技术领域里的科学研究等。

（2）辐照技术的应用：辐照技术在农作物育种和防治害虫繁殖、食物保鲜、杀菌消毒等方面也有着广泛应用，在材料改性、烟道废气处理和轻工业废水处理等方面也有较好的应用。

（3）核探测技术的应用：已广泛应用于工业探伤、离子烟雾报警器、放射性避雷针、核子秤、地质勘探等工业生产和科学研究领域。

4. 电力生产与矿石开采　核电生产从铀矿开采、运输、加工、生产，到放射性废物处理的每一个环节，都有可能造成放射性核素的泄漏；燃煤发电除排放大量有毒的化学物质及有毒的重金属外，所排放的放射性核素高于同等发电量的核电设施。矿石开采以及石材、板材在内外装修中大量应用，也会增加环境中的放射性水平。

5. 核事故照射　在军用或民用核设施的使用以及放射性物质运输中均可能发生意外事故，有可能造成相当严重的环境污染甚至人员伤亡。

公众受各种电离辐射源所致照射剂量以天然本底辐射为主，占总照射剂量的91.9%，医疗照射带来的辐射仅占4.9%，其他辐射占比约为3.2%。人工辐射虽然对公众年平均剂量的"贡献度"不大，但是对于特殊行业群体或者特别区域人群的影响也不容忽视。

二、辐射生物效应及分类

从放射卫生防护的需要考虑，根据国际放射防护委员会（ICRP）1990年建议书（ICRP 60号出版物）按剂量-效应关系把辐射生物效应分为确定性效应和随机性效应。

确定性效应（deterministic effect）是指有剂量阈值的一类电离辐射生物效应，其严重程度取决于受照剂量的大小，如照射后的白细胞减少、白内障、皮肤红斑、脱毛、造血障碍、血管结缔组织损伤、不育等。这类效应是由于受照射组织中大量细胞被集体杀死或严重受损，出现组织解剖结构和功能上的损伤，并且损伤的严重程度与受照剂量呈正相关。一般来说，确定性效应只有在剂量超过一定阈值时才可能发生，因此这类效应经过努力是可以避免的。辐射防护基本标准所规定的剂量限值，便是保证相关人员即使在终身或全部工作期间受到这样的照射也不会达到阈值剂量。

随机性效应（stochastic effect）是指效应发生概率（而非其严重程度）与受照剂量大小有关的一类辐射生物效应，如辐射遗传效应和诱发癌变。一般认为这类效应的发生与个别细胞的损伤和基因突变有关，不存在剂量的阈值，小于剂量限值的照射也不能完全排除发生随机效应的可能，但是效应的发生概率与剂量之间呈正相关，放射防护的目的是将其发生率限制在认为可以接受的水平之下。

影响辐射生物效应的因素主要包括：辐射因素、机体因素、介质因素等。

（一）辐射因素

1. 辐射类型　不同种类、不同能量的射线（α、β、γ、X射线），其电离密度和穿透能力各不相同，引起的生物效应也不同。传能线密度（linear energy transfer，LET）是指直接电离粒子在其单位长度径迹上消耗的平均能量，代表了电离辐射贯穿物质时，因碰撞而发生的能量转移。高LET辐射在组织内能量分布密集，生物效应相对较强。故在一定范围内，LET越高，相对生物效应（relative biological effectiveness，RBE）越大。

2. 剂量和剂量率　照射剂量大小是决定辐射生物效应强弱的首要因素，剂量越大，效应越强。但有些生物效应，当剂量增大到一定程度后效应不再增强。另外，在一定剂量范围内，同等剂量照射时，剂量率高者效应强。

3. 照射方式　同等剂量照射时，一次照射比分次照射效应强，全身照射比局部照射效应强。

（二）机体因素

1. 种系差异　一般来说，生物进化程度越高，辐射敏感性越高。就哺乳动物个体而言，发育越成熟，辐射敏感性越低。

2. 性别　性别对某些放射性核素在人体内的分布和滞留量有一定影响，这可能与性激素水平及肌肉含量等差异有关。

3. 年龄　幼年和老年的辐射敏感性高于壮年。老年机体是因为各种功能衰退，导致辐射敏感性增强。

4. 生理状态　机体处于过热、过冷、过劳和饥饿等状态时，对辐射的耐受性降低。

5. 健康状况　身体虚弱和慢性病患者,或合并外伤时对辐射的耐受性降低。

6. 组织、细胞差异　不同的组织、细胞对辐射敏感性也不同,由高到低依次排列为:淋巴组织→淋巴细胞→胸腺细胞→骨髓→胃肠上皮→性腺→胚胎组织→感觉器官(角膜、晶状体、结膜)→内皮细胞→皮肤上皮→唾液腺→内分泌腺→心脏→肌肉组织→软骨及骨组织→结缔组织。

(三)介质因素

在临床放射治疗中,照射前加入含有辐射防护剂(如含巯基类的化合物)可减轻自由基反应,促进损伤生物分子修复,减弱生物效应,从而保护正常组织。反之,加入辐射增敏剂(如硝基咪唑类化合物、环氧化酶抑制剂等)能增强自由基化学反应,阻止损伤分子的细胞修复,增强辐射效应,提高治疗效果。另外,氧分压的变化也可引起射线对机体辐射生物学的变化。早在 1909 年,施瓦茨(Schwarz)在通过压迫人的皮肤使血液循环发生障碍时,发现了可使皮肤的放射线伤害减轻的氧效应,这是人工控制放射线效应的最早的例子。这种 X 射线和 γ 射线照射时,由于氧分压的高低或存在与否所出现的生物效应的增减现象,被称为氧效应(oxygen effect)。

三、辐射剂量单位

1974 年国际辐射单位和测量委员会(International Commission on Radiation Units and Measurements,ICRU)提出建议,取消辐射量的专用单位,代之以国际单位制(SI)。我国已采用国际单位制,但为了便于查阅旧书,本章对传统专用单位也简略介绍。

常用的辐射量有放射性活度、照射量、比释动能、吸收剂量、当量剂量、有效剂量等。其中放射性活度已在第一章做了介绍,现就其他几个概念简介如下。

(一)照射量

照射量(exposure)是表示射线空间分布强弱的辐射量,用 X 表示,定义为:光子在质量为 dm 的空气中释放出来的全部电子(负电子和正电子)完全被空气阻止时,在空气中所产生的任一种符号的离子总电荷的绝对值 dQ,除以空气的质量 dm 所得的商,即:$X=dQ/dm$。照射量的国际单位为库仑 / 千克,简写为 C/kg。传统单位为伦琴(R),两者的换算关系为:$1R=2.58 \times 10^{-4}C/kg$。1R 表示 X 射线或 γ 射线在 1kg 的空气中全部能量被转换成电能所产生的电荷量为 $2.58 \times 10^{-4}C$。

单位时间内的照射量称为照射量率(exposure rate),单位是库仑 /(千克·秒)。

照射量仅适用于能量在 10keV~3MeV 范围内的 X 射线和 γ 射线在空气中引起电离的情况,其大小与被照射物体没有关系。某点的照射量除了与放射源的活度大小有关,还与距放射源的相对距离有关。距离放射源越远,照射量越小。

由于照射量适用范围较窄,无法对中子、光子、中微子等不带电粒子评价,且不能评价照射到其他物质引起电离情况,近年来常采用比释动能来计算辐射场量,推断生物组织中某点的吸收剂量。

(二)比释动能

比释动能(kerma)是描述不带电粒子辐射场的强弱的物理量,用 K 表示,定义为:不带电粒子在质量为 dm 的某一物质内释放出来的全部带电粒子的初始动能的总和 $dEtr$,除以该物质的质量 dm 所得的商(K),即:$K=dEtr/dm$。比释动能的国际单位为戈瑞(Gy),1Gy=1J/kg。

不带电粒子(如 X 射线、γ 射线、中子等)在物质中传递能量时,首先把能量转移给带电粒子,该过程的结果用比释动能表示;接着带电粒子通过碰撞把能量消耗在介质中,产生大量的次级带电粒子,该过程的结果用吸收剂量来表示。比释动能适于描述任何受照介质的不带电致电离辐射粒子的辐射场,是用以衡量不带电粒子与物质相互作用时,在单位物质中转移给次级带电粒子初始动能总和大小的一个量。当定义的物质为空气时,即为空气比释动能。

(三)吸收剂量

吸收剂量(absorbed dose)是单位质量的受照物质 dm 吸收任何电离辐射的平均能量 dE,用 D 表示,即:$D=dE/dm$。吸收剂量的国际单位为戈瑞(gray,简写为 Gy)。1Gy 等于 1kg 被照射物质吸收 1 焦耳（J）的辐射能量，即 1Gy=1J/kg。传统专用单位为拉德（rad），两者换算关系为：1Gy=100rad，1rad=0.01Gy。

单位时间内的吸收剂量称吸收剂量率（absorbed dose rate），单位为戈瑞 / 秒（Gy/s）。

吸收剂量与照射剂量不同，吸收剂量适用于任何射线并适用于任何物质，衡量的指标是被照射物质所吸收的辐射能量，而照射量只适用于 X 射线及 γ 射线，被研究的对象是空气。吸收剂量难以直接测量，一般是通过测定照射量来求得。在放射性核素治疗和放射治疗决定靶区处方剂量时都以吸收剂量计算。

（四）当量剂量

辐射对人体的影响除了与吸收剂量有密切关系外，还与电离辐射的种类及其能量有关。当量剂量（equivalent dose）是量度不同种类及能量的辐射，对人体个别组织或器官造成影响的一个物理量，用 H_{TR} 表示。定义为：特定种类及能量的辐射在一个组织或器官中的当量剂量，就是该辐射在组织或器官的平均吸收剂量 D_{TR} 乘以该辐射的权重因子（weighting factor，W_R），即：$H_{TR}=D_{TR}\cdot W_R$。

这个权重因子称为"辐射权重因子"，它反映不同种类及能量的辐射对人体某组织或器官不同程度的影响。当辐射有多个种类和能量时，在一个组织或器官的当量剂量就是每种辐射所致的当量剂量之和。

当量剂量的国际单位为希沃特（sievert，Sv），传统专用单位为雷姆（rem），两者的换算关系为：1Sv=100rem，1rem=0.01Sv

常用的剂量单位为毫希沃特（mSv），1Sv=1 000mSv。

（五）有效剂量

有效剂量（effective dose）用 E 表示，定义为：当所考虑的效应是随机性效应时，在全身受到非均匀照射的情况下，人体所有组织或器官的当量剂量之加权和，即

$$E = \sum_T w_T \cdot H_T$$

式中，H_T 为组织或器官 T 所受的当量剂量；w_T 为组织 T 的权重因子，考虑不同器官或组织 T 发生辐射随机性效应的不同敏感性而对器官或组织的当量剂量乘以的因子。

第二节　辐射防护与安全

- 辐射防护的目的是避免有害的确定性效应的发生，并将随机性效应的发生率降到可以接受的尽可能低的水平。
- 医疗中辐射防护的基本原则包括实践的正当化、辐射防护的最优化及个人剂量的限值。
- 外照射防护的三个基本措施：时间防护、距离防护和屏蔽防护。
- 内照射防护的关键在于阻断放射性物质进入人体的途径。

一、辐射防护的目的及基本原则

（一）辐射防护的目的

辐射防护所关心的是：既要保护放射工作人员、他们的后代以及全人类的健康，又要允许进行那些有利于人类的但可能产生辐射照射的必要活动。因此，防护的目的是：在不过分限制对人类产生有益实践的基础上，有效地保护人类，避免确定性效应的发生，并将随机性效应的发生率降到尽可能低的水平。

（二）辐射防护的基本原则

根据 ICRP 第 26 号、60 号出版物及我国《电离辐射防护与辐射源安全基本标准》中规定，医疗中辐射防护的基本原则包括以下三点。

1. **实践的正当化(justification)**　只有医疗照射给受照个人或社会所带来的利益大于可能引起的辐射危害时,该医疗照射才是正当的。对于复杂的诊断与治疗,应当逐例进行正当性判断,还应注意根据医疗技术与水平的发展,对过去认为是正当的医疗照射重新进行正当性判断。

2. **辐射防护的最优化(optimization)**　在考虑了经济和社会因素后,个人受照剂量的大小、受照射的人数以及受照射的可能性均保持在可合理达到的尽可能低的水平;这种最优化应以该放射源所致个人剂量和潜在照射危险分别低于剂量约束和潜在照射危险约束为前提条件(治疗性医疗照射除外)。

3. **个人剂量限值(personal dose limit)**　在有效实施上述两项原则时,要同时保证个人的受照剂量不超过规定的限值,即个人在任何一年受到的外照射所产生的有效剂量与在这一年内摄入的放射性核素所产生的内照射累积有效剂量之和的限值。个人剂量限值是不允许接受的剂量的上限值。满足正当化和最优化条件的剂量不一定对每个人提供了最合适的防护,对个人受到的辐射剂量要利用个人剂量限值加以限制。

二、剂量限值

剂量限值是为了实现正当化和最优化而设立的具体的量化标准,受照射人员所接受的剂量不应超过规定的限值。剂量限值的确定,除了要考虑到受照本人及后代的健康不受影响外,还要考虑到社会对辐射危害的可接受程度。

我国辐射防护基本安全标准中,明确规定了辐射相关工作人员和公众受到来自获准实践的综合照射所致的个人总有效剂量和有关器官或组织的当量剂量不超过相应的剂量限值。但剂量限值不适用于医疗照射中的患者所接受的诊疗照射,也不适用于天然本底照射。

(一) 职业照射个人剂量限值

根据我国现行的《电离辐射防护与辐射源安全基本标准》(GB 18871—2002),职业照射的个人剂量限值为:连续 5 年内年平均有效剂量低于 20mSv,任何单一年份内不超过 50mSv;一年中晶状体所受当量剂量低于 150mSv;四肢及皮肤低于 500mSv;对于年龄在 16~18 岁的实习人员,从事放射性工作的孕妇、哺乳期妇女等不应在一年的有效剂量有可能超过 15mSv 工作条件下工作,不能接受事先计划的特殊照射(应急照射),在妊娠期及哺乳期所接受的照射,应严格按公众人员剂量限值加以控制。未满 16 岁者,不得参加放射性工作。

国际原子能机构 2014 年发布的《国际辐射防护和辐射源安全的基本安全标准》,建议将职业照射的晶状体当量剂量的剂量限值,按 5 年限定时间内平均计算为每年 20mSv,且任何单一年份的剂量不超过 50mSv。

(二) 公众成员的剂量限值

从事各种实践活动导致公众人员的照射不得超过下列剂量限值:

1. 年有效剂量,1mSv。

2. 在特殊情况下,连续 5 年的年平均剂量不超过 1mSv,某单一年份可提高到 5mSv。

3. 晶状体所受的年当量剂量,15mSv。

4. 皮肤的年当量剂量,50mSv。

上述用于获准实践的剂量限值不适用于医疗照射中对患者受照剂量的控制。核医学受检者的给药活度应遵从 GB 18871—2002 中给药的放射性活度指导水平的规定。

2020 年 10 月 1 日起实施的《放射诊断放射防护要求》(GBZ 130—2020)公布了典型成年受检者及不同年龄段典型儿童受检者常见 CT 检查部位的辐射剂量和诊断参考水平,使受检者在确保获得必需的诊断信息的同时尽可能降低其受照剂量。

三、外照射的防护措施

医疗工作中产生外照射的射线主要是 X 射线和 γ 射线。β 射线的外照射防护主要考虑轫致辐射的影响,也要防止 β 射线对皮肤表面和角膜的损伤。外照射防护有三个基本措施。

(一)时间防护

外照射累积剂量与照射时间成正比。除非工作需要,应避免在电离辐射场中不必要的逗留;即使工作需要,也应在满足工作质量的前提下,尽量减少在电离辐射场中逗留的时间。因此,放射性操作要求技术熟练,动作迅速,必要时可先做空白练习。在剂量率较高的场所工作时,可由多人轮换操作,保证个人所受照剂量不超过标准限值。

(二)距离防护

点状放射源(当与放射源的距离超过源本身大小 5 倍时,可视为点状放射源)在周围空间所产生的辐射剂量,与距离平方成反比。也就是说,当距离增加一倍时,照射量减少到原来的 1/4。距放射源越远,人们受到的辐射剂量就越小。在实际工作中,采用适当的远距离操作器械,可在一定程度上降低机体接受的剂量,如简单的长距离操作钳、机械臂、遥控装置等。

(三)屏蔽防护

在放射源和人体之间设置适当的屏蔽物,借助物质对射线的吸收作用减少人体受照的剂量称屏蔽防护。根据射线的种类和能量可选用不同的防护材料。例如,防护 γ 射线和 X 射线可用铅、铁等重金属元素物质;防护 β 粒子可用铝、有机玻璃或塑料制品等;能量较高的 β 射线,还应注意防护轫致辐射;墙壁可采用钢筋混凝土等。防护屏厚度可根据放射源活度及射线能量测算,并可制成固定式或移动式,大小形状可按实际需要设计制作,铅围裙和铅背心均可因需而定制。

四、内照射的防护措施

核医学工作中涉及的内照射主要是指放射性核素通过呼吸道、消化道、皮肤、黏膜和伤口以及其他各种途径进入人体后,放射性核素衰变时释放出的射线对人体造成的辐射。内照射防护的关键问题是预防,采取各种措施,隔断放射性物质进入人体的途径,尽量避免摄入放射性核素。当置身于有可能存在较高浓度放射性核素的气体环境中,应该加强通风换气,必要时可佩戴口罩、面罩等个人呼吸保护器具,尽量避免放射性核素的吸入;开放型放射性工作场所内严格禁止进食、饮水及化妆,离开后要及时洗手或淋浴,以防将放射性核素直接摄入体内。只要我们注意必要的防护,采取恰当的措施来避免放射性核素进入体内,就不会受到内照射。

五、放射性废物的处理

放射性废物是指含有放射性核素或者被放射性核素污染,其放射性核素浓度或者比活度大于国家规定的解控水平,预期不再使用的废弃物。根据放射性废物的特性及其对人体健康和环境的潜在危害程度,将放射性废物分为高水平放射性废物、中水平放射性废物和低水平放射性废物。医用放射性核素产生的放射性废物一般为低水平放射性废物。按物理状态不同,可将放射性废物分为放射性固体废物、放射性液体废物和放射性气载废物三类。

放射性废物中的放射性核素,采用一般的物理、化学及生物学方法不能予以消灭或破坏,只有通过它们自身的衰变才能使放射性衰减到一定水平。为达到安全处置的目的,通常采用稀释扩散和浓缩储存两种方式。例如,放射性固体废物需放入防渗漏、防扩散的塑料袋中密封,并存放于有防护能力的储存罐中移动或储存,达到解控水平或经相关职能部门监测合格后,按感染性医疗垃圾处理或由生产厂家回收处理;放射性液体废物产生后由专用管道排入分隔的污水池放置衰变,经测量达到国家要求的排放标准后排入医院污水处理系统进行进一步稀释后排入生活废水通路;放射性气载废物则通过空气过滤装置将放射性颗粒吸附过滤后,其余气体排入大气层,其过滤装置作为放射性固体废物处置。

第三节　核医学诊治的辐射安全性评估

- 核医学诊断产生的辐射照射对医务人员和患者而言,都是安全的。
- 核医学治疗对患者产生的辐射照射没有剂量限值,靶向性强,对人体影响小,应合理采用。

核医学诊断是医院里的常规医疗检查项目,被检者在医学诊断中受到的内、外照射属于医疗照射或称为医源性照射。从有益于患者获得明确诊断的目的而言,其检查中受到的内、外照射对患者是不可避免的。只要遵守我国相关的放射卫生防护的法规,执行相关的放射卫生防护标准,核医学的诊断对医务人员和患者都是安全的。

核医学治疗中患者接受照射是治疗疾病所需,利大于弊,并且该治疗方法具有高度靶向性,辐射剂量主要集中在病变组织,正常组织所受影响较小。患者受照剂量的大小要服从医疗上的需求,与职业照射和公众照射的管理方式不同,没有剂量限值。

核医学辐射具有鲜明的特点。不同人群接受照射类型不同,对工作人员主要是外照射,而对受检的患者主要是内照射;不同器官接受照射剂量差异大,由于放射性药物的特异性结合,受检者全身的受照剂量低而靶器官的受照剂量高。

一、核医学检查受照剂量与天然本底辐射的比较

天然本底辐射是生活在地球上的每一个人都不可避免的。世界上大多数地面人均年天然本底辐射剂量为 1~6mSv,平均为 2.4mSv。在世界上还有一些天然辐射比较高的地区(高本底地区),其年辐射剂量是平均水平的 3~10 倍,在这些地区所做过的流行病学调查显示,其致癌率及遗传疾病与一般正常地区的民众并无明显差异。据文献报道,在美国的一次普通的核医学显像中,接受到的平均辐射剂量约为 3.6mSv,大约相当于世界上人均年天然本底辐射剂量的 1.5 倍。总的来说,一次核医学检查可以认为是非常安全的。

二、核医学检查与 CT 检查的受照剂量比较

从表 24-1、表 24-2 的调查数据来看,核医学检查大多数器官所受到的有效剂量均较低,一般不超过 5.0mSv。国外报道的一次核医学检查全身接受的平均辐射剂量为 3.6mSv,目前我国随着核医学仪器、设备的不断改进,放射性药物的使用量正逐渐减少,患者实际接受的剂量明显低于表 24-1 中的均值。

表 24-1　单次临床核医学检查注射活度及有效剂量

放射性药物	注射活度 /MBq	有效剂量 /mSv
^{99m}Tc-MDP	760 ± 64	4.63 ± 0.01
^{99m}Tc-MAA	155 ± 37	1.71 ± 0.01
^{99m}Tc-DTPA	242 ± 80	1.18 ± 0.01
^{99m}Tc-MIBI	799 ± 128	7.19 ± 0.03
^{99m}Tc-PYP	733 ± 92	4.18 ± 0.01
^{18}F-FDG	266 ± 38	5.06 ± 0.73
^{18}F-FLT	316 ± 87	4.74 ± 1.29
^{11}C-choline	388 ± 50	1.71 ± 0.05
^{11}C-MET	379 ± 83	3.18 ± 0.69
^{11}C-Ac	309 ± 56	1.08 ± 0.19

表 24-2　儿童和成人 CT 检查受检者的有效剂量

年龄 / 岁	例数	头部 /mSv	胸部 /mSv	腹部 /mSv
0~1	106	5.26	5.53	16.2
1~5	108	3.83	4.64	10.1
5~10	110	2.86	4.03	7.79
10~15	108	2.38	3.10	8.04
>15	534	1.72	7.07	8.57

从表 24-1 和表 24-2 结果可见,大多数 CT 检查的有效剂量与核医学检查的有效剂量相仿。做核医学检查,患者实际受到有效剂量并不高,且一年多次进行核医学检查的概率较低,不会对患者产生内照射损伤。

三、核医学工作人员的职业性危险度评估

1977 年 ICRP 在第 26 号出版物中对辐射防护及标准提出了许多新概念,其中包括"危险度"的概念及其具体的数值,解决了辐射危险度与其他工种危险度相比的问题。危险度是一个系数,表示单位剂量所产生的辐射随机性效应的危险,其中包括所有癌症和遗传效应的危险,单位为 $10^{-2}Sv^{-1}$。影响因素包括照射模式(如单次大剂量与分次小剂量照射)、受照年龄、性别等。在 ICRP 60 号出版物及 103 号出版物中,对危险度进行了动态修正,成人合计危险系数从 $5.6 \times 10^{-2}Sv^{-1}$ 调整为 $4.2 \times 10^{-2}Sv^{-1}$。

从 2021 年调查数据分析,不同工种的放射工作人员外照射当量剂量水平相差较大,年平均有效剂量为 0.259~0.453mSv。虽然核医学、介入放射学的工作人员受照剂量相对偏高,分别为 0.453mSv 及 0.444mSv,但远低于国家法规标准中对放射工作人员要求的 20mSv,不到剂量限值的 2.5%。尽管如此,仍然有必要加强核医学工作人员在放射性核素的制备、分装和注射方面的专业技能和辐射防护培训,以将其接受的辐射剂量降到尽可能低的水平。

参照 ICRP 103 号出版物的成年人群合计危险系数 $4.2 \times 10^{-2}Sv^{-1}$ 换算各工种放射工作人员癌症和遗传效应危害发生比例,见表 24-3。

表 24-3　2017 年我国医学应用职业照射水平

职业类别	监测人数	监测人数构成比 /%	年平均有效剂量 /mSv	危害发生比例* / $\times 10^{-5}$
诊断放射学	203 987	69.1	0.344	1.445
牙科放射学	8 892	3.0	0.259	1.088
核医学	7 187	2.4	0.453	1.903
放射治疗	19 764	6.7	0.309	1.298
介入放射学	38 601	13.1	0.444	1.865
医学其他	16 699	5.7	0.319	1.340

注:* 数据根据 ICRP103 出版物系数计算得出。

从表 24-3 中可以看出,不同职业类别间放射工作人员的年均有效剂量有一定差异,但也需要注意,不同年份、不同省市、不同医疗机构、不同职业类别放射工作人员在各个剂量水平上的人员分布比和集体剂量分布比差异较大,这与放射工作场所采取的操作方式以及辐射防护措施密切相关。应持续改进和完善相应辐射防护工作场所防护措施,加大放射防护知识培训及宣传教育力度,增强辐射防护意识,从而进一步保护职业健康。

NOTES

四、放射工作人员的健康管理

核医学工作人员及其他从事放射性工作的医疗人员均需要按《放射工作人员职业健康管理办法》的有关规定,定期进行职业健康检查,两次检查的时间间隔不应超过 2 年,必要时可增加临时性检查,并建立放射工作人员的健康档案。体格检查项目应包括一般体检的详细项目(主要是临床内科、外周血象、肝功能及尿常规检查),并增加以下项目:接触外照射的放射工作人员,要进行晶状体的检查;对参加产生放射性气体、气溶胶及放射性粉尘作业的工作人员,应注意呼吸系统的检查;对从事开放型操作的工作人员,依据所使用的放射性核素在人体内代谢的特点,增加对不同脏器的检查。对疑似有放射性核素进入体内的人员,可做尿、粪或呼出气体的放射性测定,必要时进行全身或脏器的放射性测定。行政管理部门也要教育职工加强自我保护意识和自我监督意识,把不必要的对健康有害的因素降到最低水平,保证全体医护人员的身体健康。

Summary

This chapter introduces the biological effects of radiation and radiation protection, which is fundamental for training relevant personnel engaged in nuclear medicine diagnosis and treatment. The biological effects of radiation are the theoretical basis of radionuclide therapy, which can be divided into deterministic effects and stochastic effects. The purpose of radiation protection is to avoid harmful deterministic effects and reduce the incidence of stochastic effects to an acceptable low level in medical practice. The diagnosis and treatment of nuclear medicine would be safe for patients, medical personnel, and the public as long as the radiation protection guidelines are carefully followed (e.g., justification of practice, optimization of radiation protection, and personal dose limit). Besides, internal and external exposure protective measures are taken to prevent radioactive substances from entering the body in the first place, including controlling time for exposure, keeping a safe distance, and shielding.

思考题

1. 电离辐射的概念及主要来源有哪些?
2. 辐射防护的基本原则包含哪些?
3. 内、外照射防护的基本措施有哪些?

(马庆杰)

推荐阅读

［1］ 范我，强亦忠 . 核药学教程 . 2 版 . 哈尔滨 : 哈尔滨工程大学出版社，2007.

［2］ 潘中允 . 实用核医学 . 北京 : 人民卫生出版社，2014.

［3］ 安锐，黄钢 . 核医学 . 3 版 . 北京 : 人民卫生出版社，2015.

［4］ 黄钢，李亚明 . 核医学 . 北京 : 人民卫生出版社，2016.

［5］ 王荣福，安锐 . 核医学 . 9 版 . 北京 : 人民卫生出版社，2018.

［6］ 张永学，兰晓莉 . 分子核医学与多模态影像 . 北京 : 人民卫生出版社，2019.

［7］ 田嘉禾，张永学 . 中华医学百科全书·核医学 . 北京 : 中国协和医科大学出版社，2020.

［8］ 中华医学会核医学分会临床核医学辐射安全专家共识编写委员会 . 临床核医学辐射安全专家共识 . 中华核医学与分子影像杂志，2017, 37(4): 225-229.

［9］ 中华医学会核医学分会，中华医学会心血管病学分会 . 核素心肌显像临床应用指南 (2018). 中华心血管病杂志，2019, 47(7): 519-527.

［10］ 中华医学会核医学分会 . 放射性粒子植入治疗恶性实体肿瘤技术质量管理核医学专家共识 (2019 版). 中华核医学与分子影像杂志，2020, 40(1): 673-678.

［11］ 中华医学会核医学分会 . ^{131}I 治疗分化型甲状腺癌指南 (2021 版). 中华核医学与分子影像杂志，2021, 41(4): 218-241.

［12］ 中华医学会核医学分会 . ^{131}I 治疗格雷夫斯甲亢指南 (2021 版). 中华核医学与分子影像杂志，2021, 41(4): 242-253.

［13］ CHERRY S R, SORENSON J A, PHELPS M E. Physics in Nuclear Medicine. 4th ed. Philadelphia: Elsevier Inc., 2012.

［14］ DELBEKE D, ISRAEL O. Hybrid PET/CT and SPECT/CT Imaging. New York: Springer, 2010.

［15］ KHALIL M M. Basic Sciences of Nuclear Medicine. Berlin: Springer, 2011.

［16］ DILSIZIAN V, NARULA J. Atlas of Nuclear Cardiology. 4th ed. New York: Springer, 2013.

［17］ KAHALY G J, BARTALENA L, HEGEDÜS L, et al. 2018 European Thyroid Association Guideline for the Management of Graves' Hyperthyroidism. Eur Thyroid J, 2018, 7(4): 167-186.

［18］ HANDKIEWICZ-JUNAK D, POEPPEL T D, BODEI L, et al. EANM guidelines for radionuclide therapy of bone metastases with beta-emitting radionuclides. Eur J Nucl Med Mol Imaging, 2018, 45(5): 846-859.

［19］ MINOSHIMA S, MOSCI K, CROSS D, et al. Brain 18F-FDG PET for clinical dementia workup: differential diagnosis of Alzheimer's disease and other types of dementing disorders. Semin Nucl Med, 2021, 51(3): 230-240.

［20］ JACK C R. Advances in Alzheimer's disease research over the past two decades. Lancet Neurol, 2022, 21(10): 866-869.

［21］ BIDESI N S R, VANG ANDERSEN I, WINDHORST A D, et al. The role of neuroimaging in Parkinson's disease. J Neurochem, 2021, 159(4): 660-689.

［22］ FU H, SA R, CHENG L, et al. Updated Review of Nuclear Molecular Imaging of Thyroid Cancers. Endocr Pract, 2021,27(5): 494-502.

［23］ CHRISTIAN P E, WATERSTRAM-RICH K M. Nuclear Medicine and PET/CT. 7th . Amsterdam: Elsevier, 2011.

［24］ BAJC M, SCHÜMICHEN C, GRÜNING T, et al. EANM guideline for ventilation/perfusion single-photon emission computed tomography (SPECT) for diagnosis of pulmonary embolism and beyond. Eur J Nucl Med Mol Imaging, 2019, 46(12): 2429-2451.

［25］ ST J S, BEDNARZ B, BENEDICT S, et al. Current status of radiopharmaceutical therapy. Int J Radiat Oncol Biol Phys, 2021, 109(4): 891-901.

［26］ SGOUROS G, BODEI L, MCDEVITT M R, et al. Radiopharmaceutical therapy in cancer: clinical advances and challenges. Nat Rev Drug Discov, 2020, 19(9): 589-608.

［27］ FERNÁNDEZ R, EPPARD E, LEHNERT W, et al. Evaluation of Safety and Dosimetry of 177Lu-DOTA-ZOL for Therapy of Bone Metastases. J Nucl Med, 2021, 62(8): 1126-1132.

［28］ CHAN T G, O'NEILL E, HABJAN C, et al. Combination Strategies to Improve Targeted Radionuclide Therapy. J Nucl Med, 2020, 61(11): 1544-1552.

［29］ SCHAEFFER E, SRINIVAS S, ANTONARAKIS E S, et al. NCCN guidelines insights: prostate cancer, version 1.2021. J Natl Compr Canc Netw, 2021, 19(2): 134-143.

［30］ SHAH M H, GOLDNER W S, BENSON A B, et al. Neuroendocrine and adrenal tumors, version 2.2021, NCCN clinical practice guidelines in oncology. J Natl Compr Canc Netw, 2021, 19(7): 839-868.

中英文名词对照索引